疾病管理・運営・法的問題まですべてわかる

在宅医療マネジメント

電子版付

Q&A

監修 **太田秀樹** 医療法人アスムス理事長

和田忠志 いらはら診療所在宅医療部部長

編集協力 **日本在宅ケアアライアンス**

日本医事新報社

序

　わが国は世界で最も急速に高齢化が進み，しかも，今後数十年間は超少子高齢社会が続くと予測されている。その状況の中で，行政府や自治体も，医療介護の実践者も，総力を挙げて在宅医療推進に取り組んでいる。一方，2000年の介護保険施行により，在宅医療は介護職を含めた多職種協働の時代に入り，その後，在宅療養支援診療所・病院制度や，地域包括ケアシステム構築が始められ，いまや，分野横断的な「地域共生型社会」をめざすに至っている。

　本書は，在宅医療に関するQ&A集であるが，それにとどまらない内容を有する。すなわち，今，私たちが目指そうとしている地域共生型社会を見据えた，在宅医療およびそれを取り巻く様々な多職種協働の実像を本書は提供するからである。実践的な内容を重視し，各分野の実力者に執筆を依頼して完成した。読者は，在宅医療がどのような考え方で，どのように実施され，どのような分野とどう連携しているかをリアルに知ることができよう。また，執筆者に無理をお願いし，最新の医療保険・介護保険の改定内容に準拠して執筆して頂いた。その点でも，実用の書と言えると思う。

　本書が，在宅医療の本質を知りたいと考える専門職だけでなく，関心を抱く一般の方々（市民の方々）の理解の一助になることを願っている。最後に，本書の完成まで粘り強くお骨折り頂いた日本医事新報社編集局のスタッフに深く感謝の意を表したい。

和田忠志　太田秀樹

目次

第1章　わが国の在宅医療

１ 在宅医療の概要

Q1	在宅医療とは	太田秀樹	2
Q2	在宅医療がめざすものとは	太田秀樹	2
Q3	在宅医療の歴史とは	和田忠志	3
Q4	在宅医療の現状は	和田忠志	5

２ 在宅医療に関わる法制度

Q5	在宅医療が地域医療の中に位置づけられた時期は	新田國夫	6
Q6	介護保険の概要は	和田忠志	7
Q7	介護保険制度の運営は	鷲見よしみ	10
Q8	障害者自立支援法の概要は	早坂由美子	11
Q9	障害者総合支援法の概要は	早坂由美子	12
Q10	がん対策基本計画の概要は	城谷典保	16
Q11	医療介護総合確保推進法の概要は	三浦久幸	17
Q12	成年後見制度の概要は	滝沢 香	19
Q13	生活保護と在宅医療の関わりは	森 亮太	20
Q14	障害年金制度の概要は	早坂由美子	22

３ 介護保険制度の概要

Q15	介護保険制度と医療保険制度の違いとは	早坂由美子	25
Q16	要支援と要介護の違いとは	鷲見よしみ	27
Q17	地域支援事業とは	鷲見よしみ	29
Q18	介護保険で提供するサービスの内容は	鷲見よしみ	31
Q19	介護保険サービスの利用にかかる費用は	鷲見よしみ	32
Q20	介護保険サービス受給に必要な手続きは	鷲見よしみ	33
Q21	介護保険制度改正のポイントは	鷲見よしみ	34
Q22	地域包括支援センターとは	須田 仁	37

４ 地域包括ケアシステム

Q23	地域包括ケアシステムとは	川越正平	38
Q24	地域包括ケアシステムの構築を主導する主体とは	田城孝雄	40
Q25	地域包括ケアシステムと多職種連携の関係は	田城孝雄	41
Q26	地域包括ケアシステムの中での在宅医療の役割は	田城孝雄	43
Q27	地域包括ケアシステム，在宅医療，地域医療構想の関係性は	太田秀樹	44
Q28	最期まで療養できる地域とできない地域の違いは	太田秀樹	46
Q29	地域包括ケアシステムの先進的な取り組みは	西村修平	47
Q30	自宅看取り率日本一の背景は	福井周治	48
Q31	在宅療養手帳事業と在宅療養手帳委員会とは	梅山 信	50
Q32	地域包括ケアシステムの先進的な取り組みは	豊田健二	51
Q33	地域包括ケアシステムの成功の鍵とは	後藤友子	53

第2章　在宅医療の施設運営・経営

１ 事業所の設立前

Q34	日本医師会が行っている在宅医療推進の活動は	鈴木邦彦	56
Q35	日本医師会が提唱しているかかりつけ医機能とは	鈴木邦彦	57
Q36	在宅医療に関連する学術団体は	平原佐斗司	59
Q37	多職種とのコミュニケーションを進めるには	市原利晃	60
Q38	在宅医に求められる資質・スキルとは	英 裕雄	61
Q39	在宅医療が提供するサービスの種類・内容は	英 裕雄	62
Q40	後方病院，連携病院など，地域の病院との連携は	猪口雄二	64

２ 在宅医療と医療経営

Q41	地域のニーズに応える在宅医療とは	紅谷浩之	65
Q42	在宅医療の将来推計は	三浦久幸	66
Q43	看取り難民とは	荒井康之	68
Q44	在宅医療の事業性見込みは	長縄伸幸	69
Q45	介護報酬の中身は	鷲見よしみ	71
Q46	サービス提供の態様と収益・コストの考え方は	長縄伸幸	72
Q47	在宅医療と外来機能の関係は	土橋正彦	73
Q48	在宅医療の収支（採算性）は	長縄伸幸	75

３ 事業所設立の手続き

| Q49 | 制度上位置づけられた在宅医療専門クリニックの要件は | 小野宏志 | 76 |

Q50	在宅療養支援診療所・病院とは	小野宏志	78
Q51	在宅療養支援診療所・病院の手続きと準備の要点は	小野宏志	79
Q52	在宅療養支援診療所・病院の運営の要点は	小野宏志	80
Q53	機能強化型在宅支援診療所・病院とは	木村幸博	81
Q54	機能強化型在宅支援診療所・病院の手続きと準備の要点は	木村幸博	84
Q55	機能強化型在宅支援診療所・病院の運営の要点は	木村幸博	85
Q56	訪問看護ステーション開設の要点は	和田博隆	86
Q57	居宅療養管理指導の内容は	鷲見よしみ	87
Q58	通所ケア（通所介護・通所リハビリテーション）とは	苛原 実	89
Q59	デイサービス開設の手続きと準備の要点は	和田博隆	90
Q60	デイサービス運営の要点は	和田博隆	91
Q61	グループホーム（認知症対応型共同生活介護事業所）とは	苛原 実	92
Q62	グループホーム開設の手続きと準備の要点は	苛原 実	94
Q63	グループホーム運営の要点は	苛原 実	96
Q64	サービス付き高齢者向け住宅とは	亀井克典	97
Q65	サービス付き高齢者向け住宅開設の手続きと準備の要点は	亀井克典	99
Q66	サービス付き高齢者住宅の運営の要点は	亀井克典	101
Q67	小規模多機能事業所とは	苛原 実	103
Q68	看護小規模多機能居宅介護とは	福田裕子	104
Q69	介護医療院とは	和田忠志	106

❹ 事業所開設の準備

Q70	在宅特化型診療所の準備資金の目安は	石賀丈士	108
Q71	診療所開業資金の目安は	小倉和也	109
Q72	訪問診療に対応できる外来設備は	小倉和也	110
Q73	診療機材として揃えるものとは	鶴岡優子	111
Q74	往診車両の選定上の留意点は	石賀丈士	113
Q75	往診車両の駐車禁止除外指定の取得方法は	石賀丈士	114
Q76	訪問診療に必要な機材は	鶴岡優子	115

❺ ケアチームの構築

Q77	ケアチームづくりのポイントは	山岡憲夫	117
Q78	必要なスタッフとの連携方法は	山岡憲夫	118
Q79	実際に在宅医療を始めるには	山岡憲夫	119
Q80	家族との調整方法は	榎原 剛	121
Q81	ケアチームの調整方法は	満岡 聰	122
Q82	患者の自宅を訪問するときのエチケットは	和田忠志	123
Q83	在宅医療の担う役割とは	大和太郎	124
Q84	介護保険サービスの調整方法は	大和太郎	125
Q85	在宅医療での目標設定は	大和太郎	127
Q86	緊急時の連絡・対応方法は	大和太郎	128
Q87	在宅医療の依頼方法は	大和太郎	129
Q88	定期訪問とは	大和太郎	131
Q89	臨時（緊急）訪問とは	大和太郎	132
Q90	訪問診療の範囲は	泰川恵吾	133

❻ 在宅医療機器

Q91	酸素濃縮装置，酸素吸入装置の目的と方法は	千田一嘉	134
Q92	吸引器の種類，使用方法は	塗木裕也	135
Q93	PCAポンプ，シリンジポンプ使用時の留意点は	三宅敬二郎	137
Q94	輸液ポンプ使用時の留意点は	三宅敬二郎	138
Q95	人工呼吸器の使い方と注意点は	戸谷 剛	139
Q96	経管栄養ポンプ選定上の注意点は	戸谷 剛	141
Q97	CARTとは	服部 努	142

第3章　マネジメントの実際

❶ 多職種協働

Q98	在宅医療に必要なコミュニケーションスキルとは	木村琢磨	146
Q99	地域連携，多職種協働の意義は	前川 裕	147
Q100	地域の資源（ソーシャル・キャピタル）の使い方は	小松裕和	148
Q101	訪問看護の役割とは	和田忠志	150
Q102	訪問看護の実際は	宮田乃有	152
Q103	訪問看護師との連携のポイントは	湯澤 俊	153
Q104	訪問看護師と他職種連携のポイントは	白髭 豊	155

目次

v

Q105	薬剤師，かかりつけ薬局との連携のポイントは	和田忠志	156
Q106	薬剤師と他職種連携のポイントは	和田忠志	157
Q107	在宅医療で必要な薬，輸液の種類は	萩田均司	158
Q108	訪問薬剤管理指導，服薬指導の方法は	川添哲嗣	160
Q109	服薬カレンダーとは	宇田和夫	162
Q110	歯科医師と他職種連携のポイントは	白髭 豊	164
Q111	訪問歯科診療とは	原 龍馬	165
Q112	訪問歯科診療に関わる人は	五島朋幸	167
Q113	口腔ケアの方法は	細野 純	168
Q114	義歯の作製や調整等の方法は	細野 純	170
Q115	食べ方・飲み方の訓練，指導方法は	細野 純	172
Q116	栄養サポートチーム（NST）とは	奥村圭子	174
Q117	栄養士と管理栄養士の違いとは	前田佳予子	176
Q118	管理栄養士の訪問活動とは	前田佳予子	178
Q119	リハビリテーションの思想と在宅医療の関係は	藤井博之	180
Q120	訪問リハビリテーションの意義や目的は	大西康史	181
Q121	訪問リハビリテーションの実際は	田中久美子	183
Q122	リハビリテーションプログラムの目的は	田中久美子	184
Q123	理学療法士，作業療法士，言語聴覚士の役割は	大西康史	185
Q124	リハビリテーション専門職と多職種連携のポイントは	大西康史	187
Q125	管理栄養士と他職種連携のポイントは	小野沢 滋	188
Q126	介護職と多職種連携のポイントは	前川 裕	189
Q127	ケアマネジャーと他職種連携のポイントは	久島和洋	191

2 地域連携

Q128	地域ケア会議とは	須田 仁	192
Q129	サービス担当者会議の面談とは	満岡 聰	193
Q130	サービス担当者会議のポイントは	久島和洋	194
Q131	退院時カンファレンスのポイントは	谷水正人，平岡久美	195

Q132	ケア会議（地域ケア会議）への参加方法は	大石明宣	197
Q133	職能団体（医師会，歯科医師会，看護協会など）との関わり方は	新田國夫	199
Q134	地域包括支援センターとの関わり方は	大石明宣	200
Q135	情報共有ツールの有効な使い方は	髙林克日己	202
Q136	在宅における介護力の評価方法は	太田秀樹	204
Q137	施設における介護力の評価方法は	太田秀樹	205

3 在宅医療の導入

Q138	在宅医療の諸相における対応は	太田秀樹	206
Q139	在宅医療でのメーリングリストの使い方は	中野一司	208
Q140	情報の一元管理，患者情報の具体的な共有方法は	松本武浩	209
Q141	在宅医療における電子カルテの活用方法は	松本武浩	211
Q142	多職種協働でのスタッフ間のコミュニケーションや調整方法は	栄原智文	212
Q143	在宅患者の急変時対応は	栄原智文	213
Q144	24時間365日対応とは	和田忠志	215
Q145	夜間や緊急対応の方法は	英 裕雄	216
Q146	複数の医療機関にかかっている場合の在宅医療との連携方法は	英 裕雄	217

4 在宅ケアにおけるリスクマネジメント

Q147	事故報告とヒヤリ・ハット報告の意義は	和田忠志	218
Q148	アナフィラキシーショックへの対応は	和田忠志	219
Q149	在宅サービスのリスクマネジメントとチームアプローチとは	和賀育子	220
Q150	交通事故への対応は	和田忠志	221

5 在宅ケアにおけるヒヤリ・ハット事例と解説

Q151	転倒への対応は	荒川順子	222
Q152	転落への対応は	荒川順子	223
Q153	誤嚥・誤飲への対応は	荒川順子	224
Q154	介護ミスへの対応は	和賀育子	225
Q155	訪問看護師への患者・家族による暴力の現状と対応は	藤田 愛	226
Q156	訪問看護師の腰痛への対策は	坩田和史	228
Q157	針刺し事故への対応は	和田忠志	230

第4章 在宅における疾病管理

■ 在宅医療で行うことが可能な検査, 補助診断技術

Q158	在宅での尿検査の注意点は	下地直紀	234
Q159	在宅での採血検査の注意点は	下地直紀	235
Q160	在宅での細菌培養検査, 真菌検査, 痰MGIT法の注意点は	下地直紀	237
Q161	在宅で施行可能な細胞診検査は	星野大和	238
Q162	感染症の迅速検査とは	星野大和	239
Q163	クロストリジウム・ディフィシル抗原検査とは	星野大和	241
Q164	胃瘻カテーテル交換時のスカイブルー法とは	小川滋彦	242
Q165	在宅でのX線撮影の有用性は	荒井康之	243
Q166	在宅でのポータブルエコーの有用性は	泰川恵吾	244
Q167	在宅でも使いやすい経胃瘻内視鏡は	野村秀樹	245
Q168	在宅でのカプノグラフィーの使い方は	戸谷 剛	246

■ 在宅医療での症状への対応 (症候論)

Q169	フレイルとは	飯島勝矢	248
Q170	サルコペニアとは	和田忠志	250
Q171	リハビリテーション栄養とは	若林秀隆	251
Q172	脱水への対応は	志村直子	253
Q173	むくみへの対応は	志村直子	254
Q174	発熱への対応は	志村直子	255
Q175	せん妄への対応は	中澤健一郎, 藤田拓司	256
Q176	食思不振への対応は	井上有沙	257
Q177	不眠への対応は	大澤 誠	259
Q178	かゆみへの対応は	平 洋	260
Q179	便秘への対応は	岡田晋吾	262
Q180	下痢への対応は	岡田晋吾	263
Q181	皮膚疾患, 褥瘡への対応は	岡田晋吾	265
Q182	腹部膨満への対応は	久島和洋	266
Q183	倦怠感への対応は	久島和洋	267

■ 遭遇しやすい疾病

| Q184 | 感染症 (インフルエンザ, 疥癬, 感染性胃腸炎) への対応は | 井上有沙 | 268 |
| Q185 | 肺炎への対応は | 千田一嘉 | 270 |

Q186	ワクチン接種	戸谷 剛	272
Q187	転倒, 骨折への対応は	木下朋雄	274
Q188	在宅における排尿の基礎知識は	斎藤恵介	276
Q189	在宅における夜間頻尿の基礎知識は	斎藤恵介	279
Q190	在宅における泌尿器癌管理の基礎知識とは	斎藤恵介	280
Q191	自宅での小外科処置 (爪処置, 外傷, 切開) の注意点は	岡田孝弘	283

■ 難しい症状への対応

Q192	認知機能低下への対応は	栄原智文	284
Q193	在宅高齢者の糖尿病の注意点は	栄原智文	286
Q194	行動障害への対応は	大澤 誠	286
Q195	在宅で抗がん剤治療を可能にする条件は	蘆野吉和	288
Q196	在宅で行う輸液・皮下輸液の注意点は	鈴木 央	289
Q197	在宅における中心静脈栄養の管理と注意点は	新森加奈子, 木村琢磨	291
Q198	在宅での意思伝達装置の活用法は	外山博一	293
Q199	偏食の患者への対応は	洪 英在	295
Q200	孤食の患者への対応は	洪 英在	296
Q201	体重が減少傾向にある在宅患者への対応は	小野沢 滋	298

■ 医行為の範囲

Q202	医師法第17条, 歯科医師法第17条保健師助産師看護師法第31条の解釈は	太田秀樹	299
Q203	訪問看護師が在宅で行う医療行為とは (法的な解説含む)	高砂裕子	301
Q204	介護家族による医療的行為とは	洪 英在	302
Q205	介護職の医療的行為 (ALS患者への痰吸引) の範囲は	荒川順子	304
Q206	糖尿病患者のインスリン自己注射管理の方法は	谷本光生	306
Q207	医療行為でない行為とは	和田忠志	307
Q208	ホームヘルパーが服薬介助できる薬は	萩田均司	308
Q209	「療養上の世話」と「診療の補助」とは	高砂裕子	309
Q210	家族が在宅で行える医行為とは (法的な解説含む)	洪 英在	310
Q211	家族が行う痰吸引の注意点は	塗木裕也	312

vii

Q212	家族が行うインスリン注射の注意点は	谷本光生	313
Q213	家族による輸液（点滴）の管理の可否は	和田忠志	315
Q214	家族による胃瘻の管理は	和田忠志	316

❻ 在宅ならではの緩和ケアと管理のポイント

Q215	WHO緩和ケアの原則は	鈴木 央	317
Q216	在宅緩和ケアと緩和ケア病棟の連携調整は	谷水正人	318
Q217	がん性疼痛への対応は	吉田大介	320
Q218	がん患者・家族への生命予後説明の仕方は	吉田大介	321
Q219	がん患者への麻薬の投与方法は	吉田大介	323
Q220	非がん疾患の痛みへの対応は	鈴木 央	325
Q221	がん性創傷の注意点は	平 洋	327
Q222	自宅・介護施設での麻薬管理の注意点は	清水政克	328
Q223	在宅における麻薬処方せんの発行の注意点は	清水政克	330
Q224	自宅用オピオイド注入PCAポンプ（施錠式）の管理方法	粕田晴之	332
Q225	在宅で認知症の人と関わるための視点やポイントは	松井善典	334
Q226	皮下埋込式ポート管理の注意点は	蘆野吉和	335
Q227	在宅輸血の注意点は	戸谷 剛	337
Q228	在宅での人工呼吸器の注意点は	千田一嘉	339
Q229	気管切開を行っている患者の注意点は	田村 学	341
Q230	ストーマ（人工肛門）ケアの注意点は	岡田晋吾	342
Q231	腎瘻・膀胱瘻の注意点は	大橋輝久	343
Q232	在宅でのPEG設置，チューブ交換の注意点は	小川滋彦	344
Q233	経皮経食道胃管挿入術（PTEG）の注意点は	小川滋彦	345
Q234	褥瘡処置の注意点は	岡田晋吾	347

第5章　終末期医療

❶ 在宅看取り

| **Q235** | 不審死として警察沙汰や検死になることを心配する家族への対応は | 和田忠志 | 350 |
| **Q236** | 異状死体の可能性があるとして遺体が警察署に搬送された場合の対応は | 和田忠志 | 351 |

Q237	虐待と疑われることを心配する家族への対応は	和田忠志	351
Q238	自宅で看取りができるか心配する家族への対応は	和田忠志	352
Q239	必要な準備や届出について家族に尋ねられた場合の対応は	二ノ坂保喜	354
Q240	在宅における家族による看取りとは	二ノ坂保喜	355
Q241	平穏死（いわゆる老衰死）とは	二ノ坂保喜	356
Q242	「平穏死」の法的解釈は	石飛幸三	357
Q243	平穏死（いわゆる老衰死）を支える工夫は	二ノ坂保喜	358
Q244	在宅緩和ケアにおける本人や家族への説明，本人や家族の心構えとは	二ノ坂保喜	359
Q245	在宅での看取りへの立ち会いを行う当事者とそれぞれの役割	二ノ坂保喜	360
Q246	終末期の段階（臨床経過）とは	二ノ坂保喜	360
Q247	在宅看取りの手順は	二ノ坂保喜	362
Q248	在宅における死亡診断の手順は	二ノ坂保喜	363
Q249	宗教者との連携とは	黒岩卓夫	364

❷ 場面や状況別の対応のコツ

Q250	意思決定への支援の方法は	満岡 聰	366
Q251	老衰のとらえ方は	和田忠志	367
Q252	慢性呼吸不全への対応は	千田一嘉	368
Q253	神経筋難病への対応は	外山博一	369
Q254	小児難病への対応は	髙橋昭彦	371
Q255	小児の看取りへの対応は	髙橋昭彦	372
Q256	グリーフケアへの対応は	榎原 剛	374

第6章　様々な療養環境・条件における在宅医療

❶ 療養環境

Q257	自宅以外での在宅医療の注意点は	和田忠志	378
Q258	老人福祉法規定の居住系サービス事業所と老人ホームとは	山口光治	379
Q259	介護保険施設（介護保険上の施設サービス）とは	山口光治	381
Q260	介護保険上の居宅サービスに位置づけられるもの（特定施設入居者生活介護事業所など）とは	和田忠志	383
Q261	地域密着型サービス，サービス付き高齢者向け住宅とは	和田忠志	384
Q262	特定の法に基づかない介護サービスとは	山口光治	385

❷ 施設介護における困難事例

Q263	医療にかからせないネグレクトへの対応は	箕岡真子	387
Q264	施設での主治医選択の自由は	箕岡真子	388
Q265	患者紹介業者の課題は	和田忠志	390

❸ 介護力について

Q266	独居者の在宅療養への対応は	和田忠志	391
Q267	認認介護への対応は	和田忠志	392
Q268	精神障害者の介護に困っている家族への対応は	和田忠志	393
Q269	助けが必要な状態となっているお嫁さんの介護への対応は	山口光治	394
Q270	心身が疲弊している様子の男性介護者への対応は	山口光治	395
Q271	小児の介護への対応は	髙橋昭彦	396

第7章　処遇困難例

Q272	認知症高齢者の暴言・暴力への対応は	中澤健一郎, 藤田拓司	400
Q273	家族介護者の疲弊への対応は	和田忠志	401
Q274	障害（精神障害，知的障害）をもつ家族による介護の注意点は	和田忠志	402
Q275	居住系サービスでの療養環境の課題は	和田忠志, 苛原 実	403
Q276	虐待への対応は	和田忠志	404
Q277	施設介護者（養介護施設従事者等）による虐待（高齢者，障害者・児）への対応は	滝沢 香	405
Q278	家族（養護者）による虐待（児童，高齢者，障害者）への対応は	滝沢 香	406
Q279	第三者による搾取（認知症高齢者，知的障害者等）への対応は	滝沢 香	408
Q280	「死にたい」と言う患者への対応は	和田忠志	410
Q281	患者が望まない入院（精神科）への対応は	太田秀樹	411
Q282	患者が望まない入院（急性期病院）への対応は	太田秀樹	413
Q283	患者が望まない入院（緩和ケア病棟）の課題，問題点は	谷水正人	414

第8章　各種指示書・書類の書き方のコツとピットフォール

Q284	死亡診断書の書き方は	和田忠志	418
Q285	主治医意見書の書き方は	大石明宣	419
Q286	かかりつけ医の訪問看護指示書とは	伊藤大樹	422
Q287	訪問看護指示書の書き方は	髙砂裕子	423

Q288	訪問薬剤管理指導（居宅療養管理指導）の依頼書類の書き方は	萩田均司	425
Q289	訪問看護ステーションや他医療機関への訪問リハ依頼時の指示書の書き方は	山野 薫	427
Q290	車椅子や補装具の申請手続きは	太田秀樹	428
Q291	身体障害者手帳の申請書類の書き方は	戸谷 剛	429
Q292	障害年金申請書類の書き方は	早坂由美子	431
Q293	ケア会議へのコメントのコツは	太田秀樹	433

第9章　在宅医療のスキルアップ

Q294	全国で展開される研修会は	三浦久幸	436
Q295	業界団体や職能団体への参加方法は	新田國夫	437
Q296	日本在宅ケアアライアンスへの参加方法は	和田忠志	438
Q297	全国在宅療養支援診療所連絡会への参加方法は	和田忠志	439
Q298	全国在宅療養支援歯科診療所連絡会への参加方法は	原 龍馬	440
Q299	全国薬剤師・在宅療養支援連絡会（J-HOP）への参加方法は	大澤光司	442
Q300	日本在宅医学会への参加方法は	石垣泰則	443
Q301	介護支援専門員資格試験へのチャレンジ方法は	鷲見よしみ	445
Q302	主任ケアマネジャーとは	鷲見よしみ	446

第10章　在宅ケアの社会学

Q303	医療者が知っておくべき生活保護制度の概要は	早坂由美子	450
Q304	社会的フレイルとは	飯島勝矢	451
Q305	自助・互助とは	三浦久幸	453
Q306	在宅医療が地域の文化を変えるとは	太田秀樹	454
Q307	地域を活性化する仕組みとは	新田國夫	456
Q308	尊厳の考え方は	箕岡真子	457
Q309	人権の考え方は	山本克司	459
Q310	自己決定の考え方は	箕岡真子	460

執筆者一覧

監修

太田秀樹（医療法人アスムス理事長）

和田忠志（いらはら診療所在宅医療部部長）

編集協力

日本在宅ケアアライアンス

＜加盟団体＞

在宅ケアを支える診療所・市民全国ネットワーク	日本在宅医療学会
全国国民健康保険診療施設協議会	日本在宅栄養管理学会
全国在宅療養支援診療所連絡会	日本在宅ケア学会
全国在宅療養支援歯科診療所連絡会	日本在宅ホスピス協会
全国訪問看護事業協会	日本プライマリ・ケア連合学会
全国薬剤師・在宅療養支援連絡会	日本訪問看護財団
日本介護支援専門員協会	日本訪問リハビリテーション協会
日本ケアマネジメント学会	日本ホスピス緩和ケア協会
日本在宅医学会	日本ホスピス・在宅ケア研究会

執筆者（50音順）

蘆野吉和	北斗病院地域包括ケア推進センター センター長	石飛幸三	特別養護老人ホーム 芦花ホーム
荒井康之	生きいき診療所・ゆうき院長	市原利晃	医療法人社団隆仁会秋田往診クリニック理事長
荒川順子	日本ホームヘルパー協会愛知県支部会長	伊藤大樹	あおばクリニック内科・在宅医療部，院長
飯島勝矢	東京大学高齢社会総合研究機構（ジェロントロジー：老年学）教授	井上有沙	群馬家庭医療学センター前橋協立診療所副所長
石賀丈士	医療法人SIRIUSいしが在宅ケアクリニック理事長，院長	猪口雄二	寿康会病院理事長
石垣泰則	コーラルクリニック院長	苛原 実	いらはら診療所院長

宇田和夫	株式会社ファーコス人事部取締役部長，薬剤師，介護支援専門員
梅山 信	乙訓医師会，医療法人梅山医院理事長
榎原 剛	北海道家庭医療学センター本輪西ファミリークリニック
大石明宣	医療法人信愛会大石医院理事長
大澤光司	株式会社メディカルグリーン代表取締役
大澤 誠	医療法人あづま会大井戸診療所理事長，院長
太田秀樹	医療法人アスムス理事長
大西康史	南魚沼市民病院副院長
大橋輝久	かとう内科並木通り診療所在宅診療部部長
岡田晋吾	北美原クリニック理事長
岡田孝弘	オカダ外科医院院長
小川滋彦	小川医院院長
奥村圭子	杉浦医院／地域ケアステーションはらぺこスパイス室長，管理栄養士
小倉和也	はちのへファミリークリニック院長
小野宏志	坂の上ファミリークリニック理事長
小野沢 滋	みその生活支援クリニック院長
粕田晴之	宇都宮病院緩和ケア科主任診療科長，緩和ケアセンター長
亀井克典	医療法人生寿会かわな病院理事長，院長
川越正平	あおぞら診療所院長
川添哲嗣	医療法人つくし会南国病院薬剤部部長，全国薬剤師・在宅療養支援連絡会副会長
木下朋雄	コンフォガーデンクリニック院長
木村琢磨	北里大学医学部総合診療医学・地域総合医療学准教授，北里大学東病院総合診療・在宅支援センター センター長
木村幸博	医療法人葵会もりおか往診クリニック理事長
黒岩卓夫	医療法人社団萌気会萌気園浦佐診療所理事長，院長
五島朋幸	ふれあい歯科ごとう代表
後藤友子	国立長寿医療研究センター在宅連携医療部研究員，看護師
小松裕和	佐久総合病院地域医療部副部長，地域ケア科医長
斎藤恵介	順天堂大学医学部附属静岡病院泌尿器科准教授
栄原智文	新松戸診療所所長
清水政克	清水メディカルクリニック副院長
志村直子	甲府共立病院総合診療部主任医長
下地直紀	長町病院内科科長
白髭 豊	白髭内科医院院長，認定NPO法人長崎在宅Dr.ネット
城谷典保	医療法人社団鴻鵠会理事長，新横浜在宅クリニック院長
新森加奈子	北里大学医学部総合診療医学・地域総合医療学特任助教
鈴木邦彦	日本医師会常任理事
鈴木 央	鈴木内科医院院長
須田 仁	聖徳大学社会福祉学科准教授
鷲見よしみ	医療法人聖仁会オーク介護支援センター施設長，主任介護支援専門員
千田一嘉	国立長寿医療研究センター在宅連携医療部臨床研究企画室長
平 洋	はるな生活協同組合通町診療所所長
垰田和史	滋賀医科大学社会医学講座（衛生学部門）准教授
髙砂裕子	南区医師会訪問看護ステーション
髙橋昭彦	ひばりクリニック院長，認定NPO法人うりずん理事長
高林克日己	医療法人鼎会三和病院理事，顧問
滝沢 香	東京法律事務所弁護士
田城孝雄	放送大学教授
田中久美子	医療法人社団若鮎北島病院リハビリテーション部部長
谷水正人／平岡久美	四国がんセンター院長／四国がんセンター地域医療連携室副看護師長
谷本光生	医療法人社団生康会理事長，院長，順天堂大学非常勤講師
田村 学	医療法人学縁会おおさか往診クリニック理事長，院長
土橋正彦	土橋医院院長，千葉県医師会副会長

鶴岡優子	つるかめ診療所所長
戸谷 剛	子ども在宅クリニックあおぞら診療所墨田院長
外山博一	外山内科神経内科医院院長
豊田健二	徳島市医師会在宅医療連携委員長，医療法人豊田内科院長
中澤健一郎／藤田拓司	医療法人拓海会神経内科クリニック医師／医療法人拓海会神経内科クリニック理事長
長縄伸幸	フェニックス総合クリニック理事長
中野一司	医療法人ナカノ会ナカノ在宅クリニック理事長，院長
西村修平	尾道市公立みつぎ総合病院院長
新田國夫	医療法人社団つくし会新田クリニック理事長，院長
二ノ坂保喜	にのさかクリニック院長
塗木裕也	あいホームケアクリニック理事長，院長
野村秀樹	あいち診療所野並院長
萩田均司	つばめファーマシー代表取締役，薬剤師・介護支援専門員
服部 努	医療法人たんぽぽ たんぽぽクリニック理事長
英 裕雄	新宿ヒロクリニック院長
早坂由美子	日本医療社会福祉協会会長
原 龍馬	原歯科医院院長，全国在宅療養支援歯科診療所連絡会会長
久島和洋	ドクターゴン鎌倉診療所在宅診療部部長
平原佐斗司	オレンジほっとクリニック所長
福井周治	元兵庫県豊岡市健康福祉部部長
福田裕子	まちのナースステーション八千代統括所長
藤井博之	日本福祉大学社会福祉学部教授
藤田 愛	北須磨訪問看護・リハビリセンター所長
紅谷浩之	オレンジホームケアクリニック代表
星野大和	あおぞら診療所新松戸院長
細野 純	細野歯科クリニック院長
洪 英在	三重県立一志病院家庭医療科，三重大学大学院医学系研究科，三重県総合診療地域医療学講座助教

前川 裕	前川クリニック院長
前田佳予子	武庫川女子大学生活環境学部食物栄養学科教授
松井善典	浅井東診療所所長
松本武浩	長崎大学病院医療情報部准教授
三浦久幸	国立長寿医療研究センター在宅連携医療部部長
満岡 聰	満岡内科クリニック院長
箕岡真子	東京大学大学院医学系研究科医療倫理学分野客員研究員，箕岡医院院長，日本臨床倫理学会総務担当理事
三宅敬二郎	在宅診療 敬二郎クリニック院長
宮田乃有	なごみ訪問看護ステーション副所長，地域看護専門看護師
森 亮太	医療法人八事の森杉浦医院理事長，院長
泰川恵吾	医療法人鳥伝白川会理事長，ドクターゴン診療所院長
山岡憲夫	やまおか在宅クリニック院長
山口光治	淑徳大学社会総合福祉学部教授
大和太郎	やまと@ホームクリニック院長
山野 薫	大阪人間科学大学人間科学部理学療法学科教授
山本克司	修文大学健康栄養学部教授
湯澤 俊	医療法人博濱会理事長，湯澤医院院長
吉田大介	徳島往診クリニック・東京在宅ケアクリニック理事長，院長
和賀育子	アテンドハウス・ウエスト施設長
若林秀隆	横浜市立大学附属市民総合医療センターリハビリテーション科講師
和田忠志	いらはら診療所在宅医療部部長
和田博隆	有限会社ナースケア 訪問看護ステーションナースケア代表取締役

第1章

わが国の在宅医療

1 ❶在宅医療の概要

Q1

在宅医療とは

最近，「在宅医療」という言葉を新聞や週刊誌でもよく目にしますが，これは往診のことを指すのでしょうか？

point

- ▶在宅医療は，入院医療，外来医療に次ぐ第三の医療と言われている。
- ▶在宅医療は，自宅や高齢者住宅などの生活の場で繰り広げられる医療のことで，医師だけでなく，歯科医師，看護師，薬剤師，リハ専門職，管理栄養士等，医療専門職が訪問して医療サービスを提供する。医師の往診だけを意味するものではない。
- ▶病院の機能が地域に拡がったと考えると理解しやすいが，そこで提供される医療の質や目的は大きく異なる。

1 在宅医療推進の背景

古くから患者や家族の要請で医師による往診は行われていたが，急性疾患への一時的な対応にすぎなかった。居宅が医療提供の場として制度上認められたのは1992年のことで，その背景には，人口構造の変化に伴う疾病構造の変化，慢性疾患の増加があった。さらに，医療技術の目覚ましい発展によって，従来救命できなかった病態でも命をつなぐことが可能となった一方で，何らかの医療的ケアを必要とする療養者も増加傾向となった。従来このような病態の療養者は，病院や施設で生活することが一般的だったが，いわゆるノーマライゼーションの思想の普及や，脱施設化などの社会規範の変化によって，住み慣れた地域，あるいは自宅で療養する重要性が認識されはじめた。

一方で，増加の一途をたどる認知症など高齢者の生活課題をも，入院医療によって解決しようとした社会的風潮も根強く残り，いわゆる社会的入院への解決方策としても，居宅における医療，すなわち在宅医療の普及推進が国家的方策となった。

2 在宅医療の概念

在宅医療とは，「自宅で行われる医療」と理解される傾向があるが，今後は単身者の増加や認知症の増加によって，自宅で安全な生活を継続することが困難な場合も予想される。そこで，グループホームやサービス付き高齢者向け住宅なども含めた「暮らしの場での医療」と考えるとよい。したがって，「生活の場に，医療専門職が訪問して提供する医療」と考える。

さらに提供される医療は，患者（利用者）やその家族の意向を汲んだ全人的・包括的な医療であって，疾病治癒や救急救命をめざす病院医療とは性格を異にするが，急性疾患や外傷などに対して在宅で治療を継続することも可能である。また，望まれれば看取りにまで関わることとなり，「人生を丸ごと支える医療」と言っても過言ではない。

3 在宅医療の対象者

介護保険制度によって市民権を得たこともあって，在宅医療＝高齢者医療と考えられる傾向があるが，その対象は医療的ケアを必要とする小児や障害者，神経筋難病患者，がん末期患者なども含めた，機動力ある医療サービスをもとめる療養者である。

4 在宅医療継続の3要素と地域包括ケアシステム

在宅医療を継続するためには，病態に応じた介護力，看護力，療養環境が重要と言えるが，在宅で療養したいと願う療養者自身の明確な意思，意欲が前提条件であることが望ましい。さらに，多職種協働，地域連携，24時間365日の切れ目のないサービスによって支えられる。換言すると地域包括ケアシステムがしっかりと機能することが大切と言える（「Q23～33」参照）。

太田秀樹

Q2

在宅医療がめざすものとは

在宅医療は，入院患者を減らして，医療費を節減，社

会保障制度を堅持するために推進されているのでしょうか？

point
- 在宅療養の重視は，先進欧米諸外国における時代の趨勢であり，その背景には社会の高齢化がある．人口構造の変化は疾病概念をも変え，フレイル，サルコペニア，認知症が象徴するように，医療提供の場として在宅の優位性がはっきりとしつつある．
- 入院医療が病気を治し，命を救う医療と考えると，在宅医療は寄り添い，支え，治し，看取る医療と言い換えることができる．
- 在宅医療は，療養者の価値観を汲んだ尊厳ある人生を支えるための医療であり，決して財政論から在宅医療が推進されているわけではない．

1 在宅医療と社会保障費

在宅医療の推進は，明確に国家の方針となり，法制度に牽引され，力強く推し進められている．一方で，医療費の高騰が大きな社会問題であり，医療を効率的に提供するための様々な方策と同時に在宅医療推進の議論がなされていたことから，「在宅医療は安上がりで粗悪な医療である」と，まるで国民から適切な医療を奪うかのような論調で批判されていた時期もあった．

2 在宅医療ニーズが高まった背景

しかし，世界に類を見ない規模とスピードでわが国が迎えた超高齢社会では，高齢者医療に関わる多くの研究が精力的に行われ，ロコモティブ症候群やフレイルといった疾病概念を生活障害としてとらえようという活動も始まっている．認知症やサルコペニアも同様であるが，加齢に起因する様々な症候の治癒をめざすことが困難であることは誰の目にも明らかで，純粋な治療医学のスキームを越えた関わりが求められつつあるのは社会の必然と言える．すなわち，食事や運動といった生活の課題だけでなく，社会交流の場の重要性など，老年学（gerontology）の視点なくして全人的な医療を効果的に提供することは難しいのである．

さらに，終末期医療への期待の変化である．大部分

急性期医療　　　看取り医療
長寿　　　　　　天寿
Cure　　　　　　Care
病院完結　　　　地域完結
専門医（疾病・臓器）　かかりつけ医（人生）
根治治療　　　　緩和ケア
Date改善　　　　QOL向上

図　在宅医療がめざすもの

の国民は，許されるなら人生の最期を自宅で迎えたいと願っている．自宅でも緩和ケアが確実に提供されることや，介護家族への遠慮や気兼ねを払拭することなど，一定の条件は当然として，国民の希望としての在宅医療なのである（図）．

3 尊厳ある最期のために

病院医療を疾病の治癒，救命と位置づけると，疾病の治癒が望めず生命の終焉が近づいた時期に，一体どのような医療が適切なのかと自問自答すると，財政論から在宅医療が推進されているという受け止め方に対する違和感に気がつくのではないだろうか．確かに在宅医療推進の結果，入院医療費が軽減される可能性は高いが，尊厳ある暮らしが担保されなければ，尊厳ある最期は存在しえない．むしろ，在宅での療養生活を支える社会的コストをも勘案すると，単純な比較検討で社会保障費の節減効果があると言えるのか，はなはだ疑問である．

太田秀樹

Q3
在宅医療の歴史とは

現在，わが国で行われている在宅医療の歴史を教えて下さい．

- ▶「現代の在宅医療」は，現在行われている在宅医療の基本形態をなし，それは，医師の定期的な訪問と24時間対応によって構成される。
- ▶「現代の在宅医療」は病院で発祥した側面が大きく，当初は病院医療の限界を補完するために生じてきた。一方，かかりつけ医による在宅医療は診療所をベースに行われてきた。
- ▶在宅医療の主なプレイヤーは医師と看護師であったが，とりわけ介護保険制度の創設以後，多職種との有機的な連携のもとに実施されるようになった。

1 「現代の在宅医療」の発祥（表）[1]

「現代の在宅医療」において，在宅医は患者に期日を予告し，定期的に訪問を行う。この診療形態は多くの医療機関で「定期往診」と呼ばれてきた。「定期往診」と「24時間対応」が，「現代の在宅医療」における医師の行為の基本的構成要素である。

1970〜1980年代にかけ，自宅での継続的な医療を提供しようとする，意識の高い臨床家が各地に現れた。佐藤 智（白十字病院・東京都東村山市），早川一光（堀川病院・京都府上京区），黒岩卓夫（ゆきぐに大和総合病院・新潟県大和町），今井 澄（諏訪中央病院・長野県茅野市），増子忠道（柳原病院・東京都足立区，所属はいずれも当時），などである。そして，「定期往診」は1986年に「訪問診療」として保険診療に位置づけられ，その技術的な意義が報酬として結実した。

上記のように「現代の在宅医療」は病院医療との密接な連携で発祥した。その理由は，病院医療が十分に有効でない患者に対して，「自宅」という快適な環境を保障することと，「複数医師を必要とする」という技術的要請であったと考えられる。ほぼ同時期に鈴木荘一（鈴木内科医院・東京都大田区）らは，必ずしも病院と関係性を持たない患者に対しても同様の活動を開始した。

2 在宅医療が再び注目される背景

1970〜80年代に「現代の在宅医療」が発祥し，各地で先人が実践を蓄積し，今，在宅医療が再び注目されている。それは「様々な障害によって通院困難となった人々への継続診療」としてである。

背景のひとつに人口構成の高齢化がある。諸々の意識調査等で，最期の場，療養場所として，自宅を希望する人が多いことが知られているが，同様の調査結果

表 在宅医療の歴史的分類

在宅医療		年代	特徴	社会背景
古典的在宅医療		〜1965年前後	急性疾患（感染症，脳卒中）に対し，医師が往診（宅診⇔往診）	外的疾患（感染症，母子）脳卒中などの急性疾患 平均寿命：60歳代
現代的在宅医療	黎明期	1970〜1992年	障害を持つ患者，終末期の患者への24時間，計画的支援，家族介護前提（近代的在宅医療の萌芽）	成人病（がん，心臓病，脳卒中）⇒治す医療，病院医療 平均寿命：70〜75歳（男）/75〜85歳（女）
	創生記	1992〜2012年	介護保険下の在宅医療（高齢世帯を支える）供給量の増加（介護保険，在宅医療，ゴールドプラン），サービスの普及 学問体系・教育システムの確立	成人病＋老年病 平均寿命：79歳（男）/87歳（女）
	発展期	2012年〜	地域包括ケア時代の在宅医療（独居などを対象）多職種協働（水平統合）となるべく在宅時々入院（垂直統合）在宅医療のシステム化（市区町村，医師会）研修推進・質の改善	老年症候群 平均寿命：80歳（男）/90歳（女）超高齢者（85歳↑）の増加 独居高齢者の増加，家族基盤脆弱，地域づくり

（平原佐斗司による在宅医療の歴史的分類）　　　　　　　　　　　　　　　　　　　　　　　　　　（文献1より引用）

は，高齢者ばかりでなく，予後不良の疾患を持つ人にもみられる。これらの要素が現代の「在宅医療」のニーズを形成している。また，このような患者では，既に病院で病状が一定程度究明されていることが多く，在宅で継続診療するにあたり医療水準の維持が比較的容易という特性もある。

「現代の在宅医療」のもう1つの重要な特性は，広範な多職種との連携である。1970〜80年代以降しばらくは，在宅医療の主なプレイヤーは医師と看護師であった。一方，意識の高い歯科医師，薬剤師，栄養士などが訪問活動を行ってきており，それらは，しだいに医療保険にも位置づけられた。

以上の基盤の上に，2000年から介護保険制度が施行された。これによって，在宅医療は，歯科医師，薬剤師，リハ専門職，栄養士などの訪問活動を含めた多彩な活動となった。また，在宅医はケアマネジャーや介護職との連携を行い，幅広い在宅医療・在宅ケアの社会資源を活用するようになった。

【文献】
1) 和田忠志：在宅医療の今日的意義．勇美記念財団 在宅医療テキスト（第3版）．2015.
[http://www.zaitakuiryo-yuumizaidan.com/textbook/pdf/1-1.pdf]

和田忠志

Q4

在宅医療の現状は

現在，わが国で行われている在宅医療の現状について教えて下さい。

point

▶在宅医療の診療報酬制度の実施蓄積のもとに2006年に在宅療養支援診療所が制度化され，24時間対応する在宅医療が本格的に推進されるようになった。

▶現在，在宅医療は，「地域包括ケア」の根幹をなすもののひとつとして位置づけられ，わが国の地域福祉の重要な構成要素となっている。

▶並行して，2000年前後に在宅医療を推進する様々な団体が発足し，在宅医療が質的にも深められていく時代になった。

1 24時間対応型在宅医療の普及と推進

「現代の在宅医療」は，医師の定期的な訪問と24時間対応によって構成される。在宅医療の対象者は外来通院者より虚弱で，病態は24時間にわたり変化がありうる。さらに，自宅で最期を迎えたいという患者も少なくない。したがって，「現代の在宅医療」には，24時間対応が要請される。

これは旧来の臨時的な「往診」を主体とする在宅医療ではない。すなわち，単に急性期対応や看取りだけを行うのではなく，定期的な診療により，高齢者や障害者が自宅で療養することを中・長期的に支援し，必要があれば，看取りまでを行う，継続的な医療形態である。この活動は2006年に「在宅療養支援診療所」（その後「在宅療養支援病院」も制度化）として診療報酬制度に結実した。

24時間対応は，在宅医にとって苦しい業務であることが知られている[1]。このため，医師1人の開業医による24時間対応の困難さに関しては，各地で取り組みがされている。1つは，24時間対応型の訪問看護ステーションと連携する方法である。もう1つは，複数の診療所の医師が協同して24時間対応を行うもので，この方法は「機能を強化した在宅療養支援診療所」制度として結実した。そのほか，医師会などの公的な団体等の取り組みとして，広島県尾道市医師会の活動，長崎県長崎市の長崎在宅Dr.ネット，千葉県匝瑳市医師会の試みなどがある。

2 地域包括ケアと在宅医療

これまでのわが国の基本的な公的福祉制度である医療，介護に，予防，住まい，生活支援を加えた，地域における相互支援概念が「地域包括ケア」である。地域の医師が身近な健康問題に対応する「かかりつけ医機能」を発揮し，日常生活圏域で医療・介護・福祉がある程度完結することを前提とした制度設計である。

2017年からは「医療介護連携推進事業」が全市町村で行われている。在宅医療は，地域包括ケアの重要な

要素として位置づけられるとともに，在宅医はよりいっそう多職種との連携を基盤に活動するようになるであろう．

3 在宅医療を質的に深化する活動の創設

2000年前後から，在宅医療を質的に深化する様々な活動の創設が行われた．代表的な例を挙げておく．

1999年，在宅医療を「客観的根拠に基づく医療（evidence-based medicine）」とし，多くの医師が在宅医療を学べる場にするために，「在宅医療を推進する医師の会」を母体として「日本在宅医学会」が設立された．日本在宅医学会は2002年に専門医制度を発足させている．また，在宅医療推進のために助成活動を行う「勇美記念財団」は2000年7月に発足した．

【文献】
1) 大島伸一, 他：被災地の再生を考慮した在宅医療の構築に関する研究.
[http://www.ncgg.go.jp/zaitakusuishin/zaitaku/documents/06_3.pdf]

和田忠志

---

1 ❷ 在宅医療に関わる法制度

Q5
在宅医療が地域医療の中に位置づけられた時期は

在宅医療は，いつ頃からどのようにして地域医療の中に位置づけられるようになったのでしょうか？

point

▶在宅医療は，かつては家族による支えを主とする日本型福祉社会論が一般的であった．

▶支えきれない家族の現状を受けて，市町村が在宅福祉と施設福祉を一元的に提供する体制が整備された．

▶2000年には24時間対応連携体制加算が創設され，地域医療の中に位置づけられるようになった．

1 在宅医療の変遷

戦後，わが国の医療システムは，診療報酬の中で変遷を遂げている．地域医療の中で在宅医療を位置づけるためには，様々な視点から考える必要がある．

診療報酬の視点から言えば，1984年に緊急往診の加算増設がなされたことが端緒となる（図）[1]．1986年，訪問診療の概念が導入された．寝たきり老人訪問診療料の創設，各種の指導管理料の新設が，同時期に診療報酬の中に取り入れられることになる．1992年，在宅医療の包括点数の原型が誕生する．寝たきり老人在宅総合診療料である．

高齢者の問題は，1970年代以降一貫してわが国の課題であった．1969年の厚生白書にて，「寝たきり老人」という言葉が登場する．在宅，施設整備の遅れから，社会の中で老人の長期入院は増大した．その後，規制がなされたが，1980年代以降も高齢者の大量入院は継続した．国民の病院信仰が高まった時期と重なることになる．こうした中で疾病概念の変化が議論され，疾病の治療ではなく心身の機能維持と回復をめざした在宅医療が，社会的な自立支援の概念として新たに導入された．

しかし，高齢者急増の裏には支え切れない家族の姿の変化があった．わが国においては，家族による支えを主とする日本型福祉社会論が当然のことと考えられていた．寝たきり，認知症高齢者の増大の中で，子どもとの同居率も急速に低下し，日本型社会福祉論は現実とは離れていくことになる．当時においても在宅医療は，外来の先にある第三の医療であると考えられ，戦後から存在している．むしろ1950年までは入院死率より在宅死率が高く，明治以後の医療の継続があったが，現在の在宅医療とは違い，ここで言う「地域医療」とは位置づける意味が異なる．

1986年，高齢者保健福祉推進10カ年戦略（通称ゴールドプラン）は，高齢者の在宅，施設福祉サービスの整備を推進することである．在宅関係ではホームヘルパー10万人，ショートステイ5万床，デイサービスセンター1万箇所であり，1990年の老人福祉法等の福祉関係八法改正を受けて具現化することになる．この改正により，市町村が在宅福祉と施設福祉を一元的に提供する体制を整備することになった．

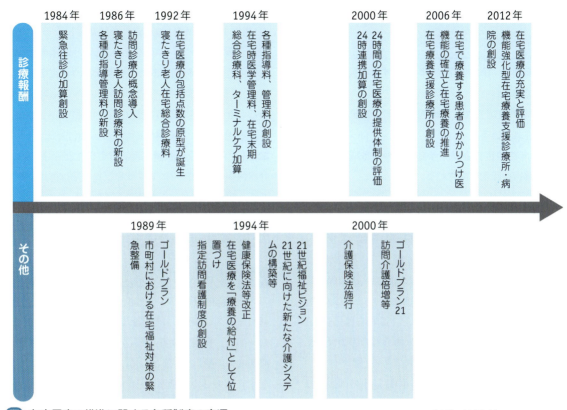

図 在宅医療の推進に関する各種制度の変遷　　　　　　　　　　　　　　　　　　　　　　　　　　（文献1より改変）

2 地域医療の中での位置づけ

　地域医療における在宅医療の位置づけは，市町村の在宅整備とともに在宅医療の基礎をつくるところから始まる．1992年，在宅医療を療養給付として位置づけ，指定訪問看護制度の創設が行われ，1994年には在宅時医学総合管理料，在宅末期医療総合診療料，ターミナル加算も加わることになり，より具現化することになる．

　一方，こうした考えは在宅医療として地域の医師たちに受け入れられたのではない．この問題は，介護保険制度構想をめぐる展開の中で様々な議論がなされることになる．高齢者介護，自立支援システム研究会報告でも在宅医療の推進がなされる．高齢者が無理なく在宅医療を選択できるような環境整備を進める観点から在宅医療を重視する考え方が示され，1人暮らしや高齢者のみの世帯であっても，希望に応じ可能な限り在宅で生活ができるように支援すべきとし，24時間対応を基本としたサービス体制の整備が求められる．

それに従い，医療もまた2000年には24時間在宅医療の提供体制に対して24時間対応連携体制加算が創設された．在宅医療の地域医療体制の始まりと言ってよい．

【文献】
1）武田俊彦：社会保障・税の一体改革と在宅医療．第8回在宅医療推進フォーラム．2012．

新田國夫

介護保険の概要は

高齢化を背景に介護保険制度が始まってから20年近く経ちましたが，そもそも介護保険制度の基本的な仕組みはどのようになっているのでしょうか．教えて下さい．

point

▶ 介護保険は，国民全員が原則加入する社会的な強制保険である。
▶ 2011年の改定では，地域包括ケアシステムがより重視されている。
▶ 2016年の改定により，予防給付から地域支援事業への移行が順次実施される。

1 最も新しい社会保険としての介護保険

わが国の社会保障システムは税によるものと保険によるものがあり，特に保険制度が優れているのがわが国の特徴である。介護保険創設以前は，社会保険は「医療保険」と「年金保険」が主なものであったが，2000年に「介護保険」が加わった。これらは「国民皆保険制度」のもとで，年齢制限はあるものの国民全員が原則加入する社会的な強制保険である（図）[1]。

介護保険は，日本に在住する40歳以上の国民のほぼ全員が「被保険者」であり，その「保険者」は市町村（および特別区）である。すなわち，40歳以上の国民が「保険料」を出し，それを市町村・特別区が集め，40歳以上の国民の（ねたきりや認知症になる，などの）「保険事故」に対して，「介護」という保障を行う。

保険者が被保険者に対して介護を行う決定をすることを，「認定」（要介護（支援）認定）と呼び，介護を行うことを「給付」と呼ぶ。給付は，介護というサービス（現物）のみとして給付され，この給付方法を「現物給付」と呼ぶ。家族介護者等に対する現金給付はない。介護保険の現物給付に対する自己負担額は原則1割である。実際にかかったお金の1割を利用者が払い，あとの9割を（40歳以上の）国民から集めた保険料と国・都道府県・市町村のお金でまかなう。

2 介護保険制度の経過概要

介護保険制度ができる前は，高齢者に対する公的介護サービスは，税による「老人福祉制度」（老人福祉法）の一部と，保険による「老人医療制度」（後期高齢者医療制度の前身）の一部として，それぞれ提供されていた。これら2つの制度から「介護サービス」を抽出して一本化したのが「介護保険制度」である。なお，現在も「老人福祉制度」は存続しており，介護保険以外

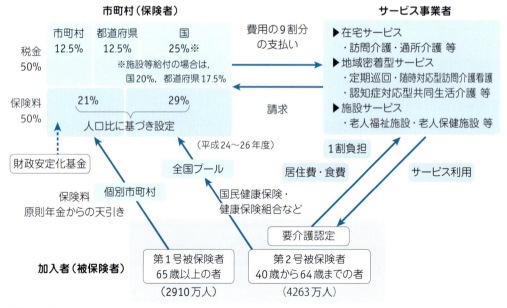

図　介護保険制度の仕組み

第1号被保険者の数は，「平成22年度介護保険事業状況報告年報」によるものであり，平成22年度末現在の数（福島県の5町1村を除く）である。
第2号被保険者の数は，社会保険診療報酬支払基金が介護給付費納付金額を確定するための医療保険者からの報告によるものであり，平成22年度内の月平均値である。
（文献1より引用）

の介護サービスとして利用できる。また、「障害福祉制度」も、介護保険制度で給付されないサービス等に関して高齢者介護に利用できる。

初期の介護保険の基本的理念としては、「社会保険での介護による市民の権利意識の向上」「高齢者の自立支援」「サービス選択の重視」「在宅生活支援(および施設から自宅に帰す)」が重視された。

2005年改定では、上記に加えて「高齢者の尊厳の維持」「予防重視型システム」「認知症高齢者への対応」が重視されるようになった。予防給付が明確となり、要支援者には地域包括支援センターがケアマネジメントを行うようになった。「痴呆」を廃し、「認知症」という言葉を使用するようになったことも大きな変革である。

さらに2011年改定で、「地域包括ケアシステム」がより重視されるようになり、24時間対応型の「定期巡回・随時対応型訪問介護看護」および「看護小規模多機能型サービス(導入時点では「複合型サービス」)」が導入された。

2016年の改定では、予防給付から地域支援事業(介護予防・日常生活支援総合事業)への移行が順次実施される。

3 制度の骨格

1 申請および認定

被保険者は年齢により2種類にわかれる。65歳以上の市民が「第1号被保険者」で、40歳以上65歳未満の医療保険加入者が「第2号被保険者」である。介護保険給付を受けたい者は、市町村に被保険者証(いわゆる「保険証」)を添えて「申請」する。申請には、①新規申請、②有効期間が切れる前に申請する「更新申請」、③現に介護保険給付を受けている被保険者の状態が良くなったり悪くなったりしたときに要介護状態区分を変更するために行う「変更申請」、の3つがある。申請を受けると、市町村は職員を派遣して被保険者の状態を把握するための「認定調査」を行う。

この認定調査結果(「認定調査票」)と、主治医の意見書をもとにして、被保険者に対し、どれだけの介護を給付するか、つまり「要介護状態区分」を決める会議が「介護認定審査会」である。審査の結果(「認定」という)は、非該当・要支援・要介護・再審査に分類され

る。審査は原則として申請後30日以内に行う(ただし、理由と延期期間を添えて申し込み者に通知すれば延期可)。介護認定審査会は市町村に設置され、その委員は市町村長(あるいは特別区長)が任命する。委員は保健・医療・福祉の学識経験者で非常勤である。委員定数は、市町村(特別区)が条令で定める。

2 介護給付、予防給付

介護保険で、介護給付を受けられる程に行動が制限された状態を、「要介護状態」という。それより軽い障害があるものの、回復の可能性があるのが、「要支援状態」である。要介護状態の人を「要介護者」といい、要支援状態の人を「要支援者」という。要介護者に対する給付を「介護給付」といい、要支援者に対する給付を「予防給付」という。要介護・要支援認定は6～24カ月(「有効期間」という)ごとに、認定を経て更新される。

要介護状態は、重症度により軽いほうから順に1～5のランクにわかれる。これを「要介護状態区分」と呼ぶ。また、要支援には2つのランクがある。つまり、介護保険における給付額のランクは全部で7段階である。ランクごとの給付額の限度を「区分支給限度基準額」と呼ぶ。

3 介護支援専門員(ケアマネジャー)

介護保険下の資格であり、利用者(要介護認定・要支援認定を受けた人)に「居宅サービス計画」「施設サービス計画」などを作り、介護サービスを提供する業者を紹介・調整する者をいう。その他、「申請」(新規申請・更新申請・変更申請)を被保険者にかわって行ったり(後述)、「認定調査」を市町村に委託されて代行することもできる。

4 指定事業者

介護保険によるサービスの給付は、介護支援専門員のサービス計画に基づき、指定事業者によって介護サービス(現物給付)として実施される。

サービス事業者は(法人ごとでなく)「事業所ごと」また、「サービス内容ごと」に都道府県知事が指定する(「指定居宅サービス事業者」)。「介護予防サービス事業者」も同様に都道府県知事が指定する。

なお、2005年改訂で出現した「地域密着型サービス事業者」と「地域密着型介護予防サービス事業者」は、市町村が指定する。介護支援専門員が居宅での

「居宅サービス計画」をつくる業者を「居宅介護支援事業者」と呼び，都道府県が指定する（「指定居宅介護支援事業者」）。

これらの事業者は営利・非営利を問わないが，原則として法人であることが必要である。ただし，医療に関する居宅サービス事業者は法人でなくてもよい（保険診療を行う病院・診療所による居宅療養管理指導・訪問看護・訪問リハビリテーション，保険薬局が行う居宅療養管理指導）。

【文献】
1) 厚生労働省 介護保険制度の仕組み
   [http://www.mhlw.go.jp/topics/kaigo/zaisei/sikumi_02.html]

和田忠志

Q7

介護保険制度の運営は

介護保険制度の運営についてはどのようにすればよいでしょうか。概要を教えて下さい。

point

▶介護保険制度は「介護を必要とする高齢者の治療や介護等にかかる負担（費用，家族支援，福祉施設利用料等）を社会全体で支援するための保険制度」である。
▶保険者である市町村が制度を運営している。
▶40歳以上の国民が被保険者となり，条件を満たした場合にサービスを利用できる。

1 介護保険制度の仕組み

介護保険制度は，2000年4月からスタートした。簡潔に言うと「介護を必要とする高齢者の，治療や介護等にかかる負担（費用，家族介助，福祉施設利用料等）を社会全体で支援するための保険制度」である。介護を必要としている人が自立した日常生活を送れるよう，介護や支援サービスを受けることができるようにする社会をつくるための制度が介護保険なのである。介護保険制度の基本は「自己決定，自己選択」である。介護支援専門員は制度の「要」として位置づけられ，市区町村（保険者）が制度を運営している。

国民は40歳になると，被保険者として介護保険に加入する。65歳以上の人は，保険者が実施する要介護認定において介護が必要と認定された場合，いつでもサービスを受けることができる。また，40～64歳までの人は，介護保険の対象となる特定疾病※により介護が必要と認定された場合，介護サービスを受けることができる。

※特定16疾病：筋萎縮性側索硬化症，脳血管疾患，後縦靱帯骨化症，進行性核上性麻痺・大脳皮質基底核変性症およびパーキンソン病，骨折を伴う骨粗鬆症，閉塞性動脈硬化症，多系統萎縮症，慢性関節リウマチ，初老期における認知症，慢性閉塞性肺疾患，脊髄小脳変性症，脊柱管狭窄症，糖尿病性神経障害・糖尿病性腎症および糖尿病性網膜症，両側の膝関節または股関節に著しい変形を伴う変形性関節症，早老症，末期がん

2 介護予防・日常生活支援総合事業

2016年4月からは介護保険の予防給付（要支援の人に対するサービス）のうち，介護予防訪問介護と介護予防通所介護が介護予防・日常生活支援総合事業（以下：総合事業）に移行され，市町村の事業として実施されている。なお，介護給付や予防給付のサービスを利用するには要介護（要支援）認定を受ける必要がある。

総合事業には，従前の介護予防訪問介護と介護予防通所介護から移行し，要支援者と基本チェックリストで支援が必要と判断された人（事業対象者）に対して必要な支援を行う事業（サービス事業）と，65歳以上の人に対して体操教室等の介護予防を行う事業（一般介護予防事業）がある。

3 介護保険サービスの対象者と費用について

40歳以上は，介護保険の被保険者となり，次のような場合において介護保険のサービスを利用できる。サービス費用（介護保険報酬）は図の通りである。

1 65歳以上の人（第1号被保険者）

寝たきりや認知症などにより，介護を必要とする状態（要介護状態）になったり，家事や身じたく等，日常生活に支援が必要な状態（要支援状態）になった場合。

税金50% 国約25%：都道府県約12.5%：市町村12.5%	利用料 サービスの 自己負担
65歳以上の第1号保険料 22% ／ 40〜64歳の第2号保険料 28%	
費用の約9割（給付費）	費用の約1割

図 給付費（介護保険料と税金）と利用料（利用者負担）

2 40〜64歳までの医療保険に加入している人（第2号被保険者）

初老期の認知症，脳血管疾患など老化が原因とされる病気（※特定疾病）により，要介護状態や要支援状態になった場合。

鷲見よしみ

Q8

障害者自立支援法の概要は

「障害者自立支援法」はどのような経過で成立したのでしょうか？　また，どのような特徴のある法律だったのでしょうか？

point

- ▶「障害者自立支援法」では，支給決定の仕組みを明確化するため「障害程度区分」を導入した。
- ▶障害の種別にかかわらず，障害のある人々が必要とするサービスを利用できるよう，サービスを利用するための仕組みを一元化，再編した。
- ▶現在は「障害者総合支援法」へ改正となっている。

1 支援費制度の問題点を解消

障害保健福祉施策は，2003年（平成15年）に行政がサービスの利用先や内容等を決めていた「措置制度」から，利用者自身がサービスを選び契約する「支援費制度」が導入されたことにより大きな転換が図られた。しかし，障害種別（身体障害，知的障害，精神障害）ごとに縦割りで，サービスが使いづらい，地域間でサービス水準に開きがある，サービス利用者数の増加により財源確保が困難になる，等の課題が生じてきた。

これらの課題を解消するため，2005年（平成17年）11月に「障害者自立支援法」が公布され，2006年（平成18年）4月より施行された。この法律により，障害種別にかかわらず，障害のある人が必要なサービスを利用できるよう，仕組みが一元化，再編され，市町村が責任をもってサービスを提供することとされた。また，障害の状態を示す「障害程度区分」を導入し，支給決定の仕組みの透明化・明確化が図られた。財源確保の課題については，国と地方自治体の費用負担を取り決め，サービス量に応じた定率（1割）の利用者負担（応益負担）が導入された。

2 現在は「障害者総合支援法」へ

その後，2009年（平成21年）9月に「障害者自立支援法」を廃止し，「制度の谷間」のない，利用者の応能負担を基本とする総合的な制度をつくる方針が打ち出された。それに伴い2010年（平成22年）には，利用者負担をこれまでの応益負担から，負担能力に応じたもの（応能負担）とすることや，発達障害を障害者の範囲に含めることを明確化した法改正が行われている。

2012年（平成24年）6月に「地域社会における共生の実現に向けて新たな障害保健福祉施策を講ずるための関係法律の整備に関する法律」が公布され，この法律により2013年（平成25年）4月に「障害者自立支援法」は「障害者の日常生活及び社会生活を総合的に支援する法律（障害者総合支援法）」（☞「Q9」参照）となった。

早坂由美子

Q9

障害者総合支援法の概要は

障害者総合支援法は障害者自立支援法をどのように改正したものでしょうか？　また在宅療養している方が利用できるサービスの利用方法はどのようになっていますか？

point

▶法の目的において，「自立」という表現に代わり「基本的人権を享有する個人としての尊厳」を明記。障害福祉サービスに関する給付に加え，「地域生活支援事業」による支援を明記し，それらの支援を総合的に行うこととされた。

▶「制度の谷間」を埋めるため，法の対象となる範囲が障害者・児（身体障害・知的障害・精神障害・発達障害・難病患者等）となった。

▶「障害程度区分」は「障害支援区分」に名称が改められた。

1　障害者総合支援法とは

障害者総合支援法とは「障害者の日常生活及び社会生活を総合的に支援するための法律」（以下，障害者総合支援法）のことである。障害者自立支援法を改正

市町村

自立支援給付

介護給付
・居宅介護（ホームヘルプ）
・重度訪問介護
・同行援護
・行動援護
・重度障害者等包括支援
・短期入所（ショートステイ）
・療養介護
・生活介護
・施設入所支援

障害者・児

訓練等給付
・自立訓練
・就労移行支援
・就労継続支援
・共同生活援助（グループホーム）
※従来のケアホームは，グループホームに一元化された

自立支援医療
・更生医療　・育成医療*
・精神通院医療*

補装具

地域生活支援事業
・理解促進研修・啓発
・自発的活動支援
・相談支援
・成年後見制度利用支援
・成年後見制度法人後見支援
・意思疎通支援
・日常生活用具の給付または貸与
・手話奉仕員養成研修
・移動支援
・地域活動支援センター
・福祉ホーム
・その他の日常生活または社会生活支援

支援

地域生活支援事業
・専門性の高い相談支援
・広域的な対応が必要な事業
・人材育成
・専門性の高い意思疎通支援を行う者の養成・派遣
・意思疎通支援を行う者の広域的な連絡調整，派遣調整　等

都道府県

図1　障害者を対象としたサービス
＊実施主体は都道府県等

（文献1より改変）

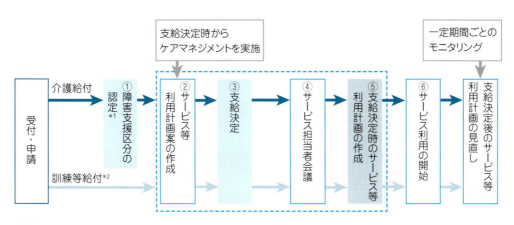

図2 支給決定プロセス

＊1：同行援護の利用申請の場合
障害支援区分の調査に加えて同行援護アセスメント票によるアセスメントを行う。
ただし，身体介護を伴わない場合は，心身の状況に関するアセスメント，障害支援区分の一次判定，二次判定（審査会）及び障害支援区分の認定は行わないものとする。
＊2：共同生活援助の利用申請のうち，一定の場合は障害支援区分の認定が必要である。
（文献1より改変）

する形で創設され，2013年（平成25年）4月1日に施行された（☞「Q8」参照）。

2 サービス体系と主なサービスの内容

障害者総合支援法による支援は，自立支援給付と地域生活支援事業で構成されている（図1）[1]。

在宅療養者が利用するサービスには，主に文献[2]のようなものが挙げられる。サービスの内容や機能から見て，障害福祉サービスに等しい介護保険サービスがある場合，介護保険被保険者は介護保険サービスを優先して利用する。

3 対象の範囲

障害者・児が対象となる。身体障害，知的障害，精神障害（発達障害も含む），難病患者等で一定の障害の状態にある者が該当する。

身体障害を除き，手帳の保持は給付要件とはされていない。障害児を対象としたサービスは，居宅サービス・自立支援医療・地域生活支援事業は障害者総合支援法，施設（通所・入所サービス）等は児童福祉法に基づく。難病は，2017（平成29）年4月以降，358疾患が対象となっている[3]。

4 サービス利用までの流れ（図2）[1]

①サービスの利用を希望する場合は，市町村の窓口に申請し障害支援区分の認定を受ける。
②市町村は，利用者に「指定特定相談支援事業者」が作成する「サービス等利用計画案」の提出を求める。
③市町村は，提出された計画案や勘案すべき事項をふまえ支給決定をする。
④「指定特定相談支援事業者」は支給決定された後にサービス担当者会議を開催する。
⑤サービス事業者等との連絡を行い，実際に利用する「サービス等利用計画」を作成する。
⑥サービス利用が開始される。

5 障害支援区分とは

障害支援区分とは，障害の多様な特性や心身の状態に応じて必要とされる標準的な支援の度合いを表す6段階の区分である。区分は1〜6まであり数字が大きいほうが支援の度合いが高い。

調査項目は①移動や動作等に関連する項目（12項目），②身の回りの世話や日常生活等に関連する項目（16項目），③意思疎通に関連する項目（6項目），④行動障害に関連する項目（34項目），⑤特別な医療に関連する項目（12項目）の80項目となっており，各市町村に設置される審査会において，この調査結果や医師の意見書の内容を総合的に勘案した審査判定が行われ，その結果をふまえて市町村が認定する。

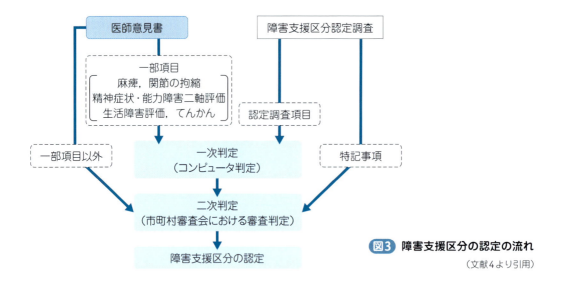

図3 障害支援区分の認定の流れ
（文献4より引用）

医師意見書は，区分認定の流れの中で，市町村が一次判定（コンピュータ判定）を行う際，および市町村審査会が二次判定を行う際に，「認定調査項目」や「特記事項」とともに検討対象となるものである（図3）[4]。

6 利用者の負担

1 障害福祉サービス

原則はサービスの提供に要した費用の1割負担であるが，所得に応じて4区分の負担上限月額が設定され，サービスの利用量にかかわらずそれ以上の負担は生じない。

(1) 障害者（表1）[1]
世帯の範囲は本人と配偶者。

(2) 障害児（表2）[1]
世帯の範囲は保護者の属する住民基本台帳での世帯。

(3) 補装具（表3）[1]
世帯の範囲は障害者，障害児ともに上記障害福祉サービスの考え方と同じ。

(4) 自立支援医療（表4）[1]
世帯の所得水準等に応じてひと月当たりの負担に上限額を設定（これに満たない場合は1割）。

高額治療継続者（「重度かつ継続」）の範囲については，以下の通り。

①疾病，症状等から対象となる者
a. 更生医療・育成医療：腎臓機能，小腸機能，免疫機能，心臓機能障害（心臓移植後の抗免疫療法に限る），肝臓機能障害（肝臓移植後の抗免疫療法に限る）。

b. 精神通院医療：統合失調症，躁うつ病・うつ病，てんかん，認知症等の脳機能障害若しくは薬物関連障害（依存症等）の者または集中・継続的な医療を要する者として精神医療に一定以上の経験を有する医師が判断した者。

②疾病等にかかわらず，高額な費用負担が継続することから対象となる者

医療保険の多数回該当の者。育成医療の経過措置および「一定所得以上」かつ「重度かつ継続」の者に対する経過措置あり。

【文献】
1) 全国社会福祉協議会：障害福祉サービスの利用について 平成27年4月版．2015．
　[http://www.mhlw.go.jp/file/06-Seisakujouhou-12200000-Shakaiengokyokushougaihokenfukushibu/0000059663.pdf]
2) 東京都福祉協議会：障害者総合支援法とは…〔改訂第2版〕．2015
3) 厚生労働省：障害者総合支援法の対象となる難病等について．2015．
　[http://www.mhlw.go.jp/file/06-Seisakujouhou-12200000-Shakaiengokyokushougaihokenfukushibu/0000156426.pdf]
4) 厚生労働省：障害者総合支援法における障害支援区分 医師意見書記載の手引き．
　[http://www.mhlw.go.jp/file/06-Seisakujouhou-12200000-Shakaiengokyokushougaihokenfukushibu/8.pdf]

早坂由美子

表1 障害福祉サービス：障害者

	生活保護世帯	市町村民税 非課税世帯	市町村民税課税世帯 　所得割	
			16万円未満	16万円以上
居宅・通所サービス	0円	0円	9300円	3万7200円
入所サービス	0円	0円		3万7200円

（文献1より作成）

表2 障害福祉サービス：障害児

	生活保護世帯	市町村民税 非課税世帯	市町村民税課税世帯 　所得割	
			28万円未満	28万円以上
居宅・通所サービス	0円	0円	4600円	3万7200円
入所サービス	0円	0円	9300円	3万7200円

（文献1より作成）

表3 障害福祉サービス：補装具

生活保護世帯	市町村民税非 課税世帯	市町村民税課税世帯 　所得割	
		46万円未満	46万円以上
0円	0円	3万7200円	全額自己負担

（文献1より作成）

表4 障害福祉サービス：自立支援医療

生活保護世帯	市町村民税非課税世帯		市町村民税課税世帯		
	本人収入 80万円以下	本人収入 80万円超	所得割 3万3000円未満	所得割 3万3000円以上 23万5000円未満	所得割 23万5000円以上
0円 （負担なし）	2万5000円	5万円	医療保険の自己負担限度額		公費負担対象外
			育成医療の経過措置		
			5000円	1万円	
			高額治療継続者「重度かつ継続」		
			5000円	1万円	2万円

（文献1より作成）

Q10

がん対策基本計画の概要は

がん対策基本法（平成18年法律98号）に基づき，政府はがん対策推進基本計画を策定してきましたが，その基本的な方向性はどのようになっているのでしょうか？

point

- ▶ がん対策基本法の理念に基づき，国，地方公共団体と関係者等は，がん患者を含めた国民の視点に立ったがん対策を実施する。
- ▶ がん対策を実効あるものとしてよりいっそう推進していくため，重点的に取り組むべき課題を定めた総合的かつ計画的ながん対策を実施する。
- ▶ 目標とその達成時期の考え方から，全体目標と個別目標を達成するために要する期間を設定する。

1 重点的に取り組むべき課題と全体目標

2012～16年度までの5年間を対象として，①放射線療法，化学療法，手術療法のさらなる充実とこれらを専門的に行う医療従事者の育成，②がんと診断されたときからの緩和ケアの推進，③がん登録の推進，④働く世代や小児へのがん対策の充実の4点を挙げている。

全体目標として，①がんによる死亡者の減少（75歳未満の年齢調整死亡率の20％減少），②すべてのがん患者とその家族の苦痛の軽減と療養生活の質の維持向上，③がんになっても安心して暮らせる社会の構築等を掲げている。

2 分野別施策と個別目標

1 がん医療

3年以内にすべての拠点病院にチーム医療の体制を整備する。そのために，がん医療を担う専門の医療従事者を育成し，がん医療の質の向上をめざす。5年以内に，がん診療に携わるすべての医療従事者が基本的な緩和ケアを理解し，知識と技術を習得する。3年以内に拠点病院を中心に緩和ケアチームや緩和ケア外来の充実を図る。3年以内に拠点病院のあり方を検討し，5年以内にその機能をさらに充実させる。また，在宅医療・介護サービス提供体制の構築をめざす。

有効で安全な医薬品を迅速に国民に提供するための取り組みを着実に実施する。

2 がんに関する相談支援と情報提供

患者とその家族の悩みや不安を汲み上げ，患者とその家族にとってより活用しやすい相談支援体制を実現する。

3 がん登録

法的位置づけの検討も含め，効率的な予後調査体制の構築や院内がん登録を実施する医療機関数の増加を通じて，がん登録の精度を向上させる。

4 がんの予防

2022年度までに，成人喫煙率を12％，未成年者の喫煙率を0％，受動喫煙については，行政機関および医療機関は0％，家庭は3％，飲食店は15％，職場は2020年度までに受動喫煙のない職場を実現する。

5 がんの早期発見

がん検診（胃・肺・大腸・乳・子宮頸）の受診率を5年以内に50％（胃，肺，大腸は当面40％）を達成する。

6 がん研究

2年以内に，新たな総合的がん研究戦略を策定する。

7 小児がん

5年以内に，小児がん拠点病院を整備し，小児がんの中核的な機関の整備を開始する。

8 がんの教育・普及啓発

子どもに対するがん教育のあり方を検討し，健康教育の中でがん教育を推進する。

9 がん患者の就労を含めた社会的な問題

就労に関するニーズや課題を明らかにした上で，職場における理解の促進，相談支援体制の充実を通じて，がんになっても安心して働き暮らせる社会の構築をめざす。

3 がん対策推進協議会

わが国のがん対策は，5年を1期とするがん対策推進基本計画に沿って行われており，現在の第2期基本計画（2012～16年度）が実行されている。2017年度からの第3期計画策定に向け，現在その議論が重ねら

がん対策は「がん対策推進基本計画」（2012年6月）に沿って進めている。基本計画では，2007年度から10年でがんの年齢調整死亡率を20％減少させることを全体目標としているが，このままでは目標達成が難しいと予測されている。このため，2015年6月1日に開催された「がんサミット」で内閣総理大臣の指示を受け，厚生労働省が中心となり，基本計画に示されている分野のうち，①遅れているため「加速する」ことが必要な分野，②当該分野を「加速する」ことにより死亡率減少につながる分野に絞り，短期集中的に実行すべき具体策を明示した「がん対策加速化プラン」を策定することとした。プランの3つの柱は「がんの予防」「がんの治療・研究」「がんとの共生」である。

予防	治療・研究	がんとの共生
①がん検診 ・精検受診率等の目標設定 ・市町村，保険者の受診率および取組事例等の公表 ・保険者に対する検診ガイドラインの策定 ・検診対象者へのインセンティブの導入 ②たばこ対策 ・FCTC[*1]や海外のたばこ対策をふまえた，必要な対策の検討 ・厚生労働省としては，たばこ税の税率の引き上げを継続して要望 ・ラグビーW杯，東京オリンピック・パラリンピックに向けた受動喫煙防止対策の強化 ③肝炎対策 ・患者の自己負担の軽減を通した，重症化予防の推進 ④学校におけるがん教育 ・「がんの教育総合支援事業」の実施　等	①がんのゲノム医療 ・ゲノム医療実現に向けた実態調査 ・全ゲノム情報等の集積拠点の整備 ・家族性腫瘍の検査・治療等の検討 ②標準的治療の開発・普及 ・高齢者や他疾患を持つ患者への標準的治療の検証 ③がん医療に関する情報提供 ・患者視点で簡単に検索できる拠点病院検索システムの構築 ④小児・AYA[*2]世代のがん，希少がん ・小児がん医療提供体制，長期フォローアップ体制等の検討 ・AYA世代のがん医療等の実態調査 ⑤がん研究 ・「健康・医療戦略」「医療分野研究開発推進計画」および「がん研究10カ年戦略」をふまえた研究の推進　等	①就労支援 ・拠点病院における仕事の継続を重視した相談支援の実施 ・ハローワークにおける就職支援の全国展開，事業主向けセミナー等の開催 ・産業保健総合支援センターの相談員による企業等に対する相談対応等の支援 ・企業向けのガイドラインの策定および普及啓発 ②支持療法の開発・普及 ・支持療法に関する研究の推進 ③緩和ケア ・緩和ケアチームの実地研修の実施 ・患者の苦痛のスクリーニング方法の事例集の作成 ・地域連携のための訪問看護師の育成　等
避けられるがんを防ぐ	がん死亡者の減少	がんと共に生きる

がんを克服し，活力ある健康長寿社会を確立

図　がん対策加速化プランの概要

*1：framework convention on tobacco control
*2：adolescent and young adult

（文献1より改変）

れている（図）[1]。

【文献】
1）厚生労働省：「がん対策加速化プラン」について（概要）．2015．
[http://www.mhlw.go.jp/file/04-Houdouhappyou-10901000-Kenkoukyoku-Soumuka/0000115121.pdf]

【参考】
▶ 厚生労働省：がん対策推進基本計画．2012．
[http://www.mhlw.go.jp/bunya/kenkou/dl/gan_keikaku02.pdf]
▶ 厚生労働省：がん対策加速化プラン．2015．
[http://www.mhlw.go.jp/file/05-Shingikai-10901000-Kenkoukyoku-Soumuka/0000112903.pdf]

城谷典保

Q11

医療介護総合確保推進法の概要は

医療介護総合確保推進法について，既存法に比べて何が新しく規定されましたか？

point

▶「医療介護総合確保推進法」は，地域医療の継続的な発展と，地域の実情に応じたまちづくり−地域包括ケアシステムの構築を日本社会全体で進めていく

ことを目的に制定された。
▶医療介護総合確保推進法により，新たな基金の創設，地域医療ビジョンの策定，在宅医療・介護連携の推進など地域包括ケア構築促進に向けての整備が行われた。
▶在宅医療推進については，今後，介護保険下の地域支援事業および基金の2本立てで行われる。

1 医療介護総合確保推進法とは

医療介護総合確保推進法とは，「地域における医療及び介護の総合的な確保を推進するための関係法律の整備等に関する法律」（以下，医療介護総合確保推進法）のことである。

2025年に向けた医療提供体制の改革を推進するために，医療介護総合確保推進法が2014年に公布された。この法律により，恒久的に地域医療の継続的な発展と，地域の実情に応じたまちづくり−地域包括ケアシステムの構築を日本社会全体で進めていくことが明示された。この法律は既存の19の法律の改正を根拠としても制定されている。表[1]に本法の概要を示しているが，ここでは在宅医療に関連した内容につき概説する。

2 地域医療介護総合確保基金の創設

消費税の増税分等を財源として活用し，医療・介護サービスの提供体制の改革を推進するための新たな財

表 地域における医療及び介護の総合的な確保を推進するための関係法律の整備等に関する法律（概要）

趣旨

持続可能な社会保障制度の確立を図るための改革の推進に関する法律に基づく措置として，効率的かつ質の高い医療提供体制を構築するとともに，地域包括ケアシステムを構築することを通じ，地域における医療及び介護の総合的な確保を推進するため，医療法，介護保険法等の関係法律について所要の整備等を行う

概要

1. 新たな基金の創設と医療・介護の連携強化（医療介護総合確保推進法等関係）
①都道府県の事業計画に記載した医療・介護の事業（病床の機能分化・連携，在宅医療・介護の推進等）のため，消費税増収分を活用した新たな基金を都道府県に設置
②医療と介護の連携を強化するため，厚生労働大臣が基本的な方針を策定

2. 地域における効率的かつ効果的な医療提供体制の確保（医療法関係）
①医療機関が都道府県知事に病床の医療機能（高度急性期，急性期，回復期，慢性期）等を報告し，都道府県は，それをもとに地域医療構想（ビジョン）（地域の医療提供体制の将来のあるべき姿）を医療計画において策定
②医師確保支援を行う地域医療支援センターの機能を法律に位置付け

3. 地域包括ケアシステムの構築と費用負担の公平化（介護保険法関係）
①在宅医療・介護連携の推進などの地域支援事業の充実とあわせ，予防給付（訪問介護・通所介護）を地域支援事業に移行し，多様化
※地域支援事業：介護保険財源で市町村が取り組む事業
②特別養護老人ホームについて，在宅での生活が困難な中重度の要介護者を支える機能に重点化
③低所得者の保険料軽減を拡充
④一定以上の所得のある利用者の自己負担を2割へ引き上げ（ただし，一般の世帯の月額上限は据え置き）
⑤低所得の施設利用者の食費・住居費を補填する「補足給付」の要件に資産などを追加

4. その他
①診療の補助のうちの特定行為を明確化し，それを手順書により行う看護師の研修制度を新設
②医療事故に係る調査の仕組みを位置づけ
③医療法人社団と医療法人財団の合併，持分なし医療法人への移行促進策を措置
④介護人材確保対策の検討（介護福祉士の資格取得方法見直しの施行時期を2015年度から2016年度に延期）

施行期日

公布日（2014年6月25日）。ただし，医療法関係は2014年10月以降，介護保険法関係は2015年4月以降など，順次施行。

（文献1より引用）

政支援制度が創設された。現在，「地域医療介護総合確保基金」として，都道府県に設置されている対象事業は主に3区分とされ，①病床の機能分化・連携のために必須な事業，②在宅医療・介護サービスの充実のために必要な事業，③医療・介護従事者の確保に関する事業とされている。2014年度は公費分で総額9000億円が医療分として，各都道府県に配分された。国と都道府県の負担割合は2/3：1/3である。

3 地域医療構想

都道府県は，地域の医療需要の将来推計や報告された情報等を活用して，2次医療圏等ごとの各医療機能の将来の必要量を含め，その地域にふさわしいバランスのとれた医療機能の分化と連携を適切に推進するための地域医療のビジョンを策定し，医療計画に新たに盛り込むこととしている。今期の医療計画が2018年から始まった。

4 医療・介護の連携強化，地域包括ケアシステムの構築

介護保険事業の地域支援事業による在宅医療と介護連携の推進と併せ，医療と介護の連携を強化すること，さらに予防給付（訪問介護・通所介護）を地域支援事業に移行し，多様化することが明記された。

5 2018年以降の在宅医療推進について

2018年以降の在宅医療推進については，在宅医療・介護連携の推進については，介護保険の地域支援事業で行われるが，それ以外の在宅医療にかかる人材養成，コーディネーター養成，情報通信技術（information and communication technology：ICT）を用いた多職種連携の構築は，基金を用いて行うことになる。在宅医療の推進に際して，本法律に基づいた事業費の流れや行政の動きなど，周知しておくことが望ましい。

【文献】
1) 厚生労働省：医療介護総合確保推進法等について. 2014.
[http://www.mhlw.go.jp/file/05-Shingikai-10801000-Iseikyoku-Soumuka/0000052610_1.pdf]

三浦久幸

Q12
成年後見制度の概要は

成年後見制度と言っても，患者さんによって判断能力の程度はさまざまだと思います。違いを詳しく教えて下さい。

point

▶ 成年後見制度は「法定後見制度」と「任意後見制度」からなる。

▶ 法定後見制度では，後見，保佐，補助3類型にわけられる。

▶ 任意後見制度では，判断能力に問題がない状態のときに，本人があらかじめ任意後見人を選任する。

1 成年後見制度とは

成年後見制度は，判断能力の減退した者を保護，支援するための制度であり，民法上の法定後見制度と「任意後見契約に関する法律」による任意後見制度とからなる。

1 法定後見制度

法定後見制度（表）[1]では，判断能力が通常欠けている者を対象とする後見（民法第7条），著しく不十分な者を対象とする保佐（民法第11条），不十分な者を対象とする補助（民法第15条）という3類型にわかれ，それぞれ成年後見人，保佐人，補助人が保護者，支援者として選任される。

いずれも申立ができるのは，本人，配偶者，4親等内の親族，検察官，市町村長である。

後見と保佐は，原則として本人の判断能力についての鑑定が必要になるが，補助の場合には，そもそも申立には本人の同意が必要であり，判断能力については診断書のみでよく，鑑定は不要である。

成年後見人の権限は，代理権と取消権である。保佐人の権限は同意権と取消権であり，申立があり本人の同意がある場合には，代理権が付与される。補助人には，申立があり本人の同意がある場合に同意権・取消権，代理権が付与される。

現行の法定後見制度では，福祉を図るために特に必

表 法定後見制度の概要

	後見	保佐	補助
対象となる方	判断能力が欠けているのが通常の状態の方	判断能力が著しく不十分な方	判断能力が不十分な方
申立てをすることができる人	本人，配偶者，四親等内の親族，検察官，市町村など*1		
成年後見人等（成人後見人・保佐人・補助人）の同意が必要な行為	*2	民法第13条第1項所定の行為*3～5	申立ての範囲内で家庭裁判所が審判で定める「特定の法律行為」（民法第13条第1項所定の行為の一部）*1, 3, 5
取消が可能な行為	日常生活に関する行為以外の行為*2	同上*3～5	同上*3, 5
成年後見人等に与えられる代理権の範囲	財産に関するすべての法律行為	申立ての範囲内で家庭裁判所が審判で定める「特定の法律行為」*1	同左*1
制度を利用した場合の資格などの制限	医師，税理士等の資格や会社役員，公務員等の地位を失うなど*6	医師，税理士等の資格や会社役員，公務員等の地位を失うなど*6	

*1：本人以外の者の申立てにより，保佐人に代理権を与える審判をする場合，本人の同意が必要になる。補助開始の審判や補助人に同意権・代理権を与える審判をする場合も同様である。
*2：成年被後見人が契約等の法律行為（日常生活に関する行為を除く）をした場合には，仮に成年後見人の同意があったとしてもあとで取り消すことができる。
*3：民法第13条第1項では，借金，訴訟行為，相続の承認・放棄，新築・改築・増築などの行為が挙げられている。
*4：家庭裁判所の審判により，民法第13条1項所定の行為以外についても，同意権・取消権の範囲とすることができる。
*5：日用品の購入など日常生活に関する行為は除かれる。
*6：公職選挙法の改正により，選挙権の制限はなくなった。

（文献1より改変）

要がある場合には，市町村長にも申立権が認められる（老人福祉法第32条，知的障害者福祉法第27条の3，精神保健福祉法第51条の11の2）。成年後見人等に対しては患者等本人の身上に配慮する義務が課されており，本人の身上保護に関わる権利擁護の機能を付与された制度となっている。

2 任意後見制度

任意後見制度とは，本人が判断能力に問題がない状態のときに，あらかじめ患者自ら任意後見人を選任し，受けるべき支援の内容も定めておき，判断能力が低下して家庭裁判所が後見人の権限を監督する任意後見監督人を選任した段階から後見が開始する制度である。

【文献】
1）法務省民事局：成年後見制度 成年後見登記. 2016.
[http://www.moj.go.jp/content/001130908.pdf]

滝沢 香

Q13
生活保護と在宅医療の関わりは

生活保護受給者は在宅医療を受けることができるのでしょうか？　また，その際の費用はどのように賄われるのですか？

point

▶現在，生活保護受給者の半数以上が高齢世帯，およそ1/4が傷病者・障がい者世帯であり，医療費が大きく関わる問題である。

▶生活保護には種類があり，在宅医療を受ける上で必要な扶助は「医療扶助」「介護扶助」である。

▶命を守る権利として生活保護は肯定的に利用すべき制度である。

表 生活保護の種類と内容

生活を営む上で生じる費用	扶助の種類	支給内容
日常生活に必要な費用 （食費・被服費・光熱費等）	生活扶助	基準額は, ①食費等の個人的費用 ②光熱水費等の世帯共通費用を合算して算出 特定の世帯には加算がある（母子加算等）
アパート等の家賃	住宅扶助	定められた範囲内で実費を支給
義務教育を受けるために必要な学用品費	教育扶助	定められた基準額を支給
医療サービスの費用	医療扶助	費用は直接医療機関へ支払い（本人負担なし）
介護サービスの費用	介護扶助	費用は直接介護事業者へ支払い（本人負担なし）
出産費用	出産扶助	定められた範囲内で実費を支給
就労に必要な技能の修得等にかかる費用	生業扶助	定められた範囲内で実費を支給
葬祭費用	葬祭扶助	定められた範囲内で実費を支給

（文献1より引用）

1 生活保護制度とは

生活保護制度は, 生活に困窮する者に対し, その困窮の程度に応じて必要な保護を行い, 健康で文化的な最低限度の生活を保障するとともに, 自立を助長することを目的としている。すなわち, 憲法25条の生存権保障の理念を体現した制度である。

2 生活保護制度と在宅医療

生活保護に対する否定的なイメージやバッシングもあるが, それはひとえに生活保護利用者の実態が知られていないことによるのかもしれない。そもそも生活保護制度とは, **表**[1]のように8種類の扶助を組み合わせて算定される。そのうち, 在宅医療を受ける上で必要となる扶助は, 医療扶助および介護扶助である。

「下流老人」（生活保護基準相当で暮らす高齢者およびその恐れがある高齢者）[2]という言葉が2015年の流行語大賞にノミネートされた。相対的貧困（所得中央値の50％のいわゆる「貧困線」を下回る所得しか得ていない者の割合であり, その国の所得格差を表す数字）にある状態の高齢者は増え, わが国の貧困率は15.8％とOECD加盟国中でワースト6位である。つまり6人に1人が貧困ラインを下回っていると言われている[3]。

年金の機能が十分ではない現代においては, 生活保護を活用するのは致し方ない時代にきていると考える。実際, 厚生労働省の調査によれば, 被保護人員は214万人を超えているが, その半数以上（51.3％）は高齢者世帯であり, 26.4％は傷病者・障害者世帯であった[4]。収入があったとしても, その金額によっては生活保護の医療および介護の部分を受けることは可能である。

生活保護法第4条には,「保護は, 生活に困窮する者が, その利用し得る資産, 能力その他あらゆるものを, その最低限度の生活の維持のために活用することを要件として行われる」という規定がある。つまり年金や家があっても, そうした資産を十分に活用しても収入が生活保護基準以下であれば, 足りない分だけ保護費の支給を受けることができる。

実際, 筆者が担当する在宅患者の中にも, 生活保護を活用している人はいる。それらの患者は, 医師が意見書を書くことで医療扶助は受けられるだけでなく, 介護扶助のための書類を申請すれば, 一般の患者と同様に在宅医療や介護保険による支援を受けることができる。生活保護が適用されれば, 介護保険料は生活扶助費から支払われ, 利用料は介護扶助から賄われる。

3 受診を躊躇する必要はない

生活保護を受けなければならない人々は, 病気があっても医療費や国民健康保険の保険料を滞納しているために, 病院にかかることを躊躇し, 重篤化してしまうことが少なくない。自分の身や命を守る権利として, 生活保護は肯定的に利用すべき制度である。

【文献】
1) 厚生労働省：保護の種類と内容
[http://www.mhlw.go.jp/stf/seisakunitsuite/bunya/hukushi_kaigo/seikatsuhogo/seikatsuhogo/index.html]
2) 藤田孝典：下流老人 一億総老後崩壊の衝撃．朝日新聞出版，2015.
3) 内閣府：子どもの貧困．平成26年版子ども・若者白書．2014.
[http://www8.cao.go.jp/youth/whitepaper/h26honpen/pdf/b1_03_03.pdf]
4) 厚生労働省：被保護者調査（平成28年7月分概数）結果の概要．2016.
[http://www.mhlw.go.jp/toukei/saikin/hw/hihogosya/m2016/dl/07-01.pdf]

森 亮太

Q14

障害年金制度の概要は

障害年金にはどのような種類があるでしょうか？　どのような状態のときに年金請求を考えればよいでしょうか？

▶初診日に加入していた年金保険により受けられる給付の種類が決まる。
▶障害給付の種類には，障害基礎年金，障害厚生年金，障害手当金がある。
▶申請窓口は初診日に加入していた年金によって変わる。

1 障害年金とは

障害年金とは，傷病で一定の障害がある状態となった際に支給される所得保障の公的年金制度である。障害の状態，および障害の原因になった病気やケガの初診日に加入していた年金により給付の種類が決定する。

2 給付の種類

障害年金には，障害基礎年金と障害厚生年金がある。

初診日に加入していた年金が国民年金の場合は障害基礎年金が，厚生年金の場合は障害基礎年金に上乗せして障害厚生年金が支給される。また厚生年金には，障害年金支給の対象よりも軽度の障害を負った場合に支給される障害手当金もある。

※共済年金は2015年（平成27年）10月に厚生年金に一元化された。

3 受給要件

障害年金の受給要件は以下の通りである。
①原則として被保険者期間中に初診日のある傷病であること。障害基礎年金においては20歳前に初診日がある障害の場合，保険料納付要件や年金の加入要件は問われない（無拠出制年金）。
②初診日の属する月の前々日までに，国民年金の加入期間の2/3以上の保険料納付期間（免除期間を含む）があること，または初診日の属する月の前々月までの直近1年間に保険料の滞納がないこと。
③障害認定日（初診日から1年6カ月を経過した日，あるいは症状が固定した日）において一定の障害程度にあること。一定の障害程度とは，表1〜3[1)]の通りである。

4 支給額

1 障害基礎年金

2017年度金額（定額）は以下の通りである。
・1級：97万4125円（2級の1.25倍）
・2級：77万9300円

ただし，18歳到達年度の末日までにある子，または20歳未満で1級もしくは2級の障害者の子がいる場合は，以下の子の加算額が加算される。
・1人目・2人目の子（1人につき）：22万4300円
・3人目以降の子（1人につき）：7万4800円

2 障害厚生年金

以下の式で計算される。
・1級：報酬比例の年金額×1.25＋配偶者加給年金額
・2級：報酬比例年金額＋配偶者加給年金額
・3級：報酬比例の年金額

配偶者加給年金額は，受給権者が生計を維持している65歳未満の配偶者がいる場合，22万4300円加算される。また，3級の障害厚生年金には58万4500円の最低保障額が設けられている。

表1 障害基礎年金および障害厚生年金の1級または2級

障害の程度	番号	障害の状態
1級	1	両眼の視力の和が0.04以下のもの
	2	両耳の聴力レベルが100デシベル以上のもの
	3	両上肢の機能に著しい障害を有するもの
	4	両上肢のすべての指を欠くもの
	5	両上肢のすべての指の機能に著しい障害を有するもの
	6	両下肢の機能に著しい障害を有するもの
	7	両下肢を足関節以上で欠くもの
	8	体幹の機能に座っていることができない程度又は立ち上がることができない程度の障害を有するもの
	9	前各号に掲げるもののほか，身体の機能の障害又は長期にわたる安静を必要とする病状が前各号と同程度以上と認められる状態であって，日常生活の用を弁ずることを不能ならしめる程度のもの
	10	精神の障害であって，前各号と同程度以上と認められる程度のもの
	11	身体の機能の障害若しくは病状又は精神の障害が重複する場合であって，その状態が前各号と同程度以上と認められる程度のもの
2級	1	両眼の視力の和が0.05以上0.08以下のもの
	2	両耳の聴力レベルが90デシベル以上のもの
	3	平衡機能に著しい障害を有するもの
	4	そしゃくの機能を欠くもの
	5	音声又は言語機能に著しい障害を有するもの
	6	両上肢のおや指及びひとさし指又は中指を欠くもの
	7	両上肢のおや指及びひとさし指又は中指の機能に著しい障害を有するもの
	8	一上肢の機能に著しい障害を有するもの
	9	一上肢のすべての指を欠くもの
	10	一上肢のすべての指の機能に著しい障害を有するもの
	11	両下肢のすべての指を欠くもの
	12	一下肢の機能に著しい障害を有するもの
	13	一下肢を足関節以上で欠くもの
	14	体幹の機能に歩くことができない程度の障害を有するもの
	15	前各号に掲げるもののほか，身体の機能の障害又は長期にわたる安静を必要とする病状が前各号と同程度以上と認められる状態であって，日常生活が著しい制限を受けるか，又は日常生活に著しい制限を加えることを必要とする程度のもの
	16	精神の障害であって，前各号と同程度以上と認められる程度のもの
	17	身体の機能の障害若しくは病状又は精神の障害が重複する場合であって，その状態が前各号と同程度以上と認められる程度のもの

初めて2級以上による障害年金の制度：3級の状態以下にある人が新たに発した傷病のために障害が重くなった場合，新たな障害と既存の障害とを併合して，65歳に達する日の前日までに上記表の状態になったときは，障害基礎年金等の請求をすることができる。

(文献1より引用)

表2 障害厚生年金の3級

障害の程度	番号	障害の状態
3級	1	両眼の視力が0.1以下に減じたもの
	2	両耳の聴力が40センチメートル以上では通常の話声を解することができない程度に減じたもの
	3	そしゃく又は言語の機能に相当程度の障害を残すもの
	4	脊柱の機能に著しい障害を残すもの
	5	一上肢の3大関節のうち，2関節の用を廃したもの
	6	一下肢の3大関節のうち，2関節の用を廃したもの
	7	長管状骨に偽関節を残し，運動機能に著しい障害を残すもの
	8	一上肢のおや指及びひとさし指を失ったもの又はおや指若しくはひとさし指を併せ一上肢の3指以上を失ったもの
	9	おや指及びひとさし指を併せ一上肢の4指の用を廃したもの
	10	一下肢をリスフラン関節以上で失ったもの
	11	両下肢の10趾の用を廃したもの
	12	前各号に掲げるもののほか，身体の機能に，労働が著しい制限を受けるか，又は労働に著しい制限を加えることを必要とする程度の障害を残すもの
	13	精神又は神経系統に，労働が著しい制限を受けるか，又は労働に著しい制限を加えることを必要とする程度の障害を残すもの
	14	傷病が治らないで，身体の機能又は精神若しくは神経系統に，労働が制限を受けるか，又は労働に制限を加えることを必要とする程度の障害を有するものであって，厚生労働大臣が定めるもの

事後重症制度：障害認定日において上記2表の状態にない場合であっても，同傷病が65歳に達する日の前日までの間に障害の状態に該当した場合は65歳前に請求できる。

遡及請求：障害認定日において上記2表の状態であったにもかかわらず請求していなかった場合，最長5年さかのぼって請求することができる。 　　　　　　　　　　　　　　　　　　（文献1より引用）

❸ 障害手当金（一時金）

報酬比例の年金額×2.0で計算する。障害手当金には116万9000円の最低保障が設けられている。

5 請求手続き

初診日に加入していた年金の窓口（国民年金の場合は市区町村の国民年金担当窓口，厚生年金の場合は年金事務所）が申請先となり，必要書類もここで受け取る。

【文献】
1) 厚生労働省：国民年金法施行令別表．厚生年金保険法施行令別表第1及び第2．
[http://www.mhlw.go.jp/file/05-Shingikai-12501000-Nenkinkyoku-Soumuka/0000096303.pdf]

早坂由美子

表3 障害手当金

番号	障害の状態
1	両眼の視力が0.6以下に減じたもの
2	一眼の視力が0.1以下に減じたもの
3	両眼のまぶたに著しい欠損を残すもの
4	両眼による視野が二分の一以上欠損したもの又は両眼の視野が10度以内のもの
5	両眼の調節機能及び輻輳機能に著しい障害を残すもの
6	一耳の聴力が，耳殻に接しなければ大声による話を解することができない程度に減じたもの
7	そしゃく又は言語の機能に障害を残すもの
8	鼻を欠損し，その機能に著しい障害を残すもの
9	脊柱の機能に障害を残すもの
10	一上肢の三大関節のうち，一関節に著しい機能障害を残すもの
11	一下肢の三大関節のうち，一関節に著しい機能障害を残すもの
12	一下肢を3センチメートル以上短縮したもの
13	長管状骨に著しい転位変形を残すもの
14	一上肢の二指以上を失ったもの
15	一上肢のひとさし指を失ったもの
16	一上肢の三指以上の用を廃したもの
17	ひとさし指を併せ一上肢の二指の用を廃したもの
18	一上肢のおや指の用を廃したもの
19	一下肢の第一趾又は他の四趾以上を失ったもの
20	一下肢の五趾の用を廃したもの
21	前各号に掲げるもののほか，身体の機能に，労働が制限を受けるか，又は労働に制限を加えることを必要とする程度の障害を残すもの
22	精神又は神経系統に，労働が制限を受けるか，又は労働に制限を加えることを必要とする程度の障害を残すもの

備考　視力の測定は，万国式試視力表によるものとし，屈折異常があるものについては，矯正視力によって測定する。
障害手当金については初診日から5年以内に障害が症状固定し，症状固定日から5年以内に請求すること。

（文献1より引用）

1　❸ 介護保険制度の概要

Q15

介護保険制度と医療保険制度の違いとは

介護保険制度と医療保険制度は，在宅医療においてどのような場面でどのように使いわけられるのでしょうか？

point

▶ 重複したサービスがある場合，介護認定を受けている人は原則として介護保険が優先される。
▶ 要支援・要介護認定を受けている人でも医療保険の対象となる場合がある。
▶ 費用負担，利用回数等に違いがある。

1　介護保険と医療保険の関係

介護保険，医療保険いずれもサービスを提供している場合，在宅療養者が介護保険の要支援・要介護認定

表 医療保険と介護保険の対象者

	対象者	費用	利用可能な回数
医療保険	①要支援・要介護認定を受けていない人 ②急性増悪等により医師の指示が出された人 ③精神疾患が主病名で精神科の医師から精神科訪問看護指示が出された人（ただし認知症に対する訪問看護は介護保険対象） ④末期の悪性腫瘍 ⑤その他厚生労働大臣が認める疾病	費用額の1～3割負担	週3回が限度 ③～⑤の場合は週4日以上可能 連続して14日が限度
介護保険	要支援・要介護認定を受けている人	利用額の1割負担	回数には制限がない 介護保険の支給 限度額による月間の制限あり

を受けていれば，原則として介護保険が優先される。重複するサービスとして訪問看護，訪問リハビリテーションが挙げられる。

2 訪問看護を利用する場合

訪問看護を利用する場合，介護保険の対象となるか，医療保険の対象となるかについては表のように定められている。

表の②は，急性増悪等により一時的に頻回の訪問看護が必要な状態と主治医が判断し，特別指示（訪問看護ステーションにおいては「特別訪問看護指示書」の交付）があった場合を指す。月に1回（気管カニューレを使用している状態，または真皮を超える褥瘡の状態にあるものは2回まで）連続する14日までを限度とする。

また，表の⑤の厚生労働省が定める疾病とは次のものである。多発性硬化症，重症筋無力症，スモン，筋萎縮性側索硬化症，脊髄小脳変性症，ハンチントン病，進行性筋ジストロフィー症，パーキンソン病関連疾患〔進行性核上性麻痺，大脳皮質基底核変性症，パーキンソン病（ホーエン・ヤールの重症度分類がステージ3以上かつ生活機能障害度がⅡ度またはⅢ度のものに限る）〕，多系統萎縮症（線条体黒質変性症，オリーブ橋小脳萎縮症，シャイ・ドレーガー症候群），プリオン病，亜急性硬化性全脳炎，ライソゾーム，副腎白質ジストロフィー，脊髄性筋萎縮症，球脊髄性筋萎縮症，慢性炎症性脱髄性多発神経炎，後天性免疫不全症候群，頸髄損傷，人工呼吸器を装着している状態。

3 訪問リハビリテーションを利用する場合

訪問リハビリテーションも，訪問看護同様，介護保険の要介護・要支援認定を受けている人は介護保険が優先される。

また実際は，理学療法士，作業療法士または言語聴覚士による訪問が，看護業務の一環としてのリハビリテーションを中心としたものである場合に，看護職員の代わりに訪問させるという位置づけであるため，リハビリ職員が訪問する「訪問看護」ということになる。そのため医療保険の対象となる人も訪問看護と同様となる。

4 居宅療養管理指導とは

居宅療養管理指導（要介護1～5），介護予防居宅療養管理指導（要支援1・2）という介護保険サービスがある。これは，在宅療養者で通院が困難な場合に，医師や歯科医師，薬剤師等が定期的に訪問し，療養する上での指導や助言，およびケアマネジャーに対しケアプラン策定に必要な情報提供を行うサービスである。

医師や歯科医師が実施する居宅療養管理指導は，あくまでも「療養生活の質を向上させるための管理・指導」にとどまり，実際の医療行為は含まれない。医療行為が行われた場合は「往診」や「訪問診療」となり，医療保険の適用となる。

早坂由美子

Q16

要支援と要介護の違いとは

「要支援」と「要介護」はどのように区別されているのですか？　違いを教えて下さい。

point

▶「要介護状態」とは介護が常時必要な状態とされる。
▶「要支援状態」とは日常生活に支障が見込まれる状態。状態の悪化防止のための支援が見込まれる状態。
▶状態に応じて，要介護は1～5，要支援は1，2に分類されている。

1 「要介護状態」「要支援状態」の定義

介護保険制度では，日常の生活にどのくらいの手間がかかるかを要介護度で表し，対象を自立・要支援・要介護に分類している。

介護保険上「要介護状態」の定義（介護保険法第7条第1項）は，「身体上又は精神上の障害があるために，入浴，排せつ，食事等の日常生活における基本的動作の全部又は一部について，厚生労働省令で定める期間にわたり継続して，常時介護を要すると見込まれる状態であって，その介護の必要の程度に応じて厚生労働省令で定める区分（要介護状態区分）のいずれかに該当するもの（要支援状態に該当するものを除く。）をいう。※厚生労働省令で定める期間：原則6カ月」とされている。

また「要支援状態」の定義（介護保険法第7条第2項）としては，「身体上若しくは精神上の障害があるために入浴，排せつ，食事等の日常生活における基本的な動作の全部若しくは一部について厚生労働省令で定める期間にわたり継続して常時介護を要する状態の軽減若しくは悪化の防止に特に資する支援を要すると見込まれ，又は身体上若しくは精神上の障害があるために厚生労働省令で定める期間にわたり継続して日常生活を営むのに支障があると見込まれる状態であって，支援の必要の程度に応じて厚生労働省令で定める区分（要支援状態区分）のいずれかに該当するものをいう。※厚生労働省令で定める期間：原則6カ月」とされている。

要介護状態とは介護が常時必要な状態とし，要支援状態とは介護を必要とする状態の軽減，悪化を防止，または一定期間，生活を営むのに支障が見込まれる状

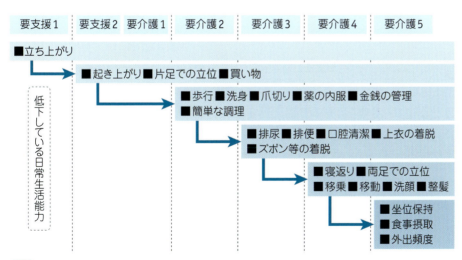

図1 認定調査による状態像の違い

各要介護度ごとの全74項目の調査項目において，
・介助の項目（16項目）で，「全介助」または「一部介助」の選択肢
・能力の項目（18項目）で，「できない」または「つかまれば可」等の選択肢
・有無の項目（40項目）で，「ある」（麻痺，拘縮など）等の選択肢
を選択している割合が80％以上になる項目について集計。

（文献1より引用）

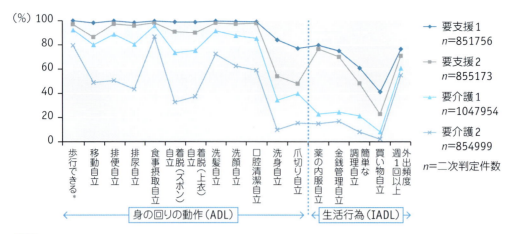

図2 要支援1～要介護2の認定調査結果
＊「歩行できる」には，「何かにつかまればできる」を含む．
2011年度要介護認定における認定調査結果　　　　　　　　　　　　　　　　　　　　　　（文献2より引用）

表　介護給付・予防給付一覧

サービスの種類	要支援	要介護
居宅介護サービス計画費	地域包括支援センター	居宅支援事業所
訪問介護	「身体介護」「生活援助」の区分はなく，「通院等の乗降」は利用不可	「身体介護」「生活援助」を分けて利用し，「通院等の乗降」は利用可
通所介護・通所リハビリ	利用料は1カ月単位で算定．「運動機能向上」「栄養改善」「口腔機能向上」のサービスは組み合わせで利用可	○（利用可）
福祉用具貸与	「要支援～要介護1」の人は車いすや介護用ベッドのレンタル不可	「要介護2」以上の人は12種類の用具すべてレンタル可
施設サービス	×（利用不可）	○（利用可） 特養は要介護3以上
認知症対応型共同生活介護	×「要支援1」利用不可 ○「要支援2」利用可	○（利用可）
夜間対応型訪問介護 定期巡回・随時対応型訪問介護看護 地域密着型通所介護 地域密着型特定施設入居者生活介護 地域密着型介護老人福祉施設入所者生活介護 複合型サービス	×（利用不可）	○（利用可）
特定福祉用具販売 居宅介護住宅改修	○（利用可）	○（利用可）
高額介護サービス費 高額医療合算介護サービス費	○（利用可）	○（利用可）
特定入所者介護サービス費	○（利用可）	○（利用可）

態あるもの，言い換えると要介護状態を防ぐことができる状態として区別している。また，自立とは歩行や起き上がるなどの日常生活の基本的な動作，および薬の服用や電話の利用などの手段的日常生活動作が自分でできる状態，自己決定に基づいて主体的な生活を営むこと，障害を持っていてもその能力を活用して社会活動に参加することを意味する。

2 それぞれの分類について

要支援は1，2に分類され，要介護は1～5の5段階で分類されている。要介護1と2は，歩行などに支えが必要で，更衣や排泄，入浴などにある程度の介助が必要な状態像を指す。要介護3～5は，立ち上がる，歩くなどが自力では不可能で，全面的な介護が必要になった状態と言える（図1，2）[1)2)]。

要支援と要介護では利用できるサービスが異なるものがあるため，注意が必要である（表）。

【文献】
1) 福祉医療機構：要介護状態区分別の状態像．
   [http://www.wam.go.jp/wamappl/bb11GS20.nsf/0/cdd50e34aae8e32b4925779000004461/$FILE/20100831_1shiryou_1_3.pdf]
2) 厚生労働省：第47回社会保障審議会介護保険部会資料．2013．
   [http://www.mhlw.go.jp/file/05-Shingikai-12601000-Seisakutoukatsukan-Sanjikanshitsu_Shakaihoshoutantou/0000021717.pdf]

鷲見よしみ

Q17

地域支援事業とは

地域支援事業とはどのようなものでしょうか？ また，介護予防・日常生活支援総合事業との関係についても教えて下さい。

▶総合的な介護予防システムの確立のために地域において提供されているサービスのマネジメント機能を強化する取り組みである。

▶介護予防・日常生活支援総合事業，包括的支援事業，任意事業にわけられる。
▶地域支援事業の枠組みを活用した多様なサービスが推進されている。

1 地域支援事業とは

2006年4月より，地域包括ケアシステムの実現に向けて，高齢者の社会参加・介護予防に向けた取り組み，配食・見守り等の生活支援体制の整備，在宅生活を支える医療と介護の連携，および認知症の人への支援の仕組み等を一体的に推進しながら，高齢者を地域で支えていく体制を構築するために「市町村」において地域支援事業が実施されている

その趣旨は，総合的な介護予防システム確立のために，要支援状態または要介護状態となる前からの介護予防が重要であり，要介護状態となった場合においても，介護サービスだけでなく，様々な生活支援サービスを利用しつつ，可能な限り住み慣れた地域において自立した日常生活を営むことができるよう，地域において提供されているサービスに関する包括的かつ継続的なマネジメント機能を強化することである（図）[1)]。

2 介護予防・日常生活支援総合事業，包括的支援事業，任意事業改正

これらの事業内容（2015年4月）は，地域支援事業の枠組みを活用し，総合的に取り組むことで，地域で高齢者を支える社会を実現するものである。市町村が中心となって地域包括ケア実現に向けて推進し，要支援者に対するサービスの提供の方法を給付から事業へ見直し，サービスの多様化に取り組む。

1 介護予防・日常生活支援総合事業
（1）介護予防・生活サービス事業
・対象：制度改正前の要支援者に相当するもの
・訪問型・通所型サービス，生活支援サービス，介護予防支援事業
（2）一般介護予防事業
・対象：第1号被保険者のすべての者およびその支援のための活動に関わるもの

2 包括的支援事業
（1）地域包括支援センターの運営
・介護予防ケアマネジメント業務，総合相談支援業

地域包括ケアシステムの実現に向けて，高齢者の社会参加・介護予防に向けた取り組み，配食・見守り等の生活支援体制の整備，在宅生活を支える医療と介護の連携および認知症の方への支援の仕組み等を一体的に推進しながら，高齢者を地域で支えていく体制を構築するため，市町村において「地域支援事業」を実施

地域支援事業の事業内容　※金額は積算上の公費
(1) 介護予防・日常生活支援　（括弧書きは国費）
　　総合事業(新しい総合事業) 554億円(277億円)
① 介護予防・生活支援サービス事業
　ア 訪問型サービス
　イ 通所型サービス
　ウ その他の生活支援サービス(配食，見守り等)
　エ 介護予防ケアマネジメント
② 一般介護予防事業(旧介護予防事業を再編)
　ア 介護予防把握事業
　イ 介護予防普及啓発事業
　ウ 地域介護予防活動支援事業
　エ 一般介護予防事業評価事業
　オ 地域リハビリテーション活動支援事業（新）
※新しい総合事業を実施するまでの間は，旧介護予防事業等を実施
(2) 包括的支援事業・任意事業
① 包括的支援事業　　　　　1507億円(754億円)
　ア 地域包括支援センターの運営
　　 i) 介護予防ケアマネジ　うちイ.社会保障充実分
　　　　メント業務　　　　390億円(195億円)
　　 ii) 総合相談支援業務
　　 iii) 権利擁護業務(虐待の防止，虐待の早期発見等)
　　 iv) 包括的・継続的マネジメント支援業務
※支援困難事例に関するケアマネジャーへの助言，地域のケアマネジャーのネットワークづくり等
　イ 社会保障の充実
　　 i) 認知症施策の推進
　　 ii) 在宅医療・介護連携の推進
　　 iii) 地域ケア会議の実施
　　 iv) 生活支援コーディネーターの配置
② 任意事業
　・介護給付等費用適正化事業，家族介護支援事業等

地域支援事業の事業費
市町村は，政令で定める事業費の上限の範囲内で，介護保険事業計画において地域支援事業の内容，事業費を定めることとされている
【事業費の上限】
① 介護予防・日常生活支援総合事業
　○ 事業移行前年度実績に市町村の75歳以上高齢者の伸びを乗じた額
　○ 総合事業への移行期間中については，最大10％の伸びまで可能
　　※このほか，円滑な移行のため「選択可能な計算式」および「個別協議」の仕組みを設けている
② 包括的支援事業・任意事業
　○ 「2014年度の介護給付費の2％」×「高齢者数の伸び率」
　○ 小規模の市町村や給付費の抑制に取り組む市町村については，総合事業への移行時において次の特例の選択が可能
　　・25000千円×当該市町村の高齢者人口を4500で除した値（センター運営費）
　　・930円×当該市町村の高齢者人口（任意事業）

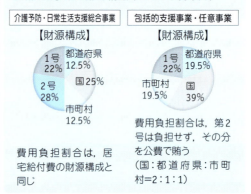

図　地域支援事業の概要
2016年度予算：公費2061億円，国費1030億円　　　　　　　　　　　　　（文献1より引用）

務，権利擁護業務
・包括的・継続的ケアマネジメント支援業務
(2) 社会保障の充実
・認知症施策の推進，在宅医療・介護連携推進，地域ケア会議の充実
・生活支援コーディネーターの配置

3 任意事業

　介護保険事業の運営の安定化を図るとともに，地域の実情に応じて必要な支援を行うものである。事業の対象者は，被保険者，要介護被保険者を現在介護する者，その他個々の事業の対象者として市町村が認める者となる。任意事業として実施できる対象事業を明確化して「新たに創設された介護予防・日常生活支援総

合事業，包括的支援事業，基金等で実施すべきもの」「介護給付サービス（保険給付）の上乗せ・横出しとなるものであり，市町村特別給付または保健福祉事業等により実施すべきもの」「全国での実施率が低いことから市町村の一般施策等で実施すべきもの」は，下記内容の対象外となる．

・介護給付等費用適正化事業

利用者に適切なサービスを提供できる環境の整備を図るとともに，介護給付等に要する費用適正化のための事業を実施．

・家族介護支援事業

介護方法の指導その他，要介護被保険者を現に介護する者の支援のために必要な事業を実施．

・その他

介護保険事業の運営の安定化および被保険者の地域における自立した日常生活の支援のために必要な事業を実施．

【文献】
1）厚生労働省：社会保障審議会介護保険部会（第58回）参考資料1．2016．
[http://www.mhlw.go.jp/file/05-Shingikai-12601000-Seisakutoukatsukan-Sanjikanshitsu_Shakaihoshoutantou/0000125468.pdf]

鷲見よしみ

Q18
介護保険で提供するサービスの内容は

介護保険で提供するサービスにはどのようなものがありますか？

point

▶介護保険で利用できるサービスには，25事業，53のサービスがある．

▶在宅では主なものとして，利用に際しての相談支援・訪問型サービス・通所型サービスがある．

▶その他，居住系施設におけるサービスや福祉用具使用，住宅改修におけるサービス等がある．

1 介護サービスの利用にかかる相談，ケアプランの作成

居宅介護支援として，ケアマネジャーが利用者の心身の状況や置かれている環境に応じた介護サービスを利用するためのケアプランを作成し，そのプランに基づいて対人援助者として適切なサービスが提供されるよう，事業者や関係機関との連絡・調整を行う．

2 自宅で受けられる家事援助等のサービス

1 訪問介護
訪問介護員（ホームヘルパー）が利用者の自宅を訪問し，食事・排泄・入浴などの介護（身体介護）や，掃除・洗濯・買い物・調理などの生活の支援（生活援助）をする．通院などを目的とした乗車・移送・降車の介助サービスを提供する事業所もある．

2 訪問入浴
利用者の身体の清潔の保持，心身機能の維持・回復を図り，利用者の生活機能の維持または向上をめざして実施される．看護職員と介護職員が持参した浴槽によって入浴の介護を行う．

3 訪問看護
利用者の心身機能の維持・回復などを目的として，看護師などが疾患のある利用者の自宅を訪問し，主治医の指示に基づいて療養上の世話や診療の補助を行う．

4 訪問リハビリテーション
理学療法士，作業療法士，言語聴覚士などが利用者の自宅を訪問し，心身機能の維持・回復や日常生活の自立に向けたリハビリテーションを行う．

5 夜間対応型訪問介護
24時間，夜間帯に訪問介護員（ホームヘルパー）が利用者の自宅を訪問する．「定期巡回」と「随時対応」の2種類のサービスがある．

6 定期巡回・随時対応型訪問介護看護
定期的な巡回や通報への随時対応など，利用者の心身の状況に応じて，24時間365日必要なサービスを必要なタイミングで柔軟に提供する．（要支援1，2の人は利用不可）

3 施設などに出かけて日帰りで行うデイサービス

1 通所介護

自宅にこもりきりの利用者の孤立感の解消や，心身機能の維持，家族の介護の負担軽減などを目的として実施する。

生活機能向上グループ活動などの高齢者同士の交流もあり，施設は利用者の自宅から施設までの送迎も行う。

2 通所リハビリテーション

通所リハビリテーション（老人保健施設，病院，診療所などに併設）に通う利用者に対し，食事や入浴などの日常生活上の支援や，生活機能向上のための機能訓練，口腔機能向上サービスなどを日帰りで提供する。

3 療養通所介護

常に看護師による観察を必要とする難病，認知症，脳血管疾患後遺症等の重度要介護者またはがん末期患者を対象にしたサービスで，自宅にこもりきりの利用者の孤立感の解消や心身機能の維持・回復だけでなく，家族の介護の負担軽減などを目的として実施する。

施設に通う利用者に対し，食事や入浴などの日常生活上の支援や，生活機能向上のための機能訓練，口腔機能向上サービスなどを日帰りで提供する。

4 認知症対応型通所介護

認知症の利用者を対象にした専門的なケアを提供するサービスで，施設に通う認知症の利用者に対し，食事や入浴などの日常生活上の支援や，生活機能向上のための機能訓練や口腔機能向上サービスなどを日帰りで提供することにより，自宅にこもりきりの利用者の社会的孤立感の解消や，心身機能の維持・回復だけでなく，家族の介護の負担軽減などを目的として実施する。

4 その他のサービス

1 施設などで生活（宿泊）しながら，長期間または短期間受けられるサービス

・短期入所生活介護，短期入所療養介護
・介護老人福祉施設（特養），介護老人保健施設（老健），療養型医療施設
・特定施設入居者生活介護
・認知症対応型共同生活介護（グループホーム）
・地域密着型介護老人福祉施設入所者生活介護
・地域密着型特定施設入居者生活介護

2 訪問・通い・宿泊を組み合わせて受けられるサービス

小規模多機能型居宅介護，看護小規模多機能型居宅介護（以前の「複合型」）

3 福祉用具の利用にかかるサービス

福祉用具貸与，特定福祉用具販売

鷲見よしみ

Q19

介護保険サービスの利用にかかる費用は

介護保険サービスを利用する際にかかる費用の仕組みについて教えて下さい。

point

▶介護認定を受けている人は，定められた区分支給限度額枠内で介護保険サービスを利用できる。
▶利用者負担は，前年度の収入等により異なり，1～3割である。
▶区分支給限度額を超えての利用は全額負担となる。

1 介護保険サービスにかかる費用の概要

要支援・要介護認定を受けている人は，要介護状態区分ごとに定められた支給限度額の枠内で介護保険サービスを利用することができる。介護保険サービスを利用した場合，費用の9割（8.7割）は介護保険から支給されるため，利用者負担額は原則としてかかった費用の1割（2～3割）となる（介護保険料の未納があると，自己負担が3割になる場合がある）。また，サービス計画（ケアプラン）の作成費用については，利用者負担はない。支給限度額を超えて介護保険サービスを利用した場合は，全額（10割）自己負担となる。

表 要支援，要介護状態区分と支給限度額

	要支援1	要支援2	要介護1	要介護2	要介護3	要介護4	要介護5
支給限度額	5万30円	10万4730円	16万6920円	19万6160円	26万9310円	30万8060円	36万650円

2 支給限度額とは

　居宅サービスを利用する際に，1カ月間に利用できる費用の上限のことである。利用者は支給限度額を超えない範囲で居宅サービスを利用することができ，その上限は要介護認定区分により決められ，区分支給限度額と種類支給限度額がある（表）。支給限度額を超えてサービスを利用した場合，超えた費用に関しては，全額自己負担となる。なお，福祉用具購入費は1年間で10万円，住宅改修費は1件に20万円と規定されている。福祉用具を購入した場合と住宅改修をした場合は，利用者がまず費用の全額を支払い，後からその費用額の9割もしくは7割か8割の給付を受ける（還付）。介護保険で負担されない費用（居室料，食費など）に関しても自己負担する必要がある。

3 支給限度額が適用されないサービス

1 居宅介護支援・介護予防支援（ケアプランの作成）

　介護サービス計画（ケアプラン）の作成費用は全額介護保険から支給されるため，利用者負担はない。

2 施設サービス

・（介護予防）居宅療養管理指導
・（介護予防）特定施設入居者生活介護
・地域密着型介護老人福祉施設入所者生活介護
・地域密着型特定施設入居者生活介護
・（介護予防）認知症対応型共同生活介護
・特定（介護予防）福祉用具販売（福祉用具購入費の支給）

　これら施設サービスは要介護1～5の人が利用できるが，支給限度額は適用されない（特別養護老人ホームは要介護3以上など対象が異なることに注意）。介護サービス費用は，施設区分・要介護認定区分などで異なる。介護保険施設に入所している場合には，1割（2割）の利用者負担に加えて食費および居住費（滞在費）についても負担する。

4 利用者負担の割合について

　2015年8月から，介護保険サービスを利用する際の利用者負担の割合が，所得に応じて決まることとなった。前年の合計所得金額が160万円以上である人（ただし，住民基本台帳に記載された同一世帯の第1号被保険者（65歳以上）の課税年金収入とその他の所得金額の合計が，単身世帯で280万円未満，2人以上で346万円未満の場合を除く）は2割となり，その他の場合は1割となる。第2号被保険者，市民税非課税世帯，生活保護を受けている人の負担割合は1割である。

　2018年8月より，所得の高い高齢者は3割負担となる。

〈鷲見よしみ〉

Q20

介護保険サービス受給に必要な手続きは

介護保険サービス受給に必要な手続きについて教えて下さい。

point

▶要介護認定を受けた該当者が，介護保険サービスを利用することができる。
▶要介護認定は，市区町村の認定調査，主治医意見書に基づき認定される。
▶要介護と認定されなくても地域支援事業を利用することはできる。

1 要介護認定の申請

　住所地の市区町村の窓口で要介護認定（要支援認定

を含む）の申請をする。申請後は市区町村の職員などが自宅を訪問して認定調査をし，市区町村からの依頼によりかかりつけ医師が心身の状況について意見書（主治医意見書）を作成する。

　その後，認定調査結果と主治医意見書の一部に基づいたコンピューターによる一次判定，一次判定結果や介護認定審査会における主治医意見書に基づいた二次判定を経て，市区町村が要介護度を決定する。なお，「非該当」と認定された場合でも，市区町村が行っている地域支援事業などにより，生活機能を維持するためのサービスや生活支援サービスが利用できる場合がある。

2　サービス利用までの流れ

1　要介護認定の申請

　要介護認定の申請（介護保険証が必要）をする。40～64歳までの人（第2号被保険者）が申請を行う場合は，医療保険証が必要である。

2　認定調査・主治医意見書

　市区町村等の調査員が自宅や施設等を訪問して，心身の状態を確認するための認定調査を行う。

　主治医意見書は，市区町村が主治医に依頼する。主治医がいない場合は，市区町村の指定医の診察が必要となる。意見書作成料の自己負担はない。

3　審査判定

　調査結果および主治医意見書の一部の項目はコンピューターに入力され，要介護度の判定が行われる（一次判定）。一次判定の結果と主治医意見書に基づき，介護認定審査会による要介護度の判定が行われる（二次判定）。

4　認定

　市区町村は，介護認定審査会の判定結果に基づき要介護認定を行い，申請から原則30日以内に認定結果を通知する。認定は要支援1・2，要介護1～5までの7段階および非該当にわかれている。

　認定の有効期間は，新規，変更申請の場合は原則6カ月（状態に応じ3～12カ月まで設定），更新申請の場合は原則12カ月（状態に応じ3～24カ月まで設定）となっている。

5　介護（介護予防）サービス計画書の作成

　介護（介護予防）サービスを利用する場合は，介護（介護予防）サービス計画書（ケアプラン）に基づき支援が開始される。「要支援1」「要支援2」の介護予防サービス計画書は地域包括支援センターに相談し，「要介護1」以上の介護サービス計画書は介護支援専門員（ケアマネジャー）のいる居宅介護支援事業者（ケアプラン作成事業者）に依頼する。依頼を受けた介護支援専門員は，自立支援に則りアセスメントの結果心身の状態をふまえ，どのサービスをどう活用するか，本人や家族の希望なども考慮して介護サービス計画書を作成する。

　※「要介護1」以上：居宅介護支援事業者（ケアプラン作成事業者）

　※「要支援1」「要支援2」：地域包括支援センター（居宅支援事業へ委託可）

6　介護（介護予防）サービス利用の開始

　介護（介護予防）サービス計画に基づき，介護保険サービスやその他の事業，サポートが利用できる。

鷲見よしみ

Q21

介護保険制度改正のポイントは

2016年度の介護保険制度改正のポイントについて教えて下さい。

point

▶自立支援・介護予防に向け，「地域マネジメント」を推進して保険者機能を強化していく。

▶切れ目のないスムーズなサービス提供をするために，医療，介護の連携を推進する。

▶福祉ニーズの多様化・複雑化に伴い，相談・支援も複合的な対応をめざす。

1　介護保険制度の見直しについて

　介護保険制度は創設から16年が経ち，介護が必要な高齢者の生活に着実に定着，発展してきた。一方で，介護費用の総額も創設当時から3倍となり，今後も増

地域包括ケアシステムの深化・推進

1. 自立支援・介護予防に向けた取り組みの推進

(1) 保険者等による地域分析と対応

【データに基づく課題分析と対応】
- 各保険者が地域の実態を把握・課題を分析
- 介護保険事業計画に，目標・取組内容等を記載
- リハ職との連携等による自立支援・介護予防施策の推進

【適切な指標による実績評価】
- 要介護状態の維持・改善度合い，地域ケア会議の開催状況等の適切な指標に従い，実績を評価

【インセンティブ】
- 評価結果の公表，財政的インセンティブの付与の検討

【国や都道府県による支援】
- 各都道府県・市町村の地域分析に資するデータの提供（国）
- 研修や医療職派遣に関する調整等（都道府県）

(2) 地域支援事業・介護予防・認知症施策の推進

- ケアマネジメント支援について，地域の住民や事業所を含めた「地域全体をターゲットとする支援」へ拡大
- 地域包括支援センターの機能強化（土日祝日の開所，地域ケア会議の内容の具体化・明確化，市町村による評価の義務付け等）
- 介護予防に関するポイント付与ができることの明確化
- 認知症の容態に応じたサービスを受けられる仕組みの構築
- 認知症の人の視点に立った施策の推進

(3) 適切なケアマネジメントの推進等

- ケアマネジメント手法の標準化に向けた取組の推進
- 居宅介護支援事業所の運営基準等の見直し検討（管理者の役割，公正中立の確保等）（報酬改定時に検討）

2. 医療・介護の連携の推進等

- 医療介護連携の実態把握，課題の検討，課題に応じた施策立案に至る方法を国が具体化し，市町村にその実施を求める
- 介護保険事業支援計画に，在宅医療・介護連携推進事業に対する医療部局との連携を含め，より実効的な市町村支援を盛り込むなど，都道府県の介護部局および医療部局の双方が市町村支援に取り組むこととする

3. 地域包括ケアシステムの深化・推進のための基盤整備等

(1) 地域共生社会の実現の推進
- 共生型サービスを位置付け
- 相談支援専門員とケアマネジャーの連携の推進

(3) サービス供給への保険者の関与
- 市町村協議制の対象拡大（ショートステイ），地域密着型通所介護の指定拒否の仕組の導入，居宅サービス指定への市町村関与の強化

(2) 介護人材の確保（生産性向上・業務効率化等）
- ロボット・ICTにかかる介護報酬や人員・設備基準の見直し等
- 提出書類等の見直しや簡素化

(4) 安心して暮らすための環境の整備
- 有料老人ホームについて，前払金の保全措置の対象拡大等の入居者保護のための施策の強化等

 地域包括ケアシステムの深化・推進

ICT：情報通信技術 （文献1より引用）

加することが見込まれる．また，介護人材の確保対策など介護保険制度の見直しについても様々な指摘がされている．2016年12月9日社会保障審議会介護保険部会において「地域包括ケアシステムの推進（図1）」[1]と「介護保険制度の持続可能性確保（図2）」[1]をより進化・推進していく観点から，必要な見直しを進めていくことが適当であるとされた．

また，団塊の世代が75歳以上となる2025年に向けて，国民一人一人が状態に応じた適切なサービスが受けられるように平成30年の介護報酬改定に関する基本的な考え方として「地域包括ケアシステムの推進」「自立支援・重度化防止に資する質の高い介護サービスの実現」「多様な人材の確保と生産性の向上」「介護サービスの適正化を通じた制度の安定性・持続可能性の確保」を図るとしている．特に医療と介護の役割分担と連携をよりいっそう推進し，中重度の要介護者も含め本人の希望する場所でのその状態に応じた医療・介護と看取りの実施や関係者の円滑な情報共有とそれ

介護保険制度の持続可能性の確保

1. 利用者負担のあり方

・能力に応じた負担への見直しについては，概ね一致
・様々な意見があったが，現役並所得者3割負担，高額介護サービス費の一般区分の引き上げに賛同ないしは容認する意見が多かった
※一般区分：介護3万7200円，医療4万4400円
・ケアマネジメントのあり方と利用者負担の導入について引き続き検討

2. 給付のあり方

（1）軽度者への支援のあり方

・各種給付の総合事業への移行については，介護予防訪問介護等の移行の状況等の把握・検証を行った上で，検討
・生活援助を中心にサービス提供を行う場合の人員基準の見直し等について検討（介護報酬改定時に検討）

（2）福祉用具・住宅改修

【福祉用具】
・全ての福祉用具貸与の全国平均貸与価格を公表
・福祉用具専門相談員に，貸与しようとする商品の全国平均貸与価格等を説明することや，機能や価格帯の異なる複数商品を提示することを義務づけ
・適切な貸与価格を確保するため，上限を設定
【住宅改修】
・住宅改修の見積書類の様式（改修内容，材料費，施工費等の内訳が明確に把握できるもの）を，国が示す
・住宅改修に関する知見を備えた者が適切に関与している事例等，保険者の取組の好事例を広げる

3. 費用負担

（1）総報酬割

・現役世代にとって受益を伴わない負担であるなどとして，強く反対する意見も相当数あったが，能力に応じた負担とすることが適当であるなどとして，多くの委員からの賛同を得た

（2）調整交付金

・年齢区分について，65～74歳，75～84歳，85歳以上の3区分に細分化する。その際，激変緩和も併せて講じる

その他の課題

（1）保険者の業務簡素化（要介護認定）

・更新認定有効期間の上限を36カ月に延長することを可能とする
・状態安定者について二次判定の手続きを簡素化

（2）被保険者範囲

・介護保険を取り巻く状況の変化もふまえつつ，引き続き検討を行う

（3）介護保険適用外施設の住所地特例の見直し

・一部の介護保険適用除外施設について，当該施設から退所して，介護保険施設等に入所した場合の保険者の定め方を見直す

図2 介護保険制度の持続可能性の確保

（文献1より引用）

をふまえた対応を推進していくことが必要となる[2]。

❶ 自立支援・介護予防に向けた取り組みの推進

介護保険は，高齢者の自立支援，介護予防を理念としているが，その要介護認定率や1人当たりの介護費用，施設サービスの割合などの地域差を，多角的な分析のもとに縮小するために「地域マネジメント」を推進して保険者機能を強化していく必要が適当である。

❷ 医療，介護の連携の推進等

サービスを利用する国民の視点に立って，急性期から在宅医療および在宅介護まで一連のサービスを，必要な場面において切れ目なくスムーズに提供するための連携が必要である。要支援，要介護認定者および家族などの介護者に対して納得できる情報提供や説明が行われるように，実際に医療介護が提供される場面の充実を図ることが必要である。

❸ 地域包括ケアシステムの進化・推進のための基盤整備等

公的福祉サービスが，高齢者・障害者・子どもといった対象者ごとに専門的なサービスの提供を行ってきたが，近年の福祉ニーズの多様化・複雑化に伴い，相談・支援をするにあたって，複合的な課題や分野を横断して対応する必要性が生じている。また，高齢化の中で人口減少が進行し，地域の実情に応じた体制整備や人材確保も課題となっている。そこで「我が事・丸ごと」地域共生社会実現本部が厚生労働省に設置され，「地域共生社会」の実現をめざし，今後の福祉改革を貫く基本コンセプトの位置づけを検討することが必要であると確認された。

2 自立支援に関して

　総論としては上記の内容で取りまとめられた。なお，介護保険制度にある自立支援に関して，「尊厳」の理念のもと制度の見直しを円滑に実施するためには，都道府県，市町村，事業者等が見直しの内容をしっかり理解し，準備することが重要であり，考え方を共有して，積極的にかつ丁寧に周知することが必要であると確認された。

【文献】
1) 厚生労働省：介護保険制度の見直しに関する意見（案）．2016．[http://www.mhlw.go.jp/file/05-Shingikai-12601000-Seisakutoukatsukan-Sanjikanshitsu_Shakaihoshoutantou/0000145511.pdf]
2) 厚生労働省社会保障審議会介護給付費分科会 2017年12月18日．[http://www.mhlw.go.jp/stf/shingi/shingi-hosho.html?tid=126698]

〈鷲見よしみ〉

Q22

地域包括支援センターとは

地域の高齢者保健福祉の相談機関として地域包括支援センターという名前が出てきますが，いったいこのセンターは何をしている機関なのでしょうか？

point

- ▶地域包括支援センターは，市町村に設置され，保健師，社会福祉士，主任介護支援専門員が連携して地域の高齢者の支援をしている。
- ▶包括的支援事業として，総合相談支援事業，権利擁護事業，包括的・継続的ケアマネジメント事業を実施している。
- ▶地域包括ケアシステムを推進するための中核機関として機能強化が図られている。

1 地域支援事業としての地域包括支援センター

　地域包括支援センターは，「地域住民の心身の健康の保持及び生活の安定のために必要な援助を行うことにより，その保健医療の向上及び福祉の増進を包括的に支援すること」を目的とした機関である（介護保険法第115条の46）。設置主体は市区町村であり，社会福祉法人や医療法人などに委託することも可能である。
　地域包括支援センターは，相談受理からサービス調整までを行うワンストップサービス拠点である（図1）[1]。保健・医療・福祉の専門職や地域の社会資源，住民活動などを結びつけ，地域包括支援ネットワークを構築・活用することで，高齢者が住み慣れた地域でできる限り継続して生活を送れるように支える。保健師，社会福祉士，主任介護支援専門員等の3職種が必置である。

2 地域包括支援センターの主な事業

　「総合相談支援事業」は，主な事業として地域の高齢者の実態把握，保健医療，社会保障などの総合的な情報提供，関係機関との連絡調整のネットワーク構築などを行う。「権利擁護事業」としては，高齢者虐待や消費者被害の防止・対応，困難事例への対応など，高齢者の権利擁護のため必要な援助を行う。「包括的・継続的ケアマネジメント事業」は，高齢者が地域において自立した日常生活を営むことができるよう，包括的かつ継続的な支援を行う事業である。地域の介護支援専門員への相談・助言，多職種連携を行うためのケア体制構築などがある。

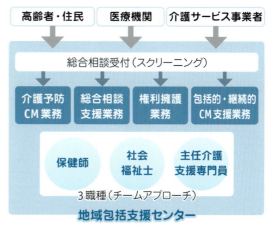

図1 介護を受けたい場所と望む介護サービスの提供者

CM：ケアマネジメント　　　　　　　　　（文献1より作成）

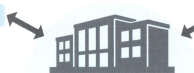

図2 地域包括支援センターの機能強化

（文献2より引用）

2014年度の介護保険法改正により，センター同士の連携を強化し，効率的・効果的な運営をめざすことを目的に，市町村は新しい2つのタイプの地域包括支援センターを設置できるようになった。地域の中で基幹的な役割を担い，センターの後方支援などの機能を有する「基幹型センター」，権利擁護業務や認知症支援等の機能を強化し，他のセンターを支援する「機能強化型センター」である。

併せて包括的支援事業にいくつかの事業が追加された。「在宅医療・介護連携推進事業」では，地域医師会などと介護サービス事業所，地域包括支援センターが連携することにより，在宅医療・介護の一体的な提供体制を構築する。また「認知症総合支援事業」として，「認知症初期集中支援チーム」の整備のほか，「認知症地域支援推進員」が地域包括支援センターなどに設置されることになった。さらに「生活支援体制整備事業」として高齢者のニーズとボランティア等の地域資源とのマッチングを行う「生活支援コーディネーター」を地域包括支援センターに配置し，サービスの担い手の養成を行う（図2）[2]。

このように，地域包括支援センターは「地域包括ケア」を担う中核機関として，ますます重要度が増している。

【文献】
1) 長寿社会開発センター：地域ケア会議運営マニュアル2013. p23, 43.
 [http://www.nenrin.or.jp/regional/pdf/manual/kaigimanual100/pdf]

2) 厚生労働省通知：地域包括支援センターの設置運営について 2016.01.19. 地域包括支援センターの「設置運営要綱」改正のポイント（平成27年度）．

須田 仁

1 ④地域包括ケアシステム

Q23

地域包括ケアシステムとは

地域包括ケアシステムとはどのようなものでしょうか？　また，どうして今，地域包括ケアシステムが必要とされているのでしょうか？

point

▶団塊世代が後期高齢者に達する2025年問題が目前に迫っている。
▶地域包括ケアシステム構築において，「地域基盤型ケア」と「統合型ケア」がキーワードとなる。
▶地域包括ケアを構成する5つの要素を地域の実情をふまえて有機的に統合することが重要。

1 地域包括ケアシステムのめざすべき方向性

「地域包括ケアシステム」とは，老いても病んでも住み慣れた地域で生活を継続することができるような包括的支援やサービス提供体制の構築をめざすものであ

表 「地域包括ケア」の理念規定（介護保険法第5条第3項）

「地域包括ケア」の理念規定（介護保険法第5条第3項）
国及び地方公共団体は，被保険者が，可能な限り，住み慣れた地域でその有する能力に応じ自立した日常生活を営むことができるよう，保険給付に係る保健医療サービス及び福祉サービスに関する施策，要介護状態等となることの予防又は要介護状態等の軽減若しくは悪化の防止のための施策並びに地域における自立した日常生活の支援のための施策を，医療及び居住に関する施策との有機的な連携を図りつつ包括的に推進するよう努めなければならない

る[1][2]。このような考え方に基づき，2011年の介護保険法改正において**表**のように明記された。

わが国の人口構成上，高齢多死化が進展し，独居や老々世帯，認知症の増加などは避けて通れない事態である。中でも，団塊世代のピーク年齢人口が後期高齢者である75歳に到達する，いわゆる2025年問題を視野に入れ，その大きな使命のひとつに位置づけられるのが，地縁・血縁の薄い高齢者が増加することへの対応である。特に都市部では職住分離が進んでおり，老齢期になって初めて地域社会と接する高齢者も多く，親族が近隣に居住しているとは限らないことから，この地域包括ケアシステムの重要性が一段と増すことになる。

2 地域基盤型ケアと統合型ケア

複数の慢性疾患を持ち，医療と介護の両方のニーズを持つ高齢者の特性を考えれば，高齢者の支援はこれまでの生活の継続性を重視しながら，"生活の場"で行われていく必要がある。

システム構築にあたってのキーワードとして，地域を基盤としたケア（community-based care）と統合型のケア（integrated care）の2つが挙げられる。前者は，地域の実情に応じてシステムを構築すべきだという考え方であり，後者は，システムを構成する要素がバラバラに提供されるのではなく，一定の戦略を持って効果的に組み合わされて提供されるべきだという考え方である。

3 「すまいとすまい方」と「介護予防・生活支援」

地域包括ケアシステムの構成要素として，「すまいとすまい方」「介護予防・生活支援」「介護・リハビリテーション」「医療・看護」「保健・福祉」の5つが挙げられる。ここで言う「すまいとすまい方」とは，あくまでも住み慣れた地域での様々なすまい方を想定している。いずれの形であれ，必要な「すまい」が存在し，その中で本人のプライバシーと尊厳が守られ，希望にかなった「すまい方」が確保されることが本システムの前提条件であり，基盤となる考え方である。

一方，「介護予防・生活支援」とは生活に関わる様々な支援のことであり，その概念は制度上のサービスにとどまらず近隣住民の声かけや見守り等々のあらゆるサービスである。

4 構成する5つの要素間の関係

地域包括ケアシステムのイメージ図（**図**）[3]でいう「すまいとすまい方」という「植木鉢」と「介護予防・生活支援」という「土」がないところに，専門職の提供する「介護」「医療」「福祉」等を植えたとしても，それらは十分な力を発揮することなく，うまく育たないということが理解できるであろう。5つの要素が地域の実情をふまえて有機的に統合されることにより，活力ある植物にたとえうる地域包括ケアシステムが構築される。

5 本人の選択と本人・家族の心構え

地域包括ケア研究会では，5つの要素に加えてもうひとつ，重要な土台として「本人と家族の選択と心構え」を掲げ，「2025年には，単身または高齢者のみの世帯が主流になることをふまえると，仮に十分な介護サービスを利用し，地域社会の支えが十分でも，従来のような，常に誰かが家の中にいて急変時には救急車で病院に搬送され，病院で亡くなるといった最期ばかりではなくなる。むしろ，毎日，誰かが訪問してきて様子は見ているが，翌日になったら1人で亡くなって

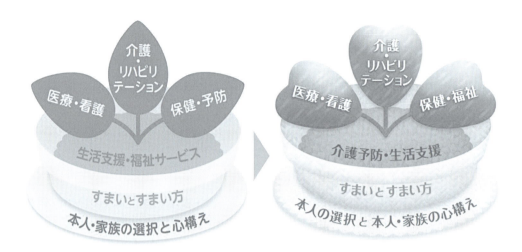

図　地域包括ケアシステムのイメージ図
2012年に地域包括ケア研究会が作成した「植木鉢モデル」は2015年度の報告書で変更が加えられ「介護予防」は，もはや専門職による特別なサービスではなく日常生活での当たり前のサービスと位置づけられた。　　　　（文献3より引用）

いたといった最期もめずらしいことではなくなるだろう」という踏み込んだ報告がなされている。

【文献】
1) 三菱UFJリサーチ＆コンサルティング：＜地域包括ケア研究会＞持続可能な介護保険制度及び地域包括ケアシステムのあり方に関する調査研究事業報告書. 2013.
   [http://www.murc.jp/uploads/2013/04/koukai130423_01.pdf]
2) 都市部の高齢化対策に関する検討会：都市部の高齢化対策に関する検討会報告書「都市部の強みを生かした地域包括ケアシステムの構築」. 2013.
   [http://www.mhlw.go.jp/file/05-Shingikai-12301000-Roukenkyoku-Soumuka/0000024323.pdf]
3) 三菱UFJリサーチ＆コンサルティング：＜地域包括ケア研究会＞地域包括ケアシステムと地域マネジメント（地域包括ケアシステム構築に向けた制度及びサービスのあり方に関する研究事業），平成27年度厚生労働省老人保健健康増進等事業, 2016.
   [http://www.murc.jp/uploads/2016/05/koukai_160509_c1.pdf]

川越正平

Q24
地域包括ケアシステムの構築を主導する主体とは

地域包括ケアシステムを構築において，それを主導するのは市町村行政ということになるのでしょうか？

point
- ▶地域包括ケアシステムの構築は，市区町村行政のみで行われるものではない。
- ▶「在宅医療・介護連携推進事業」は，地域包括ケアシステムの構築につながる。
- ▶良質で健全な高齢者専用住宅やケア付き住宅の確保，誘致などは建設部門の役割である。

1　在宅医療・介護連携推進事業について

　地域包括ケアシステムの構築は，市区町村行政のみで行われるものではない。しかし，介護保険の地域支援事業として，「在宅医療・介護連携推進事業（※介護保険法第115条の45第2項4号：医療に関する専門的知識を有する者が，介護サービス事業者，居宅における医療を提供する医療機関その他の関係者の連携を推進するものとして厚生労働省令で定める事業」を行うことになっている。介護保険の保険者は，基礎自治体（市町村＋特別区）であることが多く，この「在宅医療・介護連携推進事業」は，2018年4月までに実施することが基礎自治体に求められている。

　「在宅医療・介護連携推進事業」は，地域包括ケアシステムの構築につながる（表）。

表　在宅医療・介護連携推進事業

(1) 地域の医療・介護の資源の把握
(2) 在宅医療・介護連携の課題の抽出と対応策の検討
(3) 切れ目のない在宅医療と在宅介護の提供体制の構築推進
(4) 医療・介護関係者の情報共有の支援
(5) 在宅医療・介護連携に関する相談支援
(6) 在宅医療・介護関係者の研修
(7) 地域住民への普及啓発
(8) 在宅医療・介護連携に関する関係市区町村の連携

2 地域包括ケアシステムのあり方

地域包括ケアシステムの鉢植えモデルでは，地域包括ケアシステムを示すものとして，3枚の葉を持っている植物が，植木鉢に植えられている（☞「Q23の図右」参照）[1]。3枚の葉は，それぞれ，①医療・看護，②介護・リハビリテーション，③保健・福祉の葉を示している。その植物が植えられている土が④介護予防・生活支援を示している。そして，土の入っている植木鉢が⑤すまいとすまい方である。すまいは自宅だけでなく，サービス付き高齢者向け住宅などの集合住宅も含む。すまい方は，自宅からサービス付き高齢者向け住宅に住み換えるなど，多様なすまい方を指す。

図では，「医療・看護」「介護・リハビリテーション」「保健・福祉」というサービスの植物が「介護予防・生活支援」という土に植えられているが，その土の入れ物は植木鉢であり，器である植木鉢は「住宅」などの建築物を示している。

地域包括ケアシステムでは，高齢者などが居住する器である住宅などの建築物が，構成要素になっている。高齢者をはじめとする地域住民は，良質で健全な住宅に住むことができて初めて地域包括ケアシステムの恩恵に与ることになる。良質で健全な高齢者専用住宅や，ケア付き住宅の確保，誘致などは建設部門の役割である。地域包括ケアシステムの入れ物である鉢植えの鉢は，建設部門が責任を持っている（高齢者の居住の安定確保に関する法律改正による「サービス付き高齢者向け住宅制度」の創設など）。

3 地域包括ケアシステム構築のために

地域包括ケアシステムを構築するためには，基礎自治体において，都市政策・住宅政策部局と医療政策・福祉政策部局とが，情報と意識を共有することが必要である。そのためには，自治体内で関係部局が定期的に情報共有できる機会を設け，また各分野の新たな計画策定を行う際には，協議を行う場を設定することが必要である。

【文献】
1) 三菱UFJリサーチ＆コンサルティング：＜地域包括ケア研究会＞地域包括ケアシステムと地域マネジメント（地域包括ケアシステム構築に向けた制度及びサービスのあり方に関する研究事業），平成27年度厚生労働省老人保健健康増進等事業，2016. [http://www.murc.jp/uploads/2016/05/koukai_160509_c1.pdf]

田城孝雄

Q25

地域包括ケアシステムと多職種連携の関係は

地域包括ケアシステムにおいて「多職種連携」という言葉をよく耳にしますが，具体的にはどのようなことを指すのでしょうか？

point

▶ 有資格の専門職種以外に，市民，当事者である高齢者，生活サービスを提供するあらゆる業種の連携が必要となる。

▶ 生活支援・介護予防の面では，老人クラブ・自治会も役割を担う。

▶ 認知症高齢者の徘徊などでは，交通機関の提供者や警察，および見守り活動するすべての住民が多職種連携の輪の中に含まれる。

1 地域包括ケアシステムの仕組み

地域包括ケアシステムの植木鉢モデル（☞「Q23の図右」参照）[1]では，3枚の葉を持っている植物が植木鉢に植えられている。

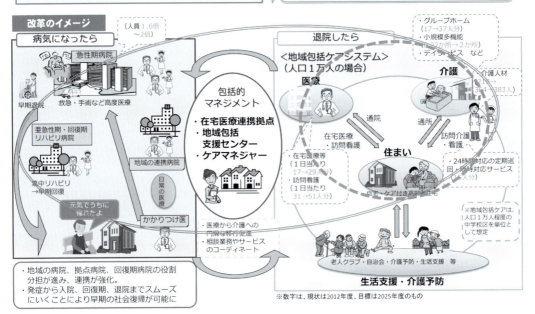

図　在宅医療・地域包括ケアシステムの構築　　　　　　　　　　　　　（文献2より引用）

　3枚の葉は，①医療・看護，②介護・リハビリテーション，③保健・福祉の葉を示しており，それぞれ「医療・看護」「介護・リハビリテーション」「保健・福祉」の専門職種により提供されるサービスを示している。保健，医療，看護，介護，福祉の専門職種によるサービス提供を象徴しているのである。①の医療・看護では，医師，歯科医師，薬剤師，看護師，②の介護・リハビリテーションでは，介護福祉士，理学療法士，作業療法士，言語聴覚士，③の保健・福祉では，保健師などの職種が挙げられる。

　その植物が植えられている土が，④介護予防・生活支援を示している。介護予防・生活支援の象徴であり，非医療系サービス・民間サービス，および互助を示している。そして，土の入っている植木鉢が，⑤すまいとすまい方である。自宅だけでなく，サービス付き高齢者向け住宅などの集合住宅も含む。すまい方は，自宅からサービス付き高齢者向け住宅に住み換えるなど，多様なすまい方を指す。

2　地域包括ケアシステムと多職種連携

　図[2)]の右側が，地域における医療，介護，生活支援・介護予防の姿である。そこで示されている職種は，医師，保健師，看護師，介護福祉士など介護職，社会福祉士・精神保健福祉士など福祉職などの専門職種である。さらに生活支援・介護予防では，老人クラブ・自治会の役割も記されている。

　地域包括ケアシステムと多職種連携の関係としては，保健，医療，看護，介護福祉の専門職種に加えて，高齢者相互・住民相互の互助や，専門職種に限らない生活支援サービスの提供が考えられる。有資格の専門職種以外に，市民，当事者である高齢者，生活サービスを提供するあらゆる業種の連携が必要となってくる。また，認知症高齢者の徘徊などの課題に関しては，交通機関の提供者や警察，および見守り活動するすべての住民が多職種連携の輪の中に含まれる。

【文献】
1) 三菱UFJリサーチ＆コンサルティング：＜地域包括ケア研究会＞地域包括ケアシステムと地域マネジメント（地域包括ケアシス

テム構築に向けた制度及びサービスのあり方に関する研究事業），平成27年度厚生労働省老人保健健康増進等事業，2016.
[http://www.murc.jp/uploads/2016/05/koukai_160509_c1.pdf]]
2) 厚生労働省：地域包括ケアシステムの構築と医療・介護連携の推進．2014.
[http://www.nacphn.jp/02/pdf/daigiin_H26_tmp02.pdf]

田城孝雄

Q26
地域包括ケアシステムの中での在宅医療の役割は

地域包括ケアシステムにおいて，在宅医療はどのような役割を担うのでしょうか？

point

▶在宅医療は，地域包括ケアシステムに含まれる。

▶医療を受ける者の居宅などが，医療を提供される場所として規定されている。
▶外付け医療は，住み替え後も同じ医療機関から提供されることが望ましい。

1 地域包括ケアシステムの中の在宅医療

在宅医療は，地域包括ケアシステムに含まれる。「地域の実情に応じて，高齢者が可能な限り住み慣れた地域で，その有する能力に応じ自立した日常生活を営むことができるよう，医療，介護，介護予防，すまいおよび自立した日常生活の支援が包括的に確保される体制」という地域包括ケアシステムの定義の中の，「住み慣れた地域で自立した日常生活の場＝すまい」で提供される医療が在宅医療だからである。治し支える医療のみならず，生活を支える医療を生活の場で提供する。「生活の場」には，患者の自宅だけではなく，サービス付き高齢者向け住宅などの集合住宅や施設も含まれる。

地域包括ケアシステムをイメージした植木鉢モデル（☞「Q23の図右」参照）[1]で，3枚の葉のひとつとし

地域包括ケアシステムの構築について

○ 団塊の世代が75歳以上となる2025年を目途に，重度な要介護状態となっても住み慣れた地域で自分らしい暮らしを人生の最後まで続けることができるよう，医療・介護・予防・住まい・生活支援が一体的に提供される地域包括ケアシステムの構築を実現。
○ 今後，認知症高齢者の増加が見込まれることから，認知症高齢者の地域での生活を支えるためにも，地域包括ケアシステムの構築が重要。
○ 人口が横ばいで75歳以上人口が急増する大都市部，75歳以上人口の増加は緩やかだが人口は減少する町村部等，高齢化の進展状況には大きな地域差。
○ 地域包括ケアシステムは，保険者である市町村や都道府県が，地域の自主性や主体性に基づき，地域の特性に応じて作り上げていくことが必要。

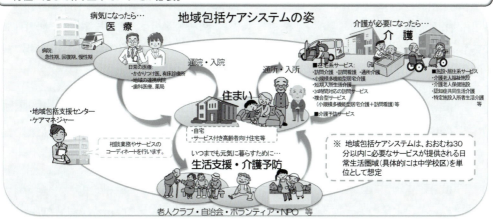

図 地域包括ケアシステム

（文献3より引用）

て示されているのが「医療・看護」の専門職である。他の2枚の葉で示される「介護・リハビリテーション」「保健・福祉」の専門職種とともに，地域で患者・利用者を支える。

2 医療を提供される場所

医療を提供する体制の確保を図る法律である医療法第一条の二の2［医療は，国民自らの健康の保持増進のための努力を基礎として，医療を受ける者の意向を十分に尊重し，病院，診療所，介護老人保健施設，調剤を実施する薬局その他の医療を提供する施設（以下「医療提供施設」という），医療を受ける者の居宅等（居宅その他厚生労働省令で定める場所をいう。以下同）において，医療提供施設の機能に応じ効率的に，かつ，福祉サービスその他の関連するサービスとの有機的な連携を図りつつ提供されなければならない］において，医療を受ける者の居宅などが医療を提供される場所として規定されている。

在宅医療・地域包括ケアシステムの構築の図（☞「Q25の図」参照）[2]では，「どこに住んでいても，その人にとって適切な医療・介護サービスが受けられる社会」の構築が目標とされている。この「どこに住んでいても」の中で，「医療を受ける者の居宅等」で提供される医療であり，「治し，（生活を）支える医療」が，在宅医療の役割である。

医療を受ける者の「居宅等」は医療機関ではないので，そこで提供される医療サービスは，外付けとなる。地域包括ケアシステムでは，高齢者の状態・状況によっては，住み替えモデルとして，高齢者のみ世帯になったときに，子どもと生活していた住宅からサービス付き高齢者専用住宅などの集合住宅などに住み替えることが想定されている（図）[3]。医療の継続性から外付け医療は可能であれば，住み替え後も同じ医療機関から提供されることが望ましいと言える。一部の住宅や施設のように，転入者の在宅医療を特定・専属の医療機関に強制的に切り替えることは，望ましいこととは言えない。

【文献】
1) 三菱UFJリサーチ&コンサルティング：＜地域包括ケア研究会＞地域包括ケアシステムと地域マネジメント（地域包括ケアシステム構築に向けた制度及びサービスのあり方に関する研究事業），平成27年度厚生労働省老人保健健康増進等事業，2016.
［http://www.murc.jp/uploads/2016/05/koukai_160509_c1.pdf］
2) 厚生労働省：地域包括ケアシステムの構築と医療・介護連携の推進. 2014.
［http://www.nacphn.jp/02/pdf/daigiin_H26_tmp02.pdf］
3) 厚生労働省：地域包括ケアシステム.
［http://www.nacphn.jp/02/pdf/daigiin_H26_tmp02.pdf］

田城孝雄

Q27

地域包括ケアシステム，在宅医療，地域医療構想の関係性は

在宅医療の推進と地域包括ケアシステムの構築は表裏一体と言われていますが，地域医療構想との関係性がよくわかりません。

A point

▶地域包括ケアシステムは，療養者が尊厳を持って生活することと，望む形で安らかに旅立つことをめざしている。療養生活の安心のために在宅医療の充実が求められる。

▶在宅医療の充実には医師会の姿勢も大切。市区町村と医師会が良好な関係性を築き，ともに取り組む必要がある。

▶地域医療支援病院等は在宅医療を行う上で必要な後方病床の役割を担う。地域医療構想と地域包括ケアシステム構築における接点として，在宅医療への期待は高まっている。

1 基礎自治体（市区町村）と地区医師会の連携

最期まで地域で療養するためには，本人の選択と本人・家族の心構えが重要であることは，いわゆる地域包括ケアシステムを説明する「植木鉢モデル」（☞「Q23の図右」参照）に示されている。自助・互助の重要性が強調される所以である。療養者や家族の覚悟を

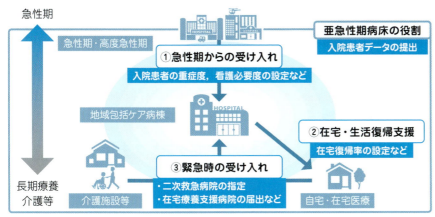

図 地域包括ケア病棟のイメージと要件　　　　　　（文献1より改変）

支える専門職による良質なケアサービスが必要となる。ただし，それぞれの地域には独自の文化や風土が育まれ，たとえば祭りの開催など，伝統を受け継ぐ地域の連帯感が強いと，共助，公助によるセーフティネットとしての役割は相対的に小さくなる。

全国に存在する約800の地区医師会にも同様に，独自の精神風土を見ることができる。新規開業の若手の多い地区や，継承された医療機関が多い地区などでは，在宅医療に取り組む姿勢にも多様性を認める。

基礎自治体は，介護保険の保険者として，介護に関わる様々なサービスを管理しているが，医療については都道府県の管轄となっている。したがって，医療に関わるサービス提供には地区医師会とともに歩む姿勢が重要と言える。

市区町村行政が地域包括ケアシステム構築を積極的に推進し，地区医師会が主導的に在宅医療推進を行う体制が整うと，地域の実情に配慮ある地域包括ケアシステムが構築されていくはずである。

2 地域包括ケアシステム構築における病院の役割

1997年の第三次医療法改正において，紹介患者の積極的受け入れ，施設・設備の開放，救急医療の実施，在宅医療支援等を果たすべき機能として地域医療支援病院制度が発足している。その後，診療所のない地域における在宅医療の担い手となる病院として，在宅療養支援病院が診療報酬制度上に位置づけられ，現在，地域包括ケアシステム構築を積極的に支援するために，地域包括ケア病棟の整備が進められている（図）[1]。病院の役割としても在宅医療支援が期待されている現在，地域包括ケアシステム構築に病院として参画できるように，病院側の医療改革が求められている。

3 地域医療構想と地域包括ケアシステムの接点として

地域医療構想は，病院機能を「高度急性期」「急性期」「回復期」「慢性期」の4つの病期にわけ，慢性期医療に在宅医療の推進を位置づけている。さらに回復期においては，早期の在宅復帰をめざし，地域包括ケアシステムとの接点としても在宅医療の充実が期待されている。

しかし，地域医療構想は344（平成25年4月）の二次医療圏を基本単位として整備が進められており，そこには複数の基礎自治体が関与していることも多い。地区医師会も複数の基礎自治体にまたがって組織されていることも少なくなく，さらに地区医師会が2つの二次医療圏にまたがるなどその関係性は複雑で，基礎自治体にはいっそうの調整能力が求められることとなる。

【文献】
1) 厚生労働省：地域包括ケア病棟のイメージと要件．
　[http://www.mhlw.go.jp/file/06-Seisakujouhou-12400000-Hokenkyoku/0000039380.pdf]

太田秀樹

Q28

最期まで療養できる地域とできない地域の違いは

新聞報道によると，在宅での看取り率には10%以上の地域間格差がありますが，それはいったいなぜでしょうか？

point

▶ 在宅医療に関わる医師が少ない地域では，在宅で最期まで療養することは困難である。
▶ 在宅医療を行う医師がいる地域でも，病院医療への信頼が高いところでは，病院での死亡率が高まる。
▶ 市区町村行政が地域包括ケアシステム構築に積極的に取り組もうとする地域では，在宅での看取り率は高く，7つの視点が重要である。

1 地域包括ケアシステムと在宅医療

「地域包括ケアシステム」と言うと堅苦しい表現であるが，住み慣れた地域で最期まで暮らす仕組みと考えるとよい。そのためには看取りを含めた在宅医療がしっかりと提供される必要があるが，見方を変えると，質の高い在宅医療の実践のためには地域包括ケアシステムが機能することが重要で，これらは表裏の関係性と言える。

2 地域包括ケアシステム構築における7つの視点

① 在宅医療：生活の場で最期まで関われる医療体制の構築
② 入院医療：退院後の生活まで見据えた入院医療体制の構築
③ 在宅介護：療養生活を専門的に支える社会資源の充足（主として介護保険サービスの充実）
④ 市町村行政：公益的・非営利活動として主体的に関わる態度
⑤ 地域連携：専門職間/組織・団体間ネットワークが有機的に連携
⑥ コミュニティ：住民によるインフォーマルな支え合う力（互助）の醸成
⑦ 利用者意識：在宅医療に対する正しい理解と選択

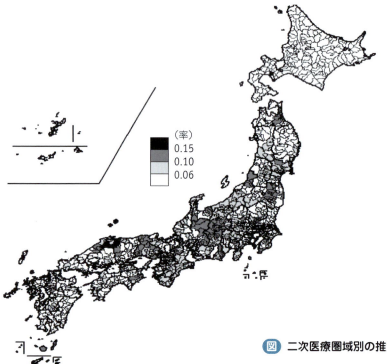

図　二次医療圏域別の推定在宅看取り率プロット図

(文献1より引用)

（覚悟）

地域包括ケアシステムの構築にはこれらの視点が大切で，各地域において状況は大きく異なる。

詳細は参考文献を参照願いたい（図）[1]。

3 行政と医師会の連携の重要性

医療と介護の連携について話題となることが多いが，区市町村行政には介護保険の保険者であっても，医療に関わる窓口はないことが多い。むしろ医療行政は，都道府県が担当し，二次医療圏ごとに整備されている。したがって，市町村行政と地区医師会が足並みをそろえて地域包括ケアシステム構築に向けた努力をする必要がある。行政と医師会の連携が図られている好事例が全国に散見される。地域間格差の存在は紛れもない事実で，行政の責任は重いと言わざるをえない。

本稿の内容の一部は，国立研究開発法人科学技術振興機構戦略的創造事業に採択され，実施した調査研究内容を含むものである[2]。

【文献】
1) 科学技術振興機構：戦略的創造研究推進事業（社会技術研究開発）平成24年度研究開発実施報告書. 2014, p7.
 [http:// ristex.jst.go.jp/examin/korei/program/pdf/H24houkoku_oota.pdf]
2) 太田秀樹：老年医学. 2016; 54(6): 537-41.

【参考】
▶ 在宅医療・介護連携の推進に際しての地域の看取りの状況について（2017年2月 株式会社富士通総研）
 [http://www.fujitsu.com/jp/group/fri/report/elderly-health/chiiki-mitori.html]

太田秀樹

Q29
地域包括ケアシステムの先進的な取り組みは

地域包括ケアシステムを構築するにはどういう点に気をつければよいのでしょうか？ 先進的な取り組み事例があれば教えて下さい。

point
▶ 地域包括ケアシステム構築の第一歩として，「つくられた寝たきり」に対し，1974年より出前医療を開始。
▶ 住民の要望に応えるため，福祉の行政部門と医療をドッキング。
▶ 保健・医療・福祉の連携・統合を図ることで地域ぐるみのシステムを確立。

1 地域包括ケアシステムの源流──寝たきりゼロ作戦

「地域包括ケアの実践と地域包括ケアシステムの構築および住民のための病院づくり」は当院の基本理念である。この「地域包括ケアシステム」は，現・公立みつぎ総合病院名誉院長・特別顧問の山口 昇が，当院の前身である御調国保病院に赴任してから，一歩ずつ構築してきたものである。当院が先進的に取り組んできたこの「地域包括ケアシステム」は，これからのわが国の医療と介護を支える重要な基盤として，2014年に医療介護総合確保推進法のもとで法制化され，日本全国の各地域で構築が進められていくことになった。

山口は1966年に御調国保病院に赴任し，先進的手術を含む医療を実施した。しかし，元気に退院した患者が，いつの間にか寝たきりや褥瘡をつくって再入院してくるケースがあることから，その要因を確定した。その結果，「つくられた寝たきり」への対策として，病院の治療だけでは不十分であると考え，看護やリハビリを家庭の中にまで持っていく，いわゆる「出前医療」を始めたのであった。まだ国の制度も診療報酬もない1974年後半のことである。いわば，現在の訪問診療や訪問看護・訪問リハビリの始まりである。

しかし，訪問看護を開始して間もなく，福祉の壁に突き当たった。医療の出前だけでは，住民の要望に半分しか応えられなかったのである。そこで，福祉の行政部門を医療とドッキングさせる必要性に気づき，首長・議会や住民の理解を得て，1984年に病院内に健康管理センター（現・保健福祉センター）を併設した。町住民課の福祉担当部門と社会福祉協議会，厚生課の

保健担当部門の保健師等を移管させ、病院の保健師および医療とドッキングさせ、文字通り保健・医療・福祉の連携・統合を可能としたのである。

開始から10数年を経て、診療報酬上に訪問看護の点数がつくようになり、さらに1990年のゴールドプラン、2000年の介護保険制度へとつながっていくが、これらの経過については『寝たきり老人ゼロ作戦』[1]に詳しく報告されている。

御調町では、医療・介護を必要としているケースについて、10～30人の保健・医療・福祉の多職種によるケア担当者会議を毎週開催し、提供すべきサービスとケアチームの編成を含めたケアプランを作成し対応している。また、早朝ケア・ナイトパトロールなどの24時間ケア体制の整備、福祉バンク制度および住民参加・ボランティア組織の整備などソフト面の充実も図ったことで、寝たきり高齢者が約1/3にまで減少したのであった。

2 当院の地域包括ケアシステム

当院は、一般急性期病棟に加えて、回復期リハビリ病棟、緩和ケア病棟、療養病棟の240床を運営し、さらに車で数分の「ふれあいの里」に地域包括ケアシステムの介護を支える施設群を構築している。1989年に介護老人保健施設「みつぎの苑」を開設した。その後、在宅介護支援センター、老人訪問看護ステーション、ケアハウスを開設し、2000年には県立の特別養護老人ホームと老人リハビリセンターの移管を受け、この施設群を「保健福祉総合施設」として再スタートさせた。現在では、通所を含めると昼間は約370人がケアを受けている。

このように、病院の医療部門、保健福祉センター、保健福祉総合施設が緊密な連携を取りつつ、住民参加のネットワークも加え、公立みつぎ総合病院を核とした地域包括ケアシステムが構築されている。急性期医療から回復期リハビリ、在宅ケア、さらに健康づくりの生活習慣病予防まで含め、広く切れ目のない連携を図り、地域ぐるみの包括ケア体制が確立され、さらに充実・発展させているところである。

[注] 訪問看護ステーションは当初（1992年）、老人保健法に位置づけられたため、「老人訪問看護ステーション」と呼ばれた。

【文献】
1) 山口 昇：寝たきり老人ゼロ作戦. 家の光協会, 1992.

西村修平

Q30

自宅看取り率日本一の背景は

兵庫県豊岡市は、日本一の自宅看取り率を示しているそうです。今後の在宅医療発展のヒントとすべく、その背景を教えて下さい。

point

▶住み慣れた地域で暮らし続けたいというニーズが高い。
▶病院は在宅復帰をめざすという基本姿勢がある。
▶地元の医師が訪問診療を行い、看護・介護職員が在宅生活を支えている。

2014年の人口動態調査をもとに、厚生労働省は、全国1741市町村における自宅死の割合を公表した。人口5万人以上20万人未満の自治体全国一となった豊岡市の事情を探ってみた。

1 自宅看取り率

2014年の人口動態調査をもとに、厚生労働省は、全国1741市町村における自宅死の割合を公表した。人口5万人以上20万人未満の全国428自治体の中で、自宅看取り率が最も高いのは豊岡市の25.6％である。

2014年豊岡市民の死亡数は1162人、そのうち病院で亡くなったのは54.8％、兵庫県平均の71.4％より非常に低い率である。一方、老人ホームでの死亡は13.7％で、県平均6.7％の倍、自宅での看取りは、県平均16.2％よりもかなり高い率を示している。

最近の6年間の自宅看取り率は20％を超えており、高い状況が続いている。

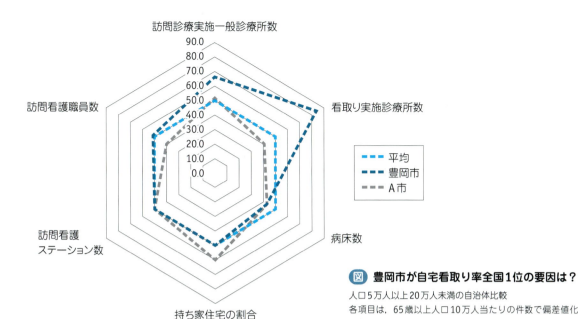

図　豊岡市が自宅看取り率全国1位の要因は？
人口5万人以上20万人未満の自治体比較
各項目は，65歳以上人口10万人当たりの件数で偏差値化したもの

2　豊岡市の医療施設と老人福祉施設の現状

　市内には公立の組合で運営する病院が3箇所あり，民間の病院はない。開業医は市内に53箇所ある。

　2015年度の中核病院である豊岡病院の退院者9525人の退院先をみると，87.5%が在宅で，回復リハ病棟等への転院が10.2%，特養等施設への入所が2.3%となっている。公立の3病院は急性期を過ぎれば，基本的には自宅あるいはかかりつけ医に戻すという考え方がある。その考え方は，市民や開業医にも浸透している。

　市内の介護施設の状況は，8つの特別養護老人ホーム670床，2つの老人保健施設232床，2つの地域密着型特別養護老人ホーム58床である。2014年度の兵庫県下各市町の1人当たりの国保医療費を比べると，豊岡市は41自治体で一番低い。また，後期高齢者医療費も県下で一番低く，1人当たり年間54万円と，県平均の78万円を大きく下回っている。国保・後期高齢いずれも，入院診療費の高低が医療費全体に連動している。豊岡市の医療費が低いのは，入院医療費の低いことが大きく影響している。

　介護給付費を比較すると，被保険者1人当たりの総給付費は国・県よりも高い。特に，施設入所率が高く，全体を引き上げている。在宅から病院ではなく施設に入る率が高いことがうかがえる。

　「医療から介護」「施設から在宅」が社会の大きな流れである。

3　在宅療養を支える医療事情

　病院・開業医合わせて56箇所の医療機関が在宅生活を支えている。そのうち在宅療養支援診療所は20箇所であるが，実際に訪問診療を行っている機関は39箇所ある。2014年に在宅看取りをした医療機関が36箇所，うち年間10人以上の看取りは13箇所であった。

　自分で運転できない高齢者は便数の少ない公共交通を利用するか，家族の送迎や福祉タクシー，介護タクシーで通院することとなる。それもできない高齢者は，訪問診療や訪問看護・介護に頼らざるをえない。

4　自宅看取り率全国1位の要因は？

　様々な要因が自宅看取り率を高くしている（**図**）。住み慣れた地域で暮らし続けたいというニーズ，病院は在宅復帰をめざすという基本姿勢，家に帰る環境が整っている。

　全国平均と豊岡市そして自宅看取り率の低いA市を比較した。豊岡市は，持ち家比率が高く，家族が見守ることができる。地元の診療所が訪問診療で支え，

訪問看護師や訪問介護が一緒に支えている．これらの要素が複合的に作用して，自宅看取り率が高くなっている．

要支援者，要介護者の75％が自宅で住み続けたいと答えている．言い換えれば，自宅で最期を迎えたい．今後もそんな市民の願いがかなえられるまちづくり，施策を展開したいと考えている．

福井周治

Q31
在宅療養手帳事業と在宅療養手帳委員会とは

京都府乙訓医師会で活用されている「在宅療養手帳」について教えて下さい．

point

▶地域で患者を支えるには，多職種の連携が必要．
▶「在宅療養手帳」は情報共有の要となるツールである．
▶在宅療養生活者の80％以上が「在宅療養手帳」を所持している．

1 「在宅療養手帳」の歴史

京都府乙訓地域は，京都府南西部の大阪府との境である向日市，長岡京市，乙訓郡大山崎町の2市1町からなる人口約15万人，半径10kmのエリアである乙訓医師会はそれら全域を所轄する地区医師会であり，「在宅療養手帳事業」は乙訓医師会が担っている．

「在宅療養手帳」の歴史は，1994年（平成6年）に遡る．1人の在宅ターミナル患者を乙訓医師会有志が協同で診るという，当時画期的な在宅ターミナルケアの経験から「共通連絡ノート」ができた．

これをもとに，1995年（平成7年）6月に非公式に（医師会の事業ではないという意味），訪問看護ステーション・特別養護老人ホーム・老人保健施設・長岡京市社会福祉協議会・長岡京市（行政）と乙訓医師会有志で，「地域で患者を支えることは，医者だけではまったく不可能であり，多職種の力が必要だ！」といち早く考え，「共通連絡ノート委員会」を立ち上げ，満を持して同年12月に乙訓医師会の公式事業として第1回『在宅療養手帳委員会』を開催した．そして翌年1996年（平成8年）4月には「在宅療養手帳」を発行するに至った．

その後，介護保険制度が始まった2000年（平成12年）以後，多職種の連携を基軸とする「在宅療養手帳委員会」の存在意義はますます高まり盛況を極め，その連携のツールである「在宅療養手帳」は，この乙訓地域で医療・福祉・介護の現場で常に患者（利用者）とともに移動し，地域に完全に定着し，地域医療・福祉・介護の向上に寄与している．これらの活動は2008年

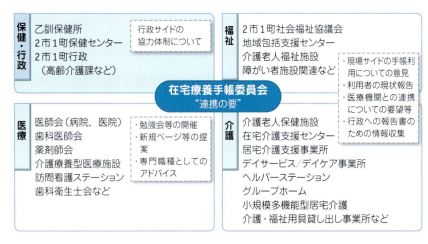

図1 「在宅療養手帳委員会」組織図

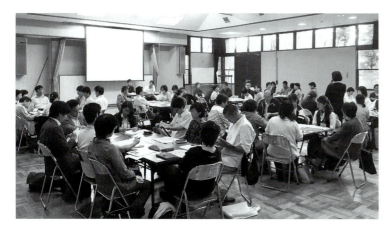

図2 「在宅療養手帳委員会」の様子

(平成20年)には日本医師会最高優功賞、2009年(平成21年)には保健文化賞〔主催：第一生命保険(株)後援：厚生労働省、朝日新聞厚生文化事業団、NHK厚生文化事業団〕を受賞した。

この「在宅手帳委員会」と「在宅療養手帳」の概略について以下、記す。

2 「在宅療養手帳委員会」とは

地区医師会(乙訓医師会)内の委員会でありながら、メンバーのほとんどは非医師会員である非常にめずらしい医師会内の委員会であり、図1のように医師会・歯科医師会・薬剤師会・訪問看護ステーションなどの医療職はもちろんのこと、保健所・保健センター・2市1町の高齢介護課職員をはじめとする行政職や社会福祉協議会・地域包括支援センター・介護老人福祉施設・障がい者施設などの福祉系職員、そして特別養護老人ホーム・デイサービス/デイケア・グループホーム・ヘルパーステーション・介護福祉用具貸出事業所などの介護職員も含め、登録施設は約100施設と、他に類を見ない広域の現場の専門職集団であり、常にこの乙訓地域の医療・保健・福祉・介護の関わるすべての話題を議題として開催されている。1995年(平成6年)以来(2016年10月末時点で)、開催回数は165回を超え出席者は毎回60名を優に超える(図2)。

3 「在宅療養手帳」とは

「在宅療養手帳」は、乙訓医師会が発行管理し、介護保険利用者・障がい者など乙訓地域で在宅療養生活を行っている人々がより快適な生活ができるように、本人にとっては自分のカルテのように、家族にとっては介護の教科書のように、サービス実施機関にとって情報共有・交換など連携の"要"となるツールである。現在、乙訓地域では在宅療養生活を行っている人々の80％以上が所持しており、既に1万4000冊以上が発行され、9500人が実際に利用している(詳細は乙訓医師会のホームページ[1]を参照)。

【文献】
1) 乙訓医師会. [http://www.otokuni.kyoto.med.or.jp/index.html]

梅山 信

Q32
地域包括ケアシステムの先進的な取り組みは

徳島市医師会がリードする地域包括ケアシステム構築について、理念や取り組みを教えて下さい。

point

▶以下の4つの連携を行う。医師会と市行政が緊密に連携し、徳島市に適した地域包括ケアシステムの着地点を共有した上で役割分担しながら医療と介護の一体的な提供体制を実現する。

▶在宅療養に関わる多職種間で合意形成された在宅医療問題解決モデルを実施する。

▶住民による互助の勧めと，それを支える専門職＋行政による総合的なサポート体制を構築する。

1 医師会と市行政との連携会議（徳島あんしんタッグ）の開催

　医師会と市行政との連携会議（徳島あんしんタッグ）は，かかりつけ医の集合体である医師会と，医療・介護体制のグランドデザインを描く市行政とが，官民一体となって実効性のある地域包括ケアシステムに向けて，定期的に意見交換を行い，理念の共有と計画的実施を図るものである。

2 PDCAサイクルを活用した在宅医療問題解決モデル（図）

　面的に質の高い在宅医療を実現するためには，関わるすべての専門職が内在する様々な課題とその解決策を相互に理解し，実行していく必要がある。

　また，現場で活躍する多職種から出された意見を活かすために，多職種連携会議等を開催して，種々の課題に対する阻害要因と解決策を抽出する。そこで出された解決策を各専門職（約20団体）の長で構成された徳島市地域連携会議で，さらに実行可能な解決策にブラッシュアップする。最終的に合意された解決策を市行政が地域全体に実行依頼して，約半年を目処に現場で再評価し，必要に応じて新しい解決策を提案する作業を繰り返すことで，地域に根ざした問題解決が提案できている。

3 ニコイチ会議（在宅医療支援センターと地域包括支援センターの合同会議）

　徳島市の地域包括支援センターは，2006年より徳島市医師会が徳島市から運営の委託を受けて運営実施している。市内に1箇所，従業員は50人を超え，年間相談件数は3万5000件に及ぶ大規模センターである。また，在宅医療の相談窓口である在宅医療支援センターも同様に，2016年度より徳島市から当医師会に運営委託を受けたため，両センターを当医師会館のワンフロアに「徳島在宅医療と介護の総合支援センター」として統括運営し，両センター間で定期的な合同会議（ニコイチ会議）を実施することで，医療と介護の一体的な提供を実現している。

4 生き抜くための地域包括ケアシステムに向けて

　質の高い地域包括ケアシステムを構築する術は，地域により資源の量や質が異なるため多種多様であることは当然だが，少子高齢化が深刻化しているわが国において，公助や自助，共助に頼ることに限界があることは共通している。

　唯一の解決策は，我々日本人がかつて大切に育んできた互助の精神である。隣近所や町内会，老人会，商店街等に加え，宅配等の流通業者等のあらゆるインフォーマルサービスが主体となって取り組む必要があり，それを取り巻く医療・介護の専門職種，さらに行政が支持しつつ，共通理念のもとで役割を果たしていくことが求められている。

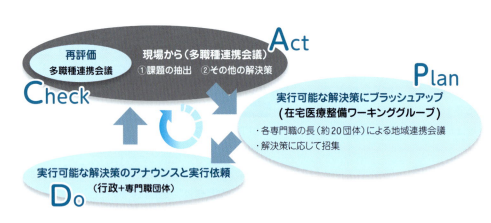

図　徳島市の在宅医療問題解決モデル（PDCAサイクル）

危機意識の高い自治体はきわめて少ないため，我々医療者が時代の先導者として行政に働きかけて，在宅療養に関わるすべての専門職やインフォーマルサービスをつなぎ，三位一体となって互助の体制をつくり上げていくことが重要である。

同時に，次の時代を担う若い世代に対しても，先人達の想いや功績を伝え，力を使い果たした先人に対して，どのように敬意を払い，支えていくべきなのかを教え育むべき時期に来ている。

豊田健二

Q33
地域包括ケアシステムの成功の鍵とは

地域住民にとって本当に役立つ地域包括ケアシステムを構築するには，どのような点に気をつければよいでしょうか？

point

- 地域包括ケアシステムは，地域が一枚岩となり，自分たちで考え，決定を共有・実行し，自分たちで活動を評価・再開発するプロセスによって構築する。
- 多くの地域では，自分たちの地域の把握が十分に行われておらず，プロジェクトありきで活動が進んでいる実態がある。プロジェクト（政策）と，その地域で暮らす住民の生活が乖離していては，地域包括ケアシステムを構築することはできない。
- 部署別，専門職能別，医療や介護といった特性別など，可視化できない人材の縦割り関係を打開しなければ，地域包括ケアシステムは構築できない。

1 住民が暮らし続けることができるための地域づくりのためのステップ

地域包括ケアとは「その地域でその地域の住民が暮らし続けることができるための地域づくり」である。

その活動の中で，以下の3つの重要なステップがある（図1）。

1 現状の把握と，関係者との情報の共有

地域住民の希望，医療や介護資源へのアクセス時期やアクセス方法，仲介者の存在など，生活実態を丁寧かつ正確に把握する。

2 現状の分析と活動方向性の明確化＝地域の将来ビジョンの明確化

めざしたい住民の生活像を明確にして，地域の将来ビジョンを可視化する。様々な人と地域のめざしたい地域像を共有した上で，合意を形成する。

3 地域の発展のための活動案の検討と地域の組織化

めざしたい未来の地域生活を明らかにしたら，現状の地域生活との差を埋めるために，実現可能な活動を議論し尽くして立案し，協働し実施する。

◎

わが国の行政などで頻繁に用いられているPDCA（plan, do, check, act）サイクルの展開では，関係者との情報の共有や，合意形成，意思決定の明確化という手順が，重点的に取り組みにくい傾向にある。しかし，様々な価値観や立場の人材で形成される「地域づくり」において，情報の共有や合意形成，意思決定の明確化という協働作業は非常に重要である。このステップを繰り返すことが，地域を一枚岩へと進化させていく手続きになる。

2 理想の地域づくりに向け，何をするのか

地域がめざす将来ビジョンを，地域の情報からどの

①現状の正確な把握 → ②めざしたい地域の将来ビジョンの明確化 → ③地域を進化させる取り組みのための（地域の）組織化

図1 住民が暮らし続けることができるための地域づくりのための3ステップ

学会や専門職能団体，研究機関，教育機関などが新たな知見を先導する 早期異常の発見，早期対応，早期予防などの体制構築	専門性が著明 先進的な取り組みを先導モデルや限られた対象に集中的に適応	少ない 専門職者 限られた支援者等
様々な民間や公的な事業所・団体 先駆的に進められた取り組みに対して有効な課題解決策を選択して取り組みを開始する	面的展開の特徴	関わる人の多さ
自治体や社会福祉協議会等がすべての住民に対して生活を支える 先導された取り組みを地域で対応可能な方策を検討し，面的に基盤を整備する	一般化・均等化 あらゆる地域や人々に公平に支援が可能	多い 自治体や住民など

図2 地域包括ケアの中で活動する事業体の位置づけとつながり（概念図）　　　　（文献1より引用）

ように立案したのか，地域の将来ビジョンに向かって現状の地域を変化させるためにどのような活動を展開したのか，という情報を先進地域の活動報告から取り出し，応用していく力が必要である。

よく似た地域であっても，地域の歴史や，住民の生活，医療や介護へのアクセスなどは異なる。住民の希望も異なる。人口や高齢化率からだけではその地域の実態はわからない。

地域住民のための地域づくりには，自治体や医療や介護関係者の思い込みではなく，住民の生活実態を丁寧に把握する作業が必要である。そのために，住民の生活行動を可視化させていく作業を，自治体を中心に進める必要がある。

3 地域が一枚岩となり1つの地域の将来ビジョンに向かって取り組む体制（地域の組織化）を整備

専門職や専門機関の各専門に特化した支援活動（図2一番上の部分[1]），住民が自治体とともに取り組める生活支援（図2一番下の最も面積が大きい部分）[1]，そして専門的支援とすべての住民に適応する生活支援をつなぐ機能役割が，重層的に各地域で展開されていることが大切である。

この3層の活動は階層が異なり，具体的な活動も傾向が異なる。自治体から発信される情報は生活支援や地域のネットワークづくりが中心である。病院や診療所などの専門特化した機関から発信される情報は，チ

ーム医療や医療連携が中心である。「先進的地域」の活動がどの階層に焦点を当てた取り組みであるかを理解する必要がある。地域で活動する人材もこのような重層的な体制になっていることを認知していない場合があるが，地域包括ケアシステム構築に向けた取り組みを進めるのであれば，自治体や地域包括ケアシステム協議体が地域の全体像，各取り組みの位置づけと関連を理解しておく必要がある。

市町村が地域包括ケアの責任主体であるため，1つの市町村ごとにこの三角形は1つである。地域の将来ビジョンに向かって一枚岩となって取り組めるように，関係者は将来ビジョンと地域の組織化について検討を重ね，合意形成と意思決定を明確にしながら丁寧に構築を進める必要がある。

縦割りや，各組織に粉砕された地域の状況を，1つの将来ビジョンに向けて，1地域組織としてとりまとめることが必要である。縦割り組織のままで取り組み続ける限り，地域包括ケアシステムは構築されない。このことも先進的地域から読み取って頂きたい情報である。

【文献】
1) 国立長寿医療研究センター在宅連携医療部：先進事例と残念な事例から学ぶ！在宅医療と介護の連携 事例集. 2015, p25. [http://zaitakuiryo-yuumizaidan.com/docs/booklet/booklet40.pdf]

後藤友子

第2章

在宅医療の
施設運営・経営

2　❶ 事業所の設立前

Q34

日本医師会が行っている在宅医療推進の活動は

今後さらにニーズが高まっていくと思われる在宅医療ですが，日本医師会はどのように考え，取り組んでいるのでしょうか？

point

- ▶高齢化に伴い，病院以外での看取りや通院困難な患者への訪問診療を増やしていく必要がある。
- ▶今後在宅医療を行う施設では，郡市区医師会の下で，できるだけ医療・介護サービスを総合的に提供できる形にしていくことが望ましい。
- ▶在宅医療は1人のかかりつけ医のみで対応できるものではなく，地域の連携が必須である。

1　高まる在宅医療の必要性

わが国では従来よりかかりつけ医がおり，活発に往診を行っていたが，交通手段の発達や厚生省（当時）の抑制方針により徐々に廃れていった。しかし，高齢化の進行により，今後死亡者が大幅に増加するため，入院以外での看取りを増やす必要があるとともに，かかりつけ医に通院していた患者が虚弱化し，通えなくなった場合に，本人や家族の希望があれば訪問して診療を続ける必要性が高まり，かかりつけ医が在宅医療に取り組むことが求められるようになった。診療報酬上でも，在宅療養支援診療所（在支診）や在宅療養支援病院（在支病）だけでなく，かかりつけ医の在宅医療も評価されるようになっている。

2　求められる在宅サービスの形

近年，開業する際の専門志向が強まり，かかりつけ医機能が低下する傾向がみられた。しかし，将来の高齢化率が2060年には40％にも達すると予想されるわが国では[1]，在宅医療を含むかかりつけ医機能を充実・強化しながら，貴重な既存資源である専門医が開業する高齢者に便利なワンストップサービス（検査，診断，治療，時に投薬，健診）が可能な日本型診療所，有床診療所，中小病院を活用し，在宅至上主義でも施設至上主義でもなく，在宅も入院を含む施設も利用して中負担で超高齢社会を乗り切る日本モデルを構築する必要がある。

具体的にはかかりつけ医機能を持つ診療所，有床診療所，中小病院が，それぞれ可能な範囲で在支診や在支病となり，さらにそれぞれ在宅ケアセンターなどを設置して，可能な範囲でできるだけ総合的に訪問看護や訪問介護など介護系を含む在宅サービスを提供することが望ましい（図1）。在宅サービスは単品ごとにばらばらに提供するのではなく，今後は地域性に応じてかかりつけ医機能を持つ医療機関や郡市区医師会がプラットフォームとなって，できるだけ総合的に提供することが求められる。

3　日本医師会の取り組み

日本医師会は2006年度から在宅医療の研修会を開催しており，2011年度にはオールジャパンで在宅医

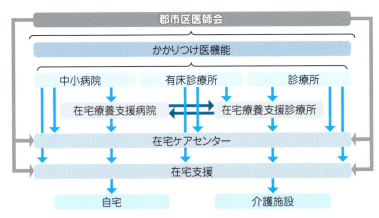

図1　既在資源を活用した日本型住宅支援モデル

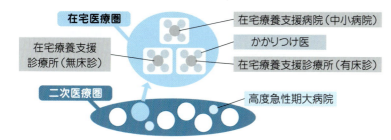

図2 日本型在宅支援システム

療に取り組むため，会内に「在宅医療連携協議会」を設置した。2012年度から「在宅医療支援フォーラム」，2013年度には「在宅医リーダー研修会」の2種類の研修会を開催したが，2014年度の診療報酬改定において在宅医療を含むかかりつけ医機能を評価する「地域包括診療加算・地域包括診療料」が新設され，その算定要件として所定の研修が義務づけられたことから，2015年度からそのうちの一方を「地域包括診療加算・地域包括診療料に係るかかりつけ医研修会」とし，もう一方は在宅医療を含む本来のかかりつけ医機能を充実・強化するために，2016年度から「日医かかりつけ医機能研修制度」に発展させた。

次の世代の医師や女性医師の増加を考えれば，すべてのかかりつけ医に24時間365日の対応を求めるのは無理である。かかりつけ医1人ひとりの負担をできるだけ減らしながら全体で24時間365日の対応ができるグループをつくる必要があり（図2），それを調整するのが郡市区医師会の役割となるため，在宅医療の主役は郡市区医師会が担う必要がある。

【文献】
1) 内閣府: 平成27年版高齢社会白書（概要版）．
[http://www8.cao.go.jp/kourei/whitepaper/w-2015/html/gaiyou/s1_1.html]

鈴木邦彦

Q35

日本医師会が提唱しているかかりつけ医機能とは

「かかりつけ医」はわかりますが，「かかりつけ医機能」と言われると具体的な定義がわかりません。どのような機能を示すのでしょうか？

point

▶超高齢化社会を迎えるにあり，地域密着型医療の担い手として，かかりつけ医とかかりつけ医機能を持つ施設の充実が望まれる。
▶日本医師会では，日本型のかかりつけ医を育成するための研修を行っている。
▶かかりつけ医機能の研修は多岐にわたり，学ぶだけではなく，その能力を維持・向上させることを目的としている。

1 かかりつけ医とは

わが国には従来よりかかりつけ医がいる。日本医師会ではかかりつけ医を「何でも相談できる上，最新の医療情報を熟知して，必要なときには専門医，専門医療機関を紹介でき，身近で頼りになる地域医療，保健，福祉を担う総合的な能力を有する医師」と定義している。

超高齢社会を迎えるわが国では，高齢化の進行に伴ってかかりつけ医のニーズは増加すると考えられる。また，地域に密着した医療の担い手として，かかりつけ医およびかかりつけ医機能を持つ診療所，有床診療所，中小病院の役割はますます重要となり，地域包括ケアシステムにおいても中心的存在としてその役割が期待されている。

かかりつけ医は，診療科を問わないなど柔軟な存在であるが，海外からは「制度化されていない」などの批判もあった。現在，日本専門医機構で総合診療専門医を含めた議論が行われているが，先進諸国の家庭医制度は一様ではなく，その国の歴史や文化を反映した形態となっている。

2 かかりつけ医機能の充実・強化のための取り組み

わが国においては，かかりつけ医機能を充実・強化し，あくまでも学問的な位置づけである総合診療専門医を含むすべての専門医や専門医以外の医師も，地域医療を実践する際にはかかりつけ医になってもらえるように，プロフェッショナル・オートノミーを発揮して日本型のかかりつけ医を育成するための「日医かかりつけ医機能研修制度」（表）[1]を2016年4月1日より開始した。

本研修制度の目的は，「今後のさらなる超高齢社会を見据え，地域住民から信頼されるかかりつけ医機能のあるべき姿を評価し，その能力を維持・向上する」ことである。本研修制度の実施主体は，実施を希望する都道府県医師会である。

本研修制度ではかかりつけ医機能として，①患者中心の医療の実践，②継続性を重視した医療の実践，③チーム医療，多職種連携の実践，④社会的な保健・医療・介護・福祉活動の実践，⑤地域の特性に応じた医療の実践，⑥在宅医療の実践を挙げている。

本研修制度は基本研修，応用研修，実地研修の3つから構成されている（図）[1]。

基本研修は，日医生涯教育認定証の取得が要件となっている。

応用研修は，日本医師会が行う年1回の中央研修会（6講義，計6時間）など規定の座学研修を受講して10単位以上を取得することが要件となっているが，①かかりつけ医の倫理，質・医療安全，感染対策（各1単位），②健康増進・予防医学，生活習慣病，認知症（各1単位），③フレイル予防，高齢者総合的機能評価（comprehensive geriatric assessment：CGA）・老年症候群（1単位），④かかりつけ医の栄養管理，リハビリテーション，摂食嚥下障害（各1単位），⑤かかりつけ医の在宅医療・緩和医療（1単位），⑥症

表 日医かかりつけ医機能研修制度の概要

目的	今後のさらなる少子高齢社会を見据え，地域住民から信頼される「かかりつけ医機能」のあるべき姿を評価し，その能力を維持・向上するための研修を実施する
実施主体	本研修制度の実施を希望する都道府県医師会
実施開始日	2016年4月1日
かかりつけ医機能	1. 患者中心の医療の実践 2. 継続性を重視した医療の実践 3. チーム医療，多職種連携の実践 4. 社会的な保健・医療・介護・福祉活動の実践 5. 地域の特性に応じた医療の実践 6. 在宅医療の実践

（文献1より改変）

基本研修	応用研修	実地研修
日医生涯教育認定証の取得	日本医師会が行う中央研修，関連する他の研修会，および一定の要件を満たした都道府県医師会ならびに都市区医師会が主催する研修等の受講 規定の座学研修を10単位以上取得	社会的な保健・医療・介護・福祉活動，在宅医療，地域連携活動等の実践 規定の活動を2つ以上実施（10単位以上取得）

3年間で上記要件を満たした場合，都道府県医師会より修了証書または認定証を発行（有効期間3年）

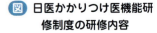

図 日医かかりつけ医機能研修制度の研修内容

（文献1より改変）

例検討（1単位）の6項目については，それぞれ1つ以上の科目の受講を必須とするとともに，日本医師会で作成した応用研修シラバスに基づいて作成されたテキストを使用することとしている。

実地研修は，学校医や時間外診療の実施・協力，訪問診療の実施など16項目の社会的な保健・医療・介護・福祉活動，在宅医療，地域連携活動から2つ以上を実施して10単位以上を取得することが要件となっている。

シラバスの全項目を網羅する3年間で上記の要件を満たした場合，都道府県医師会より有効期間が3年の修了証書または認定証が発行される。

【文献】
1）日本医師会：日医かかりつけ医機能研修制度 制度概要．
[http://dl.med.or.jp/dl-med/doctor/kakari/system20160317_1.pdf]

鈴木邦彦

Q36

在宅医療に関連する学術団体は

在宅医療に関して，様々な団体が設立されていますが，なぜ多数に及ぶのですか？ また，それぞれどのような違いがあるのでしょうか？

point

▶1992～2012年の「現代的在宅医療の創成期」には，多くの在宅医療の学術団体や活動体が誕生した。
▶在宅医療の医師の学術団体は統合が進み，学問体系と教育システムが構築されてきている。
▶医師以外の職種による学術団体と活動体は，設立の背景が異なるため，統合は現状進んでいない。

1 在宅医療関連団体設立の流れ

在宅医療が医療の場であると医療法に初めて明記された1992年から，「在宅医療・介護あんしん2012」が出された2012年までを「現代的在宅医療の創生期」と呼ぶ。この時代は，在宅ケアの供給量が増加し，サービスが普及するとともに，在宅医療を担う医師が台頭し，様々な学術団体や活動体などが立ち上がり，学問体系と教育システムが構築されていく時期である（表）。

現在，医師を中心とした学術団体には，日本在宅医学会，日本在宅医療学会がある。日本在宅医学会は，在宅医療を実践する医師を育成し，在宅医学を確立するために佐藤 智によって1994年に設立された「在宅医療を推進する医師の会」を母体にして，1999年にわが国最初の医師の在宅医療の学術団体として誕生した。一方，日本在宅医療学会は，主に在宅でのがん治療を行う病院の医師を中心に1990年に発足した在宅癌治療研究会を母体として，在宅医療研究会（1999年）を経て2008年に設立された。

また，1996年には，看護を軸とした多職種の学会である日本在宅ケア学会が設立され，介護保険制度が開始された翌年の2001年には，ケースマネジメントの学際的な研究の推進，質の向上をめざして日本ケアマネジメント学会が設立された。

学術団体以外で歴史ある研究会としては，1992年に設立された日本ホスピス・在宅ケア研究会，1995

表 現代的在宅医療の創生期（1992～2012）と前後の年表

年	出来事
1990	在宅癌治療研究会（日本在宅医療学会の前身）
1992	在宅医療が医療の場であると初めて医療法に明記
	日本ホスピス・在宅ケア研究会設立
1994	在宅医療を推進する医師の会設立（日本在宅医学会の前身）
1995	NPO在宅ケアを支える診療所・市民全国ネットワーク
1996	日本在宅ケア学会設立
1999	日本在宅医学会設立，在宅医療研究会設立
2000	介護保険制度会誌
2001	日本ケアマネジメント学会設立
	日本訪問歯科医学会設立
2004	日本在宅医学会が在宅医療専門医制度創設
2005	第1回在宅医療推進フォーラム
2008	日本在宅医療学会設立
	日本在宅療養支援診療所連絡会発足
2009	日本在宅薬学会設立
2010	全国在宅療養支援歯科診療所連絡会設立
	全国薬剤師・在宅療養支援連絡会設立
2012	在宅医療・介護あんしん2012
2014	在宅看護学会設立
2015	日本在宅ケアアライアンス設立

年設立されたNPO在宅ケアを支える診療所・市民全国ネットワークなどがある。全国規模の活動体としては，在宅療養支援診療所の制度化を受けて2008年に発足した全国在宅療養支援診療所連絡会がある。

2 学術団体・活動体の今後の展望

今世紀に入り，在宅医療，在宅ケア関係の団体は，統合と分断・乱立の相反する様相を呈している。

統合の方向としては，2005年に勇美記念財団の第1回の在宅医療推進フォーラムで，日本在宅医学会，NPO在宅ケアを支える診療所・市民全国ネットワーク，日本プライマリ・ケア学会(当時)ネットワーク，日本ホスピス・在宅ケア研究会の4団体により，在宅医療を推進する共同声明が出され，今後，各団体が一致協力して在宅医療を推進していくことが宣言された。後にそれが発展し，2015年には在宅ケアの18団体による日本在宅ケアアライアンスが設立されている。また，医師の学術団体である日本在宅医学会と日本在宅医療学会は，2019年の合併に向けて協議を行っており，近い将来在宅医療の医師の学術団体は1つになる予定である。

一方，他職種の学会としては，2001年に日本訪問歯科医学会が設立され，活動体としては2010年に全国在宅療養支援歯科診療所連絡会が設立された。また，2009年に日本在宅薬学会が設立され，活動体としては2010年に全国薬剤師・在宅療養支援連絡会が設立されている。在宅看護分野でも，長い歴史のある在宅ケア学会とは別に，2014年に日本看護学会が設立されるなど，医師以外の職種の学術団体と活動体はそれぞれ異なる背景で設立され，いまだ統合されていないのが現状である。

平原佐斗司

Q37
多職種とのコミュニケーションを進めるには

地域包括ケアにおいて在宅医療をスムーズに行うために多職種との連携も必要になりますが，どのように進めていけばよいでしょうか？

point

▶地域には様々な資源がある。多職種が適切に連携することにより，在宅でのケアがスムーズになる。
▶必要なケアとその地域に適合した連携体制を構築する。
▶連携体制を充実させるために，お互いの顔が見えるような集まりの場を設けることや，在宅ケアの現場を共有するための勉強会を開くことなども重要。

1 多職種連携の必要性

地域には医療，看護，介護，福祉など様々な業種による資源が存在する。それら多職種との連携をスムーズにすることでケアがより行いやすくなる。連携体制が既にできている場合はそれに参加することもできるが，要求されているケアにそぐわない場合には，必要なケアとその地域に合わせた体制を新たに調整する必要がある。

2 多職種からなる資源

在宅ケアに関わる職種は多岐にわたる。訪問看護，ケアマネジャー，薬剤師，歯科医師，作業療法士，理学療法士，栄養士とは特に連携する機会も多くなるが，介護士，福祉用具関連，福祉施設関係などとの情報交換の場も必要となる。

在宅医療も在宅ケアの輪の中のひとつであり，健康管理に直結するため医師の発言がケアの体制に大きく影響する。だからこそ各職種の得意・不得意について情報を得て，充実したケア体制に生かしていく必要がある。資源は地域ごとに違いがあり，連携体制をその地域の医療資源に適合させていくことが求められる。

3 連携体制

連携するためのツールには，電話，FAX，インターネット，郵便などがあり，緊急性や重要度に応じて使いわけることが多い。多職種で連携する人数が多くなるとコンピューターへの慣れに差があり，最も重要な連携先には高齢者を含む患家もあるため，ツールの

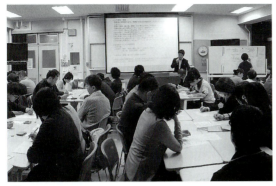

図 事例検討会

選択には配慮を要する。職種による用語の違いを認識して実際の現場ですり合わせることも，連携をスムーズに行う際には大切である。

4 連携体制の充実

　連携には報告，連絡，相談をしやすい関係性が大切であり，お互いの理解に向けて顔の見える関係を構築することも連携体制の充実に有効である[1]。多職種が集まる機会を設け，行政や医師会などが牽引役として参加することで，より多くの人に参加してもらえる。会場や日時を固定して定期的に開催することも，効率的に継続させるコツのひとつである。我々は月1回定期的に事例検討会を行っている（図）。そこで作成したメーリングリストも，情報交換の良いツールとなっている。

　在宅医療の窓口のひとつに地域連携室があるが，病院の部門であるため在宅ケアの現場をよく知らないこともある。病院に「在宅療養支援外来」を開き，在宅医が病院非常勤医として診療を行うことで，患者だけでなく病院スタッフにも在宅ケアについて詳細に説明する機会ができる[2]。それにより患者と病院スタッフの在宅ケアへの理解が深まり，地域包括ケアの連携体制の充実が期待できる。

【文献】
1) 市原利晃, 他：癌と化療. 2012；39(Suppl 1)：15-7.
2) 市原利晃, 他：ホスピスケア在宅ケア. 2016；24(1)：38-40.

市原利晃

Q38
在宅医に求められる資質・スキルとは

在宅医療にはちょっと特殊なイメージがあります。どのような医師に向いているのでしょうか？

A point

▶自分なりの療養をしようとする患者，家族の支援は決して無為なものではなく，医師にとってやりがいのある仕事である。
▶在宅医療を通じて，医師として心技体の向上が図れる。
▶在宅医療はinterestingであり，かつexcitingなものである。

1 在宅医に求められる資質

　虚弱な人や様々な疾病や障害が合併している人を支えるには，並々ならぬ体力と努力と能力が必要となる。単なる疾病管理にとどまらず，社会的側面や経済的側面などにも配慮した包括的対応が不可欠になる。つまり広い配慮とバランス感覚を持った医師が在宅医療に適性を持っている者であると言うことができる。

　しかし，在宅医に求められる資質はそれだけではない。ここでは在宅医に求められる適正・スキルを在宅医に必要な心技体として論じてみたい。もちろんこれらすべての条件を満たさなければ，在宅医療ができないわけではない。むしろ在宅医療に従事する中で，心技体のバランス（図）を向上させていく過程を楽しんでほしい。

2 在宅医の心

　在宅医は専門医と異なり疾病対応よりも虚弱者対応が中心となる。介護の問題や生活の問題にまで関与しなければならない。虚弱性に対する対応を行うとき，それらすべてを無視することができないからである。虚弱者が社会生活性を高め，様々な病状とうまくつき合いながら，周囲に負担をかけずにバランスよく生活するために，医療が適切なサポートをし続ける必要が

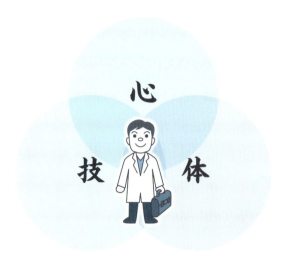

図 在宅医に求められる心技体のバランス

ある。

3 在宅医の技

　昨今の在宅医療現場では，様々な在宅療法が施行されていることが少なくない。様々な在宅療法を習熟し，求められる医療を適切に行っていくためには，在宅医療技術の向上が不可欠である。これらの多くは，基礎的臨床能力を持っている者であれば，在宅診療の現場で真摯に現場修練を重ねていくうちに習得できるものが大半であるが，時には訪問看護に同席したり，様々な勉強会や研修会などにも参加するなど，様々な機会を利用して技術の向上を図っていく必要がある。

4 在宅医の体

　在宅医療を行う上で，24時間365日対応することが大変だという声が大きい。もちろんまったく仕事から離れることがないという意味では，非常に負担感が大きいかもしれないが，もし往診代行などを他の医師にゆだねる場合，その間の緊急事項に自分がまったく関与できないことに対する不安感を考えると，むしろ自分で対応したほうが楽だという意見もよく聞かれる。24時間対応することこそが在宅医療の負担感でもあり，責任感でもある。

　在宅医療では，病院の中では経験したこともない世界が広がっているだろう。苦労もあるだろうし，道に迷うこともあるかもしれない。地域社会の歪みという医療だけでは解決しえない事象の大きさに打ちのめされることも少なくない。しかし一方で，在宅医療は医療者に大きな喜びと充実感を与えてくれる，とてつもなく魅力的なフィールドでもある。

5 在宅医へ伝えたい言葉

　在宅医療の先駆者の1人でもあり，日本在宅医学会の創立者でもある佐藤 智先生が常々「病気は家で治すもの」「在宅医療はinterestingであり，かつexcitingなものである」と話していたことを少しでも多くの在宅医に知ってもらいたい。

英 裕雄

Q39

在宅医療が提供するサービスの種類・内容は

在宅医療を始めるにあたって，訪問診療のほかにどんなサービスがあるとよいでしょうか？

point

▶在宅医療は訪問診療だけではすまない。他の医療系，介護系サービスとの連動が必須である。
▶これから始めようとする在宅医療のあり方によって，自ら整備しなければならないサービスが決まる。
▶通常，訪問看護を同時に提供するには，訪問診療のあり方によって医療保険・介護保険対応のうちどちらか一方を提供するか，両方を提供するかにわかれる。

1 在宅医療に必要なサービスとその特徴

　在宅医が行うサービスは訪問診療・往診が中心であるが，これだけでは在宅医療が完結しないことは明白である。訪問看護，訪問薬剤指導，訪問歯科診療，訪問栄養指導，訪問リハビリテーションなどの医療系の訪問サービスが組み合わさり，在宅医療全体が構築される。さらには，ケアマネジャーを中心とし，訪問介

表 訪問診療の種類

種類	機能	付帯サービス	主な保険の種類
地域密着型	かかりつけ型	看護師，薬剤師	介護保険
特定機能型	がん，緩和医療など	看護師，薬剤師	医療保険
	リハビリ型	看護師，リハビリ	介護保険
	その他	看護師，薬剤師	医療・介護保険

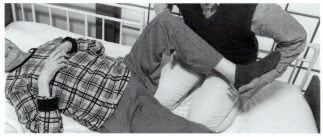

図 訪問リハビリテーションの様子

護やデイサービス，ショートステイなどの様々な介護生活支援サービスが加わり，在宅療養支援体制ができ上がる（表）。

この中で，それぞれの療養の仕方をどのサービスを組み合わせながら過不足なく効率的に支えていくのかについて，在宅医は常に関心を持つ必要がある。しかしこれらすべてを用意できるわけではないので，通常はその地域の既存のサービスと連携し，どうしても不可欠で足りないサービスを中心に，自施設で基盤整備を行っていくことが望ましい。

訪問診療と密接に関係する医療系サービスとしては，訪問服薬指導・訪問看護が挙げられる。さらにリハビリ的在宅医療を提供しようとすれば，訪問リハビリテーションは医療機関のみ提供可能なサービスであることにも着目していく必要がある。以下，それぞれのサービスの特徴を述べたい。

1 訪問看護

疾病や状態像によって，医療保険で対応すべき場合，介護保険の対応となる場合があるが，いずれにしても最も密接に診療と連動する必要がある医療系サービスとなる。連携できるかどうかは課題となるが，地域によっては訪問看護ステーション等がすでに整備されている場合もある。必要な訪問看護サービス事業が地域に未整備な場合は，自施設での訪問看護の実施が必要となる。まず，どの部分を自施設看護で行い，どの部分で他施設との連携を図るべきか検討していくことも重要である。

2 訪問服薬指導

昨今，訪問服薬指導に力を入れている調剤薬局が増加している。しかし，すべての調剤薬局が同様の対応ができるわけではない。服薬指導に注力している薬局もあれば，中心静脈栄養などハイテク在宅医療に対応している薬局，麻薬など豊富な取り扱い薬がある薬局など，それぞれ特徴があることをあらかじめ理解しておく必要がある。

3 訪問栄養指導

在宅医療における訪問栄養指導は，介護保険の居宅療養管理指導によって提供されている。在宅での栄養指導は，糖尿病や脂質異常症などの生活習慣病対応や腎不全や肝不全など臓器不全食対応，さらには嚥下障害など様々な摂食障害対応が複合化しているので，様々なバランスに配慮できる経験豊かな管理栄養士が活躍できる現場であることにも留意が必要である。

4 訪問リハビリテーション

訪問リハビリテーション（図）には，脳血管障害や整形外科疾患にとどまらず，様々な加齢変化や廃用変化による機能低下全般に対するリハビリテーション提供が望まれている。また昨今はがんのリハビリテーシ

ョンなど，従来以上にリハビリテーションの広がりがみられるため，在宅医療における今後の活躍が期待できる。

5 その他の介護サービス

　医療系サービスと介護系サービスが組み合わさって提供されることへの安心感は大きい。ケアマネジメントや訪問系の介護サービス，さらにはデイサービスやショートステイなどの設置や，あるいは様々な住居系施設などを併設することで支えを複合化したり，重症心身障害小児用施設などを設置することもある。このように，様々な付加価値サービスの構築は在宅医療に広がりを持たせる可能性がある。

英　裕雄

Q40

後方病院，連携病院など，地域の病院との連携は

在宅療養中の患者が入院を要する状態となったときはどうすればよいのでしょうか？　また，どのような病院から在宅療養の依頼が来るのでしょうか？

point

▶ 入院が必要だと判断されたときは，状態に応じて入院先を選ぶ必要がある。
▶ 緊急性，重症度により入院を依頼する病院は変わるが，連携病院に依頼することが望ましい。
▶ 在宅医療推進と言われている現在，様々な病院から在宅療養を依頼される。

1 在宅医療において入院が必要となる場合

　在宅医療においては，多くの理由で入院が必要となることがある。多い病態としては，肺炎，脳梗塞，転倒による骨折，心不全，等が挙げられる。一方，入院が必要との判断には，下記のような考慮すべき点がある。

・既に終末期であり，本人・家族が入院を望んでいない場合
・状態から見て入院医療による回復が望めない場合
・独居であり，常時の見守りが困難な場合

2 緊急時，入院依頼ができる連携病院の構築

　患者の状態により入院依頼をすべき病院は変わる。たとえば，心筋梗塞が疑われたとき，どこに入院依頼すべきであろうか。発症前が健康で，日常生活が自立しているような患者（在宅療養では稀だが）の場合，三次救急病院（救急救命センター）に搬送すべきであろう。しかし，身体状況や年齢を考慮した上で，二次救急病院での最適な治療を優先させる方法もある。この判断においては，主治医の判断が最も重要であるが，在宅療養現場にすぐ駆けつけることが不可能なこともある。そのときは救急隊による判断（プレホスピタルケア）で搬送先を探すこととなる。

　肺炎，脳梗塞，骨折，等においても同様に入院先を探す必要があるが，緊急時の入院を後方病院もしくは連携病院として決めておき，まずはその病院に治療方法の選択も含めて入院依頼できるような連携を構築しておくことが望ましい。

3 地域医療連携が可能な病院

　上記のような連携は，どのような病院と構築できるのであろうか。200床未満の病院で自ら在宅療養を行っている「在宅療養支援病院」と連携している場合，受け入れは可能であろう。さらに，必ず受け入れてくれる病院としては「機能強化型在宅療養支援病院」との連携がある。これらについては，後の項目で説明があるが，「機能強化型在宅療養支援病院」においては連携するすべての医療機関に「看取り」が課せられている。

　200床以上の後方病院としては，「在宅療養後方支援病院」がある。これは平成26年診療報酬改定で創設された制度で，入院する病院を定めておくものであるが，病院医師と在宅主治医は3カ月に1回情報交換をする必要がある。

4 在宅療養の依頼

近年，在宅療養の推進が推し進められている。病院においては，在宅復帰率の要件や加算が設けられており，在宅療養への移行患者は制度から見ても増加することは必須である。

たとえば，7対1看護基準の急性期病棟の在宅復帰率は80％以上が要件であり，地域包括ケア病棟は70％である。また，療養病床や老人保健施設にも在宅復帰率による加算が設けられ，この加算をとらないと，転院時に7対1病棟の在宅復帰率から除外される仕組みになっている。このように診療報酬上の設定も，「入院から在宅へ」を推し進めている。

5 地域包括ケア病棟

地域包括ケア病棟（☞「Q27の図」参照）[1]は，2014年，診療報酬改定で創設された。急性病棟からの受け入れ，在宅・生活復帰支援，緊急時受け入れを役割とする病棟である。まだ創設後の経過が短く，医療・介護の現場での認知は不十分であるが，今後の地域包括ケアシステム，医療介護連携等において，きわめて有用な病棟と言える。

【文献】
1) 厚生労働省：地域包括ケア病棟のイメージと要件．[http://www.mhlw.go.jp/file/06-Seisakujouhou-12400000-Hokenkyoku/0000039380.pdf]

猪口雄二

2　❷ 在宅医療と医療経営

Q41

地域のニーズに応える在宅医療とは

在宅医療に携わる医療者は，今後変化していく地域社会ニーズをどのようにとらえ，それに応えていけるでしょうか？

point

▶在宅医療は，医療者側から出向いて行くため，地域社会の課題やニーズに気づきやすい。

▶地域社会の課題やニーズには多様性があり，提供すべき医療サービスは地域ごとに異なる。
▶在宅医療は，単なる医療の出前ではなく，地域社会の文化づくりへと進化していく必要がある。

1 こんなとき，どうする？

在宅での看取りを希望する末期がん患者から診療依頼があったとしよう。訪問看護と連携すれば，疼痛ケアや家族の負担軽減も含め，本人の希望を叶えられるかもしれない。しかし，地域には24時間対応の訪問看護ステーションが少なく，連携を断られたとしたら，皆さんはどうするだろう？　ステーションが少ない現状を嘆き，「この地域に24時間対応のステーションがもっとあれば……」などと捨て台詞とともに，患者からの依頼を断るだろうか？

2 地域社会の課題からニーズを掴み，解決法を探る

前述の想定で見つかった地域社会の課題は，恐らく当該患者だけの問題ではない。では，どのような解決法があるだろう。たとえば，連携システムを再考し，少ない資源でも支えられる新たな仕組みを構築する。または，終末期にも対応できる介護職を増やすための勉強会を行ったり，自ら訪問看護ステーションを立ち上げたりして，新たな資源を生み出すのもありかもしれない。患者とのつながりから得た気づきは，地域社会のニーズそのものであり，それに応えるために何ができるか考えることは地域づくりとも言える。

3 地域社会の"今"と"これから"を見つめる

地域社会にはそれぞれの個性がある。高齢化問題1つをとっても，わが国全体で高齢化は確かに進むが，東京23区のように劇的に高齢者が増加する地域もあれば，愛媛県宇和島市のように高齢者が減少する地域もある（図）[1]。宇和島市の場合は，少子化に伴う急速な人口減少により高齢者の減少を超えて高齢化率が上昇する。

それぞれの地域社会で行われるべき在宅医療や構築すべき地域包括ケアシステムはどのようなものだろうか。ある地域でうまくいっている取り組みが別の地域

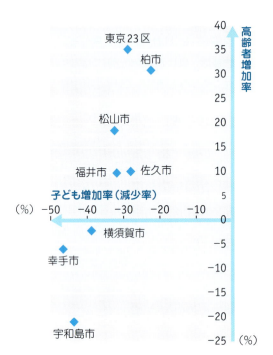

図 高齢者の増加率と子どもの増加率

（文献1より作成）

でも適用できるとは限らない。しっかりとそれぞれの地域社会の個性をとらえ，"今"と"これから"を見据えた対策を講じていかねばならない。

4 文化づくりへ

地域社会の課題やニーズは，人口構造のみならず政治や行政のスタンス，さらには生活習慣等の複雑な要素が絡み合って生まれている。それは地域社会における文化とも言えるものであり，在宅医療に携わる医療者には，病院など非日常の空間で行われる医療をそのまま自宅へと持ち込むことなく，患者とのつながりを大事に，しっかりと日常の暮らしに目を向けることで，新たな文化づくりとも言える役割が期待されるのではないだろうか。

【文献】
1) 国立社会保障・人口問題研究所：日本の地域別将来推計人口（平成25年3月推計）．
[http://www.ipss.go.jp/pp-shicyoson/j/shicyoson13/1kouhyo/gaiyo.pdf]

紅谷浩之

Q42

在宅医療の将来推計は

今後の在宅医療の需要はどれくらい見込まれているのでしょうか？

point

▶将来へ向けて，各病棟機能が今後の疾患構造にあった形へ変わっていけるよう，病床再編が求められている。
▶地域医療ビジョンに基づく病床再編が順調に進められた場合，2025年の在宅医療需要は，29.7～33.7万人程度と推計されている。
▶中山間地域では，地域医療の維持が優先され，在宅医療需要については質的な評価がより重要である。

1 地域医療ビジョンと在宅医療需要予測

現在，2025年に向けた医療提供体制の改革を推進するために，医療介護総合確保推進法が2014年に公布され，地域医療ビジョンの策定が全国で行われている。この事業の中で，各病棟機能が今後の疾患構造にあった形，すなわち「治す医療」から「治し支える医療」へ移行すべく病床再編が求められている。この病床再編の中で，高度急性期，急性期病床が適正化され，在宅復帰を支える回復期病床を割合として増やすことが基本設定となっている。また，療養病床においては医療区分1の患者の70％，一般病床でも医療資源投与量が一定（225点）以下の患者層が，将来時点での在宅医療等の医療需要とされている。このため，全国規模で見ると，図[1]に示したように，2025年においての必要病床数は115～119万床程度とされ，一方，2025年の在宅医療需要は29.7～33.7万人程度と推計されている。

2 在宅医療提供の現状

2014年の患者調査では，調査日に在宅医療を受けた推計外来患者は約15万6000人であり，これを施設の機能別に見ると，病院約1万4000人，一般診療所約10万2000人，歯科診療所約4万1000人となっ

○今後も少子高齢化の進展が見込まれる中，患者の視点に立って，どの地域の患者もその状態像に即した適切な医療を適切な場所で受けられることを目指すもの．このためには，医療機関の病床を医療ニーズの内容に応じて機能分化しながら，切れ目のない医療・介護を提供することにより，限られた医療資源を効率的に活用することが重要．
（→「病院完結型」の医療から，地域全体で治し，支える「地域完結型」の医療への転換の一環）
○地域住民の安心を確保しながら改革を円滑に進める観点から，今後，10年程度かけて，介護施設や高齢者住宅を含めた在宅医療等の医療・介護のネットワークの構築と併行して推進．
⇒・地域医療介護総合確保基金を活用した取組等を着実に進め，回復期の充実や医療・介護のネットワークの構築を行うとともに，慢性期の医療・介護ニーズに対応していくため，全ての方が，その状態に応じて，適切な場所で適切な医療・介護を受けられるよう，必要な検討を行うなど，国・地方が一体となって取り組むことが重要．

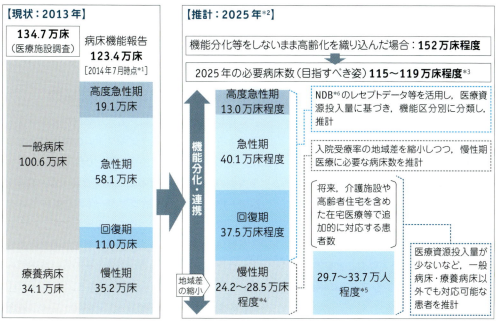

図 2025年の医療機能別必要病床数の推計結果（全国ベースの積み上げ）

*1：未報告・未集計病床数などがあり，現状の病床数（134.7万床）とは一致しない．なお，今回の病床機能報告は，各医療機関が定性的な基準を参考に医療機能を選択したものであり，今回の推計における機能区分の考え方によるものではない．
*2：地域医療構想策定ガイドライン等に基づき，一定の仮定を置いて，地域ごとに推計した値を積上げ．
*3：パターンA：115万床程度，パターンB：118万床程度，パターンC：119万床程度
*4：パターンA：24.2万床程度，パターンB：27.5万床程度，パターンC：28.5万床程度
*5：パターンA：33.7万人程度，パターンB：30.6万人程度，パターンC：29.7万人程度
NDB：national database
（文献1より引用）

ている．在宅医療の種別では，総数では往診3万4000人，訪問診療11万5000人となっている．在宅医療を受けた推計が，依頼患者数は2005年まで横ばい（7万人前後）であったが，2008年からは増加している．在宅医療受療数は，あくまで推計ではあるが，上記2025年の医療需要が30万人だとすると，およそ現在の倍の需要が見込まれることになる．

3 在宅医療推計値解釈における留意点

上記の在宅医療推計値は，あくまで地域医療ビジョンによる病床再編が順調に行われたと仮定したものであり，さらには地域により実情が大きく異なるため，必ずしも全国くまなく在宅医療需要が増えるということは意味していない．たとえば，中山間地域では，高齢化は進むものの，人口自体が少なくなるため，高齢者数は増えず，看護・介護職などの働き手が不足する事態が想定される．このような地域での一般診療所医師の高齢化も問題となっている．このような地域では，在宅医療の充実の前に，他の地域との連携による，むしろ急性期を含む地域医療の維持が重要となってく

る。このように地域の実情に合わせた在宅医療需要の質的評価がより重要となると思われる。

【文献】
1) 医療・介護情報の活用による改革の推進に関する専門調査会：医療・介護情報の活用による改革の推進に関する専門調査会 第1次報告. 2015.
[http://www.kantei.go.jp/jp/singi/shakaihoshoukaikaku/houkokusyo1.pdf]

三浦久幸

Q43
看取り難民とは

看取り難民とは何ですか？ その解決策としてどのようなことが考えられますか？

A
point

▶看取り難民とは，穏やかな最期を迎えるために必要な受け手（場所）が見つからない人々のことを言う。
▶その解決策として，地域包括ケアシステムの構築が国策として進められている。
▶自宅やサービス付き高齢者向け住宅，グループホーム，有料老人ホーム，特別養護老人ホーム等の生活の場での看取りを増やすことが想定されている。

1 看取り難民とは？

超高齢社会に伴う死亡者数の増加に，社会的基盤（医療機関，介護施設，在宅医療等における看取りのケアの体制）が追いつかなかった場合，看取りの場所が見つからない人が生じてしまうことが想定される。これらの人々のことを「看取り難民」あるいは「死に場所難民」と言う。

「看取り難民」という言葉が使われるようになったのは，2009年頃である。これには，2030年の死亡者数と死亡の場所を推計した厚生労働省の資料「今後の看取りの場は？（死亡場所別，死亡者数の年次推移と将来推計）」（）[1)]の存在が大きい。この推計では，2030年の死亡の場所とその数を，それぞれ次のように仮定している。

・医療機関：2005年と同じ数の看取りを想定（2005年に比べて，病床数を増加させない）
・介護施設：2005年の3倍の看取りを想定（2005年の2倍の施設を整備し，これまで看取りに対応できなかった施設も看取りに対応できるようにする）
・自宅：2005年の1.5倍の看取りを推定（在宅医療を推進させる）

すると，2030年には，医療機関，介護施設，自宅のいずれにも当てはまらない「その他」の部分に分類される人（いわゆる看取り難民）が，約47万人生じると推計された。

2 地域包括ケアシステムの構築

こうした推計をもとに，看取り難民が生じることを避けようと，地域包括ケアシステムの構築が提唱された。住み慣れた地域（生活の場）で自分らしい暮らしを人生の最後まで続けることができるよう，住まい・医療・介護・予防・生活支援が一体的に提供される体制を地域ごとに整えていくことを施策としている。

背景には，国民の多くが生活の場で最期を迎えたいという思いを持っている一方で，その思いを遂げられている人が少ないという現実がある。2008年の「高齢者の健康に関する意識調査」（内閣府）では，最期を迎えたい場所として，60.4％が「自宅」，6.0％が「介護施設」と答えている。しかし，2008年の死亡者のうち，その場所が自宅だったのは12.7％，介護施設は3.9％に過ぎなかった。

地域包括ケアシステムは，国民が望む最期の迎え方を実現できる体制を構築するという施策である。これには持続可能な社会保障制度の必要という背景もある。もし仮に，増加する死亡者の受け皿として，新たに医療機関を増やすとすれば，国の社会保障費の増加に拍車をかける。また，2040年頃に迎える"多死時代"のピークの後に負の遺産となってしまう。地域包括ケアシステムを構築することで，医療機関ではなく，自宅やサービス付き高齢者向け住宅，グループホーム，有料老人ホーム，特別養護老人ホーム等の生活の場での看取りを増加させることを意図している。

3 2015年の状況

施策が功を奏し，現在のところ2009年に危惧され

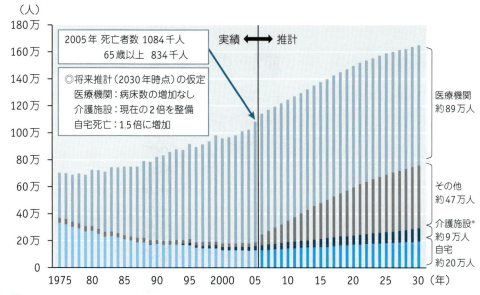

図 死亡場所別，死亡者数の年次推移と将来推計

＊：老健，老人ホーム
2005年までの実績は厚生労働省「人口動態統計」，2006年以降の推計は国立社会保障・人口問題研究所「人口統計資料集（2006年度版）」から推定。
（文献1より引用）

たような看取り難民は生じていない。2015年の死亡場所別の死亡者数の統計を見ると，看取り難民を指した「その他」の数は，2万7585人であった（2005年は2万7548人）。

2005年と比べると，介護施設，自宅での死亡者数はそれぞれ3.62倍，1.24倍となっており，生活の場での看取りが増加していた。しかし，今後，さらに死亡者数が増えることを考えると，いまだ看取り難民への懸念はぬぐえない。さらなる地域包括ケアシステムの推進が期待される。

【文献】
1）厚生労働省　今後の看取りの場所
　［http://www.mhlw.go.jp/shingi/2009/06/dl/s0611-2b_0003.pdf］

荒井康之

Q44
在宅医療の事業性見込みは

2025年地域包括ケアシステムの構築に向け，在宅医療はどのように展開していくのでしょうか？　その事業内容と将来性は？

point

▶国の緊急的重要課題である「税・社会保障一体改革」の一環として，医療・介護保険制度の大改革（地域包括ケアシステムの構築）が，2025年に向け急ピッチで進められている。その基本理念（骨格）は2003年に明示されており（表）[1]，現在はその具体的な工程表が的確にその都度示されているにすぎない。

▶医療は少子・超高齢社会に耐えうる「治す医療（急性期）」から「支える医療（慢性期・生活期）」への大転換が図られている。在宅医療はその要で，需要は多くなると予想される。

▶事業内容と展開方向は地域特性により大きく異なる。

1 ニーズに応じた多種多彩な多職種連携が必要な時代に

在宅医療は，入院および通院外来で行ってきた従来の医療に対して，患者の居宅などに出向いて行う「第

表	尊厳を支えるケアの確立への方策
1	介護予防・リハビリテーションの充実
2	生活の継続を維持するための新しい介護サービス体系 ①住宅でも365日・24時間の安心を提供する ②新しい「住まい」 ③高齢者の在宅生活を支える施設の新たな役割 ④地域包括ケアシステムの確立
3	新しいケアモデルの確立：認知症高齢者ケア
4	サービスの質の確保と向上

(文献1より作成)

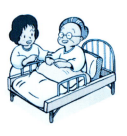

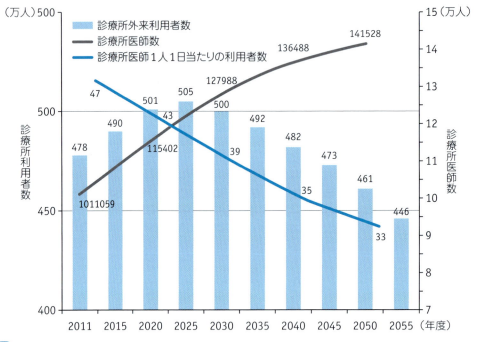

図 診療所外来利用者数の将来推計　　　（東京大学高齢社会総合研究機構：辻 哲夫氏提供）

三の医療」とも言われている。今後、急性期状態を脱した後の慢性期における「すまいとすまい方」は患者が自ら選ぶことになり、医療はそれを傍で支えるただの黒子にすぎなくなる。したがって、療養生活を支えるためには、ニードに応じた多種多彩な多職種連携が必要である。

2 地域包括ケアシステムと在宅医療

　2025年のケアシステムの構築完了に向け、医療機関の機能分化・在宅復帰支援の促進、各種介護施設・事業所による多種多彩な生活支援サービスの提供と医療支援が「税・社会保障一体改革」のもと加速的に進められている。特に2018年は6年に一度の診療報酬・介護報酬の同時改定と第7次医療計画・第7期介護保険事業計画および第3期医療費適正化計画・第4期介護給付適正化計画が予定されており、2025年に向けての最終メッセージ（工程表）になると予想されている。

　診療報酬改定では、慢性期病床の再編が最大の課題であり、障害・難病も含む慢性期機能を持つ病床に収斂される。現在の慢性期療養病棟の多くの患者は、回復期や在宅療養に誘導される。さらに高齢化率の高い地域では、患者が高齢のため通院ができなくなり外来患者が減少している（図）。そのため必然的に訪問診

療が多くなってきたと，仲間の医師たちから報告を受けている。

国民の多くが在宅での看取りを希望しており，重層的に支えるサービスが充実した地域包括ケアシステムの完成度が高いコミュニティでは，今後，在宅医療の需要も急速に増えると予想される。

【文献】
1）高齢者介護研究会：2015年の高齢者介護～高齢者の尊厳を支えるケアの確立に向けて～, 2003.

長縄伸幸

Q45

介護報酬の中身は

利用者への介護保険給付と，サービス提供者への介護報酬の支払いはどのように設定されているのか教えて下さい。

point

▶原則として，サービス料の9割，または7, 8割が保険で給付される。

▶介護報酬は市町村の国保連合会が審査の上，サービス提供者に支払う。

▶いずれも所得や要支援・要介護度等によって，負担または支給限度額が設定されている。

1 保険給付について

1 保険給付の種類

介護保険法による保険給付には，①要介護者に対する法定給付である「介護給付」，②要支援者に対する法定給付である「予防給付」，③要介護状態・要支援状態の軽減・悪化の防止に資する保険給付として市町村で定める「市町村特別給付」の3種類がある。

2 利用者自己負担

介護保険サービスを受けたときは，原則として保険対象サービス費の9割または8割が保険で給付され，残りの1割または2割を利用者が負担する。

居宅介護サービス計画費（ケアマネジャーが行う相談・連絡調整，サービス計画作成など）は，利用者負担はない。なお，施設等の居住費，食費，短期入所の滞在費・食費，通所サービスの食費などは保険給付対象外である。ただし，市町村民税世帯非課税等，低所得者に対しては所得区分に応じた負担限度額が設定されており，超えた部分に対しては現物給付されるものもある。

2 介護報酬について

1 介護報酬とは

介護保険サービスを提供した事業所・施設のサービスの対価は，介護報酬として保険者である市町村から委託を受けた国保連合会の審査を経て支払われる。

報酬は「単位」で表され，居宅サービスにおいては，サービスの種類ごとに内容，事業所が所在する地域などを考慮している。単位数の設定は，サービスの種類，内容ごとにサービス提供1回当たり○○単位，利用者1人1日当たり△△単位，利用者1人1カ月あたり□□単位といった包括的な考え方が基本となっている。これらの単位数は1回の提供時間や利用者の要支援・要介護度等に応じて差が設けられている。

2 介護報酬の加算・減算

介護報酬はサービスの種類ごとに基本単位数と加算・減算で構成されている。

加算の主な趣旨は，地域特性，介護人材の確保，サービスの質の向上，サービスの特性に大きく分けられる（表）。また，減算は，運営基準の遵守を担保とするために，人員配置や効率性に着目したものなどがあ

表 主な加算の趣旨と名称

地域特性	特別地域加算（訪問系），中間地域等における小規模事業所加算（訪問系），中山間地域等提供加算（訪問系，通所系）
介護人材の確保	介護職員処遇改善加算（介護職必置の事業所・施設）
サービスの質の向上	サービス提供体制強化加算または特定事業所加算（福祉用具貸与を除く）
サービスの特性	サービス提供体制，サービス提供時間帯，緊急時の体制，リハビリテーションマネジメント，短期集中個別リハビリテーション，栄養ケアマネジメント，認知症の受け入れなど

る。

3 支給限度額

介護報酬額は，要介護度によって単価設定されている「区分支給限度基準額」（☞「Q19の表」参照）と，要介護度に関係なくサービスの量や時間で単価設定されている「支給限度基準額」がある。区分支給限度基準額の対象として，通所介護サービス料，短期療養生活介護サービス料などがあり，支給限度基準額の対象としては，訪問介護サービス料などがある。

なお，以下①〜⑤のサービスは支給限度基準額の対象にならない。①居宅療養管理指導，②特定施設入居者生活介護，③認知症対応型共同生活介護，④地域密着型共同生活介護，⑤地域密着型介護老人福祉施設。

鷲見よしみ

Q46

サービス提供の態様と収益・コストの考え方は

在宅で患者さんを支えるにはどのような視点でどのような方法で支えたらよいのでしょうか？

point

- ▶「住まいと住まい方」においては，利用者が自ら選択，その意思を家族が尊重し，ともに生きることを覚悟する（させる）ことが重要である（☞「Q23図右」参照）[1]。その上で，快適な療養生活のあり方を具体的に支援する。
- ▶快適な療養生活の継続には家族支援が鍵である。家族支援のあり方は，対象利用者の病態により異なり，「がん」「非がん」「認知症」の3種に大別される。
- ▶地域におけるサービス提供体系の多様性と提供量および市民の意識度'などの地域力を熟知した名プランナーやアドバイザー（熟練ケアマネジャー，ケースワーカー，かかりつけ医等）の助言を得ることが望ましい。

1 真のニードは何であるか

サービス提供の内容を決めるとき，まず根本的な課題・障害（いわゆる真のニード）は何であるかを本人と家族から聞き出すことを最優先すべきである。医学的な課題を見つけ出すことは，経験を積めば専門職としてそれほど難しいことではないが，本人・家族を取り囲む課題は複雑であることが少なくない。その分析結果で優先順位は簡単に逆転する。死生観・経済力・介護力・家族関係・調整能力（まとめ役の存在）などがそれに相当する。

状況により，黒子・まとめ役やオピニオンリーダーになる柔軟性が求められる。また，家族の視点でコストを常に考えることは，サービスの継続性に重要な要素である。

2 在宅医療（在宅ケア）と家族支援のポイント

筆者は在宅医療を1991年から行っているが，開始間もなく家族支援の重要性に気づき，3年後に老人保健施設を開設し，以後必要に応じて徐々に各種の支援サービスを構築してきた。家族にとって最大の不安は，利用者の病態，その対応方法や医療・介護の24時間365日の保障であり，やがて各種の支援サービスが構築されその不安感が解消されていくと，在宅療養に対する意識も変化してきた。

現在では，最大の家族支援は，同居家族へのレスパイト支援であり，家族間調整支援および経済力相談である。したがって，訪問系サービス（訪問診療・看護・ヘルパーによる支援）より通所系または施設系サービスが好まれるようになってきた。特に，非がん・認知症・高齢者がん患者にその傾向が強い。したがって，利用者・家族のニーズに合わせて各種の支援サービスを柔軟に提供することが望ましい。その提供パターンは「がん」「非がん」「認知症」の3種に大別される。

3 利用者特性に応じた家族支援の要点

がん患者で在宅医療が必要になったときは外来通院できなくなった末期状態であり，患者の意向に従う医療サービスの短期間提供が多い。在宅医療の開始時に負担を感じる介護者には小規模多機能サービスの併用を導入時に提案している。

脳神経障害や難病で寝たきりの患者（非がん患者）は，介護が主体で長期となるため，家族の負担はきわめて大きい．家族の介護ストレスを一時的に開放する，ショートステイ，デイサービスや短期的入所などの介護保険下のサービスの併用が有効である．

最も精神的・肉体的負担を感じているのは，中・重度の認知症患者の家族である．周辺症状（behavioral and psychological symptoms of dementia：BPSD）には適切な薬剤投与や対応方法を家族に日頃から丁寧に指導できる，かかりつけ医や民生委員を含む専用チームの結成が望ましい．本人には環境変化で安心・安住が図りにくいが，時にはショートステイや短期入所で介護負担の軽減を早めに行うとよい．筆者は，病態や家族の都合で臨機応変にサービス変更ができ，馴染みのスタッフが常にそばで接してくれる小規模多機能サービスを好んで利用している．

【文献】
1) 三菱UFJリサーチ＆コンサルティング：＜地域包括ケア研究会＞地域包括ケアシステムと地域マネジメント（地域包括ケアシステム構築に向けた制度及びサービスのあり方に関する研究事業），平成27年度厚生労働省老人保健健康増進等事業, 2016. [http://www.murc.jp/uploads/2016/05/koukai_160509_c1.pdf]

長縄伸幸

Q47
在宅医療と外来機能の関係は

外来診療を行っていると，患者や家族から往診を依頼されることがありますが，かかりつけ医である一般診療所の在宅医療の実態はどうなっているのでしょうか？

point

▶かかりつけ医が在宅医療を行ってくれれば患者や家族は安心である．
▶国民の54.6％は最期を自宅で迎えることを望んでいるが，実際の自宅死亡割合は全国平均で12.8％である．

▶かかりつけ医が外来診療の延長で在宅医療ができるような体制を構築することが重要である．

1 かかりつけ患者や家族の望み

診療所で外来診療を行っていると，長期間通院している高齢患者から，「先生，私が動けなくなったら，往診してもらえないか」と，しばしばお願いされることがある．かかりつけの患者にとっては，自分の心身の状態を把握している信頼する主治医に，必要なときに自宅に往診をしてもらい，これまでの医療を継続してもらえれば，家族も含めて，この上なく安心と思うのは自然なことと言える．

2 自宅での死亡割合の推移と住み慣れた自宅での看取りの実現

わが国では，1950年頃は自宅での死亡割合は8割を超えていたが，高度経済成長と医療の進歩に伴って徐々に減少し，1970年代には病院等の医療機関での死亡割合が逆転し，1990年代以降は自宅での死亡割合は1割台に激減して推移している．

厚生労働省は全国在宅医療会議の資料として，市町村別の自宅死亡割合の全国データ集を公表したが，その自宅での死亡割合は，2014年の人口動態統計や医療施設調査から，在宅医療に関連する様々なデータを全国1741市町村ごとに集計したものであり，自宅死亡の割合は全国平均で12.8％であった．人口20万人以上の都市について検討すると，最も高い地域が22.9％，最も低い地域は8％であった．

一方，内閣府調査では，最期を迎える場所の国民の希望は，「自宅」とする回答が最も多く54.6％を占めており，病院に入院してチューブにつながれて延命治療を受けるよりも，住み慣れた自宅で自然に逝きたいと考える人が多いことが明らかになっている．最期は自宅で迎えたいとする国民の希望と，実際に自宅で看取られた人の数には乖離があるが，「かかりつけ医」は外来での日常診療の場において，患者から通院が不可能になったときには，自宅に赴いて診療を継続してもらいたいとの切なる願いを告げられているのも現実である．

表1 在支診届出状況別在宅医療（訪問診療・往診）実施医療機関数

在宅医療実施機関	在支診届出無	在宅療養支援診療所（在支診）・病院			合計
		在支診	強化型	病院	
訪問診療	205 (54.2%)	106 (28.0%)	56 (14.8%)	11 (2.9%)	378 (100%)
往診	298 (62.7%)	114 (24.0%)	53 (11.2%)	10 (2.1%)	475 (100%)
調査票回収医療機関数	1478 (86.2%)	164 (9.6%)	59 (3.4%)	14 (0.8%)	1715 (100%)

（文献1より引用）

表2 在支診届出状況別自宅等での看取り患者数（2012年1月1日～12月31日）

自宅等での看取り患者数	在支診届出無	在宅療養支援診療所（在支診）・病院			合計
		在支診	強化型	病院	
患家	444 (25.8%)	464 (26.9%)	772 (44.8%)	44 (2.6%)	1724 (100%)
特別養護老人ホーム	178 (49.3%)	77 (21.3%)	101 (28.0%)	5 (1.4%)	361 (100%)
グループホーム	36 (30.5%)	49 (41.5%)	31 (26.3%)	2 (1.7%)	118 (100%)
その他	26 (18.1%)	49 (34.0%)	65 (45.1%)	4 (2.8%)	144 (100%)
合計	684 (29.1%)	639 (27.2%)	969 (41.3%)	55 (2.3%)	2347 (100%)

（文献1より引用）

3 かかりつけ医による在宅医療と地域にふさわしい体制の構築

　千葉県医師会は，在宅療養支援診療所（在支診）ではない一般の「かかりつけ医」が患者の希望を受けとめ，往診や訪問診療を相当数実施しているのではないかとの仮説を立て，2013年に会員医療機関に「在宅医療にかかる実態調査」を実施した。

　調査医療機関数3087件，回答率55.6%であった。有効回答1715件のうち訪問診療を行っている医療機関は378件，そのうち「在支診届出無」（一般のかかりつけ医）は205件（54.2%）であった。往診を行っている医療機関は475件，そのうちで「在支診届出無」は298件（62.7%）であった（**表1**）[1]。また，自宅等での看取り患者数は2347人，　患家での看取りは1724人，そのうちで「在支診届出無」は444人（25.8%）であった（**表2**）[1]。このことから在宅療養支援診療所ではない一般の診療所も，在宅療養支援診療所に引けを取らない数で，訪問診療，往診，看取りを行っている実態が明らかになった。

　一般の診療所が，外来診療の延長で「かかりつけ患者」の求めに応じて訪問診療，往診，看取りを無理なくできるように支援することが必要であり，一般の診療所と在宅療養支援診療所・病院との連携を基盤に，地域にふさわしい在宅医療体制を点から面で構築することが重要である。

【文献】
1) 千葉県医師会：在宅医療にかかる実態調査 中間報告. 2013.
[http://www.chiba.med.or.jp/personnel/download/invstg_ztk25.pdf]

土橋正彦

Q48

在宅医療の収支（採算性）は

今後の在宅医療について，医療経営の視点からどのように変化していくのか，それにどう対処すべきかを教えて下さい。

point

- ▶2015年の介護報酬，2016年の診療報酬の改定から，医療・介護サービスは既に「質と効率化」を問われる最終章に突入していることが読み取れる。
- ▶地域包括ケアシステム（integrated community care system）は地域特性に合わせた地域参加型，医療・介護の統合・融合化によるヘルスケアシステムをめざすものであり，本音は効率化である。その確信（核心）的目標は利用者・家族視点によるケアシステムの構築である。
- ▶混合介護の解禁から混合診療が本格化し，医療介護が多彩に深化する。この潮流を乗り切るには過去にとらわれぬ新たな知恵が必要である。

1 連携にも戦略が必要な時代に

一般病床は，加速的に急性期・回復期・慢性期に機能分化され，病床の有効利用（ベッド・コントロール）が地域を巻き込んで行われている。いわゆる医療と介護の連携の深化（融合化）である。急性期医療機関における退院調整の強化・認知症対応や退院時薬剤調整などの2016年の診療報酬改定はそのシグナルと考えられる。

今後，連携にも戦略が必要になる。利用者のニードを満たすために自院で何を行い，誰と何を効率的に連携するのか？ 近未来は既に始まっている（図）。

2 効率性（採算性）を高めるために

利用者視点に立った真のニードを共有し，急性期（治す医療）から回復期（生活を支える医療への移行期）・慢性期（支える医療，在宅含む）に切れ目のないサービスを提供するためには切れ目のない情報共有が必要である。

利用者がいつでも自由に自分の情報を得られ，チームの一員として自己努力を引き出す仕組みを考える。目的を数値で「見える化」すると人間は努力する。

チーム医療（医療）や多職種連携（介護・在宅医療）の合理化（効率化）は，すなわち専門職が多能化し，

①1人当たりの入院費用の比較（入院基本料，入所基本料金のみ，リハビリの加算は除く）

	回復期リハ全国平均	フェニックス総合クリニック	老健リハトピア	
平均在院日数	72.7日	27.0日	38.6日	平均在院日数の計算方法 3カ月間の在院患者延日数 (3カ月間の入院患者+退院患者)/2
入院基本料（1日）	1万6570～2万250円	5780～8610円	7740～9850円	入院基本料（老健は入所基本料金）1日当たりの料金
費用の合計	120万4639～147万2175円	15万6060～23万2470円	29万8764～38万210円	入院から退院までの費用の合計

74万9815～85万9495円の**節約**

45万4824～61万2680　クリニックと老健を1つの回復期リハ病棟と考え，料金を合算し比較

②リハビリの効果（FIMでの比較）

	回復期リハ全国平均	総合クリニック＋老健	
FIM利得	16.8	**32.0**	FIM：7段階の日常生活動作の評価（128点満点） FIM利得：入院時と退院時の生活動作の改善成果

「クリニック～老健」の流れは，短期間でFIM利得も高く，費用も節約できる

図 有床診療所・老健の融合で回復期病床をしのぐ

FIM：機能的自立度評価法

表 地域包括ケアを支える人材の役割分担

		現在	2025年
医師		・定期的な訪問診療 ・急変時対応 ・看取り	・在宅医療開始時の指導 ・急変時の対応・指示 ・看取り
看護職員		・診療の補助（医行為） ・療養上の世話	・病状観察 ・夜間を含む急変時の対応 ・看取り
PT OT ST		・リハビリテーション	・リハビリテーションのアセスメント・計画作成 ・困難ケースを中心にリハビリテーション実施
介護職員	介護福祉士	・身体介護 ・家事援助	・身体介護 ・身体介護と一体的に行う家事援助 ・認知症を有する高齢者等の生活障害に対する支援 ・要介護者に対する基礎的な医療的ケアの実施 ・日常生活における生活機能の維持・向上のための支援（機能訓練等） ・他の介護職員に対する認知症ケアのスーパーバイズ・助言
	介護福祉士以外	・身体介護 ・家事援助	・身体介護 ・身体介護と一体的に行う家事援助 ・認知症を有する高齢者等の生活障害に対する支援
日常生活の支援 （民間事業者・NPO等）		・配食 ・日々の移動の手伝い ・レクリエーション	・家事援助 ・配食 ・日々の移動の手伝い ・レクリエーション

（文献1より改変）

境界領域を補完的に融合することである（表）[1]。筆者の法人ではマルチプレイヤーになって「近代サッカーを楽しもう」「ダブルライセンスをめざそう」が合言葉で，法人も積極的に金銭的にも応援している。

地域とともに「ライフステージに応じた生き方」を考え，予防・参加・生きがいづくりからなる「生涯現役」と「簡素な終末期」を自ら望む国民的合意が必要条件である。

【文献】
1）三菱UFJリサーチ＆コンサルティング：＜地域包括ケア研究会＞報告書 地域包括ケア研究会報告書．平成21年度老人保健健康増進等事業による研究報告書, 2010, p35.
[http://www.murc.jp/uploads/2012/07/report_1_55.pdf]

長縄伸幸

2　❸事業所設立の手続き

Q49

制度上位置づけられた在宅医療専門クリニックの要件は

在宅医療専門クリニックを円滑に運営する上で，心得ておくべきことは何でしょうか？

point

▶健康保険法に基づく開放性の観点からは例外的な措置であることを理解しておく。
▶この制度は，在宅医療に熱心に取り組んでこられた先輩医師達の並外れた努力の賜であることを理解しておく。
▶在宅医療専門クリニックとして地元医療機関，医師会等との良好な関係構築が必要不可欠である。

表 開設の要件

1	無床診療所であること
2	在宅医療を提供する地域をあらかじめ規定していること
3	外来診療が必要な患者が訪れた場合に対応できるよう，地域医師会（歯科医療機関にあっては地域歯科医師会）から協力の同意を得ている，または2の地域内に協力医療機関を2箇所以上確保していること
4	規定した地域内において在宅医療を提供していること，在宅医療導入に関わる相談に随時応じていること，および医療機関の連絡先等を広く周知していること
5	往診や訪問診療を求められた場合，医学的に正当な理由等なく断ることがないこと
6	診療所において，患者・家族等からの相談に応じる設備・人員等の体制を整えていること
7	緊急時を含め，随時連絡に応じる体制を整えていること

1 例外的措置として規定

　診療報酬で在宅医療専門の診療所が規定されたのは初めてである。実質的には，これまでにも在宅医療専門クリニックは存在し，素晴らしい在宅医が数多くいることもまた事実である。しかし，健康保険法第63条第3項に基づく開放性の観点から言えば，保険医療機関は，外来応需の体制を有していることが原則である。そのことを明確にした上で，地域の在宅医療の提供体制を補完するために，例外として一定の要件を満たした場合に在宅医療を専門に実施する医療機関が認められた。しかし「認められた」と言っても，診療報酬の視点から見れば，在宅医療専門診療所としてはマイナス改定である。

2 今後の医療供給体制確立の視点から

　かかりつけ医を確立していく医師会の立場からは，在宅医療は外来に通えなくなった患者に対してはかかりつけ医が訪問診療をしたほうがよいのではないかと議論されている。しかし，現状は訪問診療に消極的な医師が存在し，かかりつけ医を持たない人がいることも事実である

　今後の医療供給体制を考えていくために，地域医療構想の議論が進んでおり，高齢者の慢性疾患は，自宅および施設療養に対する在宅医療で対応するという検討が進められている。地域包括システムの構築も地域ごとに進められている。高齢者が増える中，在宅医療を十分に供給するために，今回在宅医療専門の診療所が認められたと思われる。

3 心がけておくこと

　開設要件（表）の中に，「地域医師会から協力の同意を得ていること」「地域内に協力医療機関を2箇所以上確保していること」という文章がある。開設にあたって，地元医療機関，医師会等との良好な関係構築は絶対的に必要である。逆に，在宅医療専門診療所は，在宅医療の供給体制を補完するために認められた制度であり，地域の在宅医療の供給体制が十分に整っているかどうか十分に調査し，在宅医療の供給体制が十分に整っている地域ではあえて開設しないほうがよいのかもしれない。開設した以上は，地域との良好な関係構築のために，地域医師会行事や地域の勉強会等への積極的な参加が求められる。

　在宅医療に関する診療報酬は，改定のたびに大きく変わっている。もちろん，在宅医療専門診療所に対する要件や施設基準は今後も見直されていく可能性が高いことにも，覚悟が必要である。

　在宅医療専門診療所が診療報酬上明記されたことと，社会的に認知されたことは別である。今後その地位が十分に確立されるように，またこれまで在宅医療専門診療所として想像を絶する努力をして来られた先生方の努力を無にしないためにも，これから在宅医療専門診療所を開設しようとする先生は，十分に覚悟を持って開設して頂きたい。

小野宏志

Q50

在宅療養支援診療所・病院とは

これまで，在宅療養支援診療所・病院でなくても往診をしてきました。届出を行う必要はありますか？

point

▶在宅療養支援診療所・病院（在支診・病）でなければ，往診や訪問診療の診療報酬が著しく低く設定されている。

▶地域の医師と連携をとって在宅医療に取り組もうとする場合，在支診・病でなければ，機能強化型になるための連携が組めない。

▶機能強化型に比べて比較的簡単な要件で届出ができ，地域包括ケアシステムの構築やかかりつけ医機能の強化のためにも必要

1 在宅療養支援診療所・病院制度設立までの流れ

1990年代，病院での医療だけでは十分に病気の人をケアできないと言われるようになり，在宅医療を始める医師が少しずつ増えてきた。1998年の診療報酬改定で寝たきり老人在宅総合診療料が設定され，このとき24時間連携体制加算もでき，24時間体制で訪問診療にあたる診療所が診療報酬上評価されるようになった。

2006年度の診療報酬改定では，在宅医療の推進のため在支診が診療報酬制度に盛り込まれた。2010年度の改定では在支病が認められた。従来の診療科別の診療内容や，処置内容別の診療報酬制度とは異なり，診療所機能そのものが評価されたことが画期的で，約1万箇所の診療所が届け出た。しかし，訪問診療に積極的に取り組むことができない在支診・病の存在が問題視されてしまい，強化型在支診・病の創設に至った。

2 在宅療養支援診療所・病院の届出を行うにあたっての1つの考え方

個人的には，診療報酬の制度は複雑ではないほうがよいと思っており，機能強化型在支診・病，在宅緩和ケア充実診療所・病院加算等には積極的に賛成はしない。しかし見方を変えれば，ある意味，在支診・病の届出を行うことのハードルが下がったと考えてもよいかと思われる。診療報酬上は，通常の診療所が往診をしても診療報酬はきわめて低い点数となってしまっている。せめてかかりつけの患者さんくらいは往診をしてあげたい，あるいはかかりつけの患者くらいは訪問診療をして自宅で看取ってあげたいと思うのであれば，積極的に在支診・病を届け出るのも1つの考え方

表 在宅療養支援診療所・病院の施設基準

1	保険医療機関であること
2	24時間連絡を受ける体制であること
3	24時間往診ができる体制であること
4	24時間訪問看護ができる体制であること
5	当該診療所あるいは他の医療機関との連携による緊急入院できる体制の確保
6	連携する医療機関，訪問看護ステーション等への情報提供
7	診療録管理体制の整備
8	地域のほかの保健医療サービス，福祉サービス担当者との連携
9	定期的な看取り件数の報告

※在宅療養支援病院には上記以外に以下の要件が追加される

イ	病床数200未満または，当該病院を中心とした半径4km以内に診療所が存在しないこと
ロ	当該病院において緊急入院できる体制の確保
ハ	往診担当医は，当該病院の当直医とは別の医師であること

ではないかと考える。施設基準（表）として，自院だけで完結しなくても他の関係機関との連携により基準を満たしてもよいことも，在支診・病に一歩を踏み出しやすい理由のひとつかもしれない。

3 積極的な届出を

イメージとして，従来の在支診・病が今の機能強化型在支診・病であり，以前の少しだけ往診や訪問診療をする医師が今の在支診・病である。今は機能強化型在支診・病，さらに在宅緩和ケア充実診療所・病院加算があり，在支診・病に対してそれほど訪問診療件数・緊急往診の件数・看取り件数を求められることはないと思われる。

しかし，やはり地域包括ケアシステムの構築やかかりつけ医機能の強化のためには，在宅医療の裾野を広げることも大切である。繰り返しになるが，再診料や在宅時医学総合管理料等は，在支診・病等を届け出ておかないと，恐ろしいほど診療報酬は低い。在支診・病を積極的に届け出て在宅医療に少しでも取り組んで頂けることを願う。

小野宏志

Q51

在宅療養支援診療所・病院の手続きと準備の要点は

通院歴30年の患者の家族から，往診をして欲しいという依頼がありました。在宅療養支援診療所認定の申請をするかどうか迷っています。

point

▶かかりつけ医の機能強化，地域包括ケアシステムの構築，そして収益改善の意味からも届けたほうがよい。
▶いくつかの書類は用意する必要があるが，それほど困難なものではない。
▶バックベッドを確保するための病院との連携，訪問

看護ステーションとの連携は必要である。

1 在宅療養支援診療所・病院の届出を行うかどうか

最終的に在宅療養支援診療所・病院（以後在支診・病）の届出を行うかどうかは，個々の考え方等によって判断すればよいことである。「しっかりとした在宅医療を実施していればそれでよい。高い診療報酬を得るために在支診・病とならなくてもそれでよい」という考え方もある。また，在支診・病となったからといって，必ずしもすべての患者に在支診・病としての高額の在宅時医学総合管理料等を算定しなくてもよい。

しかし，せっかく喜んで頂ける在宅医療をしているのであれば，それに見合った（規定の）診療報酬はもらってもよいのではないかと思う。それによって在宅医療を続けていく意欲の維持にもなる。スタッフにも多少多くのボーナスを支給できるかもしれない。

かかりつけ医となると，診療報酬に見合わない会議等にも出席しないといけない機会が増えるが，これは地域への貢献であり，これからの地域包括ケアシステムの構築のために必要となる。かかりつけ医として地域に貢献し，地域に根ざし，信頼されていくため，また地域包括ケアシステム構築のためにも，少々高い診療報酬を頂くことにはなるが，在支診・病となってもよいのではないだろうか。長きにわたり信頼して通院してくれた患者に気持ちよく訪問診療を行うための方法のひとつが，在支診・病となることかもしれない。

2 届出に必要な書類は何か

在支診・病を届け出るにあたり，☞「Q50」で示した施設基準を満たしている必要があり，そのための書類を提出する必要がある。それが「在宅療養支援診療所の施設基準に係る届出書添付書類」（「様式11」[1]）という書類であり，「在宅療養支援病院の施設基準に係る届出書添付書類」（「様式11の2」[1]）である。また，「別添2」[1]という書類も必要である。

「在宅時医学総合管理料」「施設入居時等医学総合管理料」算定のための施設基準に関する届出のために「様式19」[1]，また「在宅がん医療総合診療料」算定のための施設基準に関する届出のために「様式20」[1]が必要となる。

3 在支診・病となるための準備として何をすればよいか

在支診・病の施設基準にもあるように，訪問看護体制，緊急時の入院体制を確保する必要がある。自院から訪問看護が可能である，自院が有床診療所あるいは病院であるなら別だが，訪問看護，緊急時の入院体制のために他の機関と連携していく必要がある。顔が見えない中で連携を進めるよりも，実際に挨拶に出向いて，顔の見える関係を構築しつつ連携していくほうがよい。さらに，「腹の中まで見せ合える関係づくり」ができるとよい。

【文献】
1) 近畿厚生局．特掲診療料の届出様式（様式番号順に掲載したもの）．
[https://kouseikyoku.mhlw.go.jp/kinki/iryo_shido/28kaitei-tokkeitodokedeyoushikibangoujun.html]

小野宏志

Q52

在宅療養支援診療所・病院の運営の要点は

在宅医療専門診療所として訪問診療を始めました。注意しておいたほうがよいことは何でしょうか？

point

▶訪問看護ステーションとの情報共有を密にし，良好な関係を維持することが重要。

▶連携病院，紹介元，紹介先の医療機関と情報共有を密にし，良好な関係を維持することが重要。

▶診療報酬に求められている「在宅療養計画」等の十分な記載，訪問看護指示等の書類の整備を徹底する。

1 1人で無理しすぎないこと

普段の忙しい診療の中，在宅療養支援診療所・病院（在支診・病）となり，在宅医療を始めたものの，頑張りすぎて疲弊して在宅医療をやめざるをえないことは避けたい。そのためには，1人で頑張りすぎないことである。良好な関係を築けば，訪問看護ステーションの看護師も頑張って対応してくれる。

もちろん，何でも任せてしまう，押しつけてしまうことは論外であり，主治医としての役割は果たさなければいけないが，緊急訪問の依頼があった場合，まず訪問看護ステーションに緊急訪問を要請してもよいのではないか。

2 連携病院と良好な関係を築くこと

病院勤務の医師や看護師にも，在宅医療に理解のある者は増えてきている。しかし，すべての医師や看護師が在宅医療に理解を示しているかと言えばそうではない。また，理解があったとしても，在宅医療を担う者と同じ想いかと言えばそうでもない。お互いの良好な関係を築き，お互いのスムーズな患者の受け入れのためにも，退院時共同診療等に参加して顔の見える関係づくり，家族や本人の気持ちにまで踏み込んだ内容，さらにかかりつけ医として退院後も診療を継続するといった，丁寧な診療情報の提供なども必要かもしれない。

3 カルテ記載をしっかりすること

訪問診療を始めると，集団的個別指導や個別指導の対象となりやすくなる。個別指導にかかる医師やスタッフの労力やストレスは小さくはない。指導官の重箱の隅を突っついてくるような指導もある。指導後の診療報酬自主返還となると経済的損失も大きい。

診療報酬の点数表をしっかりと読み込み，隙のないカルテ記載，文書の発行，診療報酬の請求をする必要がある。在宅医療導入のための同意書があるか，訪問診療予定が文書で伝えられているか，24時間連絡を取ることができる連絡先や担当者を文書で伝えてあるか，在宅時医学総合管理料に対する記載があるか，在宅療養計画に関する記載があるか，在宅療養指導管理料に対する記載があるかなどは，特にチェックされる可能性が高い。

4 国民の希望に応えるために

わが国の国民の多くは，できることなら年老いても自宅で暮らしたいと思っている（図1）。しかし，その

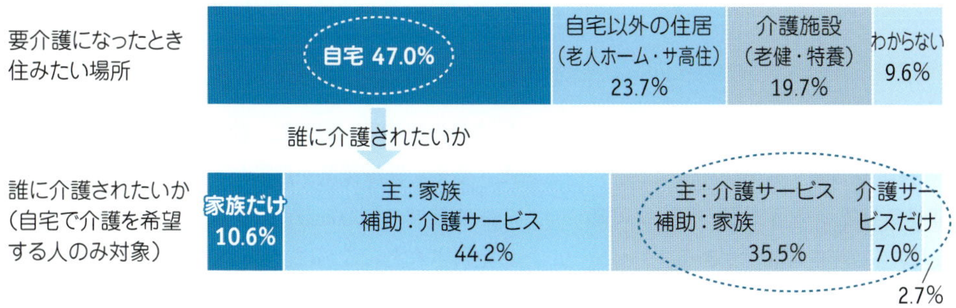

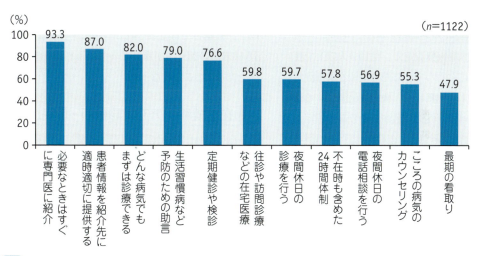

図1 介護を受けたい場所と望む介護サービスの提供者

（文献1より引用）

図2 かかりつけ医に望む医療や体制（複数回答）

（文献1より引用）

国民の期待に応えることができていないことがわが国の医療の現状である．そこで，かかりつけ医が在宅医療を始めることに意義がある．かかりつけ医が在宅医療に取り組むことによって，より継続性・個別性のある対応が可能である．特に，信頼関係のある長い関係における意思決定支援は，医療的側面からの生き方のアドバイスとしてより適切にできる．また，かかりつけ医が地域の訪問看護ステーション等と連携を組むことにより，包括的な対応も可能となる．

社会の構造が変わることに合わせてかかりつけ医としての機能も変わるべきものであろう．これからの社会において，かかりつけ医による在宅医療は不可欠であろう．国民も，かかりつけ医による在宅医療を望んでいる（図2）[1]．在支診・病はかかりつけ医にはちょうどよいものかもしれない．

【文献】
1) 江口成美, 他：第5回日本の医療に関する意識調査. 日医総研ワーキングペーパー No.331. 2015, p28.
[http://www.jmari.med.or.jp/download/WP331.pdf]

小野宏志

Q53

機能強化型在宅支援診療所・病院とは

機能強化型と従来型の在宅支援診療所（以下，在支診）の違いは何でしょうか？　在宅緩和ケア充実診療所・病院加算は，どのようなときに算定できますか？

point

▶ 機能強化型は従来型より診療報酬が高く設定されている。その分，患者負担も高くなる。
▶ 20件以上の看取りをしている在支診・在支病であれば，充実加算が算定できる可能性がある。
▶ 重症度の高い患者（特掲診療料の施設基準等別表第3の1の2に掲げる患者）に相当しているかをきちんと見きわめる。

1 機能強化型在宅支援診療所・病院

2012年の保険診療報酬改定で，医師3人以上で在宅医療を正当に熱心に行っている医療機関をより評価する目的で創設された（表1）[1]。機能強化型にすることにより，通常型より所定の点数がかなり高く設定されている。具体的には緊急時・夜間・休日の往診料，在宅時（施設）医学総合管理料，在宅患者緊急入院診療加算，在宅ターミナルケア加算のそれぞれが引き上げられている。

当初の必須要件は，過去1年間の緊急往診の実績5件以上，過去1年間の看取り実績が2件以上であったが，2014年度の改定で実績要件が引き上げられ，緊急往診の実績10件以上，看取り実績4件以上となった。また，医療機関が連携して行う場合は，それぞれの医療機関の緊急往診が4件以上，看取りが2件以上と定義された。これにより，多くの医療機関が強化型在支診より撤退したと言われている。

2016年の改定では，小児在宅医療に積極的に取り組んでいる医療機関を評価する観点から，単独型では15歳未満の超・準超重症児の医学管理の実績が4件以上，連携型ではそれぞれの当該医療機関において，15歳未満の超・準超重症児の医学管理の実績が2件以上でもよいこととなった。

2 在宅緩和ケア充実診療所・病院加算

さらに2016年の改定では在宅医療において，実績に応じた評価を行う観点から，15件以上の緊急往診および20件以上看取りの実績等を有する在支診・病に対する評価として，在宅緩和ケア充実診療所・病院

表1 在宅療養支援診療所の施設基準の概要

	機能強化型在支診		在支診
	単独型	連携型	
すべての在支診が満たすべき基準	①24時間連絡を受ける体制の確保 ②24時間の往診体制 ③24時間の訪問看護体制 ④緊急時の入院体制 ⑤連携する医療機関等への情報提供 ⑥年に1回，看取り数等を報告している		
機能強化型在支診が満たすべき基準	⑦在宅医療を担当する常勤の医師3人以上	⑦在宅医療を担当する常勤の医師連携内で3人以上	
	⑧過去1年間の緊急往診の実績10件以上	⑧過去1年間の緊急往診の実績連携内で10件以上・各医療機関で4件以上	
	⑨過去1年間の看取りの実績または超・準超重症児の医学管理の実績のいずれかが4件以上	⑨過去1年間の看取りの実績が連携内で4件以上，各医療機関において，看取りの実績または超・準超重症児の医学管理の実績のいずれかが2件以上	
在宅患者が95％以上*の在支診が満たすべき基準	⑩5箇所／年以上の医療機関からの新規患者紹介実績 ⑪看取り実績が20件／年以上または超・準超重症児の患者が10人／年以上 ⑫（施設総管の件数）／（在総管・施設総管の件数）≦0.7 ⑬（要介護3以上の患者＋重症患者）／（在総管・施設総管の件数）≧0.5		

＊：在宅患者が95％以上とは1カ月に初診，再診，往診または訪問診療を実施した患者のうち往診または訪問診療を実施した患者の割合が95％以上。

（文献1より引用）

表2 在宅緩和ケア充実診療所・病院加算（2016年改定版）

十分な実績を有する医療機関が，以下の項目に該当する診療を行った際に，以下に示す点数を所定点数に加算する	
緊急，夜間・休日または深夜の往診	100点
ターミナルケア加算	1000点
在宅時医学総合管理料	100〜400点
施設入居時等医学総合管理料	75〜300点
在宅がん医療総合管理料	150点

（文献1より引用）

表3 別表第8の2　在宅時医学総合管理料及び施設入居時等医学総合管理料に規定する別に厚生労働大臣が定める状態の患者

1　次に掲げる疾患に罹患している患者
末期の悪性腫瘍
スモン
難病の患者に対する医療等に関する法律第五条第一項に規定する指定難病
後天性免疫不全症候群
脊髄損傷
真皮を越える褥瘡

2　次に掲げる状態の患者
在宅自己連続携行式腹膜灌流を行っている状態
在宅血液透析を行っている状態
在宅酸素療法を行っている状態
在宅中心静脈栄養法を行っている状態
在宅成分栄養経管栄養法を行っている状態
在宅自己導尿を行っている状態
在宅人工呼吸を行っている状態
植込型脳・脊髄刺激装置による疼痛管理を行っている状態
肺高血圧症であって，プロスタグランジンⅠ2製剤を投与されている状態
気管切開を行っている状態
気管カニューレを使用している状態
ドレーンチューブ又は留置カテーテルを使用している状態
人工肛門又は人工膀胱を設置している状態

（文献1より引用）

加算が創設された。「注射麻薬を使用できる体制があること」など厳しい基準がほかにもあるが，要件を満たせば，緊急，夜間・休日または深夜の往診，ターミナルケア加算，在宅時医学総合管理料，施設入居時等医学総合管理料，在宅がん医療総合診療料がそれぞれ加算となった（表2）[1]。

3 重症度の高い患者に相当するか

　施設総合管理料を算定する場合，重症度の高い患者に該当するかどうかで点数がかなり違ってくる。重症

患者の定義は，別表第8の2（特掲診療料の施設基準等別表第3の1の2に掲げる患者）に規定されている病名または状態の患者である（表3）[1]。また，月2回以上の訪問診療を行っていないと該当しない。胃瘻のみで別表第8の2に該当しない患者も重症患者に該当しないので注意する[2]。

【文献】
1）厚生労働省保険局医療課：平成28年度診療報酬改定の概要．

2016.
[http://www.mhlw.go.jp/file/06-Seisakujouhou-12400000-Hokenkyoku/0000115977.pdf]

2) 厚生労働省保険局医療課:医科診療報酬点数表関係 在宅時医学総合管理料 問3. 疑義解釈資料の送付について(その5). 2016.
[http://www.mhlw.go.jp/file.jsp?id=365245&name=file/06-Seisakujouhou-12400000-Hokenkyoku/0000129200.pdf]

木村幸博

Q54
機能強化型在宅支援診療所・病院の手続きと準備の要点は

今後の事業展開は，在宅医療を中心とした診療体制にしていくつもりです。現在在宅支援診療所の届出をしていますが，さらに強化型にしていくためにはどのような準備や手続きが必要でしょうか？

point

- ▶在宅を主とする常勤医師を3人以上確保している。もしくは近医との連携により医師を3人以上確保できる。
- ▶機能強化型にする前に過去1年間で緊急往診を10件以上，かつ在宅での看取りを4件もしくは小児在宅の実績4例の実績が必要である。
- ▶在宅医療専門の医療機関が評価されたが施設の件数が多いと所定点数の8割しか算定できない。

1 強化型を申請するか否か？

申請する場合，緊急往診には夜間往診，深夜往診，休日往診が含まれるので注意が必要である。連携型で注意すべき点は，2014年度の改正で過去1年間の緊急往診数が10件以上，看取り件数が4件以上と引き上げられた。さらに，連携するそれぞれの医療機関での過去1年間の緊急往診数が4件以上，看取り実績が2件以上または15歳未満の超・準超重症児の医学管理の実績が2件以上になった。

この条件に余裕で当てはまらない場合は，機能強化型に無理に参加しないほうがよいだろう。後に条件を満たせなくなった時点で，機能強化型を辞退しなければならない。長期的に機能強化型を維持できる自信がなければ申請しないほうが無難である。出たり入ったりでは他の連携する医療機関に迷惑がかかる。

2 連携チームへの参加またはチームの結成

既存の連携チームに参入する場合は，そのチームのルールに従う必要がある。新たにチームをつくる場合は，看取りや緊急往診をしているかどうかを確認しなければならない。年末年始当番，夜間当番体制のローテーション，患者の住所地が往診に行ける距離かどうか（診療所から直線距離16km以上は往診不可）など，事前に話し合うことは多いと思われる。学会に行くときなど，長期不在になるときはバックアップしてくれる仲間がいると心強い。

3 強化型の4つのパターン

強化型を申請するにあたり表1のように4つのパターンがあり，どれに該当するのかあらかじめ検討しておく必要がある。

一番点数が高いのはベッドありのパターンである。また，自院にベッドがなくても連携先に病床があれ

表1 強化型の4つのパターン

1	単独型ベッドあり：自院で入院ベッドもある診療所または病院
2	単独型ベッドなし：自院で入院ベッドがない診療所
3	連携型ベッドあり：連携内の診療所または病院でベッドがある場合
4	連携型ベッドなし：ベッドのない診療所同士で連携する場合

表2 在宅医療専門の医療機関に関する評価

1	（施設総管の件数）／（在総管・施設総管の件数）が≦0.7
2	5箇所／年以上の医療機関からの新規患者紹介実績
3	（要介護3以上の患者＋重症患者）／（在総管・施設総管の件数）が≧0.5
4	看取りの実績が20件／年以上または15歳未満の超・準超重症児の患者が10人／年以上

ば，病床ありとして算定可能である．有床診療所または200床以下の病院と連携している必要があるが，病院の場合は在宅で看取っていない可能性があるので注意が必要である．

4 在宅医療専門の医療機関

在宅医療を専門に行う医療機関が大規模老人施設に赴き，正当な在宅医療を行わなかったことの反省として，2016年の改定では在宅患者が95％以上の場合，表2の要件を満たさないと，所定点数の80/100に相当する点数により算定するという罰則規定が設けられた．「在宅医療専門の医療機関に関する評価」と厚生労働省は表記しているが，事実上マイナス評価である．

木村幸博

Q55

機能強化型在宅支援診療所・病院の運営の要点は

連携型で行う場合の要点は何ですか？ 毎月会議をする必要がありますか？ それに対して監査はありますか？ 今まで看取ったことがありませんが，強化型に参加できますか？

point

- ▶連携型で取り組むなら，必ず訪問看護ステーションとも連携をとり，ファーストコールは，訪問看護ステーションにお願いする．
- ▶連携型にあっては，患者の治療方針の統一を図り，連携文書に記載する．
- ▶正当な理由なく夜間往診，深夜往診，緊急往診の依頼を断らない．

1 在宅医療に対する熱意や情熱

強化型にするためには，それなりの在宅医療に対する熱意や情熱が必要である．今後5年，10年と続けるためには在宅支援診療所の届出のときと同じように安易な気持ちで届出を行ってはいけない．それなりの覚悟が必要である．ただ単に3人以上の頭数をそろえて，ベッドがある病院を連携にすればよいとだけ思っているのは見通しが甘い．自院に3人以上の常勤医師がいれば問題ないが，同じ地区で在宅医療に思いを寄せる信頼できる在宅仲間を3人以上見つけるのは相当難しい．

2 国の思い

「開業医同士が協力してこの国の在宅医療を支えて欲しい」というメッセージが，診療報酬改定のたびに感じ取られる．しかし，自分の患者を他の医師に診てもらうということは，自分もほかの知らない患者に真夜中に呼ばれるかもしれないということである．地域で在宅医療の連携協力体制を確立していくことは，相当難しい．この点については，行政や地域の医師会が率先して在宅医の連携を進めていくべきであろう．

365日患者をサポートするためには，医師だけの連携では不十分である．必ず訪問看護ステーションを利用するべきである．自院の外来看護師をサポートに使うべきではない．連携医師としては他院の看護師は使いにくい．割り切って考え，訪問看護ステーションに24時間体制を依頼し，ファーストコールを受けてもらったほうが指示等を行いやすい（図）．

お互いに顔の見える関係でないと，困ったときにサポートしてもらえないこともありうる．普段から十分信頼関係を築いていくことが大事である．

3 治療方針の統一

終末期の患者に対して，連携医師がそれぞれ別方向の視点で治療してしまうと，困るのは患者である．「家で看取る方針なのか，最期は病院で過ごすのか？」「食べられなくなったときは補液を行うのか，行わないの

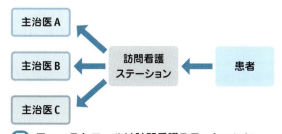

図 ファーストコールは訪問看護ステーションに

か？」「熱が出たら抗菌薬を点滴するのか，しないのか？」など，あらかじめ治療方針が右往左往しないように取り決めておく必要がある。そのような治療方針を患者ごとの連携文書に記載しておけば間違いない。

在宅医療は正解がない学問と言える。医師の言葉1つで患者や家族は喜んだり，不安になったりする。どんな方針でもよいが，患者や家族が迷わず安心して過ごせるよう細心の注意で連携していく必要がある。

4 カルテ記載

在宅医療は点数が高い分，個別指導の対象になりやすい。個別指導でよく言われることは，在宅療養計画書がきちんとあるか，在医総管・施設総管の指導の内容をきちんとカルテ2号紙に記載しているか，などである。訪問看護指示書の要点，居宅療養管理指導の要点等の記載も同様である。連携型であれば，お互いの連携文書があるか，連携文書に治療の方針の記載があるかも大事である。また連携会議を開いた場合は特に報告義務はないが，議事録を残しておくとよい。

木村幸博

Q56
訪問看護ステーション開設の要点は

訪問看護ステーションの設立を考えています。どういった点に注意すべきか，押さえておくべきポイントなどありましたら，教えて下さい。

point

▶在宅医療が推進される中，その中心的存在である訪問看護のニーズはさらなる高まりを見せている。

▶看護師の確保が難しく，人件費率も高いため，訪問件数が少ないと経営が厳しくなる。

▶事業計画，収支計画を綿密に立て，病院，居宅，介護施設などにまんべんなく広報活動を行うことが重要である。

表 指定基準

1.人員基準	・管理者：保健師または看護師（准看護師） ・看護職員：看護職員を常勤換算で2.5人以上
2.設備基準	・専用の事務室または事務所内専用の区画
3.運営基準	・運営規定，重要事項説明書，契約書等 ・サービス提供の記録 ・訪問看護計画書 ・緊急時対応，サービス提供困難児対応，サービス提供拒否の禁止等

1 開設までの手順

訪問看護ステーションの開設までの手順は以下の通り。

①法人を設立する（株式会社，合同会社，NPO）：既に法人格がある場合は，訪問看護事業の届けをする
②事務所の準備
③人員の確保
④指定事業所申請

2 指定基準

訪問看護ステーションの指定基準は表の通り。

3 メリット

他の介護事業に対して比較的開設しやすい上，指定も比較的容易に取れる。設備に多額の資金を出資する必要がなく（自宅でも可能），施設系と異なり，初期費用を抑えることができる。

近年，地域包括ケアシステムがクローズアップされる中で，在宅医療が積極的に推進されている。その中心的存在が訪問看護である。今後さらにニーズが高まり，事業としても期待度が高い。軌道に乗れば収益も高い。

4 デメリット

看護師の確保が難しい点が第一に挙げられる。准看護師でも可能だが，報酬単価は下がる。特に重度対応は（正）看護師が望まれる。

人件費が高い点もデメリットである。人件費率は70〜75％で，訪問件数を増やさないと黒字経営に至

らない。2014年度の厚生労働省のデータでは，月間400件超の訪問が損益分岐点である。ここに至るには，少なくとも3カ月以上を要する。利用者の獲得が進まなければ，経営的に行き詰まる。

5 開設にあたってのポイント

1 資金調達

人員基準である2.5人を確保するために最初から常勤看護師を3人雇用し，法人設立登記費用，事務所費用，備品代，車両経費，3カ月間の運転資金の合計はかなりの金額になる。その中心が人件費であることから，パート勤務職員の雇用に傾注するのがよいだろう。初期段階では，管理者は常勤としても他の2.5人はパート勤務としたい。

2 事業計画，収支計画を綿密に立てる

事業計画・収支計画の裏付け，根拠となる市場調査，営業活動を開設3カ月前から開始して，利用者獲得に向けた準備をする。

3 収益

より利益を出すためには，介護保険のサービスだけでなく医療保険のサービスを取っていくことが重要である。特に，特別訪問看護指示書が交付された期間の訪問は利益がアップする。その意味でも，病院の退院調整室（ナース）との連携は必須である。

夜間対応の人員配置，オンコール体制のシステムも準備したい。加算も大きく，在宅療養生活を支える取り組みとして大きく利用者のニーズに応えることができる。そこから利用者の増加も見込まれる。

4 広報

在宅療養と言っても自宅，有料老人ホームなど，形式は多様である。訪問看護はそのすべての住まいに対応する。サービス付き高齢者向け住宅，小規模多機能事業所，認知症グループホームなど，一定の制限はあるものの訪問看護の必要度は高い。病院，居宅介護支援事業所，介護施設などにもまんべんなく広報活動をしていくことである。

和田博隆

Q57

居宅療養管理指導の内容は

居宅療養管理指導とはどのような指導をした場合を示すのでしょうか？　また，算定における留意点などをご教示ください。

A

point

▶ 在宅医療を始めるにあたり，家族に対する介護指導・助言を行うことを指す。

▶「指定居宅サービス等の事業の人員，設備及び運営に関する基準」に従ったサービス提供が必要である。

▶ 医療保険において「在宅時医学管理料」を算定した場合には，居宅療養管理指導費（II）として算定する。

1 居宅療養管理指導とは

居宅療養管理指導とは，通院が困難な利用者に対して，医師，歯科医師，看護師，薬剤師，管理栄養士，歯科衛生士などが家庭を訪問し，計画的かつ継続的な医学的管理または歯科医学的管理に基づき，「利用者またはその家族等に対する介護サービスを利用する上での留意点，介護方法等についての指導，助言」することを指し，これらを行った場合に居宅療養管理指導費を算定できる。医師または歯科医師の判断に基づいて行われるため，他の介護保険サービスとは異なり，ケアマネジャーが作成する居宅サービス計画での位置づけ（支給限度額管理）の対象とはならないが，「指定居宅サービス等の事業の人員，設備及び運営に関する基準」に従ったサービス提供が必要である。

ケアマネジャー等への情報提供がない場合には算定できない。また，利用者が他の介護サービスを利用している場合は，必要に応じて介護サービス事業者等に介護サービスを提供する上での情報提供および助言を行う。なお，当該医師が当該月に医療保険において，「在宅時医学管理料」を当該利用者について算定した場合には，当該医師に限り居宅療養管理指導費（II）として算定する。

表 居宅療養管理指導利用料の目安

医師が行う場合（月2回まで）	下記以外	同一建物居住者以外の利用者に対して行う場合	503円
		同一建物居住者に対して行う場合（同一日の訪問）	452円
	医療保険による訪問診療（在宅時医学総合管理料または特定施設入居時等医学総合管理料）を受けている場合	同一建物居住者以外の利用者に対して行う場合	292円
		同一建物居住者に対して行う場合（同一日の訪問）	262円
歯科医師が行う場合（月2回まで）	同一建物居住者以外の利用者に対して行う場合		503円
	同一建物居住者に対して行う場合（同一日の訪問）		452円
薬剤師が行う場合	病院または診療所の薬剤師が行う場合（月2回まで）	同一建物居住者以外の利用者に対して行う場合	553円
		同一建物居住者に対して行う場合（同一日の訪問）	387円
	薬局の薬剤師が行う場合（月4回まで）	同一建物居住者以外の利用者に対して行う場合	503円
		同一建物居住者に対して行う場合（同一日の訪問）	352円
管理栄養士が行う場合（月2回まで）	同一建物居住者以外の利用者に対して行う場合		553円
	同一建物居住者に対して行う場合（同一日の訪問）		452円
歯科衛生士等が行う場合（月4回まで）	同一建物居住者以外の利用者に対して行う場合		352円
	同一建物居住者に対して行う場合（同一日の訪問）		302円
保健師・看護師が行う場合（サービス開始から6カ月間で2回まで）	同一建物居住者以外の利用者に対して行う場合		402円
	同一建物居住者に対して行う場合（同一日の訪問）		362円

上記は1割の自己負担額。「同一建物居住者」とは，養護老人ホーム，軽費老人ホーム，有料老人ホーム，認知症対応型共同生活介護（認知症高齢者グループホーム），サービス付き高齢者向け住宅，マンションなどの集合住宅等に居住している複数の利用者

2 「情報提供」および「指導または助言」の方法

1 ケアマネジャー等に対する情報提供の方法

ケアプランの策定等に必要な情報提供は，サービス担当者会議に参加して行うことを基本とする。当該会議への参加が困難な場合やサービス担当者会議が開催されない場合等においては，ケアマネジャー等に対して，原則として文書等（メール，FAX等でも可）により，下記の「情報提供すべき事項」について情報提供を行う。

①基本情報（医療機関名，住所，連絡先，担当医師・歯科医師氏名，利用者の氏名，生年月日，性別，住所，連絡先等）

②利用者の病状，経過等

③介護サービスを利用する上での留意点，介護方法等

④利用者の日常生活上の留意事項

上記に関わる情報提供については，医科診療報酬点数表における診療情報提供料に定める様式を活用して行うこともできる。また，ケアマネジャーによるケアプランの作成が行われていない場合でも算定はできる。

2 利用者・家族等に対する指導または助言の方法

居宅療養管理指導は，本人家族がその必要性に気が付いていなければサービスの効果は薄くなるので日常的なかかりつけ医と関係が重要となる。また，支給限度管理外となっているために居宅サービス計画書全体の中でどのような位置づけとなって過不足のない医療が提供できるようになっているか，サービス提供の重なりなどによる利用者家族への過度な負担となっていないかなどに留意する必要がある。

医療との連携の課題からかかりつけ医，病院医師等とケアプランの共有や報告内容の充実（口腔に関する問題，服薬状況，モニタリングした利用者情報等），入退院時，医療機関担当者との早期からの情報提供共有，看取り期の状態変化に遅滞なく対応できるような体制がとれる必要がある。こうした課題に対応できるよう，特に薬が替わったとき，新たな症状が出た時，

日頃から心配していることや気を付けていることなど利用者家族に気がついたことを書きとどめる習慣をつけて頂くとよい。多くの地域で様々な書式が作られているが必ずしも利用者家族や介護関係者にとって記載のしやすいものではなく滞ってしまうこともある。まずは，当事者の意識を高めるために書く内容にこだわらず書きとどめることを習慣にすることや身近な人に話すことから始まる。チームメンバーは必ずかかりつけ医に提供の仕方にこだわらず報告することが必須となる。特にケアマネジャーはハブ的な機能を有することから，集められた情報を適切に提供することが重要である。

今後は，在宅生活における医療の提供に関するチームメンバーのよりいっそうの連携とマネジメントが求められる。

3 利用料の目安

利用料の目安は表の通りである。

鷲見よしみ

Q58

通所ケア（通所介護・通所リハビリテーション）とは

通所ケアには「通所介護」と「通所リハビリテーション」がありますが，両者はどのような点が異なるのでしょうか？

- ▶通所ケアは，在宅療養を支える重要なサービスのひとつである。
- ▶利用者の状態の改善や維持だけでなく，介護をしている家族の休息（レスパイト）にもなる。
- ▶通所介護は食事提供や入浴などが主なサービスで，通所リハビリテーションでは，専門職による個別リハビリテーション訓練が主となる。

1 通所ケアとは

通所ケアとは，在宅で生活をしている要介護者および要支援者が通って受けるサービスのことである。入浴や食事提供などの介護を主体としたサービスを「通所介護」（デイサービス），理学療法士など専門職による個別リハビリテーションを主体としたサービスを「通所リハビリテーション」（デイケア）と呼ぶ。基本的なサービス内容には大きな違いはないが，通所リハビリテーションの人員基準では，専任の常勤医師が1人以上必要である。通常，医師が勤務している医療機関や介護老人保健施設に併設されていることが多い。

閉じこもりになりがちな障害を持つ高齢者に外出の機会をつくり，他の利用者や職員と会話することや，様々な作業やレクリエーションをすることで社会性を取り戻すこと自体が，大きなリハビリテーションとなっている。利用者の精神的孤立感やストレス解消に役立つだけでなく，介護をしている家族のレスパイトにもなる。通所ケアは，障害を持つ高齢者の在宅療養を支える重要なサービスのひとつである。

なお，要支援認定者に対する通所ケアは，2018年3月までに，住居地の市町村が行う「介護予防・日常生活支援総合事業」へ段階的に移行することになっており，介護保険サービスの対象外となる。

2 通所ケアの実際と1日の流れ

通所介護，通所リハビリともに，利用者の人数，利用時間と利用者の介護度によって利用料金が細かくわかれている。通所介護では，利用者の人数は月平均利用延べ人数が①300人以内，②300人から750人以内，③750人から900人以内，④900人超えの4段

表 デイサービスの1日の流れ（7時間以上9時間未満の例）

9：00〜	送迎開始
9：30〜	バイタルサインチェック
10：00〜12：00	個別リハビリ，入浴，レクリエーションなど
12：00〜	昼食，休憩
13：00〜16：00	集団レクリエーション，入浴，おやつ
16：00〜	帰宅開始

（文献1より作成）

階に，利用時間はa.3時間以上5時間以内，b.5時間以上7時間未満，c.7時間以上9時間未満の3段階にわかれている。

通所リハビリテーションでは利用人数は750人以上からの3段階であるが，利用時間は1時間以上2時間未満からほぼ1時間刻みで6時間以上8時間未満までの5段階にわかれている。また，食事やおやつ代は別料金となっており，その他，個別機能訓練や入浴介助では追加料金も発生する。要支援の介護予防の場合には1カ月単位の定額負担となり，運動器機能向上，栄養改善，口腔機能向上などを選択できる。

7時間以上9時間未満利用時の1日の流れ（表）[1]としては，9時頃から送迎車による送迎が始まり，看護師による体温，血圧などのバイタルサインチェックが行われる。その後，入浴や個別リハビリ，レクリエーションなどを行い。12時には昼食となる。午後からは集団レクリエーションを行うことが多く，15時頃におやつを食べ，16時頃から帰宅の送迎が開始となる[2]。サービスの内容は個々の施設により様々であり，マージャン，囲碁，将棋などを取り入れているところもある。

【文献】
1) いらはら診療所，他：あなたが始めるデイサービス．3訂版．雲母書房，2012, p15-20.
2) 介護報酬早見表．医学通信社，2015, p55-81.

苛原 実

Q59

デイサービス開設の手続きと準備の要点は

デイサービスを開設するにあたって必要な手続きや準備にはどういったものがあるのでしょうか？ 押さえておくべきポイントを教えて下さい。

▶市場調査は必須。要支援・介護認定者の数とサービス別利用人数からデイサービスの形態を決める。

表 規模類型

デイサービスの形態	利用者人数／月
地域密着型	～300人
通常規模型	300～750人
大規模型Ⅰ	750～900人
大規模型Ⅱ	900人～

▶定められた基準に従って，管理者，介護員，看護師，生活相談員，機能訓練指導員などを配置する。
▶開設1年間は赤字経営が続くことが多いため，それを見越して準備段階から利用者の目途，職員の確保に努めたい。

1 予算

以下，開設までの要点を流れに即して記す。

予算を割り出すために，まずデイサービスの規模を決める（表）。利用者1人に$3m^2$のフロアが必要であり，それ以外に静養室，トイレ，浴室，事務室なども必要である。その規模に伴う資金の確保が必要となる。人件費も利用人数に比例する。

2 市場調査

開設地の市場調査は必須である。要支援・介護認定者の数とサービス別利用人数からデイサービスの形態を決める。デイサービスは開設が比較的容易なところから乱立する傾向がある点に要注意である。

3 理念（目的・方向性）

理念もなく，単なる商業上の利益を追求するための設立では，職員のモチベーションを上げられない。福祉分野での労働対価は支援者の自己実現の意思と深く関わる。「対人援助，社会福祉の一端を担う」といった方向性が望まれる。

4 事業計画

1年間の収支事業計画を作成する。利用者数に応じた人員の配置をして経費を抑えることがポイント。施設は規模に応じた予算建てをして最初から無理をしない。

5 行政との折衝

開設前に計画案を持参して，介護保険担当部署，都市開発部署等と開設が可能か，変更点があれば，それはどこかを確認する。調整区域ではオープンできないなどの制約がある。

6 法人の設立

個人では開設できない。株式会社，NPO，社会福祉法人などを立ち上げる。

7 スタッフ募集

ここが最も重要である。管理者，介護員，看護師，生活相談員，機能訓練指導員など基準に則って配置しなければならない。人員配置は，加算の取得によっても異なってくる。また利用者の状態によっては，基準数だけでは足りない場合もある。

8 指定申請

運営規定，重要事項説明書，各種帳票類を整えて，行政に指定申請をする。申請から許可が下りるまで2カ月間は必要である。契約書等の書類作成も併せて行う。

9 施設完成

備品搬入，事務体制(介護請求ソフト，PCなど)を整える。

10 地域，居宅，支援センター等への挨拶回り，オープンセレモニー，営業活動

開設にあたって，以下のことを押さえておきたい。

デイサービスを開設して1年間は定員を満たさない，あるいは経営上赤字の状態が続くと考えなければならない。したがって，準備段階から利用者の目途，職員の確保に努めたい。その意味でも，最初の規模は小規模を推奨する。そこでデイサービスのノウハウを学び，さらなる需要が望める段階で次のステップに移行していくことが大切である。

和田博隆

Q60

デイサービス運営の要点は

デイサービスをうまく運営していくにあたって，コツや最低限押さえておくべきポイントなどがあれば教えて下さい。

A
point

▶デイサービスは介護保険法に則ったサービスであることから，法令遵守が必須である。

▶人員・設備・運営基準がそれぞれ細かく設定されている。

▶基準違反で運営すると，報酬返還，事業所の指定取り消しなどのペナルティが課せられる。

1 デイサービス運営の概略

デイサービスは，介護保険法に則ったサービスなのでコンプライアンス(法令順守)が最も重要である。基準違反で運営すると報酬返還から事業所取り消しの事態をまねくことにもなりえる。

以下，人員基準，設備基準，運営基準と追って概略を述べていく。

1 人員基準

・管理者：1人。同一敷地内のほか事業所の管理者兼務可。

・生活相談員：1人。サービス提供時間内に生活相談員の合計が1人以上。

・看護職員：1人。単位ごとにもっぱら当該サービスの提供にあたる看護職員が1人以上。

・介護職員：サービス提供時間数に応じた介護職員の勤務延時間数の確保。

利用定員15人まで：サービス提供時間数＜単位ごとに確保すべき勤務延時間数

利用定員16人以上：〔(利用定員−15)÷5＋1〕×サービス提供時間数＜単位ごとに確保すべき延べ勤務時間数

・機能訓練指導員：1人。サービス提供日ごとに1人以上配置。

2 設備基準

- 食堂，機能訓練室：3m^{2}に利用定員を乗じた（掛け算した）面積以上。
- 相談室，静養室を設ける。トイレ，浴室，厨房の設置。
- 消火設備，避難経路の確保。地震対策。

3 運営基準

- 重要事項説明書の交付：利用契約書を交わす。
- ケアプランに基づく通所介護計画書の作成。利用者の承諾，捺印。
- サービス提供の記録，定期的なモニタリングの実施。
- 各マニュアルの整備：緊急避難，事故対応，個人情報保護，衛生管理，虐待対策など。
- 地域との連携，ボランティア活動の推進。
- 研修：スキルアップのための各種研修の実施，推進。コンプライアンスの遵守。
- 正確で適正な請求の履行。

2 デイサービス運営の要点

- デイサービスでは，人員の確保が大きな課題である。各職種の毎日の実働数が，人員基準を満たしているかどうかのチェックが欠かせない。特に加算を取るときの職員配置には注意が必要である。

表 主な加算（職員配置は省略）

加算名	単位	算定単位
入浴介助加算	50	1日につき
中重度ケア体制加算	45	1日につき
個別機能訓練加算Ⅰ	46	1日につき
個別機能訓練加算Ⅱ	56	1日につき
認知症加算	60	1日につき
若年性認知症受入加算	60	1日につき
栄養改善加算	150	月2回限度
口腔機能向上加算	150	月2回限度
サービス提供体制加算 Ⅰ，Ⅱ，Ⅲ	18, 12, 6	1回につき
中山間地域等加算	単位の5%	1日につき
介護処遇改善加算 Ⅰ，Ⅱ，Ⅲ，Ⅳ，Ⅴ	Ⅰ：5.9%，Ⅱ：4.2%，Ⅲ：2.3%，Ⅳ：加算Ⅲ×0.9%，Ⅴ：加算Ⅲ×0.8%	

- 利用者のデイサービス利用の目的，プランを職員全員がしっかり把握する。その内容に沿ったケアを提供する。plan, do, check, act（PDCA）の流れを推進することが利用者満足につながっていく。
- デイサービスの報酬は，基本分と加算分（表）から成り立っている。加算は経営上のメリットであるとともに，ハイレベルな利用者処遇のケアである。
- 重度対応，認知症対応，リハビリ推進が今後の大きな柱であると認識したい。そのための職員配置は積極的に進めていく。

和田博隆

Q61

グループホーム（認知症対応型共同生活介護事業所）とは

最近グループホームが近隣の市町村で増えてきていますが，これはどのようなサービスを提供する事業所でしょうか？

point

▶グループホームとは，認知症高齢者が介護職員との共同生活を通じて認知症の進行を抑える事業所のことである。

▶グループホームでは，役割をつくり出すことで，利用者の自信を取り戻すことが大切である。

▶グループホームは，共同生活の場から終の棲家まで，その役割が多様化している。

1 グループホームの誕生と発展の経緯

グループホームとは，認知症を患っていても，介護スタッフとの5〜9人の共同生活を通じて，役割を持ちながら，地域に溶け込んで暮らすことができる介護施設のことを指す[1]。2000年の介護保険法制定により類型化された。

施設と言っても，民家を改造したものなどもあり，

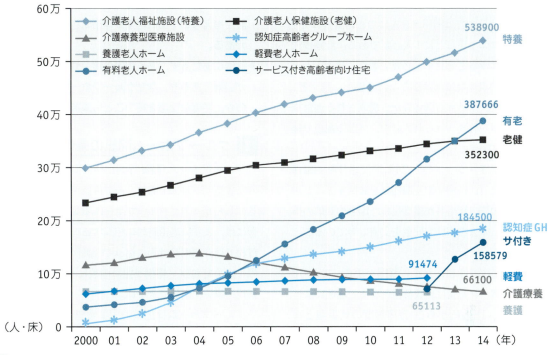

図 高齢者施設数の推移

*1：介護保険3施設および認知症高齢者グループホームは，「介護サービス施設・事業所調査（10/1時点）【H12・H13】」および「介護給付費実態調査（10月審査分）【H14～】（定員数ではなく利用者数）」による．
*2：介護老人福祉施設は，介護福祉施設サービスと地域密着型介護福祉サービスの利用者を合算したもの．
*3：認知症高齢者グループホームは，H12～H16は痴呆対応型共同生活介護，H17～は認知症対応型共同生活介護により表示．
*4：養護老人ホーム・軽費老人ホームは，「H24社会福祉施設等調査（10/1時点）」による．ただし，H21～H23は調査票の回収率から算出した推計値であり，H24は基本票の数値．
*5：有料老人ホームは，厚生労働省老健局の調査結果（7/1時点）による．
*6：サービス付き高齢者向け住宅は，「サービス付き高齢者向け住宅情報提供システム（9/30時点）」による．

（文献3より引用）

これまで暮らしてきた家のような小規模な空間の住まいである．少人数で顔なじみの家庭的環境で，家事の手伝いなどの役割を持つことで，認知症の重度化を予防し，生活の質を向上して住み慣れた地域で暮らしていくことをめざしている地域密着サービスである．2000年の介護保険サービス開始当初は，軽度認知症患者と介護者の共同生活の場であったが，年月を重ねるにつれ認知症が重度化し，看取りまで行うグループホームが増えるなど，そのあり方が多様化している[2]．

認知症高齢者グループホームは，1980年代にスウェーデンの精神科医であるバルブロー・ベック・フリスによって始められた．これまで住み慣れた環境と同じような民家を利用して，自分でできる役割をしっかりとつくりながら共同生活を行うことで，認知症の進行が遅くなることが証明されたことで，世界に広がっていった．わが国では1990年代から始まり，1994年にモデル事業が開始され，2000年の介護保険制度開始とともに制度に組み込まれた．制度化以降，施設数の伸びは著しく，2000年は675施設であったが，2014年時点では11,770施設になり，定員は184,500人となっている（図）[3]．

2 施設基準など

グループホームに入居できるのは，医師が認知症と診断した65歳以上の要支援2，要介護1以上の患者であることが原則で，当該地域に居住していることを証明する住民票も必要である．1事業所あたり1または2の共同生活住居（ユニット）を運営することができ，1ユニットあたりの定員は，5人以上9人以下である．管理者は3年以上の認知症の介護従事経験があ

り，常勤かつ専従で勤務していることが必要である。介護従事者は日中では利用者3人につき常勤換算で1人，夜間はユニットごとに1人必要である。計画作成担当者はユニットごとに1人必要であり，最低1人は介護支援専門員でなければならない。また，利用者・家族，地域住民や外部有識者等から構成される運営推進会議の設置が義務づけられており，外部の視点で運営を評価している。

訪問看護ステーション等と24時間連絡体制を確保することにより，医療体制連携加算を算定することができる。この際，利用者が重度化した場合の対応の指針を決めて，本人と家族の同意を文書で得ていることが必要である。

介護度に応じて1日あたりの報酬が決まっており，居住費や食費，光熱費は自費負担となる。地域によって異なるが，15万円から20万円程度の負担額となり，有料老人ホームよりはやや費用は安い設定のところが多い。

【文献】
1) 苛原 実：グループホーム．在宅医療辞典．井部俊子，他，編．中央法規出版，2009，p68．
2) 福島弘毅，他：多機能化の状況．認知症グループホームにおける看取りに関する研究事業調査研究報告書．全国認知症グループホーム協会「認知症グループホームにおける看取りに関する研究会」，編．全国認知症グループホーム協会，2008，p13-6．
3) 厚生労働省老健局：厚生労働省（老健局）の取組について．2015，p2．[http://www.mlit.go.jp/common/001083368.pdf]

苛原 実

Q62

グループホーム開設の手続きと準備の要点は

グループホームの開設を考えています。必要な手続きと，準備にあたっての要点などを教えて下さい。

point

▶グループホームは市町村が許認可権を持つ，地域密着事業である。

▶市町村の介護保険計画に沿って整備されており，開設を考えるのであればまずは市町村に相談する必要がある。

▶準備にあたって，ある程度の資金や開設場所の確保が必要であるが，なぜグループホームを運営したいのか，明確な理念を持つことも重要である。

1 グループホーム開設の条件

グループホーム（認知症対応型共同生活介護）は地域密着型サービスであり，その許認可権は市町村にある。したがって，グループホーム事業を開始したい場合には，まず該当市町村に相談するべきである。各市町村では介護保険計画に沿って介護保険関連施設の整備を進めており，整備予定計画数に不足がない限り，新規の事業開始はできない。

グループホームは比較的開業希望の多い事業であり，新規の事業所募集がある場合でも，最近では希望者がプレゼンテーションを行い，選別を行う市町村が増えている。したがって，なぜグループホーム事業を行いたいかについて，理念をしっかり持っていないと新規参入は困難な場合が多い。

2 開設に必要な準備（表）

事業を始めるにあたり，まず確保しなければならないのは，資金と施設を開設する場所である。必要経費を全額，銀行から借り入れて開業してもよいが，近年，介護保険制度が改訂を重ねるたびに，グループホーム事業の利益率は減少しており，ある程度の自己資金は必要であろう。施設建設を含めた整備費と人件費を含めた運営費を準備する。特に運営費は，当初から施設が満室になることは考えられないので，事業開始後6カ月程度の余裕を持って用意をしておきたい。介護保険の保険部分は請求から2カ月後に入金されることにも注意が必要である。つまり，開業当初2カ月半程度は，利用者の自己負担分以外の現金収入はないのである。

施設の整備に関しては，新築と既存の住宅等の改修の2つの方法があるが，資金計画に見合った整備を予定したい。新築の場合には，大家に建築してもらい，それを賃貸するいわゆるリースバックという方法もあり，その場合は初期投資の資金を圧縮することができる。様々な住宅メーカーがこの方法で事業展開してい

表 グループホーム事業所開設に向けての準備内容一覧（新築例）

大項目	中項目	小項目	備考
1. 申請手続き	該当市町村	開設申請書（開設予定5カ月前までに提出準備）	開設4カ月前
2. ハード上	A：建物 （新築例）	・着工	7カ月前
		・上棟式	6カ月前
		・建物完成	4カ月前
		・完了検査	3カ月前
		・建物引き渡し	1カ月前
	B：備品・設備	・居室内・共同部の備品購入リスト	5カ月前
		・リース備品の手配	4カ月前
		・ベッド（中古），カーテン発注	4カ月前
		・納品の立会い・現場立ち会い	3カ月前
		・電化製品（テレビ，洗濯機，電子レンジ他）	3カ月前
		・共有部分の調度品（リビングセット，食卓他）	3カ月前
	C：事業所 インフラ	・電気・ガス・水道	
		・TVアンテナ	
		・電話，パソコンシステム，コピー機搬入	
		・ごみ処理，産業廃棄物	要委託契約
3. ソフト上	A：利用者対応	・月額費用の決定（家賃，光熱費，食費等）	6カ月前
		・月次収支予想の検討（入居者の推移により計画）	
		・入居者面接マニュアル作成（来所，訪問）	
		・契約書等の作成（重要事項説明書・契約書・運営規定）	
		・その他入居時関係書類の整備（申込書，診断書等）	
		・その他加算手続きの説明書等	
		・口座引き落とし所手続き等	
		・入居に伴い持ち込みシート	
	B：職員募集	・事業所責任者（管理者・ケアマネジャー・計画作成）	6カ月前
		・一般職員	2カ月前
	C：職員研修	・採用時研修	3カ月前から開始
		・開設のための研修	
		・介護スキルアップ研修	
		・外部事業所研修	
	D：職員シフト	・職員シフト・ローテーション体制	開設時想定
		・人員配置基準（常勤・非常勤のバランス）	
4. 営業関係	A：地域医療 介護連携等	・医療連携	6カ月前提携
		・訪問歯科連携	6カ月前提携
		・特養連携	6カ月前提携
	B：広告宣伝	・パンフレット	4カ月前完成
		・ホームページ	4カ月前完成
		・市内折込チラシ（地域情報誌）	4カ月前完成
		・電柱広告？	
	C：地域連携	・市町村行政窓口	4カ月前申請
		・戸別訪問（地域事業所＝居宅，デイサービス，訪問等）	4カ月前
		・地元町内会	4カ月前
		・地元商店街	4カ月前
		・地元老人会	4カ月前
	D：公共機関	・地元警察，消防署（消防計画書）	
		・地元医療機関との調整（医療相談室）	
5. 開設準備	A：開設準備	・竣工式	
		・開所式，内覧会	半月前
		・一般見学受け入れ	半月前
	B：運営推進会議	・推進員の調整	開所時
		（家族，町内会，民生委員，地域包括等）	開所後2カ月
	C：外部評価受入	・外部評価会社の検討	開所時
	D：その他	・地域ボランティア	開所1カ月後
		・地域学校関連	開所1カ月後

在宅医療の施設運営・経営

るが，十分に比較検討することが大切である。

　職員募集も，グループホーム開設にあたっては重要な仕事である。オーナー自ら施設長となり運営する場合には，職員との距離が近く，職員管理も比較的容易であるが，施設長を他人に任せる場合には，その人選が大きなポイントとなる。準備段階から一緒に施設づくりを行うぐらいで考えたほうが，運営がスムーズに行える場合が多い。

　グループホームは生活の場であり，そろえなければならない備品も多い。共同で使うものは施設でそろえる必要があるが，利用者の使い慣れた家具や食器などは持ち込んでもらったほうが，本人も落ち着くので好ましい。利用者全員が同じ食器を使う必要はないのである。

苛原 実

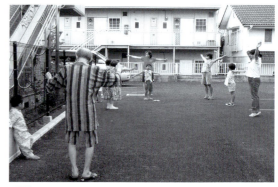

図1 地域との交流①
グループホームの駐車場を夏休みの子ども会ラジオ体操会場に使ってもらった。子どもと一緒に利用者も体操をしていた。

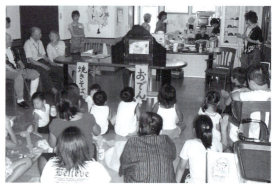

Q63
グループホーム運営の要点は

グループホームを運営することになりました。運営にあたってどのようなことに注意する必要があるでしょうか？　要点を教えて下さい。

point

▶認知症の方は役割を持つことで落ち着くことが多く，できる範囲での役割づくりを心がけることが大切。
▶グループホームを支えるポイントは介護スタッフである。スタッフ教育には力を入れるべきである。
▶地域と交流することが大切。町内会に入り，地域の祭りなどには積極的に参加すべきである。

1　グループホームを運営する上で重要なこと

　グループホーム運営の要点は，「認知症の方と介護者の共同生活の場」であることを正しく理解することである。共同生活の場であるから，認知症の方にも役

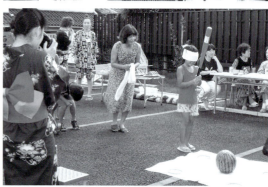

図2 地域との交流②
子ども会を巻き込んで納涼祭を開催した。

割を持ってもらい，グループホーム維持のために介護職と一緒になって仕事をしてもらうことが大切である。与えるだけの受身の介護では，認知症の方の自立性が失われてしまい，認知障害を進行させることになる。人は障害があっても，誰かの役に立ちたいと願っているものであり，自分の役割を持って生活することが生きがいや元気を与える。介護職だけで食事の準備

をしたほうが効率が良く，短時間で準備ができるような場合でも，あえて利用者に一緒に料理をつくってもらったり，食卓の準備や後片付けをしてもらったりするようにしたい．

そのような運営のあり方を，介護スタッフに理解してもらう教育も重要である．定期的な勉強会や利用者の状態等について意見を出し合う場を設けたり，反省会も行っていくことが望ましい．その際にポイントとなるのは，会議を進めるリーダーである．施設長がしっかりしていれば，施設運営は上手く行くことが多い．施設オーナーが施設長になる場合もあるだろうが，施設長を雇用する場合には，その人柄や事務能力を見きわめることも必要である．

2 リスク管理と地域交流

グループホームは狭い空間に，5〜9人の利用者と介護職が一緒に暮らす施設であるから，鍵を閉めて外出できないようにすることは，極力避けたい．閉じ込められたという閉塞感から，認知障害が悪化したり，認知症の行動心理学的症候（behavioral and psychological symptoms of dementia：BPSD）を起こしたりすることも少なくない．どうしても鍵を閉めなければならない場合には，定期的に散歩で外出する機会を持たせるなど，工夫したい．

グループホームに限らず，施設は人が生活をしていく場であり，転倒や薬の誤投与などのリスクは常にある．災害なども起こりうることであり，リスクマネジメントの考え方をしっかりと職員間で共有することも必要である．また，災害時などの行動指針もしっかりと立てておくことが必要であり，防災訓練も怠らないようにしたい．

地域との交流も大切である．地域の祭りや小学校の運動会などには積極的に参加したい．地域に溶け込むことによって，地域の人々も認知症患者の実態を理解することができるだけでなく，利用者の生きがいにもつながる．そして，それが認知症の進行予防に役に立つのである（図1，2）．

苛原 実

Q64

サービス付き高齢者向け住宅とは

高齢者住まい法の基準により創設された「サービス付き高齢者向け住宅」とはどのような仕組みになっているのでしょうか？

- ▶急増する単身・夫婦世帯の高齢者が安心して居住できる住まいである．
- ▶国土交通省，厚生労働省が所管する「高齢者住まい法」に基づく制度である．
- ▶地域包括ケアシステムにおいて自宅に代わる新たな「住まい」の形として期待されている．

1 高齢者の安心を支える新しい住まいとして創設

高齢者，特に後期高齢者の急増は，これから20年間ほどのわが国の人口構成において確実に訪れる大きな変化である．

75歳以上の後期高齢者は，当然のことながら加齢に伴う様々な疾患を抱え，人によっては認知症を発症し，日本老年学会が2014年5月に提唱した「フレイル」と呼ばれる心身虚弱状態に陥る人々が地域に多数存在する状況が目前に迫っている．

一方で，大家族制で多くの世代が同居する家庭はレアケースとなってきており，後期高齢者の1人暮らしまたは夫婦のみの世帯は，2005年に368万世帯（全世帯の7.5％）であったのが，2020年には644万世帯（全世帯の12.7％），2030年には766万世帯（全世帯の15.7％）に増加する[1]．

「サービス付き高齢者向け住宅」は，こうした状況に対応するため，高齢者の居住の安定確保を図り，もってその福祉の増進に寄与することを目的とする法律である「高齢者の居住の安定確保に関する法律（通称，高齢者住まい法）」を国土交通省と厚生労働省の両省が所管する形で2011年に改定し，介護・医療と連携し，バリアフリー構造や安否確認・生活相談サービスなど，高齢者の安心を支える新しい住まいのカテゴリ

サービス付き高齢者向け住宅の登録制度の概要

登録基準（※有料老人ホームも登録可）
- ハード
  - ・床面積は原則25m²以上 構造・設備が一定の基準を満たすこと
  - ・バリアフリー（廊下幅，段差解消，手すり設置）
- サービス
  - ・サービスを提供すること（少なくとも安否確認・生活相談サービスを提供）
  - [サービスの例：食事の提供，清掃・洗濯等の家事援助等]
- 契約内容
  - ・長期入院を理由に事業者から一方的に解約できないこととしているなど，住居の安定が図られた契約であること
  - ・敷金，家賃，サービス対価以外の金銭を徴収しないこと
  - ・前払金に関して入居者保護が図られていること（初期償却の制限，工事完了前の受領禁止，保全措置・返還ルールの明示の義務付け）

登録事業者の義務
- ・契約締結前に，サービス内容や費用について書面を交付して説明すること
- ・登録事項の情報開示
- ・誤解を招くような広告の禁止
- ・契約に従ってサービスを提供すること

行政による指導監督
- ・報告徴収，事務所や登録住宅への立入検査
- ・業務に関する是正指示
- ・指示違反，登録基準不適合の場合の登録取消し

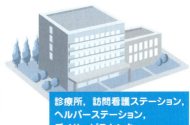

サービス付き高齢者向け住宅

診療所，訪問看護ステーション，
ヘルパーステーション，
デイサービスセンター
定期巡回随時対応サービス

図1 高齢者住まい法の改正について（国土交通省資料）

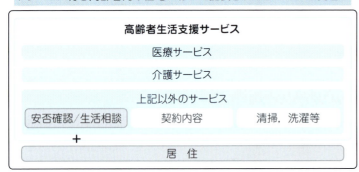

図2 高齢者住まい法の改正について（国土交通省資料）

ーとして創設された。

「サ高住」「サ付き」と略して呼ばれることも多く，入居者は60歳以上の高齢者または要介護・要支援認定者およびその同居者である。また，同居者は配偶者・60歳以上の親族・特別な理由により同居させる必要があると都道府県知事が認めた人が対象となっている。

ちなみにこの法改正によって，それまでの「高齢者円滑入居賃貸住宅（高円賃）」「高齢者専用賃貸住宅（高専賃）」「高齢者向け優良賃貸住宅（高優賃）」3つの登録制度は廃止され，「サービス付き高齢者向け住宅」に1本化された。

2 サービス提供の仕組みと内容

地域包括ケアシステムにおいて，「住まいと住まい方」はその土台をなすものであり，サービス付き高齢者向け住宅は要支援・要介護・要医療高齢者の自宅に代わる新たな「住まい」の形として，主要な役割を担うことが期待されている。サービス付き高齢者向け住

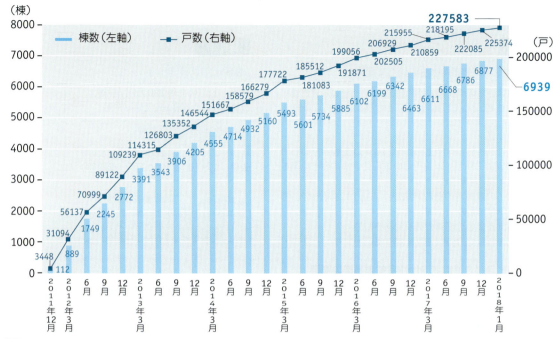

図3 サービス付き高齢者向け住宅情報提供システムHP登録状況（2018年1月末時点）

宅の登録制度の概要は（図1），提供されるサービスの内容は（図2）を参照。

一般的な有料老人ホーム（特定施設等）は，住居もサービスも同一事業者によって包括的に提供されるが，サービス付き高齢者向け住宅では，住宅部分については建物賃貸借契約を結び，居住の権利を確保した上で，介護等のサービスは「外付け」で外部サービスを利用者の選択で利用する点が大きく異なる。

サービス付き高齢者向け住宅の登録数は，制度発足以降，右肩上がりに増えてきているが（図3）[2]，利用価格やサービス提供内容に大きなばらつきがあり，地域によって整備状況の格差もみられる。また，入居者が集まらず経営譲渡や破綻に至る事態もみられるなど，今後に向けた課題は多い。

【文献】
1) 国立社会保障・人口問題研究所：日本の世帯数の将来推計（2008年3月推計）．
2) サービス付き高齢者向け住宅情報提供システム
　［http://www.satsuki-jutaku.jp/system.html］

亀井克典

Q65
サービス付き高齢者向け住宅開設の手続きと準備の要点は

開設に向けた具体的な手続きや準備にはどのようなことが必要なのでしょうか？

point

▶はじめに担当責任者の選定とプロジェクトチーム（開設準備室）を発足する。
▶制度の詳細を理解して確認と行政との丁寧な事前協議を行う。
▶整備補助金，税制優遇措置，必要資金の公的融資の確認と収支シミュレーションを行う。
▶職員（特に介護職員）の採用計画の策定。

1 事業のスムーズな立ち上げのためのポイント

開設にあたっては，担当責任者の選定と多職種によるプロジェクトチーム（開設準備室）の発足からスタ

事業イメージ

要件

「サービス付き高齢者向け住宅」として登録
・高齢者住まい法の改正により創設された「サービス付き高齢者向け住宅」として登録されることが補助金交付の条件

その他の要件
・サービス付き高齢者向け住宅として10年以上登録するもの
・入居者の家賃の額が，近傍同種の住宅の家賃の額と均衡を失しないように定められるもの
・入居者からの家賃等の徴収方法が，前払いによるものに限定されていないもの
・事業に要する資金の調達が確実であるもの
・市町村のまちづくり方針と整合していること

補助率

住宅
新築　1/10（上限120万円/戸等）
改修[*1]　1/3（上限150万円/戸等）

高齢者生活支援施設[*2]
新築　1/10（上限1000万円/施設等）
改修　1/3（上限1000万円/施設等）

高齢者生活支援施設を合築・併設する場合は，新築・改修費にも補助

図1 サービス付き高齢者向け住宅整備事業の概要

*1：住宅の改修は，共用部分および加齢対応構造（バリアフリー化）にかかわる工事に限る。2015年度より，用途変更に伴い建築基準法等の法令に適合させるために必要となる構造・設備の改良にかかわる工事（高齢者住まい法上必要となる住宅設備の設置等）を追加。
*2：高齢者生活支援施設の例：デイサービス，訪問介護事業所，住居介護支援事業所，診療所，訪問介護事業所等。

（文献1より引用）

ートとなる。特にリーダーの力量によって成否が大きく左右されるので，慎重に対応すべきである。

プロジェクトチームメンバーは，制度の詳細について勉強し，理解を深めるとともに，早めに行政の担当窓口との事前協議を始める必要がある。行政の担当官は人事異動が頻回のことが多く，担当官の気質や資質も正直不揃いで，やり取りに苦労することが多いが，開設に向けた思いと熱意を率直に伝えて指導を仰ぐという姿勢に徹して，良好なコミュニケーションを構築することが，事業のスムーズな立ち上げにおいて重要なポイントとなる。

サービス付き高齢者向け住宅は，今のところ国策として登録・整備を推進する方向となっており，誘導策としての整備補助金（図1）[1)]，税制優遇措置（図2）[2)]，必要資金の公的融資などについて確認し，最大限活用することで，事業収支計画を容易にし，より低価格で居室やサービスを提供することができる。

2 収支シミュレーション

価格帯の設定と収支シミュレーションは，事業計画の肝となる部分である。いわゆる「値付け」であるが，居室家賃，生活支援費，食費，共益費等の固定的な価格と外付けの介護・医療サービスの自己負担分をあわせて，月額いくら必要になるのかが利用者にとっても最大の関心事である。

特に都市部では，土地代が高く建築資金が高騰しており，人件費も高いため，価格帯を高めに設定せざるをえず，18m^{2}の居室に風呂なしのタイプでもトータル月額20万円を下回るのは難しい。入居率85％程度で損益分岐点とするラインで価格設定するのが妥当と思われるが，その範囲でどういう価格設定とするのかはターゲットとする入居者像の想定や提供するサービスの質等により判断する必要がある。

また，サービス付き高齢者住宅のみでは収支計画が立たない場合，デイケア，デイサービス，小規模多機能型居宅介護などを併設し，複合型事業として相乗効果で収益を確保するという選択肢も検討に値する。

3 人材の確保

少子化の中で，特に介護スタッフの確保は大変困難な課題となっている。現実的な採用計画の策定を行い，できれば専任の採用担当者をおいて対応しないと，ハードはできてもスタッフ不足でフルオープンできない状態が続きかねない。ハローワークや人材紹介

所得税・法人税　　　　　　　　　　　　　　　適用期限2017年3月31日（期限通り終了）

5年間　割増売却　14％（耐用年数35年未満10％）【2017年3月31日までに取得等】

要件
① 床面積：25m² 以上 / 戸（専用部分のみ）
② 戸数：10戸以上

固定資産税　　　　　　　　　　　　　　　　　　　　適用期限2019年3月31日まで

5年間　税額について2/3を参酌して1/2以上5/6以下の範囲内において市町村が条例で定める割合を軽減（一般新築特例は1/2軽減）

要件
① 床面積：30m² 以上 / 戸（共用部分含む。一般新築特例は40m² 以上 / 戸）
② 戸数：5戸以上
③ 補助：国または地方公共団体からサービス付き高齢者向け住宅に対する建設費補助を受けていること等
④ 構造：主要構造部が耐火構造または準耐火構造であること等

不動産取得税　　　　　　　　　　　　　　　　　　　適用期限2019年3月31日まで

家屋　課税標準から1200万円控除 / 戸（一般新築特例と同じ）
土地　家屋の床面積の2倍にあたる土地面積相当分の価額等を減額（一般新築特例と同じ）

要件
① 床面積：30m² 以上 / 戸（共用部分含む。一般新築特例は40m² 以上 / 戸）
② 戸数：5戸以上
③ 補助：国または地方公共団体からサービス付き高齢者向け住宅に対する建設費補助を受けていること等
④ 構造：主要構造部が耐火構造または準耐火構造であること等

図2 サービス付き高齢者向け住宅供給促進税制の概要　　　　　　　　　　　（文献2より引用）

4 低所得高齢者への支援の試み

当法人の展開するサービス付き高齢者向け住宅は名古屋の都心にあるため，価格帯の設定がどうしても高めになっているが，医療法人の社会的使命として低所得高齢者の終の棲家の確保に貢献するため，一定の経済的基準を定め，収支計画に大きな影響を及ぼさない居室数の5％以内を目安に，がん末期などの看取りや要介護高齢透析患者の支援を主とした家賃・生活支援費の減免制度を設けている。

行政との協議では，減免対象基準の明確化，通常価格での入居者が不公平感を持たないような配慮，減免制度を実施していることのホームページ，パンフレットなどへの開示があれば容認できると回答を得ており，地域包括ケアの中で低所得高齢者に配慮したサービス付き高齢者向け住宅の活用方法として試行している。

会社だけでなく，地域の就職イベントや高等学校での就職説明会などにも積極的に参加する必要がある。

【文献】
1) 国土交通省：平成28年度サービス付き高齢者向け住宅整備事業　添付資料．
2) 国土交通省：サービス付き高齢者向け住宅の供給支援　税制優遇の概要．

亀井克典

Q66

サービス付き高齢者住宅の運営の要点は

開設後，安定した運営を継続するためにはどのようなことに重点を置くべきでしょうか？

point

▶コンセプトを明確にする（入居者のターゲット，付

表 サービス付き高齢者向け住宅の入居受け入れ基準の例（医療法人生寿会エイム新栄）

病名・処置内容	受け入れ		備考
	可	不可	
末期がん	○		
認知症	○		介護抵抗などの強い人は不可となることがあります
在宅酸素	○		
バルーンカテーテル	○		
人工肛門（ストーマ）	○		
B・C型肝炎	○		
結核	○		排菌状態は不可となります
MRSA	○		排菌状態や症状によっては不可となることがあります
褥瘡	○		
ペースメーカー	○		
血液透析	○		
胃瘻	○		
たんの吸引	○		症状（回数）によっては不可となることがあります
インスリン注射	○		血糖が著しく不安定な場合は不可となることがあります
緩和ケア，ターミナルケア	○		
IVH，CVポート	○		
経鼻経管栄養	○		チューブを頻回に自己抜去される方は不可となることがあります
気管切開		○	
人工呼吸器		○	

2014年3月時点のもの

帯サービスの特徴など）。

▶入居者募集の戦略と実践および入居希望者への事前アセスメントを行う。

▶開設後の運営の見直し（入居者像の変化，入居率に応じた価格の見直し等）。

▶やりがいと希望の持てる職場づくりがひいては入居率の安定と向上につながる。

1 目的・コンセプト・ターゲットの明確化

サービス付き高齢者向け住宅は，そもそも何のため，誰のためにつくるのか，地域包括ケアシステムの中で果たせる使命と役割には何があるのかという根源的な議論を経て準備に入るべきである。単に要支援・要介護高齢者が増え，顧客がいて収益が上がりそうだからという動機だけでは，この事業の維持・継続はおぼつかない。

一口にサービス付き高齢者向け住宅と言っても，自立に近い高齢者をターゲットとして最低限の見守りや食事のサービスのみを提供し，必要な介護・医療サービスは利用者がケアマネジャーを介して外部と契約するタイプもあれば，医療機関に併設し，重介護・要医療の高齢者（がん末期，在宅酸素療法やレスピレーターが必要な呼吸不全，人工透析，胃瘻・経管栄養・中心静脈栄養による栄養管理など）を積極的に受け入れ，定期巡回随時対応型訪問介護・看護や専門的在宅療養支援診療所・支援病院との密な連携体制を構築して，ほぼ病棟並みのケア体制を整えるタイプもある。

立地する地域のニーズ，設立母体の特徴と強みを的確に把握して，コンセプトを明確にしていくことが大切である。実際にどのような状態像の入居者を受け入

れることが可能かは，一覧表としてパンフレット，ホームページに明記する必要がある（表）。

2 営業体制の構築と柔軟な運営体制

多額の資金を投入して建物を建て，スタッフを雇用しても，肝心の入居者の確保が思うに任せず，事業計画が頓挫するサービス付き高齢者向け住宅もめずらしくなくなった。サービス付き高齢者向け住宅の登録が増え続ける中（☞ Q64の図3参照），地域によっては過当競争となっており，上述のコンセプトを明確化した上で，戦略的な営業体制を構築して早期に入居率を上げなければ事業としてのテイクオフは困難である。

一方で，入居希望者に関しては，病状，介護状況，家族関係，経済状況，本人や家族の思いなどを事前面談し，アセスメントをしっかり行って，本人や家族の期待と提供できるサービスとに乖離がないか確認して，入居者の選別を行わないと事後のトラブルにつながりやすいので注意が必要である。

開設後，当初の想定とは異なる状況も起こりうる。たとえば，より医療度・介護度の高い入居希望者が大多数を占めることになったり，価格帯が地域ニーズに合わず入居率が低迷した場合などは，状況に応じて収支の整合性をとりながら柔軟に体制や価格の見直しを行うことも必要である。

また，より働きやすい労働条件の整備，明るい職場の雰囲気づくり，日常業務の標準化および業務の改善を実施することで，介護職を中心とした離職防止につながり，質の良いサービスが提供できるようになる。そのことが入居者や家族の安心と信頼を生み，地域の評価を高め，入居率の安定と向上につながるという好循環につながるという視点も大切である。

亀井克典

Q67

小規模多機能事業所とは

小規模多機能事業所という言葉はあまり聞き慣れませんが，どのような事業所でどのようなサービスを提供するのでしょうか？

point

▶小規模多機能事業所とは，「通う」「泊まる」「訪問する」等の多機能のサービスを，小規模で提供する事業所のことである。

▶同じ介護者が様々なサービスを行うことで顔なじみの関係を構築し，中等度または重度の認知症の方でも，安心して地域で暮らしていけることをめざす。

▶地域密着型サービスであり，許認可権は介護保険者である基礎自治体（市町村）にある。わが国独自のサービスであり，そのモデルは宅老所である。

1 小規模多機能事業所の事業内容

小規模多機能事業所とは，日常生活圏内の小規模なデイサービス（「通う」）を中心として，利用者の状況や希望に合わせて，ショートステイ（「泊まる」）や訪問介護（「訪問する」）などの多機能なサービスを顔なじみの介護職が行うことで，環境の変化に弱い認知症の方でも，障害が中等・重度になっても安心して，できるだけ長く地域で暮らしていけることを目的とした地域密着型事業である（図）[1]。

登録利用者数は25人以下であり，「通い」の利用者は登録利用者数の半分以上で15人まで，「宿泊」は「通い」利用者の1/3以上で9人以内に限られている。小規模多機能の「通い」は，1人ひとりに合わせて時間も曜日もオーダーメイドであり，必要な時間に利用できるだけでなく，緊急時にも臨機応変に対応可能である。「宿泊」も急病などで必要な際には，予約なしで突然の宿泊にも対応可能であり，通い慣れた場所で，顔なじみの職員や利用者と一緒に泊まることができる。「訪問」についても，必要なときにサービスを受けることができ，緊急時にも対応可能である。すなわち，小規模多機能のサービスは，ケアプラン通りに行われる他の介護保険サービスと異なり，利用者の状態に合わせて臨機応変に対応できることが最も異なる点である。

サービス利用者は，介護保険の訪問看護，訪問リハビリテーション，居宅療養管理指導，福祉用具の貸与については利用できるが，その他の介護保険サービス

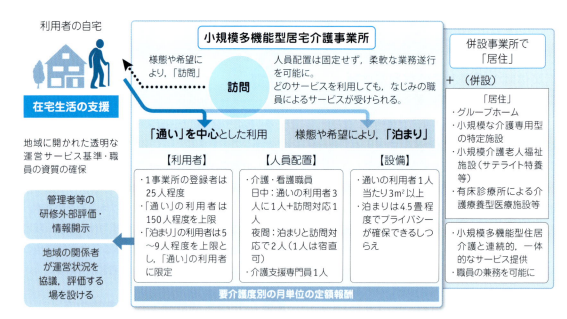

図 小規模多機能居宅介護の概要

基本的な考え方:「通い」を中心として,要介護者の様態や希望に応じて,随時「訪問」や「泊まり」を組み合わせてサービスを提供することで,中重度となっても在宅での生活が継続できるよう支援する。 （文献1より改変）

は利用できない。また,地域密着型サービスであり,事業所のある市町村に住んでいる者しか利用できない。

2 小規模多機能事業所の歴史

　小規模多機能事業所は,宅老所をモデルとして制度化されたものである[1]。宅老所とは古い民家を利用して,家庭的な雰囲気の中,利用者の生活リズムに合わせて柔軟な対応をする小規模な事業所のことを指す。自宅の一部をデイサービスに利用する形で事業を始め,利用者の状態に応じて泊めたり,また自宅を訪問したりすることで,地域での生活を継続させていくことをめざしており,1980年代から全国各地で広がっていった。

　「2015年の高齢者介護」[2]の中で「地域密着型の在宅サービスを実践する試みとして,宅老所と呼ばれる取り組みがある」と,高齢者介護の望ましいサービスとして紹介された。こうした流れの中で,2006年の介護保険法改正で,地域密着型サービスとして小規模多機能型居宅介護が新たな制度として位置づけられた。制度化の際に,「住む」機能が盛り込まれなかった点が,宅老所とは異なる。

【文献】
1) 全国小規模多機能型居宅介護事業者連絡会,編：地域包括ケアを推進するための小規模多機能型居宅介護についての要望. 2014.
[http://www.mhlw.go.jp/file/05-Shingikai-12601000-Seisakutoukatsukan-Sanjikanshitsu_Shakaihoshoutantou/0000059502.pdf]
2) 堀田 力,他：小規模・多機能サービス拠点. 2015年の高齢者介護. 高齢者介護研究会,編. 2003.
[http://www.mhlw.go.jp/topics/kaigo/kentou/15kourei/3.html]

【参考】
▶ 三浦 研：在宅医療辞典. 井部 俊子,他,編. 中央法規出版, 2009, p157.

苛原 実

Q68

看護小規模多機能居宅介護とは

「看護小規模多機能居宅介護」とはどういったサービスですか？　また,サービスの対象者や特徴を教えて下さい。

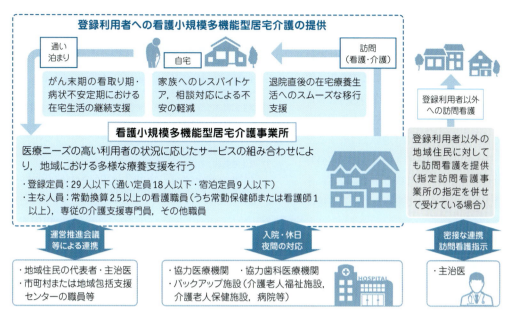

図 看護小規模多機能型居宅介護の概要

・主治医と看護小規模多機能型居宅介護事業所の密接な連携のもと，医療行為も含めた多様なサービスを24時間365日利用することができる。
※医療ニーズへの対応が必要な利用者に対して，小規模多機能型居宅介護事業所では対応できなかったが，看護小規模多機能型居宅介護事業所では対応できる。
・看護小規模多機能型居宅介護事業所の介護支援専門員が，「通い」「泊まり」「訪問（看護・介護）」のサービスを一元的に管理するため，利用者や家族の状態に即応できるサービスを組み合わせることができる。

（文献3より引用）

point

▶看護小規模多機能居宅介護は，「訪問看護」と「小規模多機能型居宅介護」を組み合わせて提供するサービスとして創設された「複合型サービス」である。
▶市区町村の管轄であるため，居住者を対象としている。
▶訪問看護・訪問介護・通い・宿泊・相談支援等のサービスを1つの事業所で提供するため，利用者に応じて柔軟な対応ができる。

1 「看護小規模多機能型居宅介護」とは？

　超高齢社会を迎え，在院日数を減らし在宅療養を中心に行うため，医療依存度の高い患者が早期に在宅療養を強いられることが懸念されることから，住み慣れた地域で最期まで自分らしく暮らしていくことを可能にするために，2012年度介護報酬改定で「訪問看護」と「小規模多機能型居宅介護」を組み合わせて提供するサービスとして「複合型サービス」が創設された[1]。

　その後，2015年度には，サービス内容をよりわかりやすくするために，看護小規模多機能型居宅介護（以下，看多機）という名称に変更された。2016年4月現在，全国で看多機は，294箇所ある[2]。

2 看多機の特徴

1 対象の利用者

　看多機は，地域密着型サービスのため，市区町村の管轄で運営している。そのため，基本的には利用者はその介護保険者の市区町村在住でなければならない。利用対象者は要介護度1～5で，料金体制は月額包括報酬で，報酬額は要介護度によって異なる。訪問看護師がいるため，がん末期や難病等の病状の変化が予測される患者や，吸引，胃瘻等医療依存度の高い患者の受け入れが可能となり，病状の悪化防止や予防まで行うことができる。

2 看護と介護が一体的に対応できる

　看多機は，訪問看護と，訪問介護・通い・宿泊を一体型に行う小規模多機能型居宅介護の機能を合わせた

サービスである[1]（図）[3]。看多機の特徴は，訪問看護・訪問介護・通い・宿泊・相談支援等のサービスを1つの事業所で提供するため，利用者や家族の状態に柔軟にサービスを組み合わせて提供できることである。顔なじみのスタッフが関わることで認知症の利用者などは不安が軽減することがある。また，制度上利用時間の縛りがないため，自由なときに「通い」に来ることができるので，通常のデイサービスのように一定の時間までいなければならないという縛りがなくなる。その分，通いも個人の目的を持って来るため自立支援につながっていく。

さらに，現状の居宅介護のみではカバーすることができないその人の生きがいをサポートすること（たとえば，お墓参り，家族の臨終の場に立ち会う等）も，地域を巻き込みながら行うことが可能である。

3 24時間365日の安心を柔軟なサービスで提供

看多機の訪問看護は24時間365日対応しているため，夜間緊急対応が必要な場合も看護師が訪問し，適切に医療機関との連携を図ることができる。さらに，家族の病気や冠婚葬祭等で，急に主介護者が自宅を留守にする場合も「宿泊」で対応することができる。「通い」の予定でも体調が悪いときには「訪問看護」に切り替えることもできる。

また，病院退院後に直接，看多機の「宿泊」を利用して，自宅に近い場所で家族が在宅ケアの指導を受けてから在宅療養を開始することもできる。このように，即時的プランの発行で利用者の状態に合わせて柔軟に対応できるのが，看多機の特徴である。

4 地域住民を対象としたサービス

看多機を通常利用するときには，ケアマネジャー（サービス計画作成担当）を同事業所に変更しなくてはならない。そのため，ケアマネジャーを変更したくない利用者は，通常利用はできない。しかし，2015年度の介護報酬改定で「看護小規模多機能型居宅介護・短期利用」という事業所の登録定員に空きがあり緊急やむをえない場合など一定の要件を満たした場合に，「通い」や「宿泊」を7日だけ（やむをえない事情のある場合は14日）限定的に利用できるようになった。

【文献】
1) 厚生労働省：看護小規模多機能型居宅介護（複合型サービス）について. 2015.
[http://www.mhlw.go.jp/stf/seisakunitsuite/bunya/0000091038.html]
2) 厚生労働省：看護小規模多機能型居宅介護の所在地別事業所数（平成28年10月時点）. 2016.
[http://www.mhlw.go.jp/file/06-Seisakujouhou-12300000-Roukenkyoku/0000149367.pdf]
3) 厚生労働省：看護小規模多機能型居宅介護の概要. 2015.
[http://www.mhlw.go.jp/file/06-Seisakujouhou-12300000-Roukenkyoku/0000091119.pdf]

福田裕子

Q69

介護医療院とは

介護医療院という新しい介護保険の制度ができる予定ですが，これについて教えて下さい。

A point

▶介護医療院は，介護保険改定により2018年改定で盛り込まれる介護保険施設である。

▶要介護者に「長期療養のための医療」と「日常生活上の世話（介護）」を一体的に提供する。

▶宿直医，緊急対応など，医療機関としての機能も具有する。

1 介護保険法における位置づけ

介護医療院は，2017年に成立した改正介護保険法第一章第8条25に，介護老人福祉施設，介護法人保健施設に加え，新たな介護保険施設と規定された。介護医療院は，介護老人福祉施設，介護老人保健施設と同様に，施設サービスを提供し，その「介護医療院サービス」は施設サービス計画に基づき実施される（表1, 2）[1]。

その規定は，同法第五章「介護支援専門員並びに事業者及び施設」の第五節「介護保険施設」の第三款（107～115条）に詳述されている。それによれば，介護医療院は都道府県知事許可によって開設（107条）

表1 介護医療院の人員基準

	指定基準		報酬上の基準	
	類型（Ⅰ）	類型（Ⅱ）	類型（Ⅰ）	類型（Ⅱ）
医師	48：1 （施設で3以上）	100：1 （施設で1以上）	―	―
薬剤師	150：1	300：1	―	―
看護職員	6：1	6：1	6：1 うち看護師 2割以上	6：1
介護職員	5：1	6：1	5：1～4：1	6：1～4：1
リハビリ専門職	PT/OT/ST：適当数		―	―
栄養士	定員100以上で1以上		―	―
介護支援専門員	100：1（1名以上）		―	―
放射線技師	適当数		―	―
他の従業者	適当数		―	―
医師：宿直	医師：宿直	―	―	―

（文献1より引用）

表2 介護医療院の施設基準

施設設備	診察室	医師が診察を行うのに適切なもの
	病室・療養室	定員4名以下，床面積8.0m²/人以上 ※転換の場合，大規模改修まで6.4m²/人以上で可
	機能訓練室	40m²以上
	談話室	談話を楽しめる広さ
	食堂	入所定員1人あたり1m²以上
	浴室	身体の不自由な者が入浴するのに適したもの
	レクリエーションルーム	十分な広さ
	その他医療設備	処置室，臨床検査施設，エックス線装置，調剤所
	他設備	洗面所，便所，サービスステーション，調理室，洗濯室または洗濯場，汚物処理室
構造設備	医療の構造設備	診療の用に供する電気，光線，熱，蒸気またはガスに関する構造設備，放射線に関する構造設備
	廊下	廊下幅：1.8m，中廊下の場合は2.7m ※転換の場合，廊下幅：1.2m，中廊下1.6m
	耐火構造	原則，耐火建築物（2階建てまたは平屋建てのうち特別な場合は準耐火建築物） ※転換の場合，特例あり

（文献1より引用）

され，管理者たる医師は都道府県知事の承認を受ける必要がある（109条）。また，介護医療院は医療法にいう病院または診療所ではない（105条）。そのほか，

介護医療院は介護老人保健施設と同じく，通所リハビリテーション，短期入所療養介護を実施できる。

2 制度の骨格

介護医療院は今後，増加が見込まれる慢性期の医療・介護ニーズへの対応のため，「日常的な医学管理が必要な重介護者の受入れ」や「看取り・ターミナル」等の機能と「生活施設」としての機能を兼ね備えた，新たな介護保険施設として創設された制度である。

本制度は，要介護者に対し「長期療養のための医療」と「日常生活上の世話（介護）」を一体的に提供するものである。開設主体は，地方公共団体，医療法人，社会福祉法人などの非営利法人等で，病院または診療所から介護医療院に転換した場合には，転換前の病院または診療所の名称を引き続き使用できる。これに伴い，介護療養病床（介護療養型医療施設）の経過措置期間については，6年間延長される。

3 サービス提供体制

介護医療院には，ⅠとⅡがある。Ⅰは，重篤な身体疾患を有する者及び身体合併症を有する認知症高齢者等に対する施設で，現行の介護療養病床（療養機能強化型A・B）と同等の機能を提供するものである。Ⅱは，容体が比較的安定した者に対する施設で，現行の介護老人保健施設の機能に加えて24時間の看護職員を配置する内容としている。サービスの提供単位は，原則として療養棟単位であるが，規模が小さい場合は療養室単位も可能である。

4 生活空間の充実

介護療養病床に比較して生活空間（療養室）が充実した内容となっている。療養室は4名室以下とし，1人あたりの床面積は$8.0m^2$/人（約2.4坪，つまり約4.8畳）とされている。4名以下の多床室の場合でも，家具やパーティション等による間仕切りの設置など，プライバシーに配慮した環境に努めることになっている。

5 医療機能

介護医療院には医師の宿直体制があり，緊急対応機能を持つ。診察室，処置室，処置室及び機能訓練室（以上は111条に規定），臨床検査設備，X線装置を有し，ある程度の医療処置や重度者対応を行う。また，重度の認知症対応や精神科病院連携，歯科衛生士が行う口腔衛生管理，管理栄養士による栄養管理，低栄養リスクへの対応なども行える制度設計である。

【文献】
1）厚生労働省：第152回社会保障審議会介護給付費分科会資料．[http://www.mhlw.go.jp/stf/shingi2/0000185798.html]

和田忠志

2 ④ 事業所開設の準備

Q70 在宅特化型診療所の準備資金の目安は

在宅医療専門の診療所を開業したいのですが，開業にあたって準備資金はいくらぐらい必要なのでしょうか？　目安などあれば教えて下さい。

point

▶在宅医療を専門で行う場合は，診察室や相談室があれば開設可能。
▶自らの人生観や資金力，自宅併用の有無などの条件に照らして設備形態を検討する。
▶黒字化までに時間がかからないことが多いが，心理的余裕のために，運転資金として1000万円程度は確保しておきたい。

1 初期投資は比較的抑えられる

在宅医療専門診療所と一口に言っても，地域性，提供する医療レベル，患者層，対象とする疾患などの条件を考えながら準備を進める必要がある。一般的な内科開業資金総額の平均は9483万円であり，自己資金の平均は2309万円とされている。

しかし，在宅医療を専門で行う場合は，X線設備なども必要なく，診察室や相談室があれば開設可能である。そのため医院建築である必要はなく，ビル診療所や一般的な住宅もしくは中古住宅などでも可能であるため，初期投資は抑えられる。

開業形態は，都市部では地価が高いため「ビルテナント開業」（表1）が多いが，地方では「一戸建て開業」（表2）タイプのほうが地域からの信頼や安心感が得ら

表1 「ビルテナント開業」モデルケース

項目	費用
テナント保証金	300万円
内装設備工事費	1500万円
医療機器・什器備品	1000万円
車両（2台）	400万円
医師会加入費，広告宣伝費	400万円
運転資金	1000万円
計	4600万円

表2 「一戸建て開業」モデルケース

項目	費用
建物	50万円×50坪＋外構工事等 3000万円
土地	15万円×150坪 2250万円
医療機器・什器備品	1000万円
車両（2台）	400万円
医師会加入費，広告宣伝費	400万円
運転資金	1000万円
計	8050万円

れやすいと思われる。どちらを選択するかは，自らの人生観や資金力，自宅併用の有無などの条件に照らして選択することになる。

　在宅医療を専門とする場合は，外来診療のように立地をそれほど気にする必要はほとんどないため，綿密な診療圏調査なども必要ないと思われる。交通の便が良く渋滞などが発生しにくい，四方にスムーズに往診できるような立地であれば問題ない。またどこまでスタッフの人員を増加させるかにもよるが，規模が拡大したときのために，往診車，スタッフの車の駐車場を診療所周辺でいかに確保するかということはチェックしておく必要がある。

　医療機器として高額なものとしてはポータブルエコーが挙げられるが，診療に大きな力となるためリストから漏れないようにする。

2 黒字化までには時間がかからないことが多いが……

　立ち上げ運転資金は，特に開業後3カ月程度の赤字期間を資金的に乗り切るために忘れてはならない蓄えである。開業後，診療報酬は2カ月遅れでしか入金されないため，人件費や医薬品・医療材料の支払い分などがこの運転資金に含まれる。在宅医療の場合は，診療報酬の単価が高く，またどの地域においてもニーズが高いため，誠実な診療を行っていれば，日本全国どこで開業しても黒字化まではそれほど時間はかからないと思われる。とはいえ，十分な運転資金を確保しておくことで，安心感を持って診療に専念できるという余裕が生まれるため，1000万円程度は確保しておくことをお勧めする。

石賀丈士

Q71

診療所開業資金の目安は

開業に伴い，何にどのくらいの資金を準備する必要がありますか？

A point

- ▶必要な資金の額は，開業スタイルや地域性によって異なる。
- ▶開業後半年間，収支が釣り合わなくても継続できる資金の準備が必要である。
- ▶開業において，資金は最も制御しやすい要素である。

1 開業に必要な費用項目

　開業を決意したとき，最初に気になることのひとつが開業資金の問題であろう。開業のスタイルや地域性などにより，必要な資金の目安は様々である。ここでは，大まかに考慮すべき項目と，注意すべき点についていくつか指摘したい（）。

　開業資金を考える上で重要な項目としては，おおむ

```
土地・建物・設備など，開業時に必要な資金の検討
          ↓
最低半年間の運転資金を算出し加算
          ↓
研修費や生活費なども考慮し加算
          ↓
不測の事態に備えて予備費を可能な範囲で加算
```

図　開業資金の検討過程

ね以下のようなものがある．

- **土地・建物の費用**：購入・新築か賃貸か，都会か地方かなどにより大きく異なる．
- **設備・医療機器にかかる費用**：医療機器は購入かリースかにより異なる．機器には必ずメインテナンス費用や保険，消耗品の費用などが伴うことも頭に入れておく．
- **医薬品・材料費**：処方形態により異なるが，診療に支障をきたさない範囲でどこまで絞り込めるかが重要である．
- **人件費**：給与のほかに社会保険料や賞与についてもあらかじめ考慮する必要がある．
- **宣伝広告費等**：開業時は宣伝が必要である．オープンクリニックの費用も検討する．

　これらを考慮した上で，半年は収支が釣り合わなくても継続できるだけの運転資金が必要である．保険診療や公費のワクチン接種の収入は2カ月ほど遅れて入ってくることもあるため，地域毎に仕組みを確認しておく．

　上記以外で，忘れがちな費用には以下のようなものがある．

- **医師会入会金**：地域により様々であるが，高額となる場合もあるため，事前に確認が必要である．
- **研修費**：スタッフを新規に集める場合には，ある程度の研修が必要となる．たとえ自ら担当して研修を行う場合でも，スタッフには人件費を支払う必要があることを忘れてはいけない．
- **家族の引越し費用や生活費**：意外に甘く見積もりがちかもしれないが，引越しをしない場合でも，生活が変わることを考慮し，十分な計画を立てておく．

2　想定外の出来事への準備

　その他，筆者が開業から1年以内に経験した想定外の出来事をいくつか挙げる．

- **東日本大震災**：診療そのものが滞ったり，物品が不足するなどの状態から回復するのに数カ月から半年を要した．
- **新規ワクチンの開始と副作用問題に伴う在庫超過**：一部ワクチンで副作用の可能性が取り沙汰されたことや，同時接種の可否の議論などで接種を手控える動きが起こるなどしたため，在庫が大きく超過する状態が発生した．
- **助成金の交付についての問題**：開業時に雇用創出に関連した助成金を申請し，何度かにわたり交付される予定であったが，退職者が出たためその後の交付が受けられなくなった．

　想定外の事態は起こりうるが，人事の問題などと比べると，資金は最も制御しやすい要素と言える．開業スケジュールを見きわめながら，できる限りの準備をしておくことをお勧めする．

〈小倉和也〉

Q72

訪問診療に対応できる外来設備は

訪問診療にも対応できる外来設備としてどのようなものがあるとよいですか？

point

診療スタイルや周囲の医療環境によって，必要な設備は様々である．
▶**X線撮影装置，超音波検査機器，心電図は多くの診療所で設備されている．**
▶**訪問診療においては，内科系でも縫合や褥瘡の処置などが必要になる場合がある．**

　訪問診療も行うクリニックの外来に必要な設備は，診療スタイルによって様々であろう．ここでは，「訪

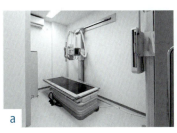
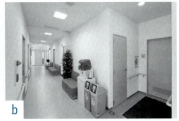

図 訪問診療を行うクリニックの外来で便利な機能
a：便利な可動式の撮影台，b：ストレッチャーでも搬入・搬出が可能な院内通路

問診療と並行して行う外来機能で，あると便利な設備」という観点からいくつか挙げてみた．

1 検査機器

1 X線撮影装置

外来診療そのものにおいて必須の設備であるばかりでなく，在宅患者の必要時にも利用頻度の高い設備と言える．肺炎や心不全のみならず，骨折の有無を確認するための利用も高頻度である．ポータブル撮影装置などがあればなおよいが，必要時に車椅子やストレッチャーで来院しても胸部から骨盤や大腿骨まで柔軟に撮影できるよう，可動型の撮影台を設置するなどの工夫があると便利である（図）．

2 超音波検査機器

腹部のみならず，心エコーや頸部エコー，さらには整形外科領域まで活用の幅は年々広がっている．固定型もノートPC程度の大きさで携帯でき，各種プローブを付け替えられるタイプもある．また小型のエコーを診察室で使用し，往診時はカバンに入れておくこともできるようになった．

3 心電図

一般的な12誘導は外来では必須であることに加え，持ち運びも可能となっている．さらに，ホルター心電図も使用できるとなお良いであろう．

4 血液検査機器

血算や生化学検査まで院内で迅速に検査できると理想的だが，血液ガスやCRPだけでも小型の機器でわかると便利である．

5 上部消化管内視鏡

診療のスタイルと周囲の医療環境によるが，あると便利である．

6 CT撮影装置

当院にはないが，これも近隣に依頼することが困難な環境では必要とされる場合があるかもしれない．

◎

上記のほか，当院ではスパイロメトリー，骨密度測定，ポリグラフィー，スモーカライザーなどが可能であるがこれらはオプションと考えられる．

2 その他の設備

採血・点滴などが可能な設備はもちろんであるが，待合室や廊下に十分なスペースがあり，完全バリアフリーであることが理想である．当院では，肺炎や骨折が疑われ，何らかの手段で来院が可能な在宅患者が検査をする際，車椅子やストレッチャーで受診し，検査を受けた後そのまま救急車を要請して搬送することもある．

また，訪問診療をしていると内科系でも縫合や褥瘡の処置などが必要になる場合があり，外来でもこれらを行える設備を備えていると，いざという時に院内外での対応が可能となる．

院内用だけでなく，訪問診療の緊急時や移送の際にも使用可能な小型の酸素ボンベも多くの施設が備えるべきと言えるであろう．

〈小倉和也〉

Q73

診療機材として揃えるものとは

在宅医療を行うにあたって，診療機材として必要なものは何でしょうか？

- ▶最小限必要となる診療機材は，実際の訪問診療などで往診鞄に入れて持ち歩かれているものである（「Q77」参照）。
- ▶在宅医の専門性やスキル，地域の医療資源や社会資源によって，備えるべき診療機材や保管する場所は変化する。
- ▶栄養・輸液に関する機材，在宅酸素，人工呼吸器などは，いつでも使えるように医療機関に常備する場合とその都度契約会社からのリースとなる場合がある。

1 基本的に揃えておきたいもの

在宅医療を行う上で，最小限揃えておきたいものは，実際の訪問診療や往診で持ち歩かれていることが多い。具体的には，診察や診療の道具，情報共有の道具，移動の道具にわけられる。

道具であれば繰り返し使うことができるが，薬品や物品は使えば減ってなくなる消耗品であり，貯蔵したり補充したりの管理が重要である。同時に使用期限にも注意しなければならない。担当患者が少ない規模の小さい医療機関では，使用回数も使用量も少なく，箱買いでストックしておいて不良在庫となることもある。また錠剤などの薬は保管してもスペースに困らないが，持続点滴となると段ボール箱の単位で保管できる広い空間が必要となる。院外処方にできるものは調剤薬局と連携することもできる。在宅医療開始の準備やその後のフォローに関して，紹介元となる病院との連携も重要となる。詳細は「Q76」を参照されたい。

2 状況によって揃えておきたいもの

在宅医療における検査内容と診療内容は，在宅主治医がこれまで受けてきた教育や経験，つまり在宅医の専門性によって大きく変化すると言われている。保管場所に関しても，医療機関，患者宅，往診車など，いくつかのシチュエーションが想定される。往診車の場合は，さらに訪問するときだけ搭載する場合と，車に備え付けておく場合がある。車内は寒暖差もあって薬品管理は非常に難しいと認識するべきである。また盗難の危険を考えると，カルテや個人情報書類やパソコンなどの管理は，訪問診療の巡回中の一時的な駐車であっても慎重に行いたい。

かかりつけ医として内科全般，総合診療，プライマリケアの研修を受けていると，小外科を含めた対応をすることが多いので，基本的な道具はすべて備えることになる。緩和ケア専門医，整形外科専門医，神経内科専門医，麻酔科医の持ち物をみると，揃える診療機器に少しずつ違いがみられる。大きく意見がわかれるのは，疼痛管理に使う持続皮下注ポンプ，X線検査道具一式，内視鏡などである。内視鏡は胃瘻交換で誤挿入がされていないかの確認に使用することがある。揃える医療機器に関しては，医師のスキル，患者のニーズのみならず，周囲の医療資源や医師の価値観にも影響を受ける。最近ではポータブルエコーの使用率が著しく増加しており，使用技術も進化している。医師以外の専門職が使うケースも多く，急速に普及が拡大している。

膀胱留置カテーテル，気管カニューレなどは，患者個人の病状やサイズに合わせた物品となるので，患者専用の物品を基本的に1セットは患者宅に保管させてもらうことが多い。他の患者の物品と間違うことなく，かつ緊急時の場合は，担当でない医師でもすぐに往診し対応できるというメリットがある。人工呼吸器や気管切開カニューレの使用があれば，喀痰の吸引が必要な患者も多い。吸引に使う道具は吸引器のほか，吸引カテーテルなどの消耗品も必要である。吸引カテーテルは，説明書には「単回使用」で使い捨てにすることを推奨しているが，在宅で単回使用されているケースはほとんどない。患者の状態（喀痰量や性状）にもよるが，1日1回の交換で，その1日間は同じ1本のカテーテルをアルコール綿で拭いたり，消毒液に漬けたりして複数回使用している場合が多い。

3 場合によってリースにするもの

在宅医療の現場では，医療機関が所有しなくても，関連会社からリースし，患者に貸与する形をとるものがある。在宅酸素療法で使う酸素濃縮器，酸素ボンベ，その他周辺機器，人工呼吸器，輸液ポンプ，経腸栄養ポンプなどである。神経難病では，意思伝達装置なども使われる。

費用に関しては，医療機関は医療保険で費用を算定

して請求し，医療機関がリース会社にリース料を支払う仕組みとなっている。これらの診療機材の使用に関しては，病状のみならず，患者や介護者のライフスタイルも含めて，よく相談することが重要である。また社会制度を熟知する必要があり，行政によっては異なる補助制度などもあるので，上手く活用するように患者や家族に情報を提供することも大切である。一般的には，医療費自己負担の上限や身体障害者医療費助成，日常生活用具給付などの利用が多い。

鶴岡優子

Q74

往診車両の選定上の留意点は

往診に自動車が欠かせない立地条件なのですが，車両はどのような基準で選べばよいのでしょうか？ 在宅医療に向いている車種などありましたら教えて下さい。

point

▶選定にあたって，まずは立地場所や道路幅，使用人数，用途など，考えられる条件をすべて洗い出す。
▶条件の中で重視するポイントに適した車両を選定する。
▶近隣への配慮など，患者の立場に立って，様々な状況・環境に応じた乗りわけができるとなおよい。

1 まずは条件の確認から

往診車両の選定にあたっては，診療圏の交通事情が大きく関わってくる。交通事情とは，地域によって違ってくる道路幅や訪問診療（往診）の際の駐車場，訪問診療（往診）の範囲（移動距離）など様々である。もちろん車両費用やガソリン代などのランニングコストも車両選定の大きな要因となる。また，訪問診療に何人のチームで向かうか（乗車を何名と想定するか），運転者の運転技術も考慮しないといけないだろう。安全性は言うまでもない。

2 燃費，道路幅，移動距離，地域性などを考えると……

車両を移動手段として考えた場合，走行距離が増える分，当然ガソリン代がかかる。そのため，燃費ができるだけ良い車が適している。ハイブリッドカーやコンパクトカーや軽自動車が選択肢となる。

診療圏の道路幅で考えると，都市部や都会など道幅が狭い道が多いと小回りが利くコンパクトカーや軽自動車を選ぶ必要があり，訪問診療（往診）時に，特に都会に多い駐車場（駐車スペース）の確保が難しいエリアでは，なおさら選択肢は限られてくる。

一方，訪問診療（往診）の移動距離に着目して考えると，1回の移動距離が長ければ，走行性能の高いゆったりと乗れる車を選ぶという選択肢もあるかもしれない。地域によっては，特に冬場に雪の多い地方では四輪駆動車の選択も考えたい。

ここまで述べてきた様々な要因をトータルで考えると，燃費の良いハイブリッドカーや運転のしやすいコンパクトカーまたは軽乗用車が選択されるケースが多くなるのではないか。もちろん，先に述べたように診療圏の交通事情に鑑み，よりベターな選択をして頂きたい。

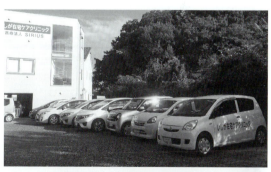

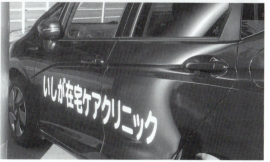

図 いしが在宅ケアクリニックの往診車両

3 患者の立場に立った車両の選定

本題から外れるかもしれないが、往診車両の選定にあたって、当院の工夫を少し述べさせて頂きたい。当院は常勤医師8人、非常勤医師1人で診療にあたっている機能強化型の在宅療養支援診療所である。当院の往診車両として、コンパクトで低燃費なハイブリッドカーのHONDAの「フィット」が7台、「N-ONE（エヌワン）」と「N-BOX（エヌボックス）」が1台ずつ、TOYOTAの「プリウス」が1台ある。HONDAの各車両を色わけするとともに、「いしが在宅ケアクリニック」のロゴと名前を入れた車両と入れていない車両を持っている（図）。クリニック名を入れた車両を基本車両としているが、近隣の人に往診を受けていることを知られたくないなど、場合によって患者や患者家族の希望に応えられるように、様々な状況・環境によって乗りわけるようにしている。

クリニック名を入れた車両で患家を訪問（往診）することで、患者の近所の人々の在宅医療への理解と、その人を巻き込んで他者の目を入れることによる見守り効果の役割を果たすことが期待できる。

石賀丈士

Q75

往診車両の駐車禁止除外指定の取得方法は

往診車両の駐車禁止除外指定の取得方法について教えて下さい。

point

▶医療機関所在地を管轄する警察署に申請する。
▶標章の交付には申請から2週間程度かかるため、余裕を持って手続きする。
▶標章が発行されても、どこに駐車してもよいわけではない。

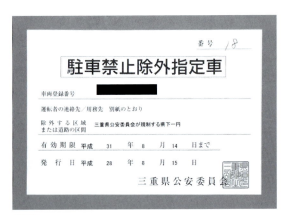

図1 駐車禁止除外指定の標章
三重県のもの。

1 標章取得にあたっての手続き

往診車両の駐車禁止除外指定の標章（図1）の取得にあたっては、基本的には医療機関所在地を管轄する警察署で申請の手続きを行うこととなる。一般的には、管轄する警察署で管轄公安委員会宛てに所定の申請手続き書類に必要事項を記載の上、①診療所の開設許可申請書の控え、②医師免許証の写し、③運転者（医師）の運転免許証の写し、④車検証の写しなどを添えて提出する。管轄する公安委員会ごと（都道府県ごと）で申請書の様式および必要な添付書類が異なるため、申請する警察署窓口で確認が必要である（図2）。

往診車両の駐車禁止除外指定の標章の申請は、医師1人につき1枚となる。申請から交付まで約2週間必要となるので余裕を持って手続きをするようにしたい。こちらも詳細については確認を願いたい。

2 標章の使用上の注意

往診車両の駐車禁止除外指定の標章が発行されても、どこに駐車してもよいというわけではないのでいくつか注意する点などを挙げる。

実際に使用するにあたり、まず大前提として目的が医師による緊急往診から外れることがないようにしなければならない。標章は緊急やむをえない理由により使用するものであり、駐車する際は標章をダッシュボード上など車の前部の見やすい場所に掲示する。

標章の使用方法を誤った場合は、もちろん駐車（停車）違反となる。駐車できない場所（駐車してはいけ

別記様式第4の2

駐車禁止等除外標章交付申請書 （緊急往診車用） 平成　　年　　月　　日 東京都公安委員会殿		
申請種別	新規　・　継続	
申請者 （標章の使用者）	住所 （自宅）	電話　（　　）　番
	勤務先 （病院等所在地） （名称）	㊞ 電話　（　　）　番
	氏名	医師　　㊞
申請車両等	登録（車両）番号	第　　号
	保管場所の確認	別添「駐車場の所在地、略図」のとおり
申請の理由	都内における緊急往診のため	
医師免許等	医籍登録番号	第　　号
	診療科目	
	緊急往診の実績	無　・　有　別添のとおり（過去1年のもの）
現在の標章	発行番号	
	有効期限	
標章の使用方法について説明を受け、標章を受領しました。 平成　　年　　月　　日 署名		
備考		

注 1　申請者は、氏名を記載し、及び押印することに代えて、署名することができる。
2　標章の申請は、医師1人につき1枚とする。
3　保管場所の確認欄は、自動車の使用の本拠の位置が、自宅の場合は勤務先の駐車場、勤務先の場合は自宅の駐車場を記載した「駐車場の所在地、略図」を添付すること。
4　緊急往診の実績欄は、緊急往診の実績がある場合は、当該往診の年月日、当該往診場所（○○区○○町まで）及び往診内容を記載した一覧表を添付すること。
5　申請者本人（申請者が法人の場合にあっては、当該法人の代表者）に代わって、代理の者が申請書を東京都公安委員会に提出する場合は、申請者との関係並びに氏名及び連絡先を備考欄に記載すること。
備考　用紙の大きさは、日本工業規格A列4番とする。

図2 駐車禁止等除外標章の交付申請書

東京都のもの。都道府県によって様式は異なる。

ない場所）として①歩道，②交差点，横断歩道，自転車横断帯，踏切，軌道敷内，坂の頂上付近，勾配の急な坂，トンネル，③交差点の側端または道路の曲がり角から5m以内，④横断歩道または自転車横断帯の前後の側端からそれぞれ5m以内，⑤安全地帯の左側の部分または安全地帯の前後の側端からそれぞれ10m以内，⑥バスおよび路面電車停留所標示柱（板）から10m以内，⑦踏切前後の側端からそれぞれ10m以内，⑧車庫・駐車場等自動車用出入口から3m以内，⑨道路工事区域の側端または消火栓・消防用防火水槽など消防用施設から5m以内，⑩車を駐車した場合，その車の右側に3.5m以上の余地のない道路などが挙げられる。

標章の記載事項に変更が生じた場合または返納となる際は，速やかに手続きをすることは当然の責務である。また，近くに駐車場がある場合にはその駐車場を利用するということは言うまでもない。

以上のように，往診車両の駐車禁止除外指定の標章の使用にあたっては申請の手続き（添付する必要書類）を確認頂くのと同様，管轄する警察署で詳細をしっかり確認して頂きたい。交付を受けた医療機関（医師）は，駐車禁止除外指定の標章の適正な使用が求められる。

石賀丈士

Q76

訪問診療に必要な機材は

実際の訪問診療や往診に携帯すべき機材には，どのようなものがあるのでしょうか？　医療者が持ち運べる機材は限られますが，どのような基準で取捨選択するのがよいでしょうか？

A point

- まず診察や診療に必要最低限な機材を用意する。あとは訪問しながら必要に応じて機材を増やしていく。
- 必要機材は患者宅でどこまで検査や治療をするか，医師のスキルや周囲の医療資源・介護資源によって異なる。
- 在宅医療には多事業所に所属する専門職間の連携が重要であり，情報共有・コミュニケーションのための機材も必要である。

1 診察や診療の道具

基本として，聴診器，血圧計，パルスオキシメーター，ペンライトはそろえておきたい。特にパルスオキシメーターは，侵襲性が低く数字で情報共有できるため便利である。打腱器，耳鏡，眼底鏡，メジャー，握力計は使用頻度も低く，使用時のみ往診鞄に入れる場合もある。検査を患者宅でどこまで行うかによって必要な機材は変わる。血液検査，尿検査，血糖測定，細菌検査は日常的に実施される。注射器，針，駆血帯，アルコール綿，各種採血スピッツなどは使いやすいようにまとめておくとよい。手指消毒薬，医療廃棄物入れも忘れず準備したい。ポータブルエコー，心電図，X線，内視鏡などは，周辺の医療資源などによって必要度が変わってくる（図）。

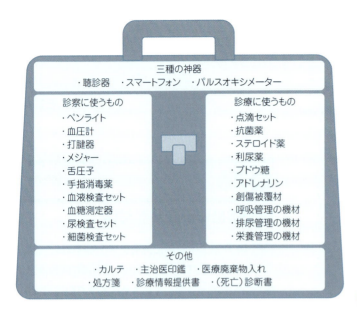

図 往診鞄の中身

　外来と同様に，診療の中心は薬剤（内服・注射・点滴）である．定期薬は院外処方として処方箋を発行するとしても，夜間・休日に備え基本的な薬剤は往診鞄に常備したい．人工呼吸器，酸素濃縮器，吸引器などを使う患者もおり，気管切開カニューレなど呼吸管理の機材，胃瘻など栄養管理の機材，膀胱留置カテーテルなど排尿管理の機材などもある．医療的処置に使用する使い捨て手袋，デブリドマン用はさみ，創傷被覆材，洗浄の道具も備えておきたい．

2　情報共有の道具

　近年電子カルテが普及しているが，紙カルテのまま診療録とする医療機関も少なくない．在宅医療に関わる文書は，診療情報提供書以外に，訪問看護指示書，各種意見書や報告書，死亡を含む診断書などがある．医師の捺印を求める書類も多く，道具としては筆記用具と用紙，パソコンと印刷機，印鑑，朱肉などが必要になる．

　多職種の連携が特徴の在宅医療であるが，情報共有の方法は，面接，電話，電子メール，ファックス，会議があり，それぞれに特徴がある．退院前，病状変化時にはしばしばカンファレンスが開催されるが，多事業所の専門職が頻繁に集まることは難しく，日常的な情報共有には，パソコン，タブレット端末やスマートフォンなどを使用した情報通信技術（information and communication technology：ICT）の活用が進んでいる．完全非公開型SNSを採用し，医療介護連携ネットワークを構築している地域もある．

3　移動の道具

　訪問診療などの患者宅への移動は，全国的に自動車が使われる場合が多い．初めて訪問する家庭ではなかなか場所がわからず，表札がない，呼び鈴がないという場合もあって，地図やカーナビゲーションシステムなどを使うこともある．

　在宅医療で使う機材をどのように持ち歩くかについても，様々な工夫がされている．昔ながらの黒い革の往診鞄もあるが，最近はナイロンなど丈夫な素材の鞄が使われている．医療用の鞄は高価で普及率があまり高くないため，むしろホームセンターにある工具入れ，カメラ道具入れ，カゴなどを工夫して使っている医師も多い．在宅医療で使う道具をすべて持ち歩くのではなく，体温計，体重計などは家庭にあるものを借用し，患者宅の鴨居やS字フックを使って点滴ができる環境をつくることもできる．

　在宅医療は臨機応変，創意工夫の宝庫であり，訪問しながら必要に応じて持ち歩く機材を取捨選択すればよい．

【参考】
▶ 鶴岡優子：日医師会誌．2010；139(1)：54-7．

鶴岡優子

2 ⑤ケアチームの構築

Q77
ケアチームづくりのポイントは

在宅へ訪問診療をしていますが，多職種の方々とのケアチームづくりに苦労しています。有効なケアチームづくりのポイントを教えて下さい。

point

▶ 自院に在宅療養支援コーディネーター（看護師など）を置き，病院や多職種と連携体制をつくるとよい。
▶ 多職種と顔の見える関係性をつくり，さらに信頼のおける関係性まで発展，確立させる。
▶ いつでも迅速に動ける多職種在宅ケアチームをつくる。

1 多職種と有用なケアチームをつくる

在宅医療では多職種と有用なケアチームをつくることで，より多くの情報が得られ，より充実した訪問診療ができる。看護師や医療社会福祉士（medical social worker：MSW）などが医師と多職種との間に入り，在宅療養支援コーディネーターとなり連携を組むとよい[1]。

2 在宅療養支援コーディネーター

有用で信頼のおける多職種ケアチームをつくるためには，まず，自院に在宅療養支援のコーディネーターを置くとよい。その役割を行うのは看護師やMSWが最も適任であり，紹介先病院や外部の多職種から寄せられる様々な情報や意見を聴き，処理し，医師へ還元する役目である。当院では複数の看護師がコーディネーターとして連携している（図1）[1]。

3 顔の見える関係性，信頼のおける関係性の構築

顔の見える関係性，信頼のおける完成形の構築にあたって重要な点を以下，列挙する。

・在宅医とコーディネーター役の看護師やMSWは病院の地域連携室や多職種（特に訪問看護師とケアマネジャーのところへ直接出向いて，顔を知ってもらう。
・病退院前カンファレンスや初回の在宅診療時，在宅での担当者会議（図2），在宅勉強会など，多職種が一堂に集まるときに積極的に多職種と意見・名刺交換をする。
・患者の病状の重症化や看取りの時期に，在宅医は多職種（特に訪問看護師やケアマネジャー）とともに家へ訪問し，家族への病状説明をともに行い，お互いの意見を交わす。看取りを重ねていくと，

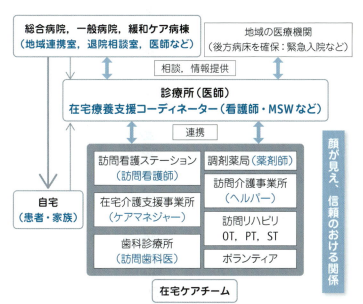

図1 在宅療養支援コーディネーターを中心とした多職種チーム連携
OT：作業療法士，PT：理学療法士，ST：言語聴覚士
（文献1より引用）

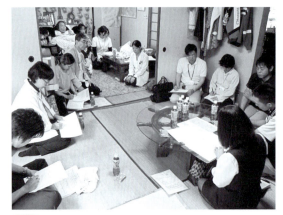

図2 自宅にて多職種チームによる在宅ケアカンファレンス(担当者会議)

信頼がおける関係となっていく。
・診療以外に多職種の交流会や飲み会も大切である。
・多職種デスカンファレンスを行う。患者の振り返りによってさらにお互いの信頼が深まることになる。

4 いつでも迅速に動ける関係性をつくる

お互いの顔がわかり、信頼関係ができてくると、有益で迅速な在宅ケアチームが形成される。たとえば、朝、病院から家へ帰りたいと希望している患者の紹介があった場合でも、その日の昼から多職種の在宅ケアチームが自宅に訪問し、在宅診療を開始できる。この迅速さが、さらにより多くの患者の紹介につながる。

5 有能な在宅ケアチームをつくるために

有効かつ迅速で、信頼のおける在宅ケアチームをつくるためには、診療所の医師のみが主導するのみでなく、在宅療養支援コーディネーターとなる者(多くは看護師やMSW)が中心となり、情報を集め、動くことで在宅診療はより迅速に有機的に動き出す。信頼のおけるチームの確立は、在宅医療を遂行する上での根底であり、在宅医療の継続、看取りへとつながり、患者やその家族の穏やかな療養生活を守ることができる。

【文献】
1) 山岡憲夫, 他:治療. 2013;95(2):264-9.

山岡憲夫

Q78
必要なスタッフとの連携方法は

多職種と連携を組んで在宅医療をしていますが、自院や多職種のスタッフ間における有用で簡便な連携方法や機密性のある情報共有の方法を教えて下さい。

A point

▶在宅医療は自院外で行うものであるため、自院スタッフとの密な連携は在宅医療を確実に迅速に遂行するために必須である。

▶背景の異なる多職種のスタッフとの連携や情報共有は簡便であることと、機密保持、必要である。

▶情報通信技術(ICT):クラウド・コンピューティング(クラウド)は様々なスタッフとの情報共有でき、利点が多く、今後活用すべきである。

1 情報共有においてICTの活用が不可欠に

在宅医療では、医療面と生活面を守るために、1人の患者と家族に多職種の人々が関与している。多職種連携では、連携方法が大切であるが、職種によって背景や情報の有用性は異なる。多職種が異なった時間帯に患者に接しているため、全員が情報を共有することが難しい。このため、従来の方法(連絡ノート、FAX、電話等)では限界があり、情報通信技術(information and communication technology:ICT)を用いた情報共有による連携を行っていく必要がある[1]。

2 従来の情報共有の方法
1 連絡ノート
多職種が在宅で診ることができるが、患者宅に行かないと情報が得られない。情報量に限界がある。
2 FAX
紙媒体であり、機密保持に問題がある。診療所に帰るまで情報が得られず、一方向性の連携となる。
3 電話
急変時・緊急時は携帯電話が一番早く確実に伝わる

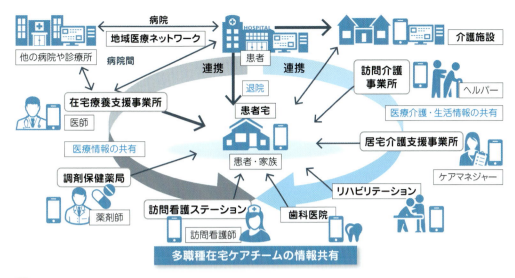

図 クラウドを活用した他職種間の情報共有

が，話し相手以外の他の職種には伝わらない。

3 ICT：クラウドの活用

　ICTの急速な発達普及により，多職種の人に同時に正確な情報を伝える方法が格段に増えた。1つは電子メールであるが，これはパソコンに記録が保持されるため，情報が漏れる可能性がある。これを解決するためクラウド・コンピューティング(以下，クラウド)が急速に発展している。

　多くのクラウドは，インターネットに接続したパソコンやスマートフォンがあれば使用でき，通信の暗号化で機密保持はほぼ万全である。また，自院の内外の多職種から患者の情報を別々に送ってきても，同時に全員が情報を共有でき，相互にやり取りもできる(図)。現在は様々な種類のクラウドが診療所のみでなく，地域や診療所同士，多職種間で広く用いられている。

　当院は，簡便性や経済性に優れ，災害時にも使えるクラウドとしてMCS (medical care station®) を使用している。ICTが苦手なスタッフでも使用しやすく，機密保持も問題はない。褥瘡などの画像や報告書やFAXなども文書ファイルで添付できる。訪問診療時にも様々な情報を自院の全員のスタッフで共有でき，仕事の効率化や確実性が増した。また，多職種スタッフとも受け持ち患者を中心に様々な情報を共有でき，お互いの苦労や想いがわかり，チームとして一体

感が生まれ，連携強化にとても役立っている。さらに，診療所の医師や病院とも連携できるクラウドは，良好な多職種連携を確立するためにも必須のアイテムであり，今後，より広く活用すべきと思われる。

【文献】
1) 朝日奈 完：jmed mook. 2015;39:188-93.

山岡憲夫

Q79

実際に在宅医療を始めるには

これから在宅医療を始めようと思いますが，必要なことや準備すること，在宅患者の集め方などを教えて下さい。

point

▶どのような形態で在宅医療を始めるかを明確にすることが重要。

▶必要最小限の人数で始め，24時間体制と留守番体制を確立する。

▶新規在宅患者を集めるため，病院の地域連携室や多職種の人に対して連携・連絡方法をわかりやすく伝

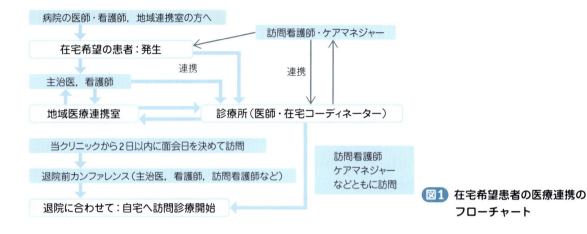

図1 在宅希望患者の医療連携のフローチャート

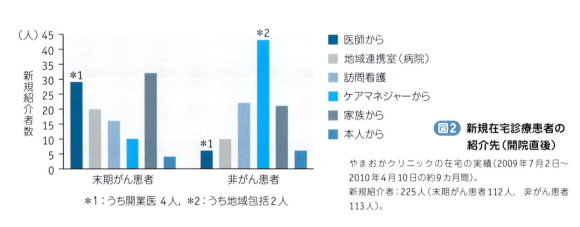

図2 新規在宅診療患者の紹介先(開院直後)

やまおかクリニックの在宅の実績(2009年7月2日～2010年4月10日の約9ヵ月間)。
新規紹介者:225人(末期がん患者112人,非がん患者113人)。

えるとともに,顔の見える関係を築く。

1 事業形態を明確にする

在宅の多様化により,在宅医療は診療所の医師のみでなく,病院や施設内の医師が行う場合もある。診療所でもその形態から,かかりつけ医型,在宅特化型,混合型など,無床か有床か,在宅療養診療所か否かなど,どの形態で自院の在宅診療を始めるかを明確にすることが大切である。

2 在宅医療を始めるには

1 自院のスタッフ

診療に同行する看護師と在宅医療事務ができる事務員が必要で,在宅特化型では,最低この3人(医師含め)のみで始めることができる。

2 在宅診療に必要な器具

詳細は別項に譲るが,ポータブルの超音波診断装置や血液ガス測定装置は有用である。

3 24時間体制と留守番体制の確立

在宅医療には夜間休日を含め24時間体制が欠かせない。1人医師の場合は,用事があるときの留守番体制も決めておく。個人的に知り合いの医師への依頼もあるが,地域で診療所同士の診診連携をつくり,利用するとよい。

4 新規在宅患者集め

かかりつけ医型の場合は,受け持ち患者が外来通院できなくなり,在宅を開始する場合が多く,在宅診療を開始しやすい。混合型や在宅特化型で新規の在宅患者を集めるには,以下の2つを準備するとよい。

①自院の三つ折りパンフレット:対象患者や在宅医療でできること(点滴や検査等)や診療範囲や緊急連絡方法などを明記する
②病診連携のフローチャート(図1):具体的に患者紹介から在宅開始までの方法をチャートとして知らせる

上記2つの文書を病院(地域連携室)地域包括支援

センター，訪問看護師ステーション，ケアマネジャー事業所などへ行き，直接責任者に会って説明，配布することと，顔見知りになることがまず必要である。開院直後の自院の在宅医療患者の紹介先（図2）は病院の地域連携室からのみでなく，訪問看護師やケアマネジャーからの紹介も多く，懇意にすることも必要である。また，家族からの直接の依頼もあり，自院のホームページの充実は必須である。ただ，最近は病院の地域連携室からの紹介が約2/3と多く，その連携は欠かせない。

3 連携職種からの信頼獲得のために

実際に在宅医療を始めるためには，患者の紹介を受けるための自院の準備と，訪問看護師，ケアマネジャーなど在宅医療を取り巻く多職種のスタッフと懇意にすることを同時に進行する必要がある。また在宅医療を始めたら，責任を持って患者と家族の生活と生命を守る覚悟も必要である。いったん訪問看護師やケアマネジャー，病院の先生方から信頼が得られれば，在宅患者を次々に紹介してもらえる。

山岡憲夫

Q80

家族との調整方法は

ケアチームの構築において家族との調整で気をつけるべき点としてどのようなことがあるでしょうか？

point

▶在宅生活において家族が望んでいる役割を積極的に果たせるように調整する。
▶調整役は調整内容によって適切な専門職が行う。
▶患者・家族のエンパワメントを高めていく。

1 在宅医療における家族の役割

訪問診療の対象となる患者が自宅で生活をするために，様々な介護サービスが存在している現在でも「自宅での介護力」は重要な要素である。「自宅での介護力」の提供は大部分が家族によるもので，在宅生活を行っていく上で家族の力は非常に重要である。

在宅生活において家族が果たす役割には①介護者としての役割，②医療者としての役割，③代理意思決定者としての役割，④家族としての役割があると考えられる（表）[1]。

2 誰が家族との調整を行うのか

ケアチームに家族を巻き込むことは非常に大切であるが，前述した役割のうち，家族が積極的に望む役割を十分に果たせるような環境をケアチーム内で調整する必要がある。家族の負担が非常に大きいものや，家族が役割を果たすのに消極的なものについてはケアチームが援助や代行を行うように調整する。家族との調整役については常に医師が行うのではなく，調整内容によって医師や看護師，ケアマネジャーやソーシャルワーカーなどの専門職が行うことで調整がスムーズに行われるかと思われる（表）[1]。また，専門職同士がお互いの専門性を尊重することでチーム形成にも良い影響が出ると思われる。

3 家族との調整

調整を行う上でまず大切なのは，在宅医療や生活について患者本人と家族の意向が一致しているかどうかという点だと思われる。患者と家族の在宅生活に対す

表　在宅生活における家族の役割と調整専門職

家族の役割	具体例	適した調整役
①介護者として	・生活一般の援助や介助（食事準備，おむつ交換など）	ケアマネジャー MSW
②医療者として	・疼痛のレスキュー，解熱薬投与 ・急変時の医療者への連絡など	医師，看護師
③代理意思決定者として	・終末期の代理意思決定など	医師
④家族として	・患者の一番の理解者 ・様々な疼痛の軽減や癒しの提供	家族自身 ケアチームの誰でも

MSW：医療ソーシャルワーカー　　　（文献1より作成）

る希望や思いが一致していれば具体的な調整に入っていくことができるであろう。一方，患者と家族の希望や思いに差異がある場合は具体的な調整を前に，この部分のギャップを埋めてお互いがモチベーションを保てる現実的な方針を共有することが大切になる。

4 家族との調整で大切なこと

我々ケアチームが患者や家族と関わっていく目的には，もちろん医療的な介入は非常に重要であると思われる。しかし，病を持った患者やそれを支える家族にとって患者・家族のエンパワメントを高めていくことがケアチームの非常に大きな役割でないかと考える。それぞれの専門職からの指導というのではなく，ケアチームが個別性を持った家族の方法論を学び，家族内における患者や家族の構造・役割を知り，家族の歴史や物語を理解した上で，それらを尊重して患者・家族のポテンシャルを引き出していくように調整していくことが，患者・家族のエンパワメントを高め，患者・家族が「自宅で家族一緒に暮らすことに自信と満足感を感じる」ことにつながり，さらに良好なケアチームの構築にもつながると考える。

【文献】
1) 在宅医療テキスト編集委員会：在宅医療テキスト．在宅医療助成勇美記念財団，2015, p32.
[http://www.zaitakuiryo-yuumizaidan.com/docs/text/text.pdf]

榎原 剛

Q81

ケアチームの調整方法は

ケアチームの調整はどのように行えばよいのでしょうか？

▶ケアチームが行うことは患者の症状コントロール，生活支援，本人および家族の意向の尊重である。
▶チーム構成は「Q129」の面談メンバーのほか，ヘルパー，訪問入浴業者，歯科医師，理学療法士（physical therapist：PT），言語聴覚士（speech therapist：ST）等，ニーズによって異なる。
▶多職種メンバーの意思統一および調整は最初のケア会議で基本方針を決め，その後はSNS（ソーシャルネットワークサービス），電話等で行う。

1 ケアチーム編成の手順

ケアチームの調整は，患者が入院中で退院とともに在宅へ移行するか，あるいは，もともと通院中であったが通院困難となり，在宅移行するかによって若干の違いがある。前者では地域医療連携室のMSW（医療ソーシャルワーカー：medical social worker）が調整の主体となり，後者ではケアマネジャーが調整の主体となる。

患者が入院中の場合は，地域医療連携室からの主治医への訪問診療の依頼から，チーム編成が始まる。まず，連携室と退院予定日を尋ね，退院時カンファレンスの日取りを決定する。次に患者の住所，重症度によって，関わる訪問看護ステーション，訪問薬剤師を決め，連絡を取り，チームへの参加とカンファレンスへの出席を依頼し，またケアマネジャーが決まっている場合はMSWを通して，カンファレンスへの参加を依頼する。まだ要介護認定の申請がなされておらず，ケアマネジャーが決まっていない場合は，MSWから地域包括支援センターへ連絡をとってもらい，担当者の決定と要介護認定を行うために手続きを開始する。

2 ケアチームの調整ためのツール

多施設，多職種のチームメートの連携のためには，①基本方針の共有，②刻々変わっていく患者の状況の共有，③状態変化に対応したケア方針の変更に対する協議，④変更した方針の共有，が必要である。

古典的には，患者宅に連絡ノートを置くのも良い工夫で，患者家族を含めた情報の共有には有用であるが，患者宅に行かないと見ることができないのが欠点で，利便性が悪い。緊急連絡はやはり電話が一番便利であるが，1対1の対話歯科でいないのが欠点である。情報通信技術（information and communication technology：ICT）を活用したSNSは有用な方法である。患者ごとに関係者のみを登録し，関係者しか入

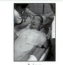
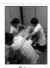

図 当院と多職種で共有したSNS記事の例

れない部屋をつくり，以下のような情報を共有する。①訪問時の報告，②問題点の検討，③治療方針，④検査結果，⑤各種画像，⑥処方内容，⑦病院の情報提供書，⑧スケジュール，⑨ケアプランなど（図）。

3 ツールの限界

地域包括ケアの推進が市町村レベルへと移行し，ケアチームの情報共有ツールとしてSNSの導入が始まっているが，そもそも，SNSはツールにすぎない。基本となる人間関係ができていないとツールの使いようがない。顔の見える関係とよく言われるが，それでは不十分で，より良いケアを行うために対等に議論できる関係の構築が前提である。医療介護の知識・技術の共有，信頼関係，倫理観，価値観の共有といったことを普段からともに研修する機会とコミュニケーションをとる機会を持つことが必要である。

満岡 聰

Q82

患者の自宅を訪問するときのエチケットは

医師が患者の自宅を訪問するときの留意点について教えて下さい。

point

▶白衣着用の必要はないが，カジュアル過ぎない服装が好ましい。
▶患者のプライバシーや自宅での生活に配慮した訪問を行うのがよい。
▶最初数回の訪問で，患者や家族が「医師の訪問を好きになり，楽しみに待っていてくれるようになる」ことが理想である。

1 訪問についての一般的な留意点

本稿では，訪問者が主に医師である場合を意識して，訪問時の留意点について述べる。医師以外が訪問するときも，同様の留意を行うに越したことはない。

白衣着用はどちらでもよい。白衣を着ない場合でも，医師はカジュアルな服装ではないほうが好ましい。Tシャツやサンダル履きなどは避けたほうがよい。

チャイムを急かすように何度も鳴らすことは好ましくない。介護者や本人が高齢である場合，屋内にいても玄関に到達するまでに（1～2分程度）時間を要することもある。また，トイレ・浴室などにいることもある。

家族は不在だが玄関が開いている場合に，患家に上がるどうかの判断は微妙である。患者・家族との信頼関係ができており，本人や家族の出迎えや応答がなくても「上がってよい」という合意があればよいが，そうでない場合には避けたほうがよい。容態が特別に悪いことが予測される場合はその限りではない。

玄関では靴をそろえて入ることが望ましい。コートなどの上着は玄関で脱いでから上がるのが作法である。入ってから居室に到達するまでは，周囲を見回さないことが望ましい場合が多い。「訪問者には見せたくない部屋（家屋の一部）もある」ことは認識しておきたい。一方で，他人に見せたい装飾品（あるいは生け

花など）や表彰状などは見たほうがよい。それらを見ることは，本人・家族の趣向やこれまでの実績を知る上でも有益である。そして，居室に入るときはノックするか，「往診にうかがいました。お邪魔いたします」などと一声かけてから入るのがよい。

患者居室に入った後，診察を開始する。その際に「診察現場が外部から見えたり，対話が外部から聞き取られないかどうか」に注意を払う。たとえば，居室の窓のカーテンが開いている場合には，診察開始前に閉めることが望ましい。窓が開いており，外から対話が聞き取られる可能性があるときには，まず閉めてから診察を開始したい。

2 初回から数回の訪問

初回訪問時の医師の言動は，患者・家族に強い印象を残し，その後の信頼関係に与える影響が大きい。最初の数回の訪問で，患者や家族が「医師の訪問を好きになり，楽しみに待っていてくれるようになる」ことが理想である。そのためにも，前項で述べたような点に留意しながら診察にのぞむ。

診察後に，家族が湯茶・菓子などを用意してくれる場合がある。初回往診のときにはとりあえず謝意を表していただき，その際に「原則的に次回からは心づかい無用」と話す方法もある。"原則的に"と述べたのは，患者・家族によっては，医師や看護師と飲食しながら交わす会話を楽しみにしている場合があるからである。あるいは，湯茶・菓子などの用意が「いつも介護に縛られている私の話を少しばかり聞いてほしい」というメッセージである場合もある。そうしたケースでは，接待に応じることが患者・家族のメンタルケアに役立つことが多い。

和田忠志

Q83
在宅医療の担う役割とは

在宅医療はどのような役割を担うのでしょうか？

point

- ▶在宅医療は，住み慣れた地域で自分らしく過ごすことを希望する患者・家族が，病気になっても最後まで地域で過ごせるように支える医療である。
- ▶在宅医療と病院医療の密な連携が大切であり，今後の課題のひとつである。
- ▶在宅医療には様々な制度が関係しており，それらの制度についても理解しておくことが重要である。

1 在宅医療とは

医療には，外来医療，入院医療，在宅医療の3つがある。そのうち在宅医療とは，医療を受ける人の居宅等において提供される医療であり，医師や看護師，薬剤師，理学療法士，作業療法士，言語聴覚士，歯科医師などが患者の居宅を訪問し行う医療行為のことを指している。保険診療上，その対象者は在宅での療養を行っている患者であって，傷病や加齢によりADLが低下したり，認知症やその他の精神疾患などのために通院が困難な人に限られていることは注意すべき点である。

2 在宅医療の目的

在宅医療の目的は，病気になってもできる限り住み慣れた地域で過ごしたいと考える患者の生活の質（quality of life：QOL）の維持・向上である。つまり，地域包括ケアシステムが掲げる「住み慣れた地域で自分らしい暮らしを人生の最後まで続けることができる」ことにほかならない。

在宅医療は，最新の医療技術を用いて「治すこと（キュア）」に主眼を置いた外来医療や入院医療とは異なり，回復の見込みのない障害を持つ人が，住み慣れた地域で送る生活を「支えること（ケア）」に重きを置いていると言える。その中には，誰しもが避けられない老いも含まれる。在宅医療とは，広義には「生活そのものを支える医療」なのである（☞「Q23の図右」参照）[1]。

3 在宅医療が受けられる場所

在宅医療を受けることができる場所は，患者の生活

の場であり，自宅や高齢者向け住宅などに限られる。医師の配置が義務付けられている施設は，患者の生活の場とはみなされないが，疾病や状態によっては在宅医療の提供が可能な場合がある。

4 わが国の在宅医療の現状と課題

1 病診連携

患者・家族が自宅で生活するためには，今置かれている状況をしっかり理解し，望んだ目標に向かうために何が必要なのかを自身で考えることが重要である。その上で，在宅医療と介護・福祉の連携はもちろん，在宅医療と病院医療の連携が重要となる。在宅医療と外来・入院医療それぞれが，互いの長所を理解し，短所を補い合いながら病診連携が行われることが理想である。

「治すこと（キュア）」を提供してきた医師や医療スタッフが，「支えること（ケア）」の重要性を適切な時期に患者・家族に伝えるという課題も課せられるだろう。そのためにも早い段階から，患者や家族に病状や今後の見通しについて伝え，希望する療養生活について話し合ってもらうべきである。その中に在宅医療という選択肢もあることを情報提供しておくことが大切である。

しかし病院スタッフは，在宅医療導入に対して大きな不安を抱え，懐疑的であることが多い。「症状緩和が不十分な状態で在宅医療へつなげてよいのか」「高度な医療を在宅でも提供できるのか」「やがて亡くなりそうな状態で在宅医に任せるのは忍びない」「介護の体制が十分整っていないのに大丈夫なのか」など，病院スタッフも患者・家族と同様の不安を抱えていることを，在宅医療スタッフは認識すべきである。病院スタッフも患者・家族に対して良いと思われる医療を選択し，提供しているのである。その選択肢の中に在宅医療を挙げてもらえるように，病院スタッフに対して在宅医療についての啓発活動を行うことも重要な任務である。

2 わが国の制度[2]

わが国の在宅医療では，患者の年齢や状態によって支える制度が異なる。たとえば，在宅における医師の医療行為に対する報酬は，医療保険により規定されているが，看護師や訪問リハビリテーションに携わる者が提供する医療行為に対する報酬は，患者の年齢，疾患，状態などによって，介護保険・医療保険のいずれによる請求なのかが細かく規定されている。また疾病によっては，公費負担医療制度や医療費助成制度が適用され，患者負担の軽減につながることもある。

在宅医療を提供する者にとって，このように様々な制度についてもしっかりと把握し，患者・家族がいかに生活しやすくなるかを考えていくことも重要な役割である。

【文献】
1) 三菱UFJリサーチ＆コンサルティング：＜地域包括ケア研究会＞地域包括ケアシステムと地域マネジメント（地域包括ケアシステム構築に向けた制度及びサービスのあり方に関する研究事業），平成27年度厚生労働省老人保健健康増進等事業, 2016. [http://www.murc.jp/uploads/2016/05/koukai_160509_c1.pdf]
2) 永井康徳：たんぽぽ先生の在宅報酬算定マニュアル. 第4版. 日経BP社, 2016, p19-51.

【参考】
▶ 日本在宅医学会テキスト編集委員会, 編：在宅医学. メディカルレビュー社, 2008.
▶ 在宅医療テキスト編集委員会, 編：在宅医療テキスト. [http://www.zaitakuiryo-yuumizaidan.com/docs/text/text.pdf]

大和太郎

Q84

介護保険サービスの調整方法は

介護保険のサービスを利用したいのですが，どのタイミングで誰がどのように調整してくれるのですか？

point

▶ 介護保険サービスの調整は，自らの抱える病気や生活課題に即した居宅介護支援専門員（ケアマネジャー）を選択することから始まる。

▶ 早い時期から利用者や家族の情報を伝えて，変化に合わせて迅速にサービスを調整していくことが大切である。

▶ 医療ニーズの高い利用者が増える中，介護保険サービス以外のインフォーマルなサービスとの連携も重

要である。

1 居宅介護支援専門員（ケアマネジャー）を選択する

　介護保険サービスを利用する人が置かれている状況は様々であり，多くの社会資源の中から，地域・家庭環境・病気・年齢など，1人ひとりの健康状態や生活課題に合わせたサービスを適切に選択し，使用していく必要がある。しかし，利用者自身やその家族が適切なサービスを選択し，調整することは容易ではない。よって，居宅介護支援専門員（ケアマネジャー）に依頼し，必要にして十分なサービスを選択してもらうことが望ましい。その際忘れてはならないことは，サービスを利用する主役は患者本人・家族であるということである。

　ケアマネジャーには，幅広い介護に関する知識が求められる。その上で，看護師資格を持つ者や介護福祉士の資格を持つ者など，得意とする分野がある。介護保険サービスの調整は，利用者の抱える病気や生活課題に即したサービスを提供することができるケアマネジャーを選択することから始まっていると言えるだろう。

2 変化に合わせて迅速にサービスを調整する

　近年，病気を抱えながら自宅での療養を希望する人が増えている。そして少子高齢化や核家族化の影響もあり，高齢夫婦2人もしくは独居で生活している人も少なくない。このような場合でも，適切な介護サービスを選択し，調整することで，住み慣れた地域で安心して生活を送ることができる。その際に注意すべき点は，利用者や家族を手厚く援助するあまり，「利用者や家族自らが課題を解決する力」までをも奪わないことである。利用者に関わるケアチームが患者宅に集まり，サービス調整会議を開催し，多方面から利用者・家族や友人・地域の持つ力をしっかりとアセスメントすることが大切である。そして不足している部分を介護保険サービスで補うことで，チームとしてそれぞれの力を最大限発揮することができるだろう。

3 急激に変化する病状へのサービス調整

　在宅療養を開始するときに病状が安定していたとしても，経過中に急に悪化し，短い時間でADLが著しく低下するケースも少なくない。このような急速な状態の悪化は，がんを患う利用者でよくみられる（図）[1]。すなわちアセスメントやサービスの調整に時間をかけ過ぎると，自宅に帰りたいと希望していても退院する機会を逃すことがある。また既に在宅で療養している場合でも，サービス調整が遅くなると在宅療養を続けることが困難となり，望む生き方を支援できなくなる可能性がある。

　そのような事態を避けるためには，サービスを利用するか否かにかかわらず利用者が必要と感じたときにサービスを受けることができるように，あらかじめ介護保険サービスの情報を伝えておくとよいであろう。さらに利用者の病状の進行や予後などについて医療者から情報を得ることができるならば，外来通院が可能な比較的ADLが保たれている頃から，医療と介護が連携して段階的に療養環境を整えていけるのではないだろうか。

　また既に在宅で療養している場合でも，療養を継続していくためにはケアマネジャーの迅速な対応，すなわち速やかなサービス調整が必要不可欠である。今後起こりうることや必要になるサービスを想定しておき，いざ必要になった際には迅速にサービスを調整することで，利用者や家族は心の準備ができ，慌てることなく自己決定することができるであろう。

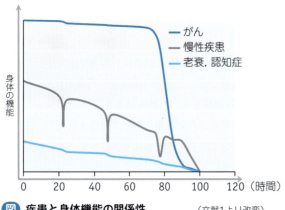

図 疾患と身体機能の関係性　　　（文献1より改変）

4 今後の課題

　最近は医療必要度が高い利用者が増え，求められる

ニーズも多様化してきている。しかしながら，それらのニーズに迅速に対応できる介護サービス事業所が不足している。地域によって対応できるサービス内容は様々であり，既存の事業所の潜在能力を把握しつつ，地域住民やボランティアなどによるインフォーマルな支援も利用しながらサービスの調整を行っていく必要があるだろう。

【文献】
1) Lynn J:JAMA. 2001;285(7):925-32.

【参考】
▶ 寺本紀子, 他：実践に活かすソーシャルワーク技術―利用者が主役になる支援. 中央法規出版, 2012.
▶ 野中 猛：多職種連携の技術―地域生活支援のための理論と実践. 中央法規出版, 2014.

大和太郎

Q85
在宅医療での目標設定は

ケアチームとして在宅医療に関わることになりました。目標はどのように設定すればよいでしょうか？

point

▶目標設定を行うことは，医療・介護・福祉が連携し，質の高いサービスを提供するために必要不可欠である。
▶目標設定を行う前に，患者・家族の希望を繰り返し確認し，チームで情報を共有することが大切である。
▶共有した情報をもとに具体的な目標を設定したあとは，チーム全体でその目標を共有する。

1 在宅医療に必要な心構え

近年の高齢化や在院日数の短縮に伴い，医療依存度が高い要介護者においても，在宅療養する機会が増えている。疾病を抱えながら住み慣れた生活の場で療養し，自分らしい生活を続けるためには，医療・介護・福祉の連携は欠かせない。専門の異なるそれぞれの職種がケアチームとして患者・家族を支えるには，専門性を生かしたアセスメント，そして共通する目標を設定することが最も重要である。

2 目標設定のために大切な情報収集

目標とは「行動を進めるにあたって，実現・達成をめざす水準」[1]であり，期待する結果（ゴール）である。様々な分野の様々な職種が集まるケアチームでは，行動を進める前に必ず共通するゴールを決定する必要がある。

目標を見出すためには，まず「情報共有」することが大切である。中心には患者・家族の希望する生活があることを常に忘れず，「その人らしい生き方は何か」を追求する。つまり，ケアチームメンバーの1人ひとりが，患者・家族が今まで大切にしてきたこと（価値や信念）は何かを知ろうとする姿勢が求められる。病気と向き合いながら患者や家族がこれからどのように生活していきたいか，また何を大切に生きていきたいかについて，ケアチームメンバーは互いの専門性を生かし，的確な情報を収集する。その後，他の職種に情報を提供することになるが，そのときに忘れてはいけないのが，それぞれの職種の情報を尊重することである。自分の領域ではない分野での患者・家族の希望や背景などを知ることで連携の質が高まり，より具体的な目標設定につながるだろう。

3 情報を統合し具体的な目標を設定する

上記のようにして得られた情報を，退院前カンファレンスやサービス調整会議等の機会を設け，病院と在宅，そして患者・家族も含めたケアチームで共有し，共通する目標を設定していく必要がある。

目標は，より具体的で評価できるものを設定する必要がある。常にチームで目標を評価し，現在の状態に合わせた目標を設定し直す作業も必要である。目標設定のための5基準（SMART）は図[2]に示した通りである。

4 なぜ目標を共有しなければいけないのか

在宅医療は生活を支える医療である。生活者として生きていく医療の中に根拠に基づく医療が融合されて

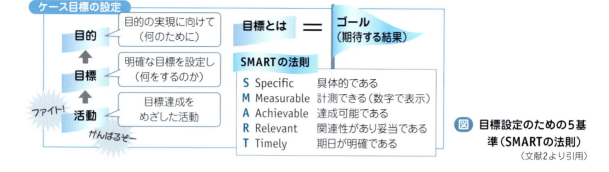

図　目標設定のための5基準（SMARTの法則）
（文献2より引用）

おり，個別性の高いナラティブ・ベイスト・メディスン（narrative based medicine：物語と対話に基づく医療）という考え方が多くみられるようになってきた。つまり，ケアのゴール（目標）も必然的に個別性が高いものになる。そのため，目標が共有されなければ，医療行為が患者の希望に反するものになるなどの倫理的問題が生じる可能性もありうる。

　ニーズは1人の人間の中に混在しているものであり，医療・介護・福祉のそれぞれの分野において別々に有しているわけではない。しかしながら，異なる職種や分野の人々からなるケアチームは，専門性を発揮するあまり，患者・家族のニーズを分断してしまう危険性も併せ持っている。

　目標を共有しなければならないのは，在宅医療ばかりではない。療養の場が変化しようとも，その時々において常にケアチームで目標を共有し，地域全体で患者・家族が大切にしているものを支えるシステムづくりが求められているのである。

【文献】
1) 松村 明，監：大辞泉 第2版．小学館，2012．
2) 介護支援専門員研修テキスト編集委員会，編：介護支援専門員研修テキスト　専門研修課程Ⅱ．日本介護支援専門員協会．2016，p61．

【参考】
▶ 野中 猛：多職種連携の技術―地域生活支援のための理論と実践．中央法規出版，2014
▶ 恒藤 暁，他，編：緩和ケア 系統看護学講座 別巻10．医学書院，2007．

大和太郎

Q86
緊急時の連絡・対応方法は

容態が急に悪くなった場合は，どこに連絡すればよいですか？

point

▶緊急時の連絡先をわかりやすいところに貼っておく。
▶在宅医療チームが緊急事態を具体的に予測し，事前に対応を相談しておく。
▶緊急時の迅速な対応が信頼関係構築のカギである。

1　緊急時に対する事前対応の必要性

　患者の状態が急激に悪化するなどの緊急時には，患者・家族の不安や動揺は大きい。しかし，慌てて救急車を呼び，望んでいない医療を提供されるような事態は避けなければならない。そのためには，ケアチームと事前に緊急時の連絡先や対応方法について相談しておく必要があるだろう。

2　緊急時の連絡先をわかりやすいところに貼っておく

　患者や家族が誰に連絡すればよいか迷わないように，緊急連絡先を一本化し，ケアチームで共有しておくことが重要である。しかし，事前に相談していても緊急時にそばにいる人が家族であるとは限らない。緊急時に立ち会った誰もが連絡できるよう，電話番号を患者居宅の目に入りやすいところに貼るなどの工夫が必要である。固定電話を利用するのであれば，受話器

に貼っておくのも1つの方法である。

3 在宅医療チームが緊急事態を具体的に予測し，事前に対応を相談しておく

「何か困ったことや緊急時にはいつでも電話して下さい」と伝えるだけでは，患者や家族は緊急連絡をしてこないことも少なくない。日本人は，ちょっとした困りごとでは特に夜間に連絡することを遠慮し，拒む傾向にある。その結果，早期対応ができずに重症化し，入院が必要となることもしばしばある。その対策として，起こりうることや対応方法を具体的に説明しておくことで，患者・家族は遠慮なく連絡することができる。そして，状態悪化に対し速やかに対応することができ，患者・家族の望む生活を継続することができる。

4 緊急時の迅速な対応が信頼関係構築のカギ

緊急連絡を受け電話対応ですむ場合でも，患者家族の不安が非常に強い場合は，臨時（緊急）訪問が必要な場合がある。特に在宅医療の開始当初は，あらゆることが不安であり，病院医療に傾きやすい。患者家族が望む迅速な対応ができ，安心して生活を継続することができれば，そこから信頼関係が構築されるという経験も多い。その結果，在宅での生活に自信が持て，最後まで自宅で過ごすことを希望する患者・家族が増えることにつながるであろう。つまり，「ピンチはチャンス」なのである。

しかし患者家族にとっては，在宅スタッフが到着するまでの時間はとてつもなく長く感じられるものである。到着までの間に患者・家族が持つ力を利用し，対応できることを具体的に伝えておく。その対策法は1つでもかまわない。たとえば事前に屯用の内服を処方しておいて，電話でその内服を指示しながら患家に向かうことなどが挙げられる。患者が辛そうな状況にあるときに，家族が何もできずに見守るしかないという状況はできるだけ避けたいものである。

在宅医療チームには，患者や家族・介護分野のスタッフの連絡内容から的確に状況を判断し，必要な対応を具体的に伝えること，そして迅速に行動することが求められるのである。

【参考】
▶ 日本在宅医学会テキスト編集委員会，編：在宅医学．メディカルレビュー社，2008．
▶ 在宅医療テキスト編集委員会，編：在宅医療テキスト．第3版．[http://www.zaitakuiryo-yuumizaidan.com/textbook/]

大和太郎

Q87
在宅医療の依頼方法は

在宅医療をお願いするときにはどのような手順を踏めばよいでしょうか？

point

▶ まずは通院中の病院の地域医療連携室に相談を。
▶ 患者・家族のニーズや情報をケアチーム全体で共有することが大切。
▶ 在宅療養を続ける患者・家族の不安は時期によって異なり，その解消方法も違う。

1 在宅医療を希望する場合

在宅医療を選択する場合は，病院の地域医療連携室または居宅介護支援専門員に相談し，患者・家族のニーズに即したサービスが提供できる医療機関や事業所を選択する。

2 初回訪問または外来による面談の後，定期訪問を開始

初回訪問時には，ケアチームメンバーと同行し，目標設定（☞「Q85」参照）を行うことが望ましい。メンバーの日程調整が難しい場合は，訪問時の状態や患者・家族のニーズなど，得られた情報を他メンバーに周知することも必要である。ITは迅速に情報共有できる手段のひとつである。しかし，自宅で最期まで過ごすかどうか等の難しい選択を迫られる意思決定は，おそるおそる介護を始めた患者・家族にとっては心理的な負担が大きく，在宅療養開始時には慎重にすべきである。

3 在宅療養への患者・家族の不安

患者が在宅療養を継続するためには，患者とその家族が安心感を持つことが大切である．実際，病気を抱えながら生活する患者や家族は，慣れ親しんだ居宅で過ごすことができているという安心感がある一方で，様々な不安を抱えている．

在宅での生活に不安を持ちやすいのは，①在宅療養開始前，②在宅療養開始直後，③病状が悪化したとき，④日常生活動作が困難となったとき，等が挙げられる．各時期の不安とその緩和方法を簡潔に示す．

1 在宅療養開始前

病気を抱え，生活スタイルを変化させる必要がある場合に，患者・家族は今後の自宅での療養生活を想像することが難しい．それに加えて，前治療医から訪問医へ引き継がれ，前治療医との関係が途切れるのではないかいう不安も加わる．

退院前のカンファレンス（退院時共同指導）開催が重要な役割を担う．医師同士のコミュニケーションが円滑にとれていることを患者・家族に感じてもらい，また自宅に戻ることでの生活の不安に対する対処方法を，在宅のケアチームがより具体的に提案することもできるからである．

2 在宅療養開始直後

病気を抱え，生活スタイルを変化させたばかりの患者・家族は，適応するまでに時間を要し，医療または介護に様々な不安を感じる．生活を続けていくうちに徐々に置かれている状況に適応し，不安が払拭されていく．在宅療養開始当初は，連日ケアチームの誰かが訪問するなどし，不安な気持ちを聴きながらセルフケア能力を引き出す関わりが大切である．

3 病状が悪化したとき

想定していなかった事態が起こったとき，患者・家族は激しく動揺する．在宅での生活に慣れ比較的安定している時期に，今後起こりうることと，その具体的な対処法についてあらかじめ説明しておくことが望ましい．しかし在宅医療開始直後から，すべての可能性について説明することは患者・家族の精神的負担も大きくなる可能性もあるため，慎重にすべきである（☞「Q86」参照）．

4 日常生活動作が困難になったとき

病気や老いにより，移動や排泄などの動作や，食事や水分摂取などの生命維持に必要な動作が難しくなる．患者は家族に迷惑をかけたくないと精神的苦痛が強くなり，また家族は介護がいつまで続くのかと不安になることも多い（図）[1]．

ケアチームで予後をしっかりと予測し，居宅で生活する目的，意味を改めて共有することが大切である．そして患者・家族の精神的苦痛を緩和できる日常生活行動への対処方法をケアチームで検討する．

4 在宅医療の中止を希望する場合

在宅医療を受けながらも最期が近くなり，入院を希望する患者も少なくない．あくまでも中心は，患者・家族の希望であり，望む療養場所を選択することを支持することも重要な在宅医療の役割である．患者が入院を希望する場合は，速やかに後方支援病院と連携し，患者・家族を含むケアチームが今まで大切にしてきたことを病院スタッフへしっかり「つなぐ」ことが

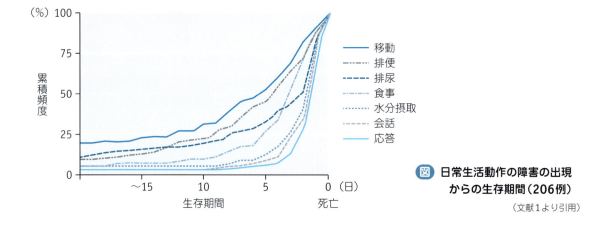

図 日常生活動作の障害の出現からの生存期間（206例）

（文献1より引用）

重要である。

【文献】
1) 厚生労働省・日本医師会，監修：がん緩和ケアに関するマニュアル 改訂第2版．がん緩和ケアに関するマニュアル改訂委員会，編．日本ホスピス・緩和研究振興財団, 2005, p4-6.

【参考】
▶ 緩和ケア 系統看護学講座・別巻10．医学書院, 2007
▶ 日本在宅医学会テキスト編集委員会，編：在宅医学．メディカルレビュー社, 2008.
▶ 在宅医療テキスト編集委員会, 編在宅医療テキスト．[http://www.zaitakuiryo-yuumizaidan.com/docs/text/text.pdf]

大和太郎

Q88

定期訪問とは

定期訪問とは，どのように訪問することを指すのですか？

point

▶ 定期訪問は在宅医療の根幹をなしている。
▶ 定期的・計画的に訪問することを定期訪問と言う。
▶ 病状や生活スタイル・患者・家族のニーズに合わせた定期訪問の予定をチームで検討していくことが大切である。

1 定期訪問とは

　定期訪問とは患者の居宅に伺う日時をあらかじめ伝えた上で，定期的・計画的に訪問することを指す。計画的に訪問を行うことで，状態悪化の徴候の見落としを最小限に抑えることができるようになった。また，予見しうる事態に対策をしておくことで，緊急訪問の頻度が減り，入院を免れることも多く，在宅医療の普及につながっている。すなわち，定期訪問は在宅医療の根幹をなしていると言える。

　医師の場合，外来医療で病状に応じて再診日を決定するように，在宅医療でも患者の状態に応じて次の訪問日を設定する。

2 医師における定期訪問

　医師の場合は，厚生労働省による保険診療用語に「訪問診療」と「往診」が定められている。日時をあらかじめ伝えた上で患者の居宅を訪問する医師の行為を，保険診療上「訪問診療」と呼ぶ。また患者の状態が悪化し，患者・家族の求めに応じて訪問する医師の行為を，保険診療上「往診」と呼ぶ。従来「往診」とは，医師が患者宅に訪問して行う医療行為全般を指した。現在でも，患者・家族はもとより，医療者ですら在宅医療に携わっていなければ，保険診療上の「訪問診療と往診」の区別はついていないものと思われる。

　医師における在宅医療に対する診療報酬において，定期訪問を行った都度算定するのは在宅患者訪問診療料である。原則として1日1回，週に3回まで算定可能だが，急性増悪時や厚生労働大臣が定める疾病等では週に4回以上の算定が可能である。

3 病状や生活スタイル・患者や家族のニーズに合わせた定期訪問をチームで工夫する

　退院直後や状態悪化時などは患者・家族の不安が大きい。その場合の定期訪問は，ケアチームで時間や曜日を調整し，できる限り毎日の様子を把握し共有することで，即座に課題解決を行うことができ，不安の軽減につながるだろう。また，独居や老老介護の患者・家族では，疾病に対してだけではなく，老いによるADL低下に対しても注意を払うべきである。すなわち，若年者と比べると生活を支えることに重きを置く必要も出てくる。このような場合もケアチームで定期訪問の時間帯を工夫し，在宅医療と介護・福祉の連携を密にし，支えることで，自宅で最後まで安心して過ごすことにつながるだろう。

　医療・介護・福祉のあらゆるサービスの時間や曜日を調整し，状態やニーズに即した定期訪問の工夫を行うことで，自宅で最後まで安心して過ごすことができる。

【参考】
▶ 永井康徳：たんぽぽ先生の在宅報酬算定マニュアル．第4版．日経BP社, 2016, p19-51.
▶ 日本在宅医学会テキスト編集委員会，編：在宅医学．メディカルレビュー社, 2008.

- 在宅医療テキスト編集委員会, 編: 在宅医療テキスト. 第3版. [http://www.zaitakuiryo-yuumizaidan.com/docs/text/text.pdf]
- 厚生労働省・日本医師会, 監修: がん緩和ケアに関するマニュアル 改訂第2版. がん緩和ケアに関するマニュアル改訂委員会, 編. 日本ホスピス・緩和研究振興財団, 2005, p4-6.

大和太郎

Q89

臨時（緊急）訪問とは

何かあったときが一番不安です。夜中でも訪問してもらえるのでしょうか？

point

▶臨時訪問は在宅医療の根幹をなす。

▶医師のみに任せず，地域として24時間365日支えられる街づくりが必要である。

▶24時間対応を行っている診療所や事業所を選択し，ケアチームをつくることで最期まで安心して生活ができる。

1 臨時（緊急）訪問とは

定期訪問と同じく，在宅医療の根幹をなすものに24時間対応が挙げられる。臨時（緊急）訪問とは，患者の急な状態悪化などの際に，患者・家族の求めに応じて居宅を訪問し診療を行う。24時間の安心の上に在宅医療は成り立っており，臨時（緊急）訪問は欠かすことはできない。

2 医師による臨時（緊急）訪問

医師による定期訪問と臨時（緊急）訪問を区別することは難しいことがある。一般的には，当日に患者・家族より求められて当日までに訪問すれば臨時（緊急）訪問，前日までに患者・家族より求められれば定期訪問，と区別することが多い。

医師による臨時（緊急）訪問に対する診療報酬は往診料である。回数に制限はなく，行った都度算定できる。1日に2回以上の算定も可能である。また，2016年度の診療報酬改定により夜間・休日加算や深夜加算など，時間外の診療報酬が手厚くなった。

しかし，24時間365日の緊急対応が大きな障壁となり，特に1人医師の診療所は在宅医療への参入に消極的である。24時間対応は必ずしも医師のみが対応する必要はなく，看護師が対応してもかまわない。大部分の緊急対応は，看護師による初期対応で解決可能であり，医師による対応が必要な場合のみ呼ばれることになる。その場合も医師1人が責任を負うのではなく，たとえば複数の医師によるグループをつくり，地域全体で24時間365日支えられる「最期まで安心して暮らせる街づくり」が必要ではないだろうか。

3 緊急時に備えて24時間対応の在宅医療チームを選択する

在宅医療を選択する場合は，病院の地域医療連携室または居宅介護支援専門員に相談し，患者・家族のニーズに即したサービスが提供できる医療機関や事業所を選択する。在宅医療を必要とする患者は，外来通院できる患者よりも一般的に状態は不安定であり，しばしば24時間対応が必要となることもある。最期まで自宅で過ごしたいという強い意思を持つ患者・家族にとって，24時間対応は必須の条件と言える。24時間対応を標榜していても，実際には電話対応のみで緊急訪問はしない訪問看護ステーションもあるため，契約時には確認する必要がある。

調剤薬局の薬剤師が訪問する体制を備え持つ薬局も最近増えている。患者・家族が最期の時間まで自宅で過ごすことを希望している場合には，症状の変化に迅速な対応が求められるため，24時間対応が可能な薬局を選択することも大切である。

ケアチームメンバー全員が24時間対応可能であれば申し分ないが，少なくとも訪問医，訪問看護ステーションは（できれば訪問薬剤師も）24時間対応が求められる。

【参考】
- 永井康徳：たんぽぽ先生の在宅報酬算定マニュアル. 第4版. 日経BP社, 2016, p19-51.
- 日本在宅医学会テキスト編集委員会, 編: 在宅医学. メディカルレビュー社, 2008.
- 在宅医療テキスト編集委員会, 編: 在宅医療テキスト.

[http://www.zaitakuiryo-yuumizaidan.com/docs/text/text.pdf]
▶ 厚生労働省・日本医師会，監修：がん緩和ケアに関するマニュアル 改訂第2版．がん緩和ケアに関するマニュアル改訂委員会，編．日本ホスピス・緩和研究振興財団，2005，p4-6．

大和太郎

Q90
訪問診療の範囲は

健康保険で認められる訪問診療には距離的な制限がありますか？ 高齢過疎化した僻地や離島には医療機関が少ないのですが，どんなことに気をつければよいでしょうか？

point

▶ 健康保険法では，半径16kmを超える往診，訪問診療について，「絶対的な理由」がない限り認められない。
▶ 医療機関の少ない離島や僻地で在宅療養支援診医療機関が連携する場合，互いの診療所の存在によって，受け持ち患家が診療可能圏外となる可能性がある。
▶ 「絶対的な理由」がある場合の算定法は別に定められている。

1 健康保険法が定める「絶対的な理由」

健康保険法では，往診，訪問診療の範囲について，「保険医療機関の所在地と患家の所在地との距離が16kmを超える往診については，当該保険医療機関からの往診を必要とする絶対的な理由がある場合に認められるもの」と定められている。地方厚生（支）局長は，厚生労働大臣の承認を得て，その対象となる1号地域，2号地域を指定する。絶対的に必要であるという根拠がなく，特に患家の希望により16kmを超える往診をした場合の往診料は，保険診療としては算定が認められない。

「絶対的な理由」およびその他の距離的な制限については，表[1]のように定められている。

表 当該保険医療機関からの往診を必要とする「絶対的な理由」および距離的な制限

①	1号地域：医療機関のない島の地域または通例路ほどの大部分を海路による以外に往診することが困難な事情にある地域
②	2号地域：1号地域以外で，最寄りの医療機関からの往診距離が片道16kmを超える地域
③	特殊な事情 ア：定期に航行する船舶がないか，または定期に航行する船舶があっても航行回数がきわめて少ないか，もしくは航行に長時間を要する イ：海上の状態や気象条件がきわめて悪いため，または航路に暗礁が散在するため，もしくは流氷等のため航行に危険が伴う ウ：冬期積雪の期間通常の車両の運行が不能のため往診に相当長時間を要する事情にある，または道路事情がきわめて悪く，相当の路程を徒歩によらなければならないため，往診に相当長時間を要する事情にある
④	専門医等の往診による対診を求めることができるのは，患家の所在地から半径16km以内に患家の求める診療に専門的に対応できる保険医療機関が存在しない場合，または専門医等が往診等を行っていない場合のみ

（文献1より一部引用）

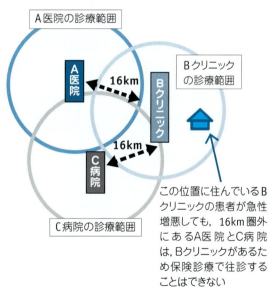

図 広い診療範囲で在宅療養支援診療所，病院としてA，B，Cで連携している場合の問題点

2 僻地における16km制限と連携医療機関の問題

在宅療養支援診療所・病院が連携する場合，互いの

施設の存在によって，16km圏外の患家への往診が保険診療で認められない可能性がある。他の医療機関が担当している患者が急性増悪のため夜間休日に連携医療機関が往診しても，特別な専門性が必要でない場合は保険診療が認められない。担当する医療機関から，往診できない旨を記載した診療情報提供書を交付する必要がある（図）。

3 「絶対的な理由」で往診，訪問診療を行う場合の算定

医療機関から半径16kmを超える往診，訪問診療の算定は，往診料に1号地域，2号地域それぞれの条件によって定められた点数を加算する。

【文献】
1) 社会保険研究所：医科点数表の解釈 平成28年4月版. 2016, p374.

泰川惠吾

2 ⑥ 在宅医療機器

Q91

酸素濃縮装置，酸素吸入装置の目的と方法は

在宅酸素療法の目的と方法について教えて下さい。特に酸素濃縮装置と酸素吸入装置について，よろしくお願いします。

point

▶在宅酸素療法（home oxygen therapy：HOT）は低酸素血症を伴う慢性呼吸不全患者が在宅で酸素を吸入して生活する治療法である。

▶酸素供給装置には酸素濃縮器と液体酸素システムがあり，外出時は携帯用酸素ボンベを用いる。

▶酸素吸入装置には酸素供給装置からチューブを通した先を鼻の下で固定する鼻カニューレが多く用いられる。

1 HOTとは

HOTとは，慢性呼吸不全などにより酸素を体内に取り込めない患者が，自宅など病院の外で酸素を吸入しながら生活することを支える治療法で，1985年に医療保険が適用されて以来，多くの慢性呼吸不全患者の在宅ケアを可能にした。職場復帰や海外旅行を可能にした例もある。

HOTは息切れなど自覚症状を改善し，日常生活の範囲を拡大し，心臓など諸臓器の低酸素状態を改善し，寿命延長効果も実証されている。2010年のわが国の調査[1]では，慢性閉塞性肺疾患（chronic obstructive pulmonary disease：COPD）（45％），肺線維症（18％），肺結核後遺症（12％），肺癌（6％），慢性心不全に伴うチェーンストークス呼吸（3％）に施行されていた。肺機能の低下により低酸素血症だけでなく二酸化炭素（CO_2）が蓄積する場合には，呼吸を補助する人工呼吸器が必要な例もある（☞「Q252」参照）。

HOTの患者を診断時から人生の最終段階まで一貫して包括的かつ全人的に支える「セルフマネジメント教育」を基礎に，呼吸リハビリテーションを中心とした，地域におけるかかりつけ医，訪問看護，基幹病院の呼吸ケアチーム等からなる連携ネットワークの整備が必要である。HOT患者を支える多職種の立場を図に示す。HOTの流れについては別稿（☞「Q252」参照）の在宅人工呼吸療法の流れ図を参考にして頂きたい。

2 在宅酸素供給装置について

現在，わが国ではHOTの酸素供給装置として，90％以上に酸素濃度を濃縮する吸着型酸素濃縮器が普及している。比較的小型で音も静かだが，電力を要する。外出や停電時には携帯用酸素ボンベが用いられる。自宅の大型液体酸素タンクから直接配管して酸素を吸入し，外出時には少量の酸素容器（子機）に移し替えて吸入する液体酸素システムもある。

3 酸素吸入装置について

在宅では酸素供給装置からチューブを通し，その先を鼻の下で固定する鼻カニューレ（時にはマスクを使用。詳細は在宅酸素療法支援団体[2]のホームページなどを参照）から酸素を吸入する。

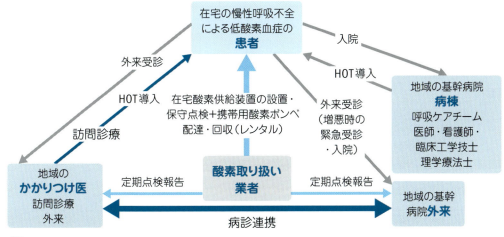

図 HOT患者を支える多職種の立場

正確には，在宅酸素供給装置は医療機関が酸素取り扱い業者からレンタルを受け，患者に貸し出す．

4 HOTの注意点

HOTの注意点を以下，列挙する．

① 酸素には燃焼を促進する性質があり，火気厳禁である．周囲2m内はたばこやライター，ストーブなど火気は決して近づけない．患者だけでなく周囲も必ず禁煙する．

② 酸素の吸入流量，吸入時間は患者によって異なり，酸素流量の変更は危険を伴うことがあり，処方された流量・時間を遵守する．特に酸素流量の増量はCO_2ナルコーシスによる意識障害をきたすことがあり，十分な注意が必要である．

③ HOTは安定した呼吸不全患者に処方されるが，感染や疲労を契機に病状が悪化する場合もある（急性増悪）．息切れの悪化，発熱，むくみや体重増加がみられるときは急性増悪を疑い，担当の訪問看護師やかかりつけ医に早急に連絡し，適切な対処法を相談する．

④ HOT患者においては肉体・精神のみならず，経済的負担も大きい．種々の医療・介護（ケア）費用の助成制度があるので自治体相談窓口で相談するとよい．今後，さらなる機器改良や社会支援の充実が期待される．

【文献】

1) 日本呼吸器学会肺生理専門委員会在宅呼吸ケア白書ワーキンググループ，編：在宅呼吸ケア白書 2010．要約版．2010．

[http://www.jrs.or.jp/uploads/uploads/files/photos/686.pdf]

2) 日本呼吸障害者情報センター．
[http://www.j-breath.jp/]

千田一嘉

Q92

吸引器の種類，使用方法は

介護者となり，吸引器という機械の存在を知りました．機器の種類や使用方法，必要性等について教えて下さい．

A point

▶ 吸引器は，嚥下機能の低下等の理由により自己喀痰の排出が困難な患者に使用する機器である．

▶ 吸引器は，卓上型吸引器，充電式吸引器，手動式吸引器等さまざまな種類があり，患者の状態により選定する必要がある．

▶ 介護保険を使用した機器レンタルが可能である．

1 痰の吸引

痰とは，気管に入った細菌や唾液，吸気により取り込まれた空気中の埃などの異物が粘膜で包まれたもので，健常者であれば咳によって体外に排出することが

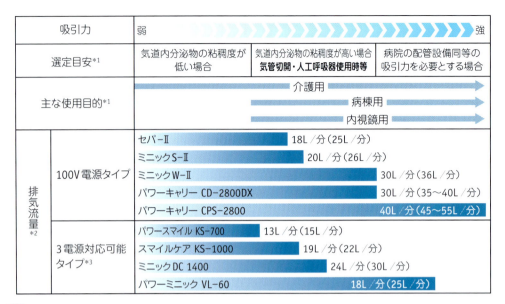

図 小型・中型吸引器 機種選定の目安

※全モデル吸引圧力：0～－80kPa以上（－600mmHg）
＊1：選定目安，主な使用目的については参考としてご利用下さい。
＊2：排気流量は，ポンプを本体に組み込んだ状態での測定値です。実際に使う場合の吸引力の目安となります。（　）内はポンプ単体での測定値です。
＊3：標準もしくはオプション選択で，3電源（家庭用AC電源・車載用DC12V・内蔵バッテリー）対応可能になります。詳しくは各機種のスペックをご確認下さい。

（文献1より引用）

できる。しかし，病気や障害による嚥下機能の低下や，高齢に伴う筋力の低下などによって咳ができなくなってくると，本来体外へ排出される痰が，空気の通り道である気道に詰まってしまったり，肺に落ち込んでしまう。同様に，上記障害等により気管切開をし，気管カニューレの使用で呼吸を確保している患者も，痰が気管カニューレに詰まる，肺に落ちて溜まるなどから呼吸困難や肺炎等，生命に危険が及ぶ症状につながってしまう恐れがある。そのため，自力で痰の排出ができない患者にとって痰の吸引という行為は，生命に直結するとても重要な行為でもある。

2 吸引器の種類

吸引器は，小児から高齢者まで使用するので様々な種類がある。在宅では，机の上などに据え置きで使う小型の卓上型と，外出時などに外へ持ち出せる携帯型の2つに大きくわけられる。機器により多少の違いはあるが，在宅では卓上型の吸引器が多く選ばれている。吸入器（ネブライザー）を兼ねているものや，バッテリーを持ち併せているものなど，患者のいる環境や状態により選定する必要がある（図）[1]　吸引は主に介護者が行うことになる。

吸引器を使用することになった場合，病院であれば看護師から家族に使い方について指導がある。在宅では，かかりつけ医や看護師に，接続する吸引カテーテルの扱いや圧力の設定等を確認した上で使用することが望ましい。

3 介護保険を利用した機器レンタル

痰を吸引するにあたり，継続的に吸引が必要な患者に関しては，機器をレンタルまたは購入する必要がある。介護保険を利用してレンタルする場合にかかる費用は，本体の購入価格によって変わる。長期的な使用が見込まれる場合は，レンタルを続けるのではなく，購入も視野に入れるべきである。かかりつけ医やケアマネジャー等と相談し，使用期間を見きわめて，介護保険を上手く利用した吸引器の使用をお勧めする。

【文献】

1) 新鋭工業：製品紹介.
 [http://www.shinei.me/suction/suction.html]

塗木裕也

Q93
PCAポンプ，シリンジポンプ使用時の留意点は

在宅でPCA・シリンジポンプを使用する際の留意点について教えて下さい。

point

▶ PCA（patient controlled analgesia）を習得する。
▶ PCAに使用する機器には3種類あり，除痛目的以外にも使用できる。
▶ 管理料算定の知識や在宅で使用する際の留意点も知っておく必要がある。

1 PCAとは

PCA（patient controlled analgesia）とは，持続的に投与している鎮痛薬を追加投与する機構を備えた機器での疼痛管理法である。

疼痛管理目的以外にも使用可能で，その場合にはPCA機構は必要ない。

1 使用機器

使用機器には機械式PCAポンプとディスポーザブルタイプがある。機械式には薬剤を注射器に充塡して使用するシリンジポンプタイプと専用の輸液ポンプを使用する輸液ポンプタイプがある。それぞれ特性があり，使いわけている（表1～3）。

針は翼状針や（27G）静脈留置針が多く使用されているが，当院では皮膚障害が少なく長期使用可能で固定も簡単であることからComfort®（Unomedical社）皮下注射針をよく使用している。延長チューブは内径の細い（0.8mm）製品が適している。

2 投与経路

投与経路には皮下を用いることが多いが，経静脈，くも膜下，硬膜外が選択されることもある。

複数の薬剤を使用する場合は，ルートを2つ確保することもある[1]。

3 使用薬剤

疼痛管理目的では，モルヒネ塩酸塩，フェンタニル，オキシコドン塩酸塩が使用できるが，その他の症状緩

表1 機械式PCAポンプとディスポーザブルPCAポンプの比較

	機械式PCAポンプ	ディスポーザブルPCAポンプ
長所	▶投与量調節が可能 ▶詳細に設定変更可能 ▶アラーム機能，データ管理可能	▶軽量，小型，簡便，安価，静粛 ▶特定保険材料対象（PCA機能付き） ▶電源不要
短所	▶高価，煩雑，重量 ▶高駆動音 ▶アラーム介助の知識要	▶流量が不安定 ▶アラーム機能なし ▶投与量等データ把握困難

表2 機械式PCAポンプの種類

	シリンジタイプ	輸液ポンプタイプ	
正式名称	テルフュージョン小型シリンジポンプTE-361®	CADD-Legacy®PCA Model6300	i-Fusor Plus®
製造元	テルモ社	スミスメディカル	JMS

表3 ディスポーザブルPCAポンプの種類

正式名称	バクスターインフューザー®	シュアフューザー®	ペインブロッカーポンプ®	DIBカテーテル®
販売元	バクスター社	ニプロ社	クリエートメディック社	ディヴインターナショナル社
製造元	バクスターヘルスケア社	ニプロ社	WOO YOUNG MEDICAL社	三矢メディカル社

表4 在宅悪性腫瘍等患者指導管理料等（2016年4月現在）

在宅悪性腫瘍等患者指導管理料（月1回）	1500点
在宅悪性腫瘍患者共同指導管理料（月1回）	1500点
［在宅療養指導管理材料加算］	
注入ポンプ加算	1250点
携帯型ディスポーザブル注入ポンプ加算	2500点
［特定保険医療材料料］	
携帯型ディスポーザブル注入ポンプ	
（標準型）	3420円
（化学療法用）	3500円
（PCA型）	4450円

（文献2より引用）

和に使用する薬剤にも向き不向きがあり，またモルヒネ塩酸塩との配合禁忌薬剤もある[1]。

2 診療報酬

PCAには表4の報酬が設定されている．ケタミン塩酸塩（ケタラール®）は管理料の算定対象ではない．携帯型ディスポーザブル注入ポンプは，疼痛管理，化学療法を目的として使用した場合に限り算定でき，6個までは材料加算を算定し，7個目からは特定保険医療材料で算定する．2016年診療報酬改定で対象となる疾患に筋萎縮性側索硬化症（amyotrophic lateral sclerosis：ALS），筋ジストロフィーも追加された．間欠注入シリンジポンプ加算において，オピオイドは対象から外されている．

3 在宅での問題点・留意点

在宅で使用する際の問題点・留意点を以下，列挙する．

①機械式の場合，患者，家族へのアラーム対応などの教育が必須である．
②コスト面で機械式ポンプのカセット費用が持ち出しである．ディスポーザブル製品の購入値が保険点数より高い．
③麻薬管理上の法令順守が必要である[1]．
④家族以外の介護者によるPCA操作が法的に問題のある可能性がある．
⑤クリーンベンチを持つ薬局の数が少ない等，調剤を行う環境に地域格差がある．

【文献】
1）三宅敬二郎：治療．2013；95(2)：209-14．
2）医科点数表の解釈：社会保険研究所．平成28年4月版，2016．

三宅敬二郎

Q94

輸液ポンプ使用時の留意点は

在宅で輸液ポンプを使用する際の留意点について教えて下さい．

point

▶院内同様に多職種によるチーム医療が必要である．
▶保険請求の留意点等の知識が必要である．
▶在宅ならではの工夫が必要である．

1 在宅中心静脈栄養法（HPN）とは

在宅中心静脈栄養法（home parenteral nutrition：HPN）の対象疾患は，疾病を問わず「医師が必要と認めたもの」であり，当該療法以外に栄養維持が困難な場合である．HPN開始後も，より生理的で安全性の高い経口摂取や経管栄養への可能性を常に探求することが望ましい．わが国での全国集計ではHPNとなった原疾患は悪性疾患が最も多く，短腸症候群，虚血性腸疾患，炎症性疾患の順になっている．持続皮下注等に使用する輸液ポンプについては☞「Q93」を参照していただきたい．

1 輸液ポンプ・輸液ライン・輸液製剤

輸液ポンプには輸液を送る方法や，コントロール方法によりいくつかの種類があるが，在宅では小型軽量で，回転するローラーで液体を送り出すローラーポンプの製品が多く使用されている（表1）．よって輸液ラインは専用のものを使用し，カテーテル関連血流感染症（catheter-related blood stream infection：CRBSI）予防のため，三方活栓は使用せず，側管注入が必要な場合はクローズドシステムを使用する．通常は1週間に1回ライン交換をする．輸液製剤は3パッ

表1 HPNポンプの種類

正式名称	テルモカフティーポンプS®	ニプロキャリカポンプCP-330®
製造元	テルモ社	ニプロ社

表2 在宅中心静脈指導管理料（2016年4月現在）

在宅中心静脈栄養法指導管理料（月1回）	3000点
[在宅療養指導管理材料加算]	
在宅中心静脈栄養法用輸液セット加算	2000点
注入ポンプ加算	1250点
[特定保険医療材料]	
在宅中心静脈栄養輸液セット	
本体	1490円
フーバー針	411円
輸液バック	406円

（文献1より引用）

ク製剤，4パック製剤が望ましい。2016年度診療報酬改定で薬局での脂肪乳剤の交付が可能になるなど，保険診療で在宅投与が可能な輸液製剤は細かく定められており，注意が必要である[1]。

2 注入方法・備品

24時間持続注入法と間欠注入法がある。基礎疾患の有無，患者のQOLを考慮し選択する必要がある。キャリーバッグやジャケットを使用すれば，輸液の遮光の必要もなく，患者のADLも向上する。アンチフリーフロー機構が作動した際は，解除するデバイスが便利であり，その使用法を習得しておくとよい。

2 多職種連携

無菌調剤が可能な在宅療養支援薬局と連携がとれれば，輸液製剤の宅配も含めてスムーズに運びやすい。その他，訪問看護ステーション，管理栄養士の連携も必要であれば導入するとよい。民間の在宅医療サービスを提供する企業と連携し，レンタル等医療機関のみで満たしきれないサービスを補填することも可能である。

HPN導入前には，患者・家族への教育・指導は必須であるが，その後も継続して指導・管理するためには医療機関のみならず多職種連携が必要である。

3 診療報酬

HPNを行う患者に同法の指導管理料をした場合，「在宅中心静脈栄養法指導管理料」を月1回算定できる。輸液セットの費用については，1カ月に6組まではセット加算で算定し，7組目以降は特定保険材料で算定する（表2）[1]。

【文献】
1) 医科点数表の解釈：社会保険研究所，平成28年4月版. 2016.

三宅敬二郎

Q95

人工呼吸器の使い方と注意点は

在宅で使用する人工呼吸器の使い方と注意点を教えて下さい。

point

▶呼吸生理，人工呼吸法の種類，モードを理解することが重要。
▶痰が吐き出せない患者では，排痰補助装置を使用する。
▶QOLの向上が最大の目的である。患者ごとに適応などを見極める。

1 在宅人工呼吸器とは

在宅人工呼吸器とは，睡眠時無呼吸症を含む慢性の呼吸障害を有し，日常生活に困難をきたすまたは生命維持が困難な際に，呼吸を補助または維持することで呼吸機能を改善する装置である。

2 呼吸のメカニズム

呼吸とは，口・鼻から吸気を取り入れ，咽喉頭を通り，気管，気管支，細気管支を経て，肺胞で空気と血液の間でガス交換を行い，呼気を吐き出す一連の運動である。このため，気流・ガス交換・血流の3つを正常に保つことが大切である。呼吸がうまくいかないと，肺胞での酸素化が悪くなるⅠ型の呼吸不全，ある

いは気道の閉塞などで気流が有効に肺胞まで届かない
と，二酸化炭素の貯留を伴うⅡ型の呼吸不全を生じ
る。Ⅰ型に対しては酸素，Ⅱ型に対しては人工呼吸器
（と酸素）を用いて呼吸管理を行う。

　安定した気道が確保できないせいで日常生活に著し
く困難が生じる，または生命の維持に困難が生じる場
合は，気管切開を考慮する。在宅における気管切開は，
気道確保により日常生活を安定して送れるようにする
ために行うという側面を理解する。

3　2種類の人工呼吸法

　下記の2種類の人工呼吸法を理解する。

1 N（I）PPV（non-invasive positive pressure ventilation）

　気管内挿管や気管切開による気道確保を行わずマス
クを用いて，非侵襲的に換気を行う換気方法である。

2 T（I）PPV（tracheostomy invasive positive pressure ventilation）

　気管切開を用いて，侵襲的に換気を行う方法であ
る。

4　人工呼吸器の使用目的

　N（I）PPVは生命維持を目的とした使用には適応が
なく，あくまで日常生活における呼吸障害の苦痛の改
善および呼吸機能の維持向上といった緩和的な目的で
使用する。生命維持を目的として人工呼吸器を使用す
る際は，気管切開・人工呼吸管理を考慮する。したが
って，N（I）PPVは終末期の緩和治療として使用する
ケースがある。

5　人工呼吸器のモード

　人工呼吸管理は，①確実に呼吸を行うことを補助
する，②本人の自然な呼吸運動に合わせて補助的に
換気を調整する，③気道末端まで虚脱せずにガス交
換ができるよう，気流が実現する呼気時の陽圧・吸気
時の高い陽圧で肺と胸郭を広げ，換気とともに肺胞内
の陽圧を維持し酸素化を改善する，という視点で調整
する。この際に従量式（気管切開や気管喉頭分離でカ
フ付き気管カニューレを用いてリークを軽減し，確実
に換気を行えるだけの空気を肺に送ることを想定した
設定）と従圧式（吸気および呼気の圧力と変化の設定

で呼吸運動を行う設定）にわかれる。

　ここでは従圧式について説明する。従圧式では，確
実にサポートする1分当たりの換気回数・吸気圧と呼
気圧・吸気動作の際の吸気時間・吸気時の陽圧への変
化の速さ・吸気および呼気を感知するセンサーの感度
の設定を行う。モードはメーカーにより多岐にわたる
ため，本稿ではPhillips社製で汎用されるS/Tモー
ドとPC-SIMVモードについて説明する。

1 S/Tモード

　換気回数を設定すると，その回数は確実に呼吸動作
を行うモードである。強制換気の場合に設定された吸
気時間だけ吸うが，自発呼吸に合わせて吸気と呼気の
タイミングを設定することで自発呼吸をサポートでき
る。換気回数以上に有効な自発呼吸がある場合は，吸
気時間の設定は使用されない。

2 PC-SIMVモード

　換気回数を設定すると，その回数は確実に設定した
吸気時間を確認し，それ以外は自発的な吸気呼気に合
わせて補助的な吸気圧をかけるモードである。規定回
数の換気を行う際にも自発呼吸と合わせるが，S/T
モードとは確実に吸気時間だけ陽圧をかける点が異な
る。深呼吸のように確実に長く吸気動作を実現したい
ときに使用する。指定した換気回数以外は，S/Tモ
ードと同じように動作する。

6　排痰補助装置の検討

　痰が出せない，すなわち有効な排痰動作ができない
場合は排痰補助装置を利用する。成人では咳最大流量
（peak cough flow：PCF）が160L/分を下回るとき
積極的に考慮する。

1 MI-E（mechanical insufflation exsufflation）

　高い陽圧と速やかに低い陰圧にスイッチすることで
深吸気と呼気流を実現し，咳と同じ現象を起こす器
械。深呼吸で吸う動作を呼吸器と同様に行い，速攻で
掃除機のように痰を吸い出すイメージである。気管か
ら気管支の痰を動かす場合に有効である。理学療法的
に呼気介助を併用することが，本来の使用法である。
MAC/カフマシーンとも言う。

2 IPV（intrapulmonary percussive ventilation）

本来は人工呼吸器であるが，振動する気道内圧による気流を利用して線毛運動機能の代替の役割をさせ，肺胞から気管支末端の痰を中枢に動かすことができる．胸郭が廃用して固くなり末梢にたまりやすい症例に有効である．人工呼吸器のためT(I)PPVやN(I)PPVと併用できないことが難点．

3 HFCWO（high frequency chest wall oscillation）

胸郭を外から圧力で振動させることで痰を動かす装置．IPVのような優れた機能はないが，有効な症例を経験する．スマートベスト®・Comfort Cough® seriesなどで使用できる．

7 使用にあたっての留意点

人工呼吸器の種類および適応について簡単に説明した．成人から小児まで健やかな呼吸を実現する人工呼吸補助療法は，従来の呼吸器依存性の症例のみならず，緩和的な呼吸補助療法として使用されることが増えた．人工呼吸器は高い医療的ケアを要求されるため，その適応を含め，よりQOLを高める視点に立った生活や本人の希望に沿った選択が望ましいと思われる．

【参考】
- 日本呼吸療法医学会小児在宅人工呼吸検討委員会，編：小児在宅人工呼吸療法マニュアル．2017．
- 日本神経治療学会治療指針作成委員会，編：神経治療．2013；30(2)：191-212．
- 戸谷 剛：小児科．2013；54(11)：1455-66．
- 戸谷 剛：小児内科．2015；47(12)：2047-51．
- Curtis JR, et al：Crit Care Med. 2007；35(3)：932-9．

戸谷 剛

Q96
経管栄養ポンプ選定上の注意点は

経腸栄養療法について教えて下さい．また，実際にポンプを選ぶときの注意点などはありますか？

point

- ▶経腸栄養療法は，急性期からの離脱を見込んだ補助的使用と，慢性期の低栄養による生活困難や二次的疾病出現の回避のために用いる．
- ▶経管栄養ポンプによる安定した持続注入が，胃腸への負担を軽減する．
- ▶在宅でポンプを選定する際，最も重要なのは「故障時の対応」である．

1 経管栄養療法はどのようなときに考えるか

経管栄養療法は，一般に経口での栄養摂取が不十分となり4週以上の生存が見込まれ低栄養が出現しうる際に胃腸での消化吸収機能が可能な場合，胃や腸に直接注入をすることで低栄養を回避する補助的手段である．急性期の離脱を見込んだ補助的使用の意義と慢性期の低栄養による生活困難や二次的疾病の出現回避のために用いる[1)2)]．

2 経腸栄養ポンプは本当に必要か

腸管への浸透圧の高い糖質の多い成分の急速な流入は，消化管ホルモンの過剰分泌を起こしダンピング症状を引き起こしうる．同様に胃への経管栄養療法でもダンピング症状を引き起こしうる．これらの場合，経管栄養ポンプによる安定した持続注入が，胃腸への負担を軽減する[3)]．

3 実際のポンプの機種と選定はどうすればよいか

ポンプは数社から出ているが（図1, 2）[4)5)]，性能に大きな差はない．それより，在宅で最も重要なのは「故障時の対応」である．経管栄養ポンプはなくてもよいものではないため，メンテナンスや故障対応の良い業者や体制が強く望まれる．

4 ポンプ使用中の実際の不具合としてどのようなことが起こりうるか

1 流れない

多くのポンプでは滴下チューブをしごきながら投与

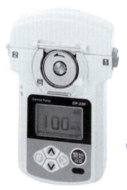

図1 ニプロキャリカポンプ®CP-330
（文献4より引用）

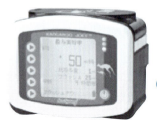

図2 カンガルー Joey™ポンプ
（文献5より引用）

5 コストは算定できるか

在宅での管理料としては，在宅成分栄養経管栄養法もしくは在宅小児経管栄養法を実施している場合，ポンプ加算としてコストが算定できる。成分栄養経管栄養法で認められている栄養剤は，エレンタール®，エレンタール®P（小児），エンテルード®，ツインライン®のみなので注意が必要である。

【文献】
1) PEGドクターズネットワーク. [http://www.peg.or.jp/lecture/peg/product/en-k.php]
2) Ojo O: Nutrients. 2015;7(4):2524-38.
3) Blumenstein I, et al: World J Gastroenterol. 2014;20(26):8505-24.
4) NIPRO医療関係者向け情報. [https://www.nipro.co.jp/]
5) Medtronic コヴィディエン. [http://www.covidien.co.jp]
6) 田渕裕子：静脈経腸栄養.2011;26(4):1119-23.

戸谷 剛

2 センサー異常

滴下セットの不良が考えられるため滴下チューブ交換を検討する。また冬季の寒気や多湿でセンサー異常や動作不良が生じアラームが鳴りやすい。センサー部が汚染し動作不良を起こすこともありうる。適宜，機器交換を検討する。

3 電源切れ

バッテリー切れや電池切れ・電源のつなぎ忘れなどの問題が生じうる。電池タイプだと電池切れによる電圧低下で動作不良の場合がある。交換を検討する。

4 栄養剤の冷却による閉塞

冬季など夜間の寒気が無視できない場合は，栄養剤が凝固し流れないということが生じうる。栄養剤の保温や内容の変更について配慮する。

5 経腸栄養チューブの閉塞回避

経管栄養剤の滓が付着し，チューブが閉塞することを予防するため，注入後の1％炭酸水素ナトリウムでのロックは有用である[6]。詳細は文献を参照されたい。

する。はさんでいるチューブに気泡がたまると，流れない，センサーが鳴るなどが起こりうるため目視での確認を指導する。

Q97

CARTとは

在宅医療で行われるCARTについて教えて下さい。

point

▶ cell-free and concentrated ascites reinfusion therapyの略で，腹水濾過濃縮再静注法を示す。腹水（または胸水）を濾過することにより不要な細胞成分を除去し，その濾過液を除水して濃縮し血管内に戻す治療法である。

▶ 在宅医療で行うCARTに関して特別な定めはないが，「腹壁穿刺による腹水排液」→「濾過」→「濃縮」→「再静脈内注入」といった一連の流れに時間のかかる処置でもあり，時間の調節をいかにうまく行うかが在宅で行う重要なポイントと考える。

▶ 保険診療上，一連の処置期間が14日とされている中，数日後には腹部膨満が生じ排液を希望する患者が少なくないのが現状で，そういう患者への対応が今後の課題である。

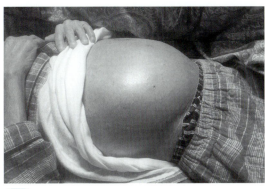

図1 腹水を生じた腹部

1 CARTとは
1 処置の手順と目的

腹水貯留時の治療として，食事での塩分制限を行ったり，利尿薬，アルブミン製剤を用いて治療することが少なくないが，治療抵抗性を示し患者満足度が得られないことも多い。そのため腹壁穿刺を行い，腹水を排液することが少なくない。しかし，腹水の排液を行っても体液の移動が生じるために，数日後には腹水排液前と同様の腹部膨満が生じ，かつ体液が腹腔内に漏出するために血中のアルブミン・グロブリン等の種々な成分の低下を助長することになる（図1）。腹水濾過濃縮再静注法（cell-free and concentrated ascites reinfusion therapy：CART）は腹壁穿刺により腹水の排液を行い，濾過フィルターを用いて腹水からがん細胞や血球成分，細菌等の細胞成分を除去し，その後に濾過液を除水フィルターを用いて除水・濃縮して，点滴により静脈を通して体内に戻す（図2）。処理液を体内に戻すことにより膠質浸透圧の低下を予防し，血管の中や細胞内といった，液体が有効に利用されない場所（third space）へ移動することを防ぐことが期待できる。

2 効果

腹部膨満による種々の症状（胃の圧迫：食事摂取困難，横隔膜の圧迫：呼吸困難，膀胱の圧迫：頻尿等）を短時間で回避することが可能である。また，血管の中や細胞内といった液体が有効に利用されない場所（third space）からの体液の移動による（下肢などの）浮腫の改善が期待できる。

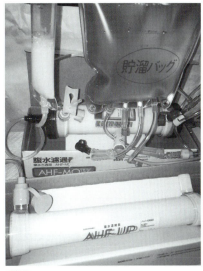

図2 CART用機材

3 合併症
(1) 腹壁穿刺・腹水排液に関連するもの
・局所麻酔薬によるアレルギー反応
・腹壁穿刺による出血
・腹壁穿刺時の誤穿刺による腹腔内臓器の損傷
・腹水排液による血圧低下
・腹壁穿刺部よりの感染

(2) 処理液注入に関連するもの
・発熱

2 CARTの問題点
1 時間の問題
(1) 腹水排液に伴う時間

腹水の性状によっては粘度が高く，排液そのものに長時間を要したり，細胞成分により閉塞した濾過フィルターの洗浄を繰り返し行うことが必要になり，腹水濾過に長時間を要することがある。その際，同一体位による苦痛で体位を保てなくなることや，排泄で腹水排液の中断を余儀なくされることがある。

(2) 医師の時間

腹水排液時，医師がベッドサイドにつきっきりになるのかという点も問題となる。腹水排液中には全身状態の観察が必要であり，訪問看護師の協力も得て医師の時間を調節することも重要な事項である。

(3) 腹水の処理にかかる時間

腹水の処理を患者宅で行うのか，または医療機関に

持ち帰り行うのかという点も考慮する。医療機関に持ち帰って処理を行う場合には患者宅から医療機関，および再静注を行うための医療機関から患者宅までの移動時間も考慮する必要がある。

一連の処置にそれなりの時間を要するため，どのようにうまく時間を調節し処置を行っていくかが在宅で行う場合の重要なポイントと考える。

2 保険診療上の問題

保険診療上CARTは"一連の処置期間が14日"となっており，それより短期間に繰り返し行うことができず，CARTを行っても数日後には腹部膨満が生じ14日を待てずに排液を希望する患者が少なくない。そういった患者に対してどのように対応するかが今後のポイントと考える。

服部 努

第3章

マネジメントの
実際

3　❶多職種協働

Q98
在宅医療に必要なコミュニケーションスキルとは

在宅医療では患者さんとのコミュニケーションもケアの質に関わってくると思いますが，特に必要とされるコミュニケーションスキルがあれば教えて下さい。

point

▶在宅医療では「患者－家族－医師のコミュニケーション」が多いという特徴がある。
▶家族が患者の援助者・代弁者として機能し，患者中心となっているかアセスメントするように心がける。
▶患者あるいは家族のみとのコミュニケーションも念頭に置くようにする。

1　在宅医療におけるコミュニケーションの機能と構成員

在宅医療におけるコミュニケーションの機能（表1）は，外来診療におけるコミュニケーションと類似している。一方，構成員は，在宅医療では診療に家族が付き添うことが多く，「患者－医師」に加えて「家族」が加わった「患者－家族－医師」の構成員が原則で，さらに介護支援専門員などの多（他）職種が加わることも少なくない。これは，外来診療においては，「患者－医師」の構成員が原則で，家族が加わるのは高齢患者などの際に限られる点と異なる。

コミュニケーションは一般的に構成員が多いほど複雑であり，「患者－家族－医師のコミュニケーション」が多い在宅医療では複雑なコミュニケーションが日常的に行われていると言える。在宅医療における患者・家族双方との良好なコミュニケーションのためには，外来診療などにおける高齢者とのコミュニケーションの注意点である「ペースを合わせる」「簡潔な内容とする」「聞きやすい声で話す」「適宜，筆談も併用する」「理解度を確認しながら行う」などをふまえた上で，在宅医療におけるコミュニケーションに特有の側面に留意する必要がある。

表1　在宅医療におけるコミュニケーションの機能
▶患者・家族との関係構築（雰囲気・態度を含む）
▶情報収集（病歴聴取・患者の意向を確認するなど）
▶情報提供（病状説明・療養のアドバイスなど）
▶治療的機能（心配事が払拭されるような説明・共感的対応を行うなど）

表2　在宅医療で家族が立ち会う背景
▶患者のADLに障害があり，患者へ身体補助が必要
▶患者の認知機能に障害があり，患者が医師からの説明・指示を理解することや，患者の意思決定にサポートが必要
▶患者の言語機能に障害があり，患者が医師へ病状を伝えたり，意思表示することにサポートが必要
▶患者へ精神的・情緒的なサポートが必要
▶患者へのサポートの必要性は低いが，家族が診療へ参加することを希望している

2　患者中心を心がける

在宅医療では「患者－家族－医師のコミュニケーション」となるが，特に患者の認知機能・言語機能に問題がある際には，患者の客観情報は，患者本人からよりも家族から聴取したほうが効率良く，かつ正確に得られることが多い。そのため，「家族－医師のコミュニケーション」が主となってしまうことがありうる。これは，患者中心から遠ざかる危険性を秘めており，「家族とばかり話したり，家族のほうばかり見ていないか」に留意し，「患者の話を聞くこと」「患者の顔を見ること」を意識的に行うようにしたい。

3　家族が患者の援助者・代弁者となっているかアセスメント

「患者－家族－医師のコミュニケーション」で，家族が患者の適切な援助者・代弁者であれば理想的である。しかし，そうでない場合，たとえば「家族が本人を遮って発話するケース」などがある。また，たとえば「患者と配偶者がお互いに気を遣い合う」など，患者（家族）が家族（患者）の前で医師に言いにくいこともありうる。

これらは患者と家族の関係性による面があるが，本質的にアセスメントするのは限界がある。そのため，

在宅医療で家族が立ち会う背景（表2）を考え，家族が患者の援助者・代弁者として必要十分に機能しているか否かアセスメントしつつ，対応を検討するとよい。

4 患者あるいは家族のみとのコミュニケーションも念頭に置く

「患者－家族－医師のコミュニケーション」で，「患者の主観的事実が蔑ろになっている」「患者（家族）が家族（患者）の前で医師へ言いにくいことがある」と判断すれば，「患者－医師コミュニケーション」の場を考慮する。

さらに，医師が「患者（家族）の前で家族（患者）に言いにくいことがある」際，たとえば，家族へ看取りの具体的な説明などを行う際には，例外的に「家族－医師のコミュニケーション」の場も設定せざるをえないことがあるように思う。これは，訪問を終え，患家をあとにする際に廊下・玄関で家族に一言伝えるだけで効果的に行うことが可能な場合もある。

これらの場を設けるかは，患者・家族の背景はもちろん，患家に患者が療養する以外の部屋があるか否かという物理的問題を含めケースバイケースである。そのため一般化はできないが，在宅医療におけるコミュニケーションの難しさとやりがいが表裏一体であることを実感する瞬間であるように思う。

5 コミュニケーションは診療の根幹

在宅医療におけるコミュニケーションは，患者・家族以外に多職種（紹介元や紹介先の医師を含む）とのコミュニケーションを含め診療の根幹と言える。スキルに落とし込めない部分も多く，日々の研鑽が前提となる。

木村琢磨

Q99

地域連携，多職種協働の意義は

地域連携とはどのようなことをするのですか？　多職種協働とはどうやってするのですか？

point

▶在宅ケアを成功させるためには，問題点の抽出とニーズアセスメントが不可欠。

▶多様な在宅患者のニーズに対応するには，チームの形成と役割分担を明確にすることが重要。

▶利用者に対して適切なケアを提供するには，専門職が目標と情報を共有し連携することが重要。

1 在宅ケアの質を決定する多職種協働のチームケア

地域に住む，在宅療養の必要な高齢者や障害者の生活を支えるためには，医療のみならず，介護・福祉（生活支援）の連携が必要である。そして最大の結果を得るためにはそれぞれの専門職が協働（チーム形成）する必要がある。すなわち，多職種協働が在宅ケアの質を決定すると言っても過言ではない[1]。

2 生活の質を保ちながらその人らしい生き方を支援する

在宅療養の必要な高齢者や障害者の生活を支えるための要は，ケアマネジャーである。ケアマネジャーは利用者の問題点と，誰とどのように連携するかを明確にする。必要に応じてカンファレンスや会議を開催する。それがチームづくりの初めの一歩である。

チームは，生活を支えるために必要な人材・組織から形成される。医療では主治医，歯科医師，薬剤師，看護師がメンバーになるが，時には主治医のほかに専門医が複数必要なことがある。その場合は主治医が適切に専門医と連携し，多職種と情報を共有することが連携の鍵となる。

さらに障害者の場合は，主治医が意見書にリハビリテーションの必要性を指示し，ケアマネジャーは訪問リハビリテーション・通所リハビリテーションのセラピストをチームメンバーにする。社会的問題がある場合は，ソーシャルワーカーや地域包括支援センター（保健師・主任介護支援専門員）に相談する，または地域ケア会議の開催を依頼することもある。地域で「生活の質を保ちながら生きる」ことを支えるために，多様な専門職が関わり，チームケアを実践することが多

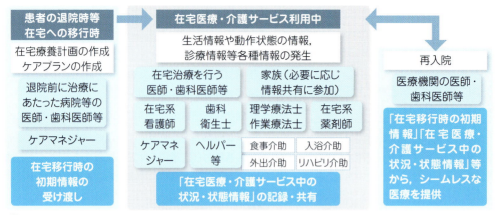

図 多職種地域連携における情報共有のモデル　　　　（文献2より改変）

職種協働である。

3 地域連携の基本となる「情報の共有」

ケアチームが十分に機能を発揮するためには，地域における多職種連携が必要である。連携には，多職種が自己紹介や話し合う機会を持つことが大切である。様々なカンファレンスや会議に参加することで地域の多職種関係者の名前と顔がわかり，「顔の見える関係」が構築されていく。

さらに大切なことは，多職種が情報共有できることである。たとえば患者が入院したら，医師の情報提供書のみならず，ケアマネジャーが病院へ提供する情報も情報連携として評価される。また，患者が退院するとき，退院時カンファレンスで患者の病状などの情報の共有ができる。

入院患者が地域に戻ったら地域連携が始まる。連携の基本は，地域の多職種が情報共有することである（図）[2]。多職種が必要な情報を得るためには情報発信が必要となるが，それには情報通信技術（information and communication technology：ICT）化が役立つであろう。これは情報連携・情報提供の迅速化・効率化に役立ち，医師はタイムリーに状態の変化，生活の状況の変化を把握でき，治療方針を決定できる。多職種は治療方針や病状を理解し，状況・状態に応じたより質の高いケアを行うことが可能となる。

【文献】
1）平原佐斗司：10.多職種連携（IPW）について．在宅医療テキスト．第3版．在宅医療助成勇美記念財団．2015.
[http://www.zaitakuiryo-yuumizaidan.com/textbook/pdf/1-10.pdf]
2）高度情報通信ネットワーク社会推進戦略本部：在宅医療・介護において共有すべき情報について．第6回 医療情報化に関するタスクフォース．2011.
[http://www.kantei.go.jp/jp/singi/it2/iryoujyouhou/dai6/siryou2.pdf]

　　　　　　　　　　　　　　　　　　　　前川 裕

Q100
地域の資源（ソーシャル・キャピタル）の使い方は

健康や生きがいを維持する点において，「地域につなぐ」ことの重要性がよく言われますが，どうしたらよいのかイメージが湧きません。

point

▶多職種協働は地域のソーシャル・キャピタルのひとつ。
▶人とのつながりは健康に影響を与える。
▶地域の様々な活動につなげていくことが大切。

1 多職種協働とソーシャル・キャピタル

公衆衛生学の社会疫学領域で，地域での人とのつながりや結束力が健康にどのような影響を与えているかについての研究が発展をみせている。「ソーシャル・キ

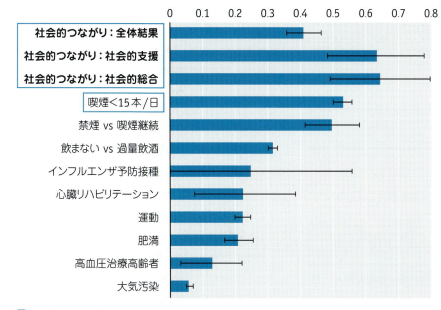

図 社会的つながりの死亡への影響
社会的つながりが死亡に与える影響力は「1日15本までの喫煙」と同等。　　　　（文献2より改変）

ャピタル」とは「社会関係資本」と訳され，「地域全体の人とのつながり（結束力）により得られるもの」と定義される。近年，地域のソーシャル・キャピタルが健康に良い影響を与えていることが明らかになってきた[1]。

地域の住民同士や職場におけるつながりから生まれる助け合いは，地域の大事なソーシャル・キャピタルのひとつである。そして，多職種協働の現場で日々構築されているつながりも，地域のソーシャル・キャピタルのひとつとして認識されるようになってきている。エビデンスと呼べる研究成果はないが，多職種協働により生まれる地域の安全・安心のつながりは，地域のソーシャル・キャピタルのひとつとして患者や介護者の健康に影響を与えているのだと思う。

2 人とのつながり

妻に先立たれた夫は，そのあとに体調を崩したり，あとを追うように亡くなることがある。一方で，夫に先立たれた妻は，そのあとに体調を多少崩すことがあっても，半年後や1年後には元気を取り戻すことが多い。このことは配偶者の死亡が健康に与える影響として，多数の研究結果から示されている。

配偶者は一番身近なつながりの例であるが，人は人とのつながりから様々な影響を受けている。人とのつながりにより健康に関する意識や行動が影響を受け，肥満，飲酒，喫煙が広がることも明らかになっている。訪問診療や訪問看護を選択した理由が，知人の紹介ということも多い。また，退院して自宅に戻ってきたり，デイサービスに通うようになるとさらに元気になる人が多いように，人とのつながりを通じて交流が増えることにより，健康になることも明らかになってきている。

3 社会的処方──ソーシャル・プリスクライビング

人とのつながりが健康に影響を与えることが明らかになるにつれて（図）[2]，地域ごとに様々な趣味の活動の場を設けたり，人と人とがつながる場の提供が行われるようになってきている。海外ではこれを社会的処方（ソーシャル・プリスクライビング）と呼んでいる。在宅ケアの現場での遺族会や保健室活動もそのひとつととらえると整理が進むであろう。多職種協働の先に見据えるのは，つながりを大切にし，地域の様々な活動に本人や家族をどのようにつなぐかということであろう。

【文献】
1) イチロー・カワチ：命の格差は止められるか　ハーバード日本人

教授の,世界が注目する授業.小学館,2013.
2) Holt-Lunstad J, et al : PLoS Med. 2010 ; 7(7) : e1000316.

小松裕和

Q101

訪問看護の役割とは

在宅医療における訪問看護の役割を教えて下さい。

▶在宅医療現場では医療依存度の高い患者が多く，看護師の役割が大きい。
▶医療的ケアが必要な患者ではケア全体の構築への看護師の関与が望ましい。
▶ケアのほか，リハビリ，療養環境整備，意思決定支援にも重要な役割を持つ。

1 訪問看護の重要性

訪問看護とは，看護師が自宅を訪問してケアを行う行為である。

その行為には，基礎的な看護である身体状況の把握や緊急対応，生活行動援助としての食事，排泄，清潔ケア，そして療養指導などがある。経管栄養利用者，人工呼吸器装着者，気管切開を有する患者，褥瘡患者，がん末期患者など，医療依存度の高い患者の在宅療養において，訪問看護は決定的に重要である。

その他の重要な訪問看護師の役割として，看護師ならではのリハビリテーション，ケアマネジャーや他職種と連携しての療養環境整備，意思決定支援（本人や家族の意思決定を支援しながら在宅生活全般を支え，最期までの支援を行う）などがある。訪問看護師が多い都道府県では，在宅で最期まで過ごせる率が高いという統計結果がある（図）[1]。

2 基礎的な看護内容

在宅医療の対象者は虚弱な高齢者または障害者であり，24時間にわたり状態の変化がありえる。看護師は，利用者にいかなる重い疾患があってもケアを円滑に実施できる点において，在宅ケアで最強のワーカーである。

看護師が，食事，排泄，清潔ケアなどの生活行動援助，および療養指導等を行う点は，他のフィールドの看護師と同様である。ただし，在宅医療現場では，外来診療などに比較して医療依存度の高い患者が多く，看護師は単独で訪問することから，様々な判断を行う必要に迫られる。看護師は，患者に看護的なアセスメントを行い，「医師に訪問を依頼する」「病状に応じて自らの訪問計画を変更・調整する」「医療の観点からケアの全体像を組み直すべくケアマネジャーに助言する」などを判断する。

医療依存度の高い患者の場合，看護師のアセスメントにしたがって，その時々のケアの内容を決定できる。人工呼吸器，中心静脈栄養，経管栄養，腎・膀胱留置カテーテル，等を利用している患者はもとより，褥瘡患者などの医療ケアが必要な患者では，ケア全体の構築に看護師が深く関わることが望ましい。医療依存度の高い患者であればあるほど，看護師が深く関わることでケアの有効な構築を行うことが可能になる。

虚弱な高齢者や障害者に対するリハビリテーション的対応でも，全身状態を把握しつつリハビリテーションを実施するのは看護師であり，理学療法士などのリハビリテーションスタッフも看護師と連携して活動することで安全にリハビリテーションを実施できる。また，全身状態の変化があるとき，訪問入浴介護や，心肺機能の負担を伴うリハビリテーションなどをどう実施すべきかを判断するのも，訪問看護師の重要な任務である。

3 療養環境整備

訪問看護が行われている患者の部屋は，行われていない患者の部屋とはまったく違うことは，一目瞭然である。屋内環境における清潔の維持，通風や空調への配慮と屋内温度・湿度管理，摂食や排泄を行うにあたっての食器等の保管や適切な器具等の配置，保清（入浴を含む）を円滑に行うための必要物品の確保や配置，安全な患者の移動導線の確保，患者の身体形態や身体機能に合致した福祉用具の導入，褥瘡患者などにおける皮膚に負担の少ないポジショニングを実施するための整備，医療機器や医療材料の供給と配置など，

▶ 都道府県別高齢者人口千人当たりの訪問看護利用者数は約4倍の差がある。
（最多は長野県，最少は香川県）
▶ 高齢者の訪問看護利用者数が多い都道府県では，在宅で死亡する者の割合が高い傾向がある。

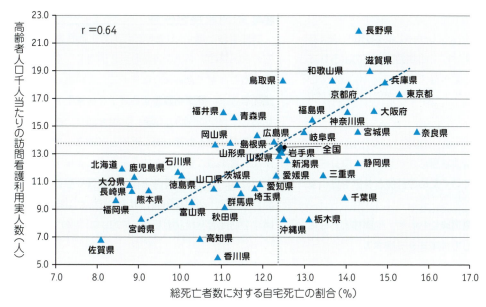

図　訪問看護の利用状況と自宅死亡の割合　　　　　　　　　　　　　　（文献1より引用）

看護師を中心に整備すべき療養環境は多い。

看護師は，患者の病状や身体機能に合わせて，これらの療養環境整備をケアマネジャーやリハビリテーションスタッフ，福祉用具専門相談員などと共同しながら行うことで，円滑な在宅療養を実現する。

4　意思決定支援

訪問看護師は，本人や家族の意思決定を支援しながら在宅生活全般を支え，最期までの支援を行う。

看護師は，医師よりも患者や家族との接触時間が長く，「人となり」や家族背景をより深く知りうる立場にある。また，医師よりも権威的な敷居が低く，患者や家族は様々な葛藤や感情の吐露を行いやすい。その意味で，訪問看護師は，本人や家族の精神的なサポートや的確な家族介入が可能となる。患者や家族は療養生活が初めての場合も多く，自分がどのような療養生活を送れるのか，どのような希望が実現可能なのかも，当初は明確ではないことが少なくない。

看護師などが家族と一緒にケアをすることで，家族はしだいにケアに対するスキルを獲得し，自信をつけていく。また，看護師や医師が，日常的なケアの中で，療養中の問題点を一つ一つ丁寧に解決していくと，患者・家族は，自宅でも様々な問題に対処できることを知り，「大丈夫だ」「やれそうだ」という実感持つようになる。そして初めて，どのような療養生活が可能かを自覚でき，「何をしたいのか」という真の希望を語れるようになっていく。

また，虚弱な高齢者や認知症がある場合，その日の体調の良し悪しなどにより，有効な会話が成立するかどうかが決まることがある。看護師は身体的なアセスメント能力を持つため，このような患者の体調変化に合わせた対話が可能な点においても有利である。

【文献】
1）厚生労働省医政局指導課在宅医療推進室：在宅医療の最近の動向「訪問看護の利用状況と自宅死亡の割合」
〔厚生労働省「介護給付費実態調査」（平成21年），厚生労働省「人口動態統計」（平成21年（総務省統計局平成21年10月1日現在推計人口）より作成〕
[http://www.mhlw.go.jp/seisakunitsuite/bunya/kenkou_iryou/iryou/zaitaku/dl/h24_0711_01.pdf]

和田忠志

Q102

訪問看護の実際は

医師による訪問診療や，ヘルパーによる訪問介護はある程度イメージできますが，訪問看護はどのような支援を受けられるのでしょうか？

point

▶訪問看護は年齢や健康状態にかかわらず，療養者が生活の場で暮らしていくための医療とケアを提供する。
▶療養者の希望や療養環境に合わせ，他職種とともにその人らしい暮らし方の実現を支援する。
▶どこで，どのような医療やケアを受けて生活したいか，何をQOLとするか，自己決定を支援する。

1 訪問看護の定義

訪問看護とは，「対象者が在宅で主体性を持って健康の自己管理と必要な資源を自ら活用し，生活の質を高めることができるようになることを目指し，訪問看護従事者は，健康を阻害する因子を日常生活の中から見出し，健康の保持，増進，回復を図り，あるいは疾病や障害による影響を最小限にとどめる。また，安らかな終末を過ごすことができるように支援する。そのためにも，具体的な看護を提供し健康や療養生活の相談にも応じ，必要な資源の導入・調整を図る」（日本看護協会訪問看護検討委員会，1990年）ものである。

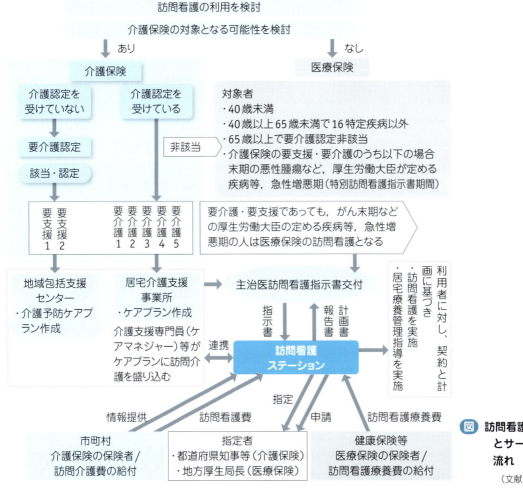

図 訪問看護の内容とサービスの流れ

（文献1より改変）

表 訪問看護の内容

①病状・健康状態の観察	⑦褥瘡など皮膚の処置・留置カテーテルの管理・点滴注射などの医療処置
②食事（栄養）の管理・援助	
③排泄の管理・援助	⑧日常生活の維持・改善のリハビリテーション
④清潔保持	⑨認知症ケア
⑤服薬管理	⑩家族などへの療養・介護指導
⑥終末期ケア	⑪療養環境の整備など

（佐藤美穂子：系統看護学講座統合分野 在宅看護論．第4版．医学書院．2013, p55より引用）

2 訪問看護の導入

介護保険や医療保険といった社会保険制度による訪問看護を導入するには，医師による「訪問看護指示書」が必要となる（図）[1]。

療養者・家族やケアマネジャー等が訪問看護のニーズを見出したときは，かかりつけ医にその旨を伝え，訪問看護指示書の発行を依頼する。訪問看護ステーションの選定については，医師と相談の上，療養者のニーズに合った事業所を調整する。

3 訪問看護の内容

訪問看護は，「自宅や多様な居住系施設における看護（療養上の世話または必要な診療の補助）」を提供する（表）[2]。たとえ同じ疾患や病状であっても，「その人らしい暮らし方」は1人ひとり異なる。リスクを最小限とし，濃厚な医療やケアを受けることを望む人もいれば，リスクをふまえた上で，これまで通りの生活を望む人もいる。訪問看護は，療養者の心身の状態をアセスメントしながら，療養者の希望や療養環境に応じ，リスクを軽減する生活上の工夫や新たなチャレンジを提案し，「暮らしの再構築」を支援する。

また，訪問看護は療養者に関わる家族自身もケアのニーズを持つ存在として認識し，家族を含めた療養者の生活を組み立てていく。

4 自己決定支援とチームケアの促進

年齢にかかわらず，また介護予防から終末期まで幅広い健康状態の療養者を支援する訪問看護は，療養者がどこで過ごし，どのような医療やケアを望むか，何をQOLとして暮らすか，その選択の機会を見出し，療養者の自己決定を支援する。

訪問看護は，医療と生活の専門職として療養者の生活上の困りごとを医師に効果的に伝えたり，予測される体調の変化と対応方法を家族や介護職にわかりやすく伝えたりすることで，医療・介護等多職種の連携を促進し，チームケアに貢献する。

【文献】
1) 全国訪問看護事業協会，編：訪問看護実務相談Q&A 平成27年改訂版．中央法規出版，2015, p2.
2) 佐藤美穂子：系統看護学講座 統合分野 在宅看護論．第4版．医学書院，2013, p55.

宮田乃有

Q103
訪問看護師との連携のポイントは

在宅医療を継続させていくために重要な連携先として，訪問看護ステーションがありますが，連携のポイントについて教えて下さい。

A point

▶ 医師・ケアマネジャー・在宅療養中の家族等と常に報告，相談ができる窓口を確保し，速やかに指示が届く体制をつくる。

▶ 在宅療養者が重度化，多様化，複雑化している現状から，できるだけ早い段階で医療の介入が必要である。

▶ 訪問看護師は医師からの指示を利用者や他職種につなげるための重要な役割があることを理解してもらう。

1 訪問看護師が担うべき役割

訪問看護師とは，利用者が住み慣れた地域や自宅において，より快適にその人らしい生活ができるように支える専門職である。近年，多様な利用者が在宅で療養している。がん末期，経管栄養，気管切開，褥瘡など医療依存度の高いケースから，認知症への対応，食事や排泄・清潔ケアなど様々である。

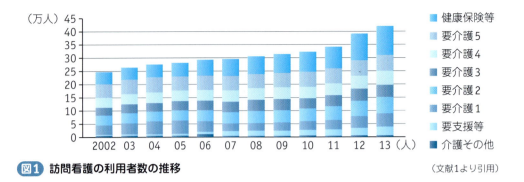

図1 訪問看護の利用者数の推移

(文献1より引用)

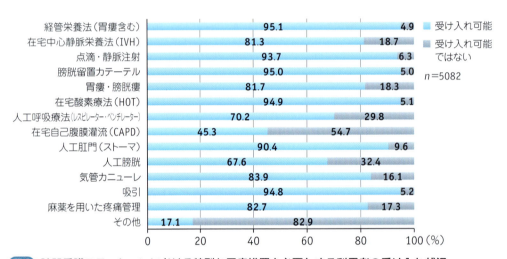

図2 訪問看護ステーションにおける特別な医療措置を必要とする利用者の受け入れ状況

(文献1より引用)

また，利用者の背景についても独居高齢者，認知症夫婦世帯，キーパーソンの不在など，セーフティネットの脆弱化したケースが多く，これらの対応には地域の他職種との連携が重要となる。特に訪問看護師という職種は，医師と利用者，医師と他職種の連携の要となり地域ネットワークづくりを推進する役割を担っている。

2 在宅療養支援診療所と訪問看護ステーション

在宅療養支援診療所が満たすべき要件には，「24時間往診が可能」「24時間訪問看護が可能」「24時間連絡を受けることが可能」「連携する保険医療機関，訪問看護ステーションへの適切な患者情報の提供」などがある。また，看取りへの対応には，医師，訪問看護師の連携が不可欠である。

3 利用者の重度化への対応

訪問看護の利用者は年々増加を続けるとともに，医療ニーズの高い利用者が増えている（図1，2）[1]。

すなわち，専門的な医療・看護知識と高度な技能が必要なケースが増えてきている。訪問看護師は，医師からの指示を受け，療養現場にて事故のないように業務を行うことが重要である。そのため，指示を出す医師も医療処置に対する十分な知識を持ち，適切な指示を出すことが必要である。訪問看護師は利用者の状態をアセスメント・処置を行い，その結果を医師に報告して，ケアは安全に継続されていく。

4 地域包括ケアシステム

地域包括ケアシステムの中軸を担っているのが医療である。施設から在宅へケアの場を移行していこうという流れの中で，やはり医療・看護・介護の連携が必

要である．在宅医療の中心的な役割を果たすのは医師であり，訪問看護師は利用者の医療に関する意向を十分理解した上で，医療と介護との連携の橋渡し的役割を担っている．

訪問看護師は医師よりも利用者や家族と接する時間が長いため，コミュニケーションを通じて，利用者の意思決定をサポートすることが可能となる．その意思を療養に関わるすべての人たちが共有することで，利用者が安心して最期を迎えることができるようにすることが理想である．

【文献】
1) 日本看護協会, 他：訪問看護アクションプラン 2025. 2015. [http://www.jvnf.or.jp/top/plan2025.pdf]

湯澤 俊

Q104
訪問看護師と他職種連携のポイントは

在宅療養における訪問看護師と他職種の連携では，どのような点に注意したらよいでしょうか？

A point

- ▶訪問看護は，在宅療養での患者・家族の支援の最も重要な役割を担う．
- ▶訪問看護師は，医療・介護に関する他職種との橋渡し役である．
- ▶在宅死を実現するためには，訪問看護の利用が重要である．

1 自宅死率から見る訪問看護の重要性

2010年のわが国の年間死亡者数は120万人であるが，2040年には167万人に達すると推計される．これに伴い，訪問看護の利用者も特に介護度の高い利用者を中心に増加している．訪問看護ステーションは，2012年頃より全国的に増加傾向で，2016年には医療保険の給付を受けるものは8613箇所，介護保険の給付を受けるものは8484箇所に及んだ．

2013年の自宅死亡は全国で12.9％であったが，訪問看護ステーションの利用者の自宅死率は56.3％に及んだ（図）[1]．また，高齢者の訪問看護利用者が多い都道府県では自宅死亡が多い傾向がある．すなわち，訪問看護は，看取りを含めた在宅医療においてにきわめて重要な役割を果たす．

2 訪問看護師の役割

訪問看護師は，医療的役割を担うことはもちろんだが，在宅移行・日常生活全般の支援に加え，療養環境の整備，他職種への橋渡しなど在宅医療における中心的な役割を担う．

具体的には，在宅移行を支援するため退院前より病院に出向き，退院後の在宅療養の準備・調整を行う．療養生活の相談・支援，病状や健康状態の管理と看護，医療処置，服薬管理・確認，苦痛の緩和，リハビリテーション，家族の相談・支援を行う．また，ベッド周辺の医療機器の配置，生活動線に合わせた移動方法，入浴・排泄に必要な福祉用具の提案，手すりの設置，段差の解消など療養環境の調整を行う．保健・医療・福祉制度の紹介・導入，民生委員，ボランティアなど地域の社会資源の活用も援助する．エンド・オブ・ライフケアにおいては，最期までその人らしい尊厳ある療養生活を送ることができるように，本人・家族の思いに沿った支援を行う．

3 他職種連携のポイント

日常的な医療処置はもちろんだが，痛み，呼吸困難などの苦痛緩和のための医療処置を医師と協働して実践する．服薬管理では，医師の的確な診断をもとに適切な処方がなされ，それをもとに薬剤師が調剤をし，服薬に関する管理・支援を行っていく．その際，看護師は，ヘルパーなどの他職種との情報交換により，服薬状況，副作用などの詳細な情報を薬剤師に提供し，服薬管理への支援を行う．

リハビリテーションでは，理学療法士，作業療法士と連携し，日常生活動作に合わせた訓練，長期臥床による廃用症候群予防，呼吸・嚥下機能の維持を試みる．

摂食・嚥下については，耳鼻科医師，歯科医師，歯科衛生士，管理栄養士との協働により嚥下機能評価，嚥下訓練，嚥下食調理，口腔ケアを支援していく．

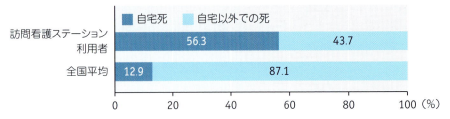

訪問看護ステーション利用者：平成25年度厚生労働省老人保健事業推進費等補助金老人保健健康増進等事業「訪問看護の質の確保と安全なサービス提供に関する調査研究事業〜訪問看護ステーションのサービス提供体制に着目して〜」(全国訪問看護事業協会)
全国平均：平成25年人口動態調査(厚生労働省統計情報部)

図　訪問看護ステーションの利用者の死亡場所 （文献1より引用）

【文献】
1) 日本看護協会, 他：訪問看護アクションプラン 2025〜2025年を目指した訪問看護〜.
［https://www.zenhokan.or.jp/pdf/new/actionplan2025.pdf］

白髭　豊

Q105

薬剤師，かかりつけ薬局との連携のポイントは

薬剤師が患者の自宅に訪問して行う活動について教えて下さい。

point

- ▶薬剤師の訪問活動は，かかりつけ薬剤師の活動の延長線上にある。
- ▶医療保険では「在宅患者訪問薬剤管理指導」，介護保険では「居宅療養管理指導」と称される。
- ▶薬剤師の訪問活動では，家族や施設介護者への説明や配薬が主になりがちであるが，患者像を知るためにも患者との直接接触が重要である。

1 薬剤師は幅広い健康・医療相談に応じ，患者を支援する

一般の人の受療行動は次のようなものである。たとえば少し風邪を引いたり，かすり傷程度のけがをしたり，下肢を捻挫したりしたとき，医療機関に行く人はおそらく少数であろう。医師にかかるほど重症（重傷）でないと感じたとき，多くの人は，まずは薬局あるいは薬店で薬物などを求めることが多い。

つまり薬局は，「医療の入り口」の最前線である。そして，薬剤師は医療機関にかかる前の，より「前線の」健康相談や疾病相談に応じることになる。薬剤師は患者に詳しく問診し，傷病を想定し，必要に応じて医師の処方箋なしに購入できる一般用医薬品（over-the-counter：OTC）薬を勧めるであろう。

しかし，OTC薬では対応できないほどに傷病が重いと思われる場合には，適切な医療機関を勧めるであろう。薬剤師は地域の個々の医師をよく知り，その都度患者の問題に対して適切な医師を紹介し，医師の診察後には処方薬を調剤するであろう。また，処方箋の取り扱いにあたり，必要に応じて医師の説明を補足したり，療養指導を行うであろう。

つまり，地域薬局は「医療の最前線の水際」であり，地域薬剤師の本領は，「患者が医療機関にかかる前からかかったあとに至るまでの，総合的な健康・医療相談に応じ，適切な医療が実施されるようにマネジメントを行う」ことである。このような患者との信頼関係を基盤とする薬剤師の仕事は，地域医療において重要な位置づけを持つ権威の高いものである。

2 訪問薬剤管理指導はかかりつけ薬剤師の活動の延長線上にある

熱心な薬剤師は，かかりつけ患者が高齢化し，

表　在宅医療現場での薬剤師の活動

- 患者自宅を訪問し，薬を配薬，説明する
- 飲み忘れをなくし，服薬を円滑にするための薬のセットや服薬状況確認，残薬チェック
- 薬の作用・副作用の確認や，医師およびその他の職種との情報交換・連携
- 高カロリー輸液調合や配薬，麻薬の管理と疼痛緩和，経管栄養の栄養剤管理

ADLが低下して薬局窓口に来るのが困難になったとき，処方薬を持って患者の自宅を訪れていた。このような真摯な活動が制度に反映されたのが「訪問薬剤管理指導」である。つまり，訪問薬剤管理指導は，患者を長期にわたり大切にする「かかりつけ薬剤師」の信頼関係を基盤にした活動の延長線上にある。

また，薬剤師は，訪問活動を通じ，時に応じて患者の見守りを行い，高齢患者のリスク管理に関わることもある。つまり，訪問活動は技能的なものというよりは，患者と薬剤師の信頼関係にその基盤を有する。

3　薬剤師の訪問活動の給付名称

薬剤師の訪問活動は，上記のような活動の結果，最初は医療保険で認められ，それは「在宅患者訪問薬剤管理指導」と呼ばれる。また，介護保険制度施行後は介護保険でも認められ，「居宅療養管理指導」のひとつとして給付されることになった。

4　薬剤師の訪問活動の実際

薬剤師の訪問活動は表のようにまとめられる。既述のように，患者との信頼関係を基盤に，かかりつけ薬剤師としてこれらを実施することが理想である。

自宅や介護施設に薬剤師が訪れたとき，薬剤師が家族や介護職員のみに接触して患者に対面しないことがあるが，これはあるべき姿ではない。患者の状態を自ら把握し，家族や介護職員に対して，患者の状況に応じた服薬指導を行うことが期待される。

和田忠志

Q106

薬剤師と他職種連携のポイントは

在宅医療における薬剤師と他の職種の連携について，留意点を教えて下さい。

point

▶ 在宅医療での薬剤師の連携において特に重要なのは，医師との連携，看護師との連携，ケアマネジャーとの連携である。

▶ 介護施設への薬剤師訪問にあたっては，介護に従事する人との情報交換だけでなく，患者に直接対面することが望ましい。

1　医師との連携

薬剤師は単独でも，医師の処方箋なしに購入できる一般用医薬品(over the counter：OTC)薬を販売できるが，医師の発行する処方箋を通じて医師と連携することが多い。そして，薬剤師には，専門的な立場で，医師が行う薬物療法を監視，修正することが期待されている。

処方箋の備考欄に「訪問薬剤管理指導依頼」(医療保険)・「居宅療養管理指導依頼」(介護保険)と記載することにより，医師は，薬剤師に訪問活動を依頼できる。しかし，現状では，薬剤師は病名等の患者の基本的情報を知ることができない。このため，医師は病名等を記載した情報提供書を薬剤師に対して発行することが推奨される(情報提供書には診療報酬が付与されている)。また，医師は，必要に応じて患者の病状や検査所見などの情報を薬剤師に提供することが望ましい。

一方，薬剤師は，医師に対してコンプライアンス(患者がより適切に医薬品を利用する度合い)を高めるために，剤形，服用回数，服用方法，および薬物相互作用や副作用等についてもアドバイスすることが期待されている。

2　看護師との連携

薬剤師が訪問していない患者においては，服薬管理は訪問看護師が行うのが普通である。その意味では，

看護師は薬剤師と近い仕事を行う。薬剤師が訪問活動を行っている場合には，看護師はその役割を主に薬剤師にゆだねることができる。

また，麻薬を使用している患者，中心静脈栄養法を行う患者，経管栄養を行う患者等においては，薬剤師は薬物投与の観点から，看護師はケアの観点から共同して患者の医学的管理に携わることが望ましい。

3 ケアマネジャーとの連携

薬剤師の訪問指導は，介護保険下では，居宅サービスにおける「居宅療養管理指導」の範疇に入る。居宅療養管理指導は，支給限度基準額の「枠外」に位置づけられ，支給限度基準額を使い切っている利用者に対しても給付される。なお，薬剤師は，介護保険認定を受けていない利用者に対しても同じサービスを医療保険で実施できる（訪問薬剤管理指導）。

支給限度基準額枠外ではあるが，薬剤師の活動はケアプランの中に位置づけられる。ケアマネジャーと連携しながら，その業務を実施することが望ましい。

4 居住系サービス事業所との連携

居住系サービス事業所は多様であり，「サービス付き高齢者向け住宅」のようにほぼ純粋な「自宅」から，介護保険施設のように施設管理が行き届いた施設まである。薬剤師が訪問活動を依頼されるのは，前者に代表されるような，入居者が「外部の介護サービス」を利用する場合であろう。筆者は，薬剤師の訪問活動は，基本的には自宅の場合と同じように行うのがよいと考える。つまり，患者（利用者の居室）を訪ね，生活状況や服薬状況を直接視認し，利用者と対話し，指導を行うことである。

時に，訪問指導を依頼された薬剤師が患者に直接会わず，居住系サービス事業所職員に薬物を渡すのみで指導を終える例があると聞く。もちろんこの場合，被保険者に指導を行わないのであるから，訪問薬剤管理指導・居宅療養管理指導の算定は不可能と考えられる。だが，算定可能かどうか以前に，薬剤師の本分は患者に直接会い，対話を通して正しく薬物を使用してもらうことであろう（もとより薬剤師には，窓口あるいは居宅で，患者あるいは家族への対面説明義務があると解される）。

もちろん，対話不能なほどに障害の重い患者もいるが，それでも患者の身体や生活状況を見れば，薬物の作用・副作用を知る手がかりになるであろう。認知症の方を含め，可能な限り患者との対話を試み，服薬方法などに工夫を凝らすことがより良い服薬管理につながることは疑いない。

和田忠志

Q107
在宅医療で必要な薬，輸液の種類は

在宅において必要な薬剤，輸液にはどのようなものがありますか？　使用上の留意点とともに教えて下さい。

point

▶対象となる疾患が多岐にわたるため，あらゆる薬が投与の対象となる。
▶疾患や定期処方薬により必要となる薬は異なるため，ケースバイケースの対応が必要である。
▶輸液は濃度，速度に十分な注意が必要である。

1 必要な薬

在宅医療では，対象となる疾患は多岐にわたり，したがってあらゆる薬が投与の対象となる。

定期処方の薬は，薬局で一包化したり，ポケット式カレンダーに整理したり，オリジナルの箱に整理したり，様々な方法で患者が服用しやすいように薬剤師や看護師の指導のもとで管理される。

しかし，在宅で療養する患者は，疾患にかかわらず体調が急変することもある。在宅医療にかかわる医師や看護師，薬剤師が直ちに訪問できない場合もある。そのような場合に備えて，定期薬とは別に準備しておきたい薬もある。たとえば緩和ケアでオピオイドを使用する場合，レスキュー用に即効性のオピオイド[モルヒネ塩酸塩（オプソ®）やオキシコドン塩酸塩水和物（オキファスト®），フェンタニルクエン酸塩（アブス

トラル®）など］や副作用の嘔気や便秘に対する吐き気止めや緩下薬，あるいは不眠時の睡眠導入薬などが必要になる（**表1**）。

最近では，打撲や肩こりで使用する消炎鎮痛薬の湿布のほかに，気管支拡張薬や狭心症治療薬，アルツハイマー型認知症治療薬，女性ホルモン薬や過活動膀胱治療薬など様々な貼付薬（**表2**）が開発されており，皮膚のかぶれやかゆみを訴える場合もしばしば見受けられる。そのような場合に備えて，ヘパリン類似物質軟膏（ヒルドイド®ソフト軟膏）などや液剤を事前に使用あるいは準備することもある。貼付薬は薬剤が肝初回通過効果の影響を受けずに組織へ分布されるため，経口で投与するよりも効果が高い。そのため，近年様々な薬剤が開発されている。見かけは同じように見えるが薬効はそれぞれ違うので，目的をよく理解してから使用することが大切である。

2 輸液の種類

輸液には，維持輸液と補充輸液がある。維持輸液は，

ヒトの生命維持に必要な水分，電解質等を補給するためのもので，これに対し補充輸液は細胞外液の喪失を補充するための輸液である。

出血や嘔吐，下痢，発汗などにより細胞外液を喪失すると，脱水状態になり，身体の循環動態維持ができなくなるため，血圧低下やショック症状を起こし生命が危険な状態に陥ることがある。したがって，補充輸液は電解質の補充が目的となる。電解質の組成は細胞外液と同一で，血漿と組織間液の電解質組成と一致するように調整される。つまり補充輸液には，生理食塩液，リンゲル液，乳酸・酢酸・重炭酸加リンゲル液，代用血漿剤，血漿製剤などがある。規格（1～4号）の違いは生理食塩液と糖液（5％ブドウ糖液）の割合の違いで，1号に近いほど生理食塩液の割合が高くナトリウムの補給効果が大きく，4号に近いほど糖液の割合が高く水分補給効果が大きい。1～4号それぞれの主な特徴は次の通りである。また，**表3**[1]に補充輸液の種類と組成，市販製剤を示す。

1 1号液（開始液）

カリウムを含まず，主に緊急時の水分・電解質補給に使用。

2 2号液（脱水補給液）

細胞内に多いカリウムなどの電解質を含み，主に低カリウム血症や細胞内電解質が不足する脱水症状に使用。

3 3号液（維持液）

水・電解質の1日の必要量が含まれる。主に経口摂取が不能または不十分な状態の水分・電解質の補給と維持に使用。

表1 レスキューに使用されるオピオイド

SAO製剤（短時間作用型製剤：30分程度）	・モルヒネ塩酸塩内服液 ・モルヒネ塩酸塩坐薬 ・オキシコドン塩酸塩水和物製剤
ROO製剤（即効性製剤：10～15分程度）	・フェンタニルクエン酸塩製剤

SAO：short acting opioid
ROO：rapid onset opioid

表2 様々な貼付薬

・アルツハイマー型認知症治療薬
・狭心症治療薬
・狭心症治療薬
・女性ホルモン
・過活動膀胱治療薬
・気管支拡張薬
・禁煙治療薬
・癌性疼痛・慢性疼痛治療薬
・癌性疼痛・慢性疼痛治療薬
・ステロイド薬

表3 補充輸液の電解質組成

輸液の種類	組成（mEq/L）				市販製品
	Na	K	Cl	乳酸	
生理食塩液	154	0	154		生理食塩液
リンゲル液	147	4	109	0	リンゲル®液注 リンゲル®糖注
乳酸（酢酸）加リンゲル液	130	4	109	28	ラクテック® ハルトマン® ヴィーン®D，Fなど

（文献1より引用）

159

4 4号液（術後回復液）

電解質の濃度が低く水分補給を目的とし、主に腎機能低下（または腎機能未熟）患者の術後に使用。

また、末梢や中心静脈から投与する末梢静脈栄養液と中心静脈栄養法があり、アミノ酸、複合ビタミン剤、微量元素を必要なカロリーに応じて投与する。

3 輸液投与に伴う副作用

輸液を使用する際には、次に示す副作用に注意が必要である。

1 浮腫

輸液を大量・急速投与することで、脳浮腫、肺水腫、末梢の浮腫などが現れる可能性がある。通常（緊急時を除き）急速投与を避け、患者の循環機能や腎機能、輸液製剤の内容などに合わせて点滴投与するが、注意は必要である。

2 カリウムを含む製剤投与に伴う副作用（高カリウム血症など）

大量・急速投与することで高カリウム血症が現れる可能性があるため、輸液濃度、投与速度、投与量などに注意し、患者の様子を観察しながら投与する。副腎機能不全、腎機能障害、抗アルドステロン薬（エプレレノンなど）、アンジオテンシン変換酵素（angiotensin converting enzyme：ACE）阻害薬、アンジオテンシンⅡ受容体遮断薬（angiotensin Ⅱ receptor blocker：ARB）の使用時などは高カリウム血症になりやすいので注意が必要である。

【文献】
1) 日本緩和医療学会：終末期がん患者の輸液療法に関するガイドライン2013年版. 金原出版, 2013, p19.

萩田均司

Q108
訪問薬剤管理指導, 服薬指導の方法は

在宅医療における薬剤師の役割と具体的行動、および医療と介護の算定の違いはどうなっているのでしょうか？

point

▶医師から薬剤師への訪問指示理由と対象患者例を知る。
▶医療保険と介護保険の点数を知る。
▶服用状況を改善し、薬効評価と副作用モニタリングを行う一連の流れを知る。

1 医師から薬剤師への訪問指示の理由と対象患者例

1 訪問開始に必要な3要素

薬剤師による在宅訪問開始には次の3要素が必要となる。

①患者が通院困難であること
②医師の指示があること
③患者の同意が得られること

訪問薬剤管理指導（居宅療養管理指導）を算定しないサービス訪問や様子伺いであれば、③の患者同意さえ得られればよいが、算定するのであれば上記のすべての要素が必要となる。

また、要支援または要介護の場合は、介護保険算定（居宅療養管理指導）となり、介護支援専門員への報告書提出が義務となる。介護支援専門員とは、訪問目的や到達目標をしっかり共有して訪問を開始することが望ましい。

2 医師から薬剤師への要望例

では、医師の指示はどのような場面で出されるのだろうか。よくある医師からの要望を列挙してみる。

・服薬状況悪化の解消（原因は様々）
・内服への不安が強い患者が安心・納得して服用できるように
・複数医療機関の薬が管理できていないので、1つの薬局で管理を
・身体疼痛緩和（オピオイドのタイトレーション, スイッチング）
・在宅での輸液に無菌調整が必要（クリーンベンチを利用）など

疾患としては、がん、筋萎縮性側索硬化症（amyotrophic lateral sclerosis：ALS）、認知症、パーキンソン病、脳梗塞後遺症、事故による脊椎損傷など多

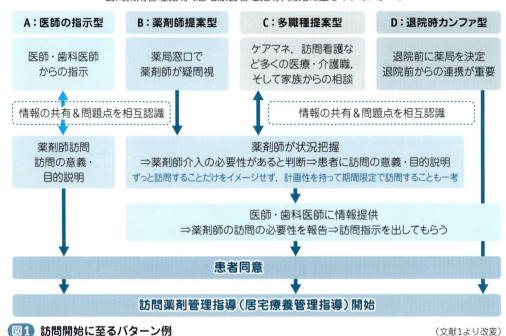

図1 訪問開始に至るパターン例 （文献1より改変）

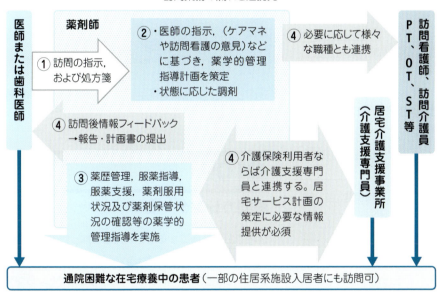

図2 訪問業務の流れ （文献1より改変）

岐にわたる。

3 訪問開始に至るパターン例

訪問開始に至る経緯は80％が（A）医師による訪問診療後の指示だが，ほかにも（B）薬剤師提案型，（C）介護支援専門員や訪問看護からの提案型，（D）入院時に在宅の必要性が決定される退院時カンファレンス型と様々である（**図1**）[1]。

表 薬剤師在宅訪問点数表（平成28年4月以降）

呼称	医療保険 在宅患者訪問薬剤管理指導料	介護保険：居宅療養管理指導 予防給付：介護予防居宅療養管理指導費
薬局の薬剤師	月4回まで，1回あたり 1）同一建物居住者以外の場合 **650点** 2）**同一世帯****同一日**に2人以上訪問 **1人目：650点，2人目以降300点** 2人以上でも別日なら各人650点 ＊同一建物（施設系）同一日2人以上各人300点 ※薬剤師1人につき**40回/週**まで ※**16km規制**	月4回まで，1回あたり 1）同一建物居住者以外の場合 **503単位** 2）同一建物内で**同一日**2人以上訪問 **352単位** 2人以上でも別日なら各人503単位
病院または診療所の薬剤師	同上	月2回まで，1回あたり 1）同一建物居住者以外の場合 **553単位** 2）同一建物居住者の場合 **387単位**
麻薬加算	100点	100単位
基本項目	※算定する日の間隔は**6日以上**あけること ※がん末期および，中心静脈栄養法の対象患者：**週2回かつ月8回を限度**（病院または診療所の薬剤師にあっては，医療保険の時のみ算定可）	

4 在宅訪問業務の流れ

在宅訪問業務の流れを図2[1]に示す。①から順に矢印を追っていけば，何をすべきなのかがわかるようになっている。

5 訪問点数表

在宅訪問における医療保険，介護保険の診療点数を表に示す。

2 訪問時に薬剤師は何をするのか

1 服用状況の改善

服用状況が悪い患者は多い。まず大切なのは「残薬が生じた理由の明確化」である。

理由例は，①認知機能の低下，②身体機能（目，嚥下，手指機能など）の低下，③薬の多さによる使用間違い，④精神的プレッシャーによる服薬拒否，⑤医師の処方内容に納得していないことによる服薬拒否，⑥理解不足による自己調整，⑦副作用を恐れての自己調整，などである。

理由を明確にしたならば，対策を講じ改善を図る。

2 薬効評価と副作用モニタリング

服用状況が改善すると薬効がきちんと出るので，その評価を行う。また必ず副作用のチェックも行う。服用できていなかったときには，それまで出なかった副作用が出る可能性は大いにある。薬理学や薬物動態学の知識をフルに使い，副作用モニタリングを続け，その情報を医師，看護師，介護支援専門員らにフィードバックしていくことは大変重要である。

【文献】
1) 日本薬剤師会：在宅服薬支援マニュアル．
　[http://nichiyaku.info/member/kaigo/default.html]

川添哲嗣

Q109

服薬カレンダーとは

在宅でお薬を管理することが難しくなった患者さんに服薬カレンダーを活用したいと考えています。服薬カレンダーにはどのような種類のものがあるのでしょうか？

point

▶服薬カレンダーの特徴を知り，患者一人ひとりの管理能力や介護環境に合わせた選択を心がける。

▶服薬カレンダーなどの服薬支援ツールの活用と並行して，患者が継続的に服薬できるように剤形，用法

の工夫なども行う。
▶薬の管理が困難な患者だけでなく，確実な服薬に不安のある患者にも積極的な活用を考える。

1 服薬支援ツールとしての服薬カレンダー

　服薬カレンダーとは，患者がより確実に正しく服薬できるように支援するためのツールであり，お薬カレンダーとも言われる。

　服薬カレンダーには図[1]のような種類のものがあり，患者一人ひとりの身体機能や認知機能，そして介護環境などの個別的事情を総合的に考慮して選択することが重要である。

　導入時に適切に服薬カレンダーを選択したとしても，患者の身体・認知機能や環境は時間とともに変化するので，定期的にその効果について評価し，必要に応じて工夫を加えることも大切である。

2 服薬カレンダーの種類と特徴

1 壁掛けタイプ

　最も一般的なのは壁掛けタイプのもので，縦に曜日，横に朝・昼・夕などの服薬するタイミングが示されており，一つひとつにポケットがついて薬がセットできるようになっている。1週間分や2週間分などのものがある。場所もとらず，正しく服薬できているかが視覚的にもわかりやすいのが特徴である。ただし，このタイプのものを利用する際には，PTP包装のままでは取り出しにくいので，調剤も一包化などの工夫も併せて行うほうがよい。薄くて軽い数百円のものから用意されているので，導入時の効果を見るのであればこのような安価なもので試すのもよい。

2 卓上型ボックスタイプ

　卓上型のボックスタイプのものは，移動が困難な患者には手元で管理できるので便利である。壁掛けタイプと同様に，曜日ごとに朝，昼，夕，寝る前などの服薬のタイミングでボックス内が仕切られている。

3 日めくりタイプ

　壁掛けタイプも卓上タイプもいずれもウィークリーであるが，これは文字通り日めくり形式で，1日単位で管理するための服薬カレンダーである。この日めくり服薬カレンダーは，壁掛けタイプの服薬カレンダーではうまく対応できなかったある認知症患者のために工夫を重ねる過程で開発されたものである。視覚障害を持つ患者にも有効である。

◎

　いずれにしても万能な服薬カレンダーはなく，それぞれの特徴を知り，患者一人ひとりに合わせ，さらにひと工夫加えながら使われることが多い。

3 より有効に活用するために

　服薬カレンダーは服薬忘れなどを防ぐための1つのツールであるが，それを活用することと並行して，服薬間違いを減らすための対応も重要である。

　たとえば，以下のような工夫である。
・合剤などで服薬数を減らす
・1日3回服用の薬を1日1回の薬に切り替えるなど服用法を簡便化する
・服薬するタイミングをできるだけ1つに寄せてまとめる

このような工夫を重ねながら服薬カレンダーを活用

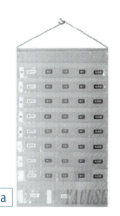
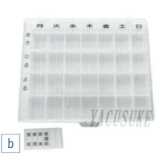
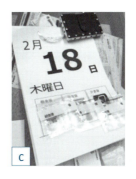

図　服薬カレンダーの種類
a：壁掛けタイプ
b：卓上型ボックスタイプ
c：日めくりタイプ
（文献1より引用）

することが，患者本人や介護者の負担を減らしながらより確実な服薬につながる。

4 支援ツール積極活用のススメ

介護保険の目的は，利用者の自立支援である。利用者が有している機能を最大限に生かすことがその目的に沿うことになる。その意味で薬の管理においても，自分で管理できるうちは服薬カレンダーなどを使わずに済ませる，という考え方もあるかもしれない。しかし，薬を服用する目的のひとつが，患者がいつまでも自立した生活を継続するためのものでもあることを考えると，何よりもまずは確実に服薬することが大切だと言える。その助けとなる服薬カレンダーなどの支援ツールは，積極的に活用すべきだと考える。

【文献】
1) YACUSUKE
　[http://yacusuke.uonuma-ph.jp/]

宇田和夫

Q110
歯科医師と他職種連携のポイントは

歯科疾患や摂食・嚥下に問題のある在宅患者がいる場合の歯科医師との連携は，どのような点に注意したらよいでしょうか？

A point
- ▶摂食・嚥下に問題のある在宅高齢者は増加しつつある。
- ▶口腔機能の維持・向上，栄養改善は誤嚥性肺炎の予防に不可欠である。
- ▶歯科医師，歯科衛生士，医師，栄養士などの多職種連携を有機的に展開することで着実な成果が挙がるようにする。

1 咬合・咀嚼機能低下への対策

近年，脳血管障害の後遺症等のために咬合支持が不十分な高齢者や咀嚼機能の低下した認知症患者の増加に伴い，誤嚥性肺炎が増加している。このため，歯科医，歯科衛生士による口腔ケア，耳鼻科医・歯科医による嚥下機能評価に基づく摂食嚥下リハビリテーションの実施がきわめて重要性を増している。同時に，低栄養状態からの回復・維持のため，管理栄養士による栄養指導の実践も重要視されている。

2 医師，歯科医師，歯科衛生士，栄養士との緊密な連携の成功例

86歳女性。右中大動脈の広範囲脳梗塞にて入院加療後，2013年10月，在宅復帰。週5日ショートステイを利用し，週末金曜日〜日曜日を自宅で過ごしている。食事はミキサー食で全介助だったが，摂食がスムーズにいかなくなり，体重減少（－2.5kg）。このため耳鼻科医に依頼し，往診にて嚥下内視鏡を施行。その結果，誤嚥はほとんどないことが判明した（口腔相から咽頭相への食物の移動に若干の遅れがあるのみ）。

そこで，ショートステイ先と在宅訪問の管理栄養士とで相談し，施設でも嚥下食を工夫し，在宅でも管理栄養士の訪問による調理指導を含め，食欲を増す食形態を工夫していった（図）。さらに，歯科医による入れ歯の調整，歯科衛生士による口腔ケアの定期導入により，食欲，咀嚼が改善し在宅復帰後1年10カ月間，経口摂取を維持し，胃瘻導入を回避できた。歯科医師と歯科衛生士，医師，栄養士などの他職種連携を有機的に展開することで，口腔機能の維持・向上，栄養改善に着実な成果が得られることを経験した。

3 歯科医師と他職種の連携のポイント

在宅高齢者の栄養状態を維持・向上させることはQOLを保つために必須である。そのためには，管理栄養士派遣による在宅での調理指導が効果的である。自宅で管理栄養士とともに調理を実践することで，介護者の自信，安心につながる。

栄養食事指導を行う上で，管理栄養士派遣システムが役立つ。長崎では，県栄養士会が2004年に「ながさき栄養ケア・ステーション」を組織した。これは，診療所，病院，医師会などの依頼により管理栄養士を県下全域に斡旋・派遣するシステムである。このようなシステムを広げていくことが重要であると思われる。

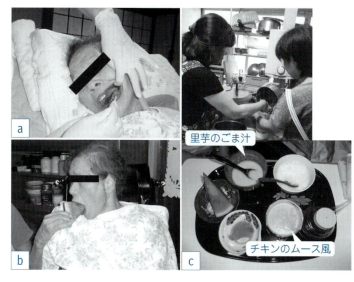

 他職種で取り組んだ口腔機能の維持・向上，栄養改善

a：毎週口腔ケアを行った。
b：発病後初めてスイカにかじりつく。
c：福岡の妹も土曜の調理に参加。

　在宅での嚥下機能評価は，全国的に見て実施している地域は少ないと思われる。今後は，病院ではもちろんのこと，在宅でも嚥下機能評価を適切に行い，食事摂取の可否，食事形態のアセスメント，経皮内視鏡的胃瘻造設術（percutaneous endoscopic gastrostomy：PEG）の適応の判断を行っていくことが肝要であろう。口腔ケア，嚥下リハを普及させることも重要で，歯科医師，歯科衛生士，摂食・嚥下障害認定看護師，医師，介護職との連携が重要になってくる。

【参考】
▶ 古川美和，他：プライマリ・ケア．2007；30(2)：205-9．
▶ 白髭 豊：保健医療科．2016；65(4)：401-7．

白髭 豊

A point

▶在宅療養者にとって最も楽しみなのは食べること・食べられることで，口腔がそれに果たす役割は大きく，口腔の機能回復において歯科医療従事者の関与は必要である。

▶訪問での歯科治療は外科的な要素が多く，多種の機材を患家に搬入することがあるが，在宅療養患者にとっては，治療のみならず「口腔ケア」が大切である。

▶「歯科訪問診療」と「訪問歯科診療」という表現があるが，保険請求上では前者が使用されており，一般的用語としては後者が使用されている。

1 訪問歯科診療の必要性

　歯科医療は，これまでの単なる治療の提供だけではなく，生活支援やQOLの向上という視点からその方向性や社会性が問われている。高齢社会における歯科医療は，利用者だけでなく，そこに関わる保健・医療・福祉などの専門職種からの期待に応えることが必要である。そして，在宅医療に関わる人々からは，口腔ケアの普及・推進や食の支援に対する強い期待が寄せられている。今，我々に求められている在宅歯科医療とは，まさに「在宅における口腔ケア，摂食・嚥下リハビリテーション」そのものである。

　在宅歯科医療・口腔ケアを確実に推進していくためには，実施主体の組織化と知識，技術の共有化が不可

Q111

訪問歯科診療とは

　在宅医療の場に，歯科診療は必要とされているのでしょうか？ 実際の訪問歯科診療ではどのようなことが，どのようになされているのですか？ また，歯科訪問診療料とは保険請求上，訪問歯科診療に付く点数なのでしょうか？

欠である。しかし，地域や職場などでの立場の違いにより，問題意識や臨床内容が異なるため，本来標準化されるべき歯科医療に関する予防，治療，管理，リハビリテーションなどは各自が試行錯誤しながら診療や教育の現場で対応しているのが現状である。

今こそ，在宅歯科医療に関わるあらゆる職種が集い，情報を自由に共有することで問題解決に取り組むことができる，コミュニティとしてのオープンプラットフォームが必要である。超高齢社会の到来で医療は大きな変革を余儀なくされ，「在宅医療」はますますその価値を高めている。歯科医療従事者は，全国各地で活動している仲間と情報交換しながら，そのニーズに応えていかねばならない。在宅歯科医療の主たる担い手である歯科診療所はもちろん，後方支援としての役割を持つ病院歯科（歯科口腔外科）および教育機関，さらには歯科衛生士，歯科技工士等との協働で訪問歯科診療に関わる必要がある。

2 訪問歯科診療のスタッフと機材は？

訪問歯科診療では，歯科診療所と同じ診断と治療が可能であるが，環境（居住場所，スタッフ，設備，衛生状況等）の違いによりおのずとその内容は制限される。

訪問診療で使用する機材・器具はすべてポータブル化されており，患家で組み立てて使用する（図）[1]。

3 訪問歯科診療は，歯科治療のみならず，口腔ケアが大切

在宅療養者への訪問歯科診療は，口腔の機能回復のための歯科治療はもちろん，機能維持・増進のための口腔ケア・口腔リハビリテーションが必須である。療養者の身体機能は使用していないと衰退していく（フレイル，サルコペニア）。口腔機能も同様で，よく噛んで食べることができれば機能は維持されるが，口腔機能の衰えや口腔内のトラブルで使用しない期間が続くと徐々に衰退していく（オーラルフレイル）。さらには，唾液の分泌量が減少し，口腔の自浄作用もなくなっていく。その結果，誤嚥性肺炎や嚥下機能の減退となることも多い。そうならないために，細菌感染予防としての器質的口腔ケア，および咀嚼機能維持としての機能的口腔ケアが必要である。

歯科診療室での治療環境
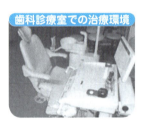

訪問に持参する機材
診療室に備え付けのチェア（治療椅子），タービン，エンジン，治療機器，治療機材・器具に相当するものを，それぞれポータブル化したものを用意する。

ポータブルX線
この機種は，現像は別の器具が必要（その場で現像ができる機種もあります）。
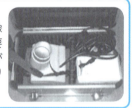

ポータブルタービン
歯やクラウン，ブリッジを削ったり，歯石を除去する。水や空気を注入し，また，口腔にたまった水を吸引する（診療室と同じレベルの診療を，ある程度可能にしている）。

ポータブルエンジン
歯や義歯を削るもの。左のもののようにトルクの強いものなど，多種多様あります。

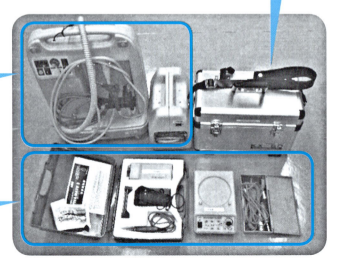

図　訪問診療で使用する器具の一部

（原 龍馬：訪問看護と介護. 2011;16(6):467-74より転載）

4 訪問歯科診療の費用はどのくらいか

基本診療料は外来診療と同じだが，特掲診療料として，医学管理と在宅医療にわかれている。特掲診療料と加算については，様々な算定項目がある。保険診療報酬では，「歯科訪問診療」となっており，その主たるものは以下の通りである。

歯科訪問診療Ⅰ・Ⅱ・Ⅲと区分され，在宅・施設の違い，同所で診る人数，診療時間の違い等で細かく決められている（870点，280点，120点）。口腔ケア・摂食嚥下指導などに居宅療養管理指導費・訪問歯科衛生指導費として，これも細かく費用が設定されている。

5 診療報酬改定の特徴

2016年度改定では，「強化型在宅療養支援歯科診療所（95%以上が訪問診療）の新設」「多職種との連携を評価し，医療連携による診療体制に報酬点数を付与」などの大胆な保険点数の改定がなされている。また，「在宅患者訪問口腔リハビリテーション指導管理料として点数（残存歯数により550点，450点，350点）を付与」など，新たに評価された項目が多い。一方，在宅での処置への加算点数が大幅に見直されており，点数が増した項目もあれば減じた項目もある。

【文献】
1) 原龍馬：訪問看護と介護. 2011；16(6)：467-74.

原 龍馬

Q112

訪問歯科診療に関わる人は

訪問歯科診療における留意点としてどのようなことが挙げられますか？　通院歯科診療と大きく異なる点はありますか？

▶口腔環境整備のためには歯科医師，歯科衛生士が中心に義歯調整や口腔ケアなどを実施する。
▶口腔機能の維持・向上のためには歯科医師，歯科衛生士以外に，言語聴覚士をはじめとする医療職と連携をとる。
▶地域で食支援をするためには医療職，介護職の垣根を超えて多くの人たちと連携しなくてはならない。

1 訪問歯科診療の使命

訪問歯科診療を「歯科診療室での治療を診療室外で行うこと」ととらえると歯科関係者だけで十分である。しかし，在宅医療患者に対する歯科の関与するケアは多岐にわたる。歯科治療や口腔ケアから始まり，当事者の口腔機能向上，さらには食支援として最後まで食べることの支援や栄養に関するものまで。このような訪問歯科診療を行う上で連携しなければならない職種は多くある。

2 口腔環境改善に関わる人たち

口腔環境改善とは，しっかり機能する環境づくりである。歯が欠損していれば修復する（義歯を入れる），疼痛があれば除去するなど基本的な歯科治療に加え，口腔ケアを継続していくことも重要である。訪問口腔ケアの担い手は歯科衛生士である。健常者に比べて在宅療養者の口腔環境は悪い。このようなケースで歯科衛生士が中心になり，本人，介護者に正しいケア方法を伝えるとともにプロフェッショナルケアを提供する。

3 口腔機能の維持向上に関わる人たち

在宅療養者には口腔機能が低下したものが多い。このようなとき，歯科衛生士による機能的口腔ケアが実施される。同時に，言語聴覚士が関与しているケースもあり，歯科側と言語聴覚士の連携は重要になる。さらに食事姿勢を調整する理学療法士や作業療法士とも連携するケースもある。

4 食支援に関わる人たち

筆者らのグループは食支援の定義を「本人，家族に口から食べたいという希望がある，もしくは身体的に栄養ケアの必要がある人に対し，適切な栄養管理，経口摂取の維持，食を楽しんでもらうことを目的としてリスクマネジメントの視点を持ち，適切な支援を行うこと」とした[1]。そう考えると，地域の食支援の実践者は医療，介護の枠を超え，多職種で取り組む必要が

	医師	看護師	薬剤師	歯科医師	歯科衛生士	栄養管理士	ST	PT,OT	ケアマネジャー	ヘルパー	福祉用具	配食
全身の管理												
栄養管理												
口腔環境整備（義歯製作, 調整など）												
口腔ケア												
摂食, 嚥下リハビリ												
食事形態の調整												
食事づくり												
食事姿勢の調整												
食事介助												
食事環境調整												

図　地域食支援の担い手　　　　　　　　　　　　　　　　　※濃い青ほど関連が深い
ST：言語聴覚士，PT：理学療法士，OT：作業療法士　　　　　　　（文献1より引用）

ある（図）[1]。中でもキーとなるのは管理栄養士である。在宅療養者の食形態の提案，現場で食事づくりの工夫，栄養状態の把握など大いに活躍しており，訪問歯科との連携も強い。

また，食は生活である。生活を支援する介護職との連携も重要である。医療職では把握できない生活環境を知ることができる。

5　食支援の実施者として

訪問歯科診療は単なる歯科治療ではない。食と栄養の支援，食支援の実践者の1人であり，多くの職種と関わっている。

【文献】
1) 五島朋幸：日静脈経腸栄会誌．2015；30(5)：1107-12.

五島朋幸

Q113

口腔ケアの方法は

口腔の健康保持や誤嚥性肺炎予防のために，口腔ケアは重要とされていますが，具体的にはどのように行うのでしょうか？

point

▶多くの自分の歯を持つ要介護者に対応した，適切な口腔ケアが今後必要となる。

▶姿勢を確保し，適切な歯ブラシ，スポンジブラシ，保湿剤等を準備する。

▶口腔ケアで誤嚥しないように十分配慮し，吸引器等を適切に使用する。

1　口腔ケアについて

口腔は，摂食・咀嚼・嚥下機能，味覚，唾液分泌，構音などの機能，コミュニケーションや情動の表出など，心理的・社会的機能も担っており，口腔機能は人がその人らしく生きていくために欠かせない機能である。

口腔ケアは，歯科疾患，誤嚥性肺炎を予防するとともに，口腔機能を支える基本的なケアであり，人としての尊厳を守ることにもつながる重要なものである。口腔清潔が「自立」であっても，口腔内の清掃状態が良くないケースもあるので注意する。

2　口腔ケア用具を準備する

口腔ケアに必要な用具として図1のものが挙げられる。

3　口腔ケア：歯の清掃と口腔粘膜の清掃

摂食嚥下障害，口腔乾燥があり，口腔ケアが全介助のケースの口腔ケア手順は次の通りである。

①安楽で，かつ，口腔ケア時に誤嚥しないような姿勢の確保を行う。
②吸引の準備を行う。
③開口前に，口唇などに保湿剤などを塗布する。

④開口保持が困難なケースでは，開口用具などを適切に使用する。
⑤口腔内をよく確認して，義歯があれば必ず外し，義歯の状態を確認し，清掃する。
⑥保湿用剤を適切に使用し，舌や口蓋粘膜等に付着している剝離上皮膜や痰などを除去し，舌も含め口腔内全体を保湿する。スポンジブラシ等で除去した剝離上皮膜等を，咽頭に落とさないように注意する。
⑦一般には，小さめのストレートの歯ブラシが使いやすい。歯肉炎が強いケースなどでは，最初は軟毛の歯ブラシを使用し，歯肉が改善したら適切な硬さの歯ブラシに交換する。歯ブラシなどの洗浄用にコップを2つ（紙コップで可）用意し，洗浄用の水と口腔含嗽薬の稀釈液を入れる。水で洗浄→含嗽剤で洗浄→汚れ，水分をよく拭き取る→口腔ケア→水で洗浄といった手順で行う。歯ブラシ，スポンジブラシは，常に洗浄しながら口腔ケアを行い，十分に汚れや水分を除去してから使用する。
⑧口腔ケアで誤嚥させないように十分注意し，適宜，吸引を行う。吸引歯ブラシ，吸引スポンジブラシなどを利用するのもよい。
⑨粘膜面などはスポンジブラシで清掃できるが，歯および周囲歯肉は，適切な歯ブラシによる清掃が必要であり，舌の清掃も忘れずに行う。
⑩最後に，口腔内を確認し，口腔全体に保湿剤を塗布する。義歯にも保湿剤を塗布する場合もある。

4 義歯の清掃，保管方法

義歯の清掃，保管方法についての手順は次の通りである。
①義歯は必ず外して清掃する。
②義歯用ブラシ（図2）などでよく清掃してから義歯洗浄剤に入れる。義歯使用時には，洗浄剤をよく洗い落してから使用する。
③就寝時には，原則義歯は外しておくが，装着し

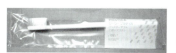
ディスポの歯ブラシ

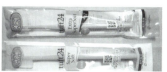
超軟毛の歯ブラシ

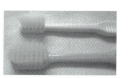
介助用・粘膜用歯ブラシ

開口用バイトブロックなど

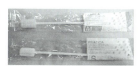
スポンジブラシ

球状ブラシ

口腔ケア・清拭用シート

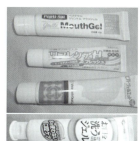
保湿剤（ジェルタイプ）

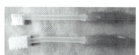
吸引ブラシ・吸引スポンジブラシ

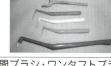
歯間ブラシ・ワンタフトブラシ

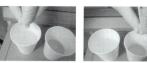
スポンジブラシ・歯ブラシなどは良く洗浄し，水分などを絞ってから使用する

図1 口腔ケア用具

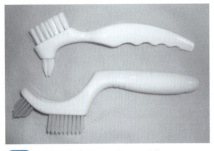
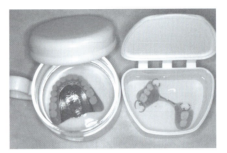

図2 義歯用ブラシ，容器など

たほうがよい場合もあり，歯科医師，歯科衛生士と相談する。
④義歯を入れるケースなどを決めておく。義歯の紛失に十分，注意する。

【参考】
- 細野 純，他：はじめよう在宅歯科医療．デンタルダイヤモンド社，2015，p42-7．
- 下山和弘，他，編：口腔ケアガイドブック．口腔保健協会，2010，p41-66．
- 森戸光彦，他，編：歯科衛生士講座 高齢者歯科学．第3版．永末書店，2017，p79-83．

細野 純

Q114

義歯の作製や調整等の方法は

歯のない要介護高齢者について，義歯装着の重要性，歯科訪問診療における義歯の作製や調整について教えて下さい。

point

- ▶要介護高齢者は欠損した歯が多く，義歯がない人には原則，義歯の作製が必要である。
- ▶訪問診療では，義歯調整や修理，義歯内面の適合を改善する治療も多く行われる。
- ▶重度の認知症などにより義歯装着が困難となるケースもある。

1 義歯の重要性を理解する

歯の欠損部を義歯で補い，上下の歯で咀嚼することが大切である。上下の歯や義歯で噛み合わせることで，嚥下時に下顎が固定され，喉頭挙上も良くなり，舌圧，嚥下圧も高まり，誤嚥のリスクが低くなる。義歯がないと舌の突出などが起こり，食塊の形成にも不利となり，誤嚥のリスクが高くなる。歯の欠損を放置すると，咀嚼障害から，摂取する食べ物が偏り，栄養にも問題が生じる。さらに，食形態によっては丸飲みとなり，窒息の可能性も出てくる。

義歯の役割・機能については下記の通りである。
①咀嚼機能，食塊形成
②嚥下機能の向上と栄養摂取
③咬合の高さの維持と残存歯の保護
④舌，頬の運動機能の協調
⑤咀嚼筋群の機能維持と顎関節の安定
⑥唾液分泌，味覚，審美性，構音機能の維持など
⑦オーラルジスキネジア，体の平衡感覚，歩行の安定などへの影響

適切な咬合，咀嚼機能を保つことは，食生活にとって非常に重要であり（図1）[1]，多数歯の欠損がある場合には，早期に義歯を入れて慣れておくことが大切である。義歯がなく咀嚼障害がある場合や中枢性咀嚼機能障害のケースなどでは，食形態の十分な調整が必要である。

「経口摂取をしていないから」という理由で義歯が外されていることも多いが，唾液嚥下や構音などのためにも，義歯は装着し，適切な管理を行うことが望ましい。

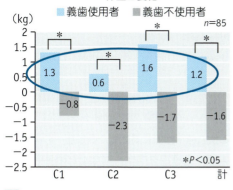

図1 訪問歯科診療による全身状態への影響

療養型医療施設入院患者で，アイヒナー分類（咬合支持域の分類）のC群（上下奥歯の接触がなく，咬合が不安定な状態）に該当する85人（平均年齢85.2歳）に対して，義歯治療を行って義歯を使用した者（義歯使用者）と義歯治療を行っていない者（義歯不使用者）の6カ月後の体重及び血清アルブミン値を測定。
C群に該当する者のうち，義歯使用者は義歯不使用者に比べて，体重や血清アルブミン値が，それぞれ有意に増加している。
（参考：アイヒナー分類）C1：上下顎に残存歯がある（すれ違い咬合），C2：上下顎のうち片顎が無歯顎，C3：上下顎とも無歯顎

（文献1より引用）

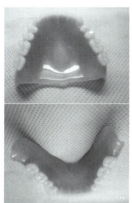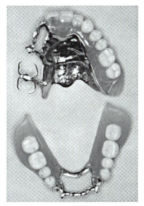

図2 全部床義歯（総入れ歯）（左）と局部床義歯（部分入れ歯）（右）

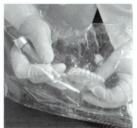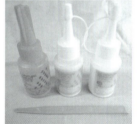

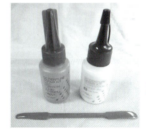

図3 在宅などで義歯調整，修理する際に使用する歯科材料

2 義歯の作製

　義歯には，全部床義歯（総入れ歯）（図2左）と局部床義歯（部分入れ歯）（図2右）がある。また，軟口蓋挙上装置（palatal lift prosthesis：PLP），舌摂食補助床（palatal augmentation prosthesis PAP）など，口腔機能を改善する装置もある。下記①〜⑥のように，義歯作製には，複数回の歯科診療が必要であり，装着後の調整も重ねる必要がある。個々のケースの義歯作製方法，期間などは，歯科医師，歯科衛生士に相談する。

　①歯科補綴学的診査，参考模型作製，必要に応じて粘膜調整材による粘膜調整

　②精密印象
　③咬合採得
　④人工歯配列・試適
　⑤新義歯の完成，装着，調整
　⑥製作後，調整。安定後も定期的調整

3 義歯の調整

　全部床義歯や局部床義歯が破損，適合が悪い場合には，歯科訪問診療でも義歯調整は十分可能である（図3）。義歯が不適の場合には，咀嚼機能などを維持するためにも担当歯科医師に早期に連絡することが大切

である。

【文献】
1) 厚生労働省：第252回中医協資料 在宅医療(その4). 2013, p34-7.
[http://www.mhlw.go.jp/file/05-Shingikai-12404000-Hokenkyoku-Iryouka/ 0000027523.pdf]

【参考】
▶ 下山和弘，他，編：高齢者歯科診療ガイドブック．口腔保健協会，2010, p156-60.
▶ 細野 純，他：はじめよう在宅歯科医療．デンタルダイヤモンド社，2015.

細野 純

Q115
食べ方・飲み方の訓練，指導方法は

摂食嚥下障害のある人への，食べ方・飲み方の訓練や指導について教えて下さい。

point

▶ 在宅生活期での残存する摂食嚥下機能について，ICF評価を含めた再評価が必要である。
▶ 実際に食べるところを観察することが大切である。
▶ 介護力などに対応した，口腔体操，嚥下体操などの間接訓練，食形態調整，食事介助方法の指導が中心となる。

1 在宅生活期における，摂食嚥下機能の再評価と訓練

退院後，在宅での療養に向けて，医療面接，摂食嚥下スクリーニングテスト等を行い，生活の場での療養に向けて，摂食状況，口腔機能評価，摂食嚥下機能の再評価を行う。

①摂食嚥下スクリーニングテスト
　・反復唾液嚥下テスト（RSST）
　・氷砕片飲み込みテスト
　・改訂水飲みテスト
　・フードテスト

　・簡易嚥下誘発テスト
　・咳テスト
　・頸部聴診法　など
②嚥下造影（VF）検査，嚥下内視鏡（VE）検査

病院などでは，摂食状況，食形態などを確認するとともに，むせなどの状況，誤嚥性肺炎を勘案しながら，残存する摂食嚥下機能に対応した食形態への調理，食事介助方法の指導等を行う。在宅などの生活の場では，家族，ヘルパーなどの介護力，介護量と，必要な栄養摂取量に留意する。摂食嚥下訓練は，脳血管疾患などの急性期とは異なり，廃用予防を含めて，在宅療養に関わる医療，介護職との連携を前提に，嚥下体操等の間接訓練を中心に行う（図1）。

具体的な訓練方法については，「訓練法のまとめ（2014版）」を参考にする[1]。

2 食べる姿勢の確保，食形態調整，食事介助方法は重要な指導項目である

食事評価として，食事場面をよく観察することが重要となる。特に，食べる姿勢，食形態，食べ方（介助方法）の3点に留意する（図2）。

3 嚥下訓練食品，嚥下調整食，とろみ調整食品などについて

残存する咀嚼機能，嚥下機能に適した食形態指導が大切である。

嚥下訓練食や嚥下調整食などについては，「日本摂食・嚥下リハビリテーション学会嚥下調整食分類2013」を参考にする[2]。

現在，介護食として，ユニバーサルデザインフード，スマイルケア食などがあり，また，咀嚼配慮食品の日本農林規格の制定もある。嚥下調整食，介護食などについては，事前に試食を行い，味や形態などをよく理解しておくことが大切である。また，介護食などの入手ルートなども提示できるようにしておくことが重要である。とろみ調整食品の使用については，時間とともに，とろみ加減が変化することから，実際に，とろみ調整食品の量と混ぜ方，時間経過による変化などを指導することが大切である。配食サービス，デイサービス，ショートステイ先での食事の形態，介助方法な

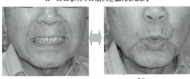

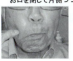

図1 口腔体操の一例

食事場面をよく観察することが重要

特に食べる姿勢・食形態・食べ方（介助方法）の3つに留意する

- 食環境
  - 食事の部屋の状況（雰囲気：食事に集中できるか）
  - 食事姿勢（ベッド上か食卓か？ テーブル・椅子の高さなど）
  - 食具，食器の選択
- 食事内容
  - 必要な栄養摂取量と水分量
  - 食事形態
  - 手元調理やとろみ調整食品の使用
- 食事介助方法
- 一口量，口に入れるペース，口からのこぼれ
- 口腔内の食物の残留
- 咀嚼運動の状況，義歯の具合
- 嚥下の状況，むせ，咳き込みの状態
- 食事時間と摂取量（食物，水分）
- 口腔ケアの状況　など

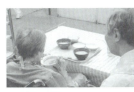
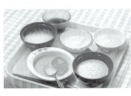
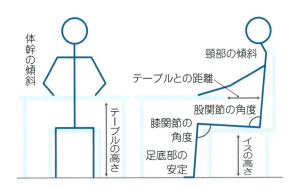

図2 食事場面の観察ポイント

どについても留意する。

経管栄養のケースでも，残存する摂食嚥下機能の再評価を適切に行い，たとえ「お楽しみ程度」であっても，安全に口から食べられることへの努力を継続することは，人としての尊厳を守る意味でも重要である。

【文献】
1) 日本摂食嚥下リハビリテーション学会医療検討委員会：日摂食嚥下リハ会誌．2014；18(1)：55-89．
2) 日本摂食・嚥下リハビリテーション学会医療検討委員会：日摂食嚥下リハ会誌．2013；17(3)：255-67．

【参考】
▶ 森戸光彦, 他, 編：歯科衛生士講座 高齢者歯科学．第3版．永末書店, 2017, p168-75．
▶ 藤谷順子, 他, 編：摂食嚥下障害の栄養食事指導マニュアル．医歯薬出版, 2016, p216-20．

細野　純

Q116

栄養サポートチーム（NST）とは

栄養サポートチーム（nutrition support team：NST）とは何ですか？　在宅においてどのような役割を担うのでしょうか？

point

▶栄養サポートチーム（NST）は，低栄養を改善または予防を目的とした多職種によるサポート体制である。
▶2016年度診療報酬改定から，地域包括ケアシステムや食べる支援が重視されている。
▶地域医療におけるNSTは，予防から治療まで住民主体の地域一体型の食の支援体制が望まれる。

1 低栄養

低栄養とは，生命を支える栄養が不足することで生じる。原因として，加齢による食欲低下や食事摂取量の減少，蛋白質の同化作用の抑制と異化作用の促進，原疾患の悪化や感染症罹患，多臓器の機能低下などがある。これらは，体重減少，脱水，筋肉量や握力，基礎代謝量などの低下の原因となる。さらに放置することで，低栄養やフレイル，医療依存度の重度化などにより口から食べられないリスクが高まる。その結果，経管栄養や栄養補助食品に依存した食生活となり，食の楽しみを奪い，生きる意欲を低下させる。

2 栄養サポートチーム（NST）加算

2012年度から，入院基本料等の加算のひとつに

表　医科歯科連携の推進について

周術期口腔機能管理等の医科歯科連携の推進

▶悪性腫瘍手術等に先立ち歯科医師が周術期口腔機能管理を実施した場合に算定できる周術期口腔機能管理後手術加算の評価を充実する。

　周術期口腔機能管理後手術加算　100点→200点
　【医科，歯科点数表】※手術の加算
　【医科点数表】歯科医師による周術期口腔機能管理の実施後1月以内に，胸部・腹部等の悪性腫瘍手術又は心血管系の手術を全身麻酔下で実施した場合
　【歯科点数表】周術期口腔機能管理料（Ⅰ）（手術前）または（Ⅱ）（手術前）の算定後1月以内に，悪性腫瘍手術を全身麻酔下で実施した場合

栄養サポートチームの評価（歯科医師と連携した場合の評価）

▶入院基本料加算の栄養サポートチーム加算に，院内または院外の歯科医師が参加した場合を評価する。

　（新）歯科医師連携加算　50点【医科点数表】
　※入院基本料の加算

歯科訪問診療の評価（医療施設，介護保険施設と連携した場合の評価）

▶歯科の標榜がない病院に入院中[※1]または介護保険施設に入所中[※2]の患者に対して，歯科訪問診療を行う歯科医師が栄養サポートチーム等に加わり，その結果に基づいて歯科訪問診療を行った場合を評価する。

　（新）栄養サポートチーム連携加算1　60点[※1]
　【歯科点数表】
　（新）栄養サポートチーム連携加算2　60点[※2]
　※歯科疾患在宅療養管理料の加算

〔算定要件〕歯科医師が病院の入院患者に対する栄養サポートチームの構成員としてカンファレンス，回診等に参加し，また，介護保険施設の入所者に対する食事観察等の一員として参加し，**1回目は参加した日から起算して2月以内に口腔機能評価に基づく管理を行った場合に60点を所定点数に加算する。2回目以降は当該月にカンファレンス等に参加していなくても差し支えないが，少なくとも前回のカンファレンス等の参加日から起算して6月を越える日までに1回以上参加すること。**

（文献1より引用）

NST加算（200点）が認められた。栄養障害の状態にある患者（①栄養管理計画の策定にかかる栄養スクリーニングの結果，血中アルブミン値が3.0g/dL以下であって，栄養障害を有すると判定された患者，②経口摂取または経腸栄養への移行を目的として，現に静脈栄養法を実施している患者，③経口摂取への移行を目的として，現に経腸栄養法を実施している患者，④NSTが，栄養治療により改善が見込めると判断した患者や栄養管理をしなければ栄養障害の状態になることが見込まれる患者）に対し，生活の質の向上，原疾患の治療促進および感染症等の合併症予防等を目的として，栄養管理に関わる保険医，看護師，薬剤師，

管理栄養士等専門的知識を有した多職種からなるチームが診療することを評価したものである。

2016年度からは歯科医師連携加算（50点）も追加された（**表**）[1]。

3 退院前カンファレンスでの在宅NSTとの連携

入院中のNSTは，特に外科領域など急性期疾患の治療効果を高める。多職種による栄養ケア計画書に基づくPDCA（plan, do, check, act）サイクルは，治療効果を高め，在院日数を短縮化すると言われてい

〈医療機器を使用する患者〉
- 人工呼吸器　　・在宅酸素
- 栄養注入ポンプ　・鎮痛薬注入ポンプ
- 腹膜透析器

〈症状コントロールが必要な患者〉
- 心・腎・肝不全　・糖尿病
- がん　　　　　・難病

〈看取りの可能性のある患者〉
- がん末期　　　・高齢者

〈医療ケアを要する患者〉
- 吸引　　　　　・経管栄養
- ストーマ　　　・バルーン留置・導尿
- 自己注射　　　・腹膜透析

〈心身機能の低下〉
- ADLの低下
- 認知症状

〈療養環境の問題〉
- 独居
- キーパーソン不明
  （方針の確認・決定が困難）
- 家族の介護力不安
- 住環境（バリア・階段・不潔など）

〈経済的問題〉
- 自己負担金支払い困難
- 家族の支援なし
- 後見等の必要性

退院調整部門 → **カンファレンスの目的を明確化** ← 在宅チームの調整担当者（医師・訪問看護師・ケアマネジャーなど）

病院チーム
医師
歯科医師
薬剤師
看護師
歯科衛生士
PT／OT／ST
臨床工学技士
管理栄養士
MSW

①病院・在宅チームそれぞれで，事前のスクリーニングを行う
②病院・在宅チーム内の連絡調整を必要に応じて行う
③それぞれの窓口部門が情報を共有し目的を明確にする
④場所と開催時間・所要時間を決めておく
⑤議題を整理しておく
⑥必要に応じて家の見取り図・社会資源マップなどを用意する

在宅チーム※
訪問医
歯科医師
訪問薬剤師
保健師
訪問看護師
PT／OT／ST
MSW
ケアマネジャー
ヘルパー
福祉用具事業所
入浴サービス
デイサービス

※障害福祉サービス利用の場合は，相談支援専門員が加わる

図 退院前カンファレンスが必要な事例　　　　　　　　　　　（文献2より引用）

る。このNST体制は、退院後も応用できることが望ましい。

たとえば、脳血管疾患で入院し自宅退院を想定する場合、後遺症として高次脳機能障害、摂食嚥下機能障害、不全麻痺などが考えられる。この場合、入院中に調整食が必要であれば、退院後も調整食が毎食必要となることも多い。そのため、退院前カンファレンスで、入院中の食形態、栄養状態、退院後に予測される食生活機能低下や医療専門職の連携方法等を在宅チームとともに検討し、シームレスな引き継ぎができることが望ましい。このとき、在宅チームに管理栄養士を加えることで、自宅での食事内容や栄養管理がより具体的となり、本人や家族の安心感が高まる（図）[2]。

【文献】
1) 厚生労働省：平成28年度診療報酬改定について．
 [http://www.mhlw.go.jp/stf/seisakunitsuite/bunya/0000106421.html]
2) 東京都福祉保健局，編：東京都退院支援マニュアル～病院から住み慣れた地域へ，安心して生活が送れるために～．平成28年3月改訂版．2016．
 [http://www.fukushihoken.metro.tokyo.jp/iryo/sonota/zaitakuryouyou/taiinnshienn.files/taiinn1.pdf]

奥村圭子

Q117
栄養士と管理栄養士の違いとは

栄養士・管理栄養士の仕事は、人びとが食べることの多くに関わっています。栄養士・管理栄養士の業務の違いはあるのでしょうか？

point

▶栄養士と管理栄養士の2つの資格は、名前は似ているものの業務内容は少し異なる。
▶栄養士は養成施設の卒業と同時になれるが、管理栄養士は国家試験への合格が必要である。
▶管理栄養士でなければ、医療保険、介護保険ともに算定できない。

表1　栄養士・管理栄養士資格の定義

栄養士	管理栄養士
都道府県知事の免許を受けて、栄養士の名称を用いて栄養の指導に従事することを業とする者	厚生労働大臣の免許を受けて、管理栄養士の名称を用いて、 ・傷病者に対する療養のため必要な栄養の指導 ・個人の身体状況、栄養状態等に応じた高度の専門的知識及び技術を要する健康の保持増進のための栄養の指導 ・特定多数人に対して継続的に食事を供給する施設における利用者の身体の状況、栄養状態、利用の状況等に応じた特別の配慮を必要とする給食管理 これらの施設に対する栄養改善上必要な指導等を行うことを業とする者

栄養士法においては、栄養士および管理栄養士の定義を上記の通り定めている
（文献1より引用）

1　栄養士・管理栄養士資格の定義

栄養士法においては、栄養士および管理栄養士の定義を（表1）[1]の通り定めている。

栄養士は都道府県知事の免許を受けて栄養士の名称を用いて栄養の指導に従事することを業とする者で、主に健康な人を対象にして栄養指導や給食の運営を行う。一方、管理栄養士は、厚生労働大臣の免許を受けた国家資格である。病気を患っている人や高齢で食事がとりづらくなっている人のほか、健常者1人ひとりに合わせて専門的な知識と技術を持って、栄養指導や給食管理を行う。

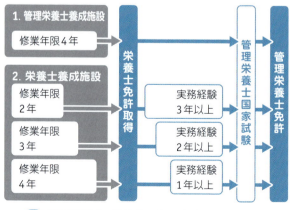

図　管理栄養士・栄養士になる方法

（文献2より引用）

表2 在宅訪問栄養食事指導の保険適用と内容の比較一覧

	要介護認定あり		要介護認定なし	
	介護保険　居宅療養管理指導		医療保険　在宅患者訪問栄養食事指導	
	在宅療養者	居宅系施設入居者	在宅療養者	居宅系施設入居者注3)
算定額	①533単位注1)	②452単位	①530点注2)	②450点
実施機関	居宅療養管理指導事業所		医療機関	
管理栄養士の所属等	居宅療養管理指導事業所に所属する常勤または非常勤		主治医と同一の医療機関に所属する常勤または非常勤	
医師の指示事項	共同で作成した栄養ケア計画に基づき指示等を行う		熱量・熱量構成，蛋白質量，脂質量について具体的指示を含める	
実施内容	*関連職種と共同で栄養ケア計画を作成し，交付 *栄養管理にかかわる情報提供，指導または助言を30分以上行う *栄養ケア・マネジメントの手順に沿って行う *栄養状態のモニタリングと評価を行う		*食品構成に基づく食事計画書または具体的な献立を示した食事指導せんを交付 *栄養食事指導せんに従い，食事の用意や摂取等に関する具体的な指導を30分以上行う	
対象	*通院または通所が困難な利用者で，医師が厚生労働大臣が別に定める特別食を提供する必要性を認めた場合または当該利用者が低栄養状態にあると医師が判断した場合に対象となる *指導対象は患者または家族等		*①530点については在宅で療養を行っている通院が困難な患者，②450点については居住系施設入居者等である通院が困難な患者であって，別に医師が定める特別食を提供する必要性を認めた場合に対象となる *指導対象は患者または家族等	
対象食	腎臓病食，肝臓病食，糖尿病食，胃潰瘍食，貧血食，膵臓病食，脂質異常症食，痛風食，心臓疾患などに対する減塩食，特別な場合の検査食（単なる流動食および軟食を除く），十二指腸潰瘍に対する潰瘍食，クローン病および潰瘍性大腸炎による腸管機能の低下に対する低残渣食，高度肥満症に対する治療食，高血圧に関する減塩食			
	経管栄養のための流動食，嚥下困難者（そのために摂食不良となった者も含む）のための流動食，低栄養状態に対する食事		フェニルケトン尿症食，楓糖尿食，ホモシスチン尿症食，ガラクトース血症食，治療乳，無菌食，てんかん食，がん患者，摂食機能もしくは嚥下機能が低下した患者または低栄養状態にある患者	
給付限度	月2回			

注1）：1単位＝（居宅療養管理指導において）10円。

注2）：1点＝一律10円。

注3）：居宅系施設入居者＝養護老人ホーム，特別養護老人ホーム，軽費老人ホーム（ケアハウスなど），有料老人ホーム，高齢者専用賃貸住宅，高齢者向け優良賃貸住宅，適合高齢者専用賃貸住宅，特定施設：地域密着型特定施設，外部サービス利用型特定施設に入居もしくは入所している者。認知症対応型共同生活介護（認知症高齢者グループホーム），短期入所生活保護（ショートステイ），小規模多機能型居宅介護（宿泊サービスのみ）の利用者（介護予防も同様）。

（文献3より作成）

2　栄養士・管理栄養士になるには

　栄養士は，栄養士養成施設で学び卒業することで，都道府県知事の免許を受けて「栄養士」になることができる。一方，管理栄養士は，管理栄養士養成校で学び，管理栄養士国家試験に合格し，厚生労働大臣の免許を受けて「管理栄養士」になることができる（図）[2]。

　また，栄養士養成施設で学んだ者も，卒業後に栄養士として働き（養成施設での修業年数により，受験に必要な働く年数は異なる）管理栄養士国家試験に合格すれば「管理栄養士」になることができる。

3 医療保険，介護保険による算定要件（在宅訪問栄養食事指導）

医療保険による算定要件は，「在宅の患者であって，厚生労働大臣が定める特別食を必要とする者に対して，診療に基づき計画的な医学管理を継続して行い，かつ，管理栄養士が訪問して具体的な献立によって指導を30分以上行った場合，月に2回を限度とし算定し，交通費は実費で患者側の負担」となる。また，主治医と同一の医療機関に所属する常勤または非常勤の管理栄養士であることも条件である。主治医と同一の医療機関に所属する常勤または非常勤の栄養士では，算定できない（表2）[3]。

介護保険による算定要件は，「通院または通所が困難な利用者に対して，指定居宅支援事業所の管理栄養士が，計画的な医学的管理を行って医師の指示に基づき指導を30分以上行った場合1月に2回を限度とし算定し，交通費は実費で患者側の負担」となる。指定居宅支援事業所の常勤または非常勤の栄養士では，算定できない（表2）[3]。

【文献】
1) 栄養士法 第1条. 最終改正 平成19年6月27日 平成19年法律第96号. 2007.
2) 日本栄養士会[https://www.dietitian.or.jp/students/dietitian/]
3) 全国在宅訪問栄養食事指導研究会，編：訪問栄養食事指導実践の手引き 在宅での栄養ケアのすすめかた，日本医療企画，2008，p19.

前田佳予子

Q118
管理栄養士の訪問活動とは

脳卒中で摂食嚥下に問題があるため，嚥下調整食で訓練を受けているのですが，退院するにあたって治療食づくりに自信がありません。管理栄養士さんに自宅に来てもらうことは可能でしょうか？

point

▶訪問栄養食事指導には，医療保険「在宅患者訪問栄養食事指導」と介護保険「居宅療養管理指導」の2種類がある。
▶療養者が要支援・要介護認定を受けている場合は介護保険が優先され，認定を受けていない場合は医療保険の算定になる。
▶訪問栄養食事指導を実際に行う場合，管理栄養士の所属によって開始や指導の流れが異なる。

1 管理栄養士による訪問栄養食事指導の評価

管理栄養士が療養者の自宅等へ訪問して栄養食事指導を行うことに対しての保険上の評価は，①介護保険における「（管理栄養士が行う）居宅療養管理指導」と②医療保険における「在宅患者訪問栄養食事指導」のいずれにおいても，医師が特別食を必要と判断し，指示箋を受けることが必要である。また，ケアマネジャーより食事や栄養の課題でよくケアプランに挙がるのは，嚥下障害，食事の準備における困難等である（図1）[1)2)]。

1 介護保険の場合

管理栄養士が行う居宅療養管理指導・介護予防居宅療養管理指導は，要介護1～5の利用者に対して，介護予防居宅療養管理指導は要支援1・2の利用者に対して算定する。

これらのサービスは「区分支給限度額」の枠外のサービスで，常に1割の自己負担で受けることができる（制度改正後，自己負担が2割となる利用者は2割負担）。

2 医療保険の場合

在宅患者訪問栄養食事指導料は1点10円。保険サービスについての療養者の負担は基本3割で，保険の種類によって自己負担割合が異なる。

3 介護保険・医療保険の共通項目

算定は月2回まで。1回の指導に要する時間は30分以上。訪問に要した交通費および調理指導に必要とした食材の費用は，その実費を療養者から受け取ることができる。

2 訪問管理栄養士の実施と流れ

訪問栄養食事指導の開始や指導の流れ等は，実施する施設の体制やシステムによって異なってくる（図2）[3]。

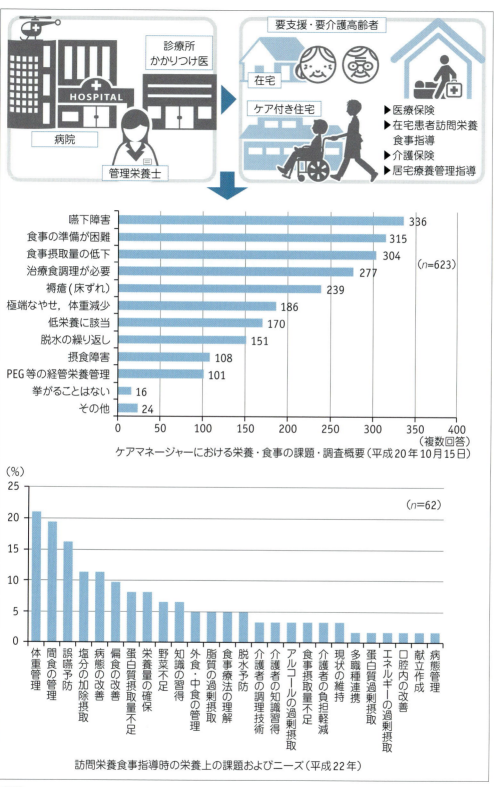

図1 在宅訪問栄養食事指導に関する社会的ニーズ

（文献1, 2より引用）

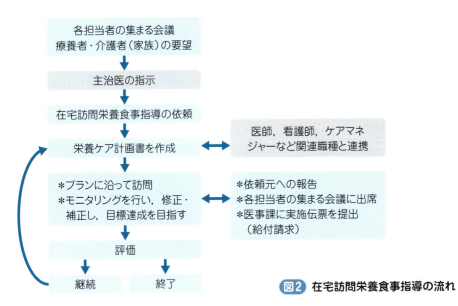

図2 在宅訪問栄養食事指導の流れ （文献3より引用）

1 医療機関内の在宅医療チームとして訪問する場合[3]

医療機関に勤務する管理栄養士が，在宅医療のチームの一員として訪問栄養食事指導を実施するシステムである。

(1) 主な依頼経路

主治医や在宅医療チームのスタッフが療養者の栄養ケアの必要性を判断し，療養者や家族等の同意を得た上で，管理栄養士に依頼が来る。

(2) 対象者

この医療機関をかかりつけとする療養者が対象となる。

2 独立の管理栄養士が訪問する場合[3]

フリーランスの管理栄養士が医療機関と雇用契約を交わし，その医療機関をかかりつけとする療養者に対して訪問栄養食事指導を実施する。

(1) 主な依頼経路

主治医や在宅医療チームのスタッフが療養者の栄養ケアの必要性を判断し，療養者や家族等の同意を得た上で，管理栄養士に依頼が来る。

(2) 対象者

この医療機関をかかりつけとする療養者が対象となる。

3 地域の居宅療養管理指導事業所として訪問する場合[3]

医療機関に所属する管理栄養士が，ほかの医療機関をかかりつけとする療養者の訪問栄養食事指導を受託するシステムである。

(1) 主な依頼経路

主にケアマネジャーがケアプランの中で療養者の栄養ケアの必要性をアセスメントし，療養者や家族等の同意を得た上で主治医の医療的判断に基づいて管理栄養士に依頼が来る。

(2) 対象者

介護保険の居宅療養管理指導の対象者に限られる。

【文献】
1) 前田佳予子，他：日本栄養士会雑誌. 2010;53(7):648-56.
2) 井上啓子，他：日本栄養士会雑誌. 2012;55(8):656-64.
3) 全国在宅訪問栄養食事指導研究会，編：在宅での栄養ケアのすすめかた—訪問栄養食事指導実践の手引き. 日本医療企画, 2008, p28.

前田佳予子

Q119

リハビリテーションの思想と在宅医療の関係は

リハビリテーション医療には独特な考え方や用語があるようで，スタッフとのやりとりに戸惑うことがあるのですが，どう考えたらよいでしょうか？

- リハビリテーション（以下，リハ）とは全人間的復権を意味し，機能訓練のことだけを指すものではない。
- ノーマライゼーションや自立生活などのリハの思想は，在宅医療の方向と重なっている。
- リハに関する少しの知識と工夫で，在宅医療はダイナミックなリハ医療になる。

1 全人間的復権とは

リハの語源は，re（再び），habilis（適した），ation（にすること）であり，「人間たるにふさわしい権利・資格・名誉が何らかの原因によって傷つけられた人に対し，その権利・資格・尊厳・名誉などを回復すること」[1]である。

リハは，保険診療の用語では理学療法・作業療法・言語聴覚療法を指すが，実は，医師，看護師，ケアワーカー，ソーシャルワーカー等，あらゆる職種がその担い手である。

何よりも，患者本人が，生きていく力を取り戻すことが，リハの主な目的である。

2 ノーマライゼーションや自立生活を支える在宅医療

ノーマライゼーションとは，障害者は障害のない人と同じ生活を送る権利があり，障害者が参加する社会こそがノーマルな社会であるとする考え方である。

自立生活とは，重度の障害があっても生活について自己決定をし，用具や介助者を利用して暮らせば，社会的に自立しているとする考え方である。

在宅医療は，これらの思想を実践する支えとなる。ただし，そのためには，「医療の使命は病気を治すこと」「患者は病におかされた保護すべき存在」という考え方から離れる必要がある。

これらは「在宅でどこまで診るか？」「訪問してもバイタルを測って薬を出すだけでよいのか？」など，時に在宅医を考え込ませる問題を考えるヒントとなる。

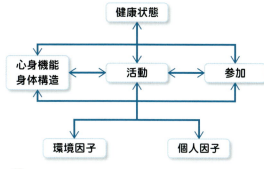

図 国際生活機能分類（ICF） （文献2より改変）

3 生きていく力を取り戻すことをゴールに設定して，PDCAを回す

リハ医療の目標は，疾病の治療とは異なる。ADLの改善も目的のひとつとしてよく挙げられるが，むしろ「この病気や障害がなかったら，家族や友人や仕事のために，何をしなければならないですか？」と質問し，患者の答えの実現を長期的ゴールに設定する。この場合の目標は，国際生活機能分類（international classification of functioning, disability and health：ICF）（図）[2]の「参加」にあたる。

そこに近づく短期的ゴールを立て，環境調整や訓練，介助を計画（P）・実行（D）し，振り返り（C）ながら進めていく（A）のが，在宅医療のリハ的な展開と言える。

【文献】
1) 上田 敏：リハビリテーションを考える─障害者の全人間的復権─．青木書店，1983, p6-7.
2) 上田 敏：ICF（国際生活機能分類）の理解と活用─人が「生きること」「生きることの困難（障害）」をどうとらえるか─．きょうされん，2005, p15.

【参考】
▶ 藤井博之, 他, 編著：リハビリテーションとしての在宅医療．南山堂，2011.

藤井博之

Q120
訪問リハビリテーションの意義や目的は

訪問リハビリテーション（訪問リハ）とはどのような

サービスなのか，どのような患者が対象となるのか，利用の仕組みについて教えて下さい。

point

▶訪問リハには，患者本人，家族への直接的支援と関連職種への助言等の間接的支援がある。
▶訪問リハは，医療保険と介護保険のいずれかによって行われる。
▶訪問リハは生活期リハビリテーションの主力と位置づけられ，その対象は幅広い。

1 訪問リハの定義

日本訪問リハビリテーション協会による定義では，「訪問リハとは，その人が自分らしく暮らすために，その生活する地域に出向き，リハの立場から行われる支援である。この中で，理学療法士（physical therapist：PT），作業療法士（occupational therapist：OT），言語聴覚士（speech therapist：ST）が，健康状態を把握した上で，生活機能および背景因子を評価し，リハの概念に基づいて本人，家族等への直接的支援と関連職種への助言等の間接的支援を提供することを言う」とされている[1]。

2 訪問リハの歴史

1982年に老人保健法が制定され，これに基づいて老人保健事業が実施されることになり，その翌年の1983年より市町村単位で保健師による訪問指導事業が行われたが，保健師とともにPT，OTが同行訪問したのが訪問リハの原型とされる。

1988年に診療報酬にて寝たきり老人訪問理学療法指導管理料が設定され，医療保険にて訪問リハが制度化された。

1991年には訪問看護ステーションより，訪問看護の一型としてのリハ専門職（PT，OT）による訪問リハが可能となった。

2000年の介護保険制度開始にあたり，訪問リハは居宅サービスのひとつとして位置づけられ，サービス提供が量的に拡大していくことになった。

STの訪問リハについては，医療保険では2004年より，介護保険では2006年より算定が可能となった。

表 訪問リハの具体的役割

1. 心身機能の評価と機能訓練の実施
2. ADL・IADLへの助言および支援
3. 家族・介護者への介助方法の支援と介護負担の軽減
4. 住宅改修などの環境調整に向けた支援
5. 福祉用具の利用の助言および支援
6. 利用者・介護家族者への精神的支援
7. 在宅支援の多職種との協業と連携

（文献1より引用）

3 サービスとしての位置づけと対象

訪問リハは医療保険，あるいは介護保険のいずれかで行われるサービスである。

介護保険優先という原則があるため，介護保険対象者で要介護認定を受けている場合は，原則的に介護保険での訪問リハとなる。介護保険対象外等の場合は，医療保険での訪問となるが，対象は，通院が困難な在宅療養を行っている患者と規定されている。

いずれも医師の指示に基づいて行うものであり，介護保険での規定では，医療系サービスのひとつと位置づけされている。

4 訪問リハの特徴

脳卒中等の障害を残す病気にかかった場合，リハとしては急性期，回復期，そして退院後の生活期，と3段階にわけることが一般的である。訪問リハは，通所リハと並んで，生活期リハに不可欠なサービスと言える。その最も特徴的な点は，対象者の生活の場で行う点であることは言うまでもない。

目標は，病院で提供するリハがICF（international classification of functioning, disability and health）で言う「心身機能・構造」，すなわち麻痺等の運動機能障害やコミュニケーション障害等，いわゆる機能障害の回復を主とするものとすれば，訪問リハは「活動」や「参加」へのアプローチをより重視する。

すなわち，屋内の移動や排泄，食事といった日常生活動作のみならず，家事や外出といった活動の支援も含むものであり，その内容は幅広い。そういった支援の先には，生活や人生の再構築といった，生活期リハビリテーションの大きな目標を見据えることになる。

訪問リハの具体的役割とされる項目を表[1]に示す。

訪問リハの対象は脳卒中後遺症等の中途障害者のみでなく，障害のある小児や神経筋疾患等の患者等，障害のあるあらゆる者である。また終末期リハとして，在宅での看取りに訪問リハが関わることもあり，求められる役割は拡大し続けていると言ってよいだろう。

【文献】
1) 日本訪問リハビリテーション協会，編：訪問リハビリテーション実践テキスト．青海社，2009，p6-7．

大西康史

Q121
訪問リハビリテーションの実際は

障害が残ったまま退院になる場合は自宅でも続けてリハビリを受けることができ，1人でできていた自宅内の活動に介助が必要となった場合に改善する方法はありますか？

point

- ▶自宅復帰する患者の心身の潜在能力を適切に評価し，退院と同時にできる活動の定着と運動機能の改善をめざすリハビリテーションの導入は重要である。
- ▶リハビリテーション的視点による本人に能力に合わせた住宅環境調整（住まい，介護力，福祉機器）を行い，生活の基盤を構築することは生活の質を保障する。
- ▶日常生活動作（ADL），手段的日常生活動作（IADL）の自立支援から社会参加につなげるマネジメントは，訪問リハビリテーション（訪問リハ）が担う役割のひとつである。

1 訪問リハとは

訪問リハとは，リハビリテーション専門職（理学療法士・作業療法士・言語聴覚士）が自宅を訪問してリハビリテーションを行う行為である。心身機能・身体構造および活動をアセスメントし，活動の再獲得のための機能・構造・能力改善訓練がリハビリテーション専門職の行う基本アプローチととらえられがちである。その行為は，身体機能・活動能力・住宅環境のアセスメント，できる動作をしている動作に転換する動作方法の決定，身体機能維持・回復訓練，身体機能とADL維持・向上のための住宅環境調整（住宅の改修，福祉機器の導入，ADL方法の本人および介助者への助言と指導），靴・補装具のアセスメントと導入など，アプローチ方法は多岐にわたる。

医療的な管理の視点を持ちながら，身体機能を十分に引き出し，質の高い在宅生活を支援する訪問リハの導入は，自宅へ初めて退院する場合の円滑な在宅生活の再開や在宅生活の継続において重要な役割を担う。

2 基本的な訪問リハの内容（リハビリテーションにおけるアプローチ方法）

WHO（世界保健機関）で提唱される国際生活機能分類（international classification of functioning, disability and health：ICF）（☞「Q119の図」参照）の考えに基づき，マイナス面よりもプラス面を重視しながら，「障害」ではなく「障害のある人」として包括的にとらえる。つまり，心身機能障害は疾病のみが要因ではなく，個人因子および環境因子である本人を取り囲む人的環境（介護者），物的環境（住まいと用具）の在り方が相互に作用し，暮らしにくさをまねいていると考える。

これら相互に絡み合った要因をアセスメントすることから，リハビリテーションアプローチが開始される。生活の場に関わる訪問リハビリテーションアプローチの概念の根幹は，睡眠を含めた24時間の生活の在り方が心身機能の悪化につながっていないか，より質の高い活動方法に転換することはできないかなどを具体的にアセスメントし，二次障害（口腔機能低下・拘縮・褥瘡など）のリスクを回避するケア方法や心身機能の向上につながる活動方法について，ケアマネジャーを含めた支援者に助言することである。

3 本人の能力の合わせた住宅環境調整

住宅環境調整とは，「住宅の改修とモノ（福祉機器）のレンタルや購入をする」ことが目的となりがちである。それらは手段であって，本来の目的は，「生活をより良く変える」ことである。リハビリ職の行う住宅

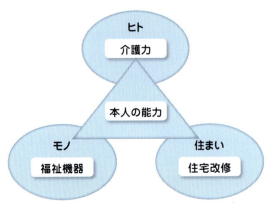

図 住宅環境調整の要素　　　　（文献1より引用）

環境調整とは，人的環境整備と物的環境整備から成り立ち，これら2つの方法を組み合わせ「住まいとヒトとモノ」の整備を行うことである（図）[1]。人的環境整備では，動作介助に関わるすべての人を人的環境ととらえ，これら介助を提供する人の関わり方が，ADLの自立度を大きく左右し二次障害の予防につながると考える。

具体的な環境調整では，人による「自然な動作に合わせた正しい動作介助方法」を指導し，不足した動作を補う目的で，住宅の改修や福祉機器の導入などの物的環境整備を行う。

ケアマネジャーや訪問看護師の提案により行われる住宅環境調整との相違点は，動作の組み立てに基づきコーディネートした環境調整を行うところにある。

【文献】
1) 田中久美子：リハビリテーションとしての在宅医療. 藤井博之, 他編. 南山堂, 2011, p80.

田中久美子

Q122
リハビリテーションプログラムの目的は

訪問リハビリテーションには，どのようなリハビリテーションプログラムがありますか？

point

▶疾患別機能訓練的リハおよび姿勢管理と動作方法を習得するリハビリテーションプログラムの立案が重要である。
▶生活ケアの現場で「姿勢管理と自然な人の動きに基づいた動作介助」の実践が重要である。
▶全身状態の安定や安楽な動作の継続のためには，「より良い姿勢管理」が重要なポイントとなる。

1 リハビリテーションプログラムとは

リハビリテーションプログラム立案の目的は，障害があってもその人が望む場所でその人らしい生活を取り戻し，継続した生活を支援することである。

リハビリテーションプログラム立案の目標は，①疾患や障害における医療的管理，②生活が継続できる身体能力の維持・向上，③本人と家族の心身の負担軽減の3点である。

急性期・回復期・在宅のどのステージにおいても，目的・目標の達成のために疾患別の機能訓練的リハビリテーションプログラムの実施に終始することなく，安定・安心できる姿勢の提供（姿勢管理）と自然な動作方法を習得するためのリハビリテーションプログラムを立案することが重要である。

姿勢と動作の在り方を見直すリハビリテーションプログラムの導入は，呼吸・循環・消化機能などの全身状態を安定させる。安楽なADLの獲得によって，本人・家族の心身の負担は軽減し，その人らしい生活の支援となる。

2 リハビリテーションプログラムの目的

安楽で自由に動ける体を保つには，ケアに関わるすべての人がケアの基本となる知識と技術を身につけ，生活ケアの現場で「姿勢管理と自然な人の動きに基づいた動作介助」を実践することが重要である。

姿勢管理では，福祉用具を用いて行う姿勢の整え方やポジショニング[注]の方法を立案し，リハビリテーションプログラムの実施および介助者への指導を行う。ADL（日常生活動作）・IADL（手段的日常生活動作）においても，安全で安楽な動作方法を立案し，動作の

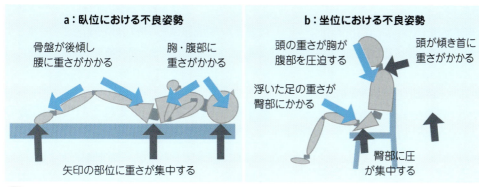

図 不良姿勢

自立のためにリハビリテーションプログラムの実施および介助者への指導を行う。

「姿勢管理と自然な人の動きに基づいた動作介助」が24時間にわたるケア現場で実践されれば，全身状態や心の安定につながり，生きる力を賦活させ，二次障害の予防や機能の回復が促進される。疾患別に基づく機能的リハビリテーションプログラムの実施に終始することなく，チームアプローチの視点に立った，その人らしい生活を保障するためのリハビリテーションプログラムの提供こそがリハビリテーション専門職の役割である。

注）ポジショニング：寝るときおよび座るとき，またはADLにおける体の形態をより自然で正常に近い姿勢に保ち，呼吸・循環・消化等の生理機能の活動を助け，褥瘡，拘縮などの二次障害を予防し，安全で安楽な活動を可能にする方法。

3 全身状態の安定と安全・安楽な起居移乗やADLの確保

体温を調整する（血液循環機能）・大きく息をする（呼吸機能）・睡眠・食べ物を飲み込む（摂食嚥下機能），自然な排泄（消化機能）などの生理機能は，重さが胸腰部に集中し，体の中と外の動きを低下させる姿勢（不良姿勢）を取り続けることで機能が低下する（図）。あるいは，起居・移乗，ADLなどの介助の際，「力任せに持ち上げる・引きずる」などのケアを繰り返すと体が硬くなり，拘縮や褥瘡などの二次障害をまねき，安楽な動作の妨げになる。全身状態の安定や安楽な動作を継続するためには，「より良い姿勢管理」が重要なポイントとなる。

間違ったケアにより引き起こされた不良姿勢から体を解放する技術として，姿勢の整えやポジショニングによる身体づくりと本人の能力を阻害せず能力を引き出す自然な人の動きに基づいた動作介助がある。このようなケア介助の繰り返しが，動作の自立支援につながる。リハビリテーション専門職の役割は，①寝ている姿勢・座っている姿勢の善し悪しの評価，②動作分析による安全・安楽な動作方法の決定，③動作方法の本人・介助者への指導，④身体機能の向上につながるリハビリテーションプログラムの立案である。

田中久美子

Q123
理学療法士，作業療法士，言語聴覚士の役割は

リハビリテーションの専門職（リハ専門職）について，それぞれどういう役割を担っているのか教えて下さい。

point

▶理学療法士，作業療法士，言語聴覚士の職務内容は，法律により規定されている。

▶在宅医療〔訪問リハビリテーション（訪問リハ）〕の現場では，それぞれの領域とされる内容を超えて，様々な問題に向き合っていく必要がある。

▶地域包括ケアシステムの構築において，訪問リハは重要な役割を担っている。

1 リハ専門職とは

リハ専門職には理学療法士（physical therapist：PT），作業療法士（occupational therapist：OT），言語聴覚士（speech therapist：ST）の3職種があり，病院で提供されるリハ同様，在宅医療の現場でもそれぞれの職種の立場で活動を行っているが，病院でのリハに比べてその内容は幅広いものである。

2 法律におけるそれぞれの職種の定義

法律（理学療法士および作業療法士法）において，理学療法とは，「身体に障害のあるものに対し，主としてその基本的動作能力の回復を図るため，治療体操その他の運動を行わせ，および電気刺激，マッサージ，温熱その他の物理的手段を加えることをいう」とされている。

また，作業療法とは，「身体又は精神に障害のある者に対し，主としてその応用的動作能力又は社会的適応能力の回復を図るため，手芸，工作その他の作業を行わせることをいう」とされている。

STは言語聴覚士法において，「音声機能，言語機能又は聴覚に障害のある者についてその機能の維持向上を図るため，言語訓練その他の訓練，これに必要な検査および助言指導その他の援助を行うことを業とする者」とされている。また摂食嚥下の評価と訓練についても，同法律内でSTの仕事とされている。

3 在宅医療におけるそれぞれの専門職の役割

定義上は上記とされるが，在宅医療，すなわち3つの職種が行う訪問リハの現場は他の職種に求められる問題にも向き合っていく必要がある。たとえば摂食嚥下障害は，病院においては主にSTが扱う問題であるが，在宅医療の現場ではPTやOTが主となって評価，プランを立てる必要がある場合もありうる。

また，歩行訓練はPTの仕事とされているが，屋内歩行の訓練をOTが行うこともあり，PTがOTの領分とされている家事への参加の支援を行う場合もある。手すり設置等の住環境支援においては，PT，OTが同等の質をもって提案する必要がある。つまり，在宅医療の現場で働くリハ専門職は，職域を超えた幅広い知識と，問題を解決するための柔軟な思考を要すると言えるだろう。実際に訪問リハにおいてPT，

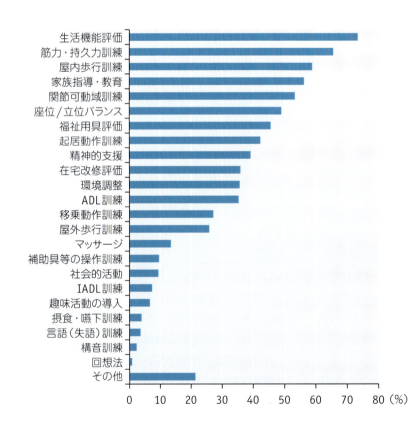

図 PT・OT・STによる訪問サービスの内容

PT：理学療法士
OT：作業療法士
ST：言語聴覚士

（文献1より引用）

OT，STが行う訪問サービスの内容を図[1]に示す。

4 在宅医療においてリハ専門職に期待されること

リハ専門職は，多くの場合，病院で同職種の先輩の教育（on the job training：OJT）を受けて，PTであればPTとして，OTはOTとして，STはSTとして自立していく。しかし訪問リハについては，各職種としての専門性をふまえながらも，先に述べたように幅広い知識や経験を要するため，訪問リハ独自の教育と訪問リハに携わる専門職養成のプログラムが必要とされている。

そこで，訪問リハに携わる管理者・指導者層の育成を目的として，PT・OT・STの3協会合同で研修会が企画・実施されている。また，日本訪問リハビリテーション協会は認定訪問療法士制度を策定し，必要な講習会等を履修した療法士を認定訪問療法士として認定している。

今後重要とされる地域包括ケアシステムの構築に向けて，訪問リハを専門とする療法士のさらなる活躍が求められていくことは間違いない。

【文献】
1) 日本リハビリテーション病院・施設協会，他：介護保険におけるPT・OT・STによる訪問サービスの現状分析と提言．2008，p29．

大西康史

Q124

リハビリテーション専門職と多職種連携のポイントは

在宅医療は多職種のチームで構成されますが，リハビリテーション専門職（リハ専門職）とどのように役割分担し，連携を図っていけばよいのでしょうか？

point

▶在宅医療の現場では，リハ専門職を含めて様々な職種がチームとして構成される。

▶多職種チームのモデルとして，interdisciplinary（多職種相互乗り入れ）型チームモデルは成熟した形とされる。
▶在宅医療において多職種の相互理解が進むことで，効率的で質の高いチームアプローチが実現する。

1 在宅医療を構成するチームについて

在宅医療は，患者，家族を中心として，医師，訪問看護師，ケアマネジャー，薬剤師，リハ専門職〔理学療法士（physical therapist：PT），作業療法士（occupational therapist：OT），言語聴覚士（speech therapist：ST）〕，薬剤師，ヘルパー等，様々な職種が関わりチームを形成している。在宅医療の現場では日々，様々な問題が発生しているが，各職種の特性を考慮に入れながら，チームで対応していくことになる。

2 職種間連携のモデルについて

従来のチーム医療における情報共有と連携は，それぞれの職種が自分の専門領域の範囲内で，他の職種との境界を意識しながら個別に対応するというもので，multidisciplinary（多職種相互連携）型チームモデルと言われる。このモデルはチーム医療の1つの形ではあるが，相互連携には乏しいという弱点があった。

その後，interdisciplinary（多職種相互乗り入れ）型チームモデルが，より成熟したチームモデルとされるようになった。すなわち，チームリーダーの包括的な指示のもとに，時にはそれぞれの職種の領域を超えて仕事をカバーし合うことで，職種間の連携はより密で有機的なものとなる（図）[1]。

在宅医療のチームは，まさにinterdisciplinary型チームモデルが望まれ，問題解決のためには職種の垣根を超えて，それぞれが乗り入れをするべきである。在宅医療のチームリーダーは医師が望ましいと考えられるが，介護保険利用者の場合，各職種間のコーディネーターとして，ケアマネジャーの役割の重要性が増している。

3 リハ専門職との連携の取り方について

先に説明したinterdisciplinary型のチームモデルの実現は，お互いの職域の相互理解が前提となる。在宅医療におけるより良い連携のためには，リハ専門職

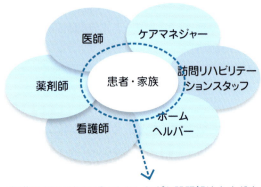

各職種の間で相互乗り入れしながら問題解決をめざす

図　多職種総合乗り入れ型チームについて

(文献1より改変)

がどのような役割を担っているか，チームメンバーが理解することが必要だろう（☞「Q123」参照）。

しかし，リハの専門職は，時にその「専門性」を前面に出すことがあり，そういった場合，他のチームメンバーにとって連携が取りにくいとされ，注意が必要である。チーム医療の意義と多職種連携の方法論を学んだ，訪問リハを専門とする療法士が増えることで，こういった問題はいずれ解決されるだろう。

連携の鍵となるのは多職種カンファレンスであり，介護保険利用者の場合は，担当ケアマネジャーがコーディネートして行われる，サービス担当者会議がそれにあたる。最近は，対象となる当事者が住むコミュニティの一員を加えた地域ケア会議も重要とされている。そういった会議の場で，主役である利用者（患者）と家族の積極的な参加のもと，問題点を共有し，その解決に向けた建設的な議論が展開されれば，チーム力は加速度的に高まっていく。在宅医療における多職種のチーム力を高めていくことは，地域包括ケアシステムのコアであることは間違いない。

【文献】
1) 地域の包括的な医療に関する研究会：「多職種相互乗り入れ型」のチーム医療―その現状と展望．へるす出版，2012，p72-4．

大西康史

Q125
管理栄養士と他職種連携のポイントは

在宅での栄養支援に興味がある管理栄養士ですが，他職種とどのように協働したらよいのかで悩んでいます。

point

- ▶栄養支援の中心は管理栄養士が担うのだ，という気概を持つことが大事。
- ▶居宅療養管理指導料は病院もしくは診療所でのみ算定可能。医療機関との協働が必須。
- ▶実際に調理や介助を行う介護職や家族の能力に応じた工夫を行い，ケアマネジャーと相談しながら支援計画を立てる。

1 管理栄養士の役割

他職種との協働を考えるときに最も重要なのは，他のチームの他のメンバーから頼りにされることである。そのためには，管理栄養士としての職能を最大限に発揮する必要がある。管理栄養士の職能として，診療の現場で求められているのは以下の点であろう。

・食材や調理方法，食形態等についての幅広く正確な知識に精通していること。

・各患者の病態に応じた必要栄養量の算出やその補充方法に精通していること。

・各種身体計測の方法と適応，生化学的検査の解釈と必要性の判断等，栄養に関する評価方法に精通していること。

たとえば，食べられないという患者の依頼を受けた場合，「どのぐらいのカロリーが必要か」「蛋白質は何gか」等を医師に聞くのではなく，患者の状態を自ら判断し，医師に提示する必要がある。当然その過程では，身体計測や浮腫についての評価，検査結果の評価，摂取量の評価などという技術も必要になる。経管栄養であっても栄養評価は必要で，管理栄養士が主導的に関わるべきである。栄養剤の選択，不足しがちな微量栄養素の補充，体重の推移の把握等，行うべき事柄は多い。つまり，管理栄養士が在宅の場で多職種連携を行うポイントのひとつは，栄養についての主導権をき

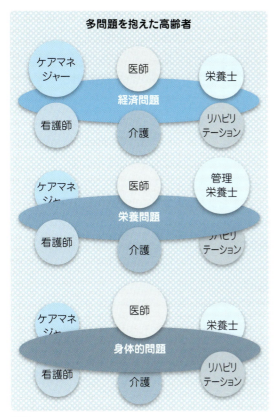

図 多問題を抱えた患者へのアプローチ
栄養問題のリーダーは管理栄養士が担う。

なくとも，低栄養の危機にある患者の栄養支援については，管理栄養士であるあなたが主導的な役割を果たす必要がある。ケアマネジャー，ホームヘルパー，家族等の間を取り持って，主導的に関わることが必要である（図）。

小野沢 滋

ちんととれるかどうかにかかっていると言っても過言ではなく，その気概が必要となる。

2 保険診療を行うために

訪問看護や訪問介護と違い，管理栄養士は単独での開業が認められていない。あくまでも診療所，もしくは病院で点数を算定する必要がある。管理栄養士として在宅の場で活躍したいのなら，理解ある診療所（歯科医院でもよい）や病院に所属するか，もしくはフリーランスとして，診療所や病院と個別に契約し，診療報酬の8〜9割をあなたが得られるような仕組みをつくる必要がある。

3 実際の動き方

栄養評価を行って指導を行っただけでは，摂取量が増えることはほとんどないと思ってよい。家族や介護職との協働が必要となる。特に介護職との協働を考えると，ケアマネジャーとの密な連携は欠かせない。少

Q126
介護職と多職種連携のポイントは

介護職が保健・医療・福祉の多職種と連携し，チームケアを提供するニーズが高まっています。ではどのようにして多職種連携を構築すればよいのでしょうか。

A point

- ▶在宅医療は，在宅での生活基盤の上に成り立つものである。
- ▶生活支援を行う介護職は，多職種連携において重要な役割を果たす。
- ▶介護と他職種との相互理解・情報共有のための研修を重視すべきである。

1 在宅医療・介護を一体的に提供できる連携体制づくり

医療と介護の両方を必要とする状態の高齢者が，住み慣れた地域で自分らしい暮らしを続けることができるよう，地域における医療・介護の関係機関が連携して，包括的かつ継続的な在宅医療・介護を提供することが重要である。このため，関係機関が連携し，多職種が協働により在宅医療・介護を一体的に提供できる体制を構築するために，市区町村が中心となって，地域の医師会等と連携しながら，連携体制の構築を推進している。

2 在宅療養のピラミッド（図1）

在宅療養者の生活を支える基礎となるのは介護である。独居・老老家族など家族に介護力がない場合は特

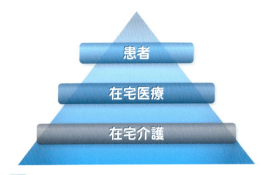

図1 在宅医療のピラミッド

(医療法人アスムス理事長 太田秀樹氏作成)

に重要である。このような生活者では、たとえ住まいがあっても生活が成り立たない。ADL/IADLが維持できない人には、介護サービスは必須である。在宅医療は、在宅での生活基盤の上に成り立つ。その意味からも、在宅医療現場では訪問介護サービスとの連携・協働が求められる。

3 情報提供と共有

介護職は、生活支援をしながら利用者の変化をよく観察している。医師は介護職にあらかじめ、利用者に関する疾病に関する留意点を伝え、注目すべき症状・状態を明示し、連絡すべきタイミング、連絡方法などを伝えておくべきである。特に認知症の患者や失語などで自らの症状を伝えることができない患者に代わり、適切な情報提供を行うことが望まれる。

他職種が知りたい情報は、職種によって違うだろう。たとえば、訪問薬剤師は服薬状況を知りたいし、セラピストは身体の運動に変化があればその情報を最も知りたいだろう。随時の連絡・情報提供が可能な体制を整えることで、情報の共有ができ、良いチームケアが実現される。

適切な情報提供・共有には情報通信技術（information and communication technology：ICT）を使った情報連携ネットワーク体制を整えることが役立つ。ICT化は、情報の迅速化・効率化・品質管理を可能にし、チームケアの質の向上につながるからである（図2）[1]。

【文献】
1) 厚生労働省：健康・医療・介護分野におけるICT化の推進について. 2014.
[http://www.mhlw.go.jp/file/06-Seisakujouhou-12600000-Seisakutoukatsukan/0000042495.pdf]

【参考】
▶ 厚生労働省老健局老人保健課：在宅医療・介護連携推進事業の推進（実施状況及び今後の施策等）について.
[http://www.mhlw.go.jp/file/06-Seisakujouhou-12600000-Seisakutoukatsukan/0000118542.pdf]
▶ 厚生労働省：多職種協働・地域連携.
[http://www.mhlw.go.jp/file/06-Seisakujouhou-10800000-Iseikyoku/0000114473.pdf]

前川 裕

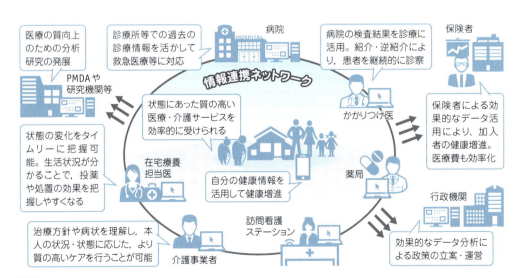

図2 医療等分野のICT化が目指す将来像

(文献1より改変)

Q127
ケアマネジャーと他職種連携のポイントは

「在宅療養者を支えるためには他職種連携が必要だ」とよく聞きますが，ケアマネジャーはどのように他職種と連携すればよいでしょうか？

point

▶他職種のサービス担当者と，お互いの顔の見える関係を構築する。
▶他職種が利用者にサービス提供している時間帯に同時訪問して，他職種からの情報収集をする。
▶他職種間の連携構築にも助力するため，退院時カンファレンスやサービス担当者会議を利用する。

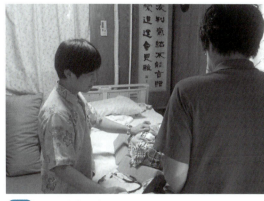

図1 訪問診療に合わせてケアマネも訪問
このときの診察で，クッションを使った除圧では背部・殿部褥瘡の改善がないことを確認，自動で体位交換が可能なマットへの変更について話し合った。

1 他職種と顔の見える関係を構築する

顔の見える関係性を構築することで，電話や報告書などのやりとりだけでは得られない情報が得られ，より深く他職種の仕事を理解することにつながる。

このためには，他職種の訪問時に同時訪問するのが一番有効だと筆者は考える（図1）。「○○さんのサービスについてですが……」と電話で打ち合わせるより，利用者宅で利用者，ケアマネジャー（以下，ケアマネ），サービス提供者で話し合いをするほうが充実した話し合いになることは明らかであるし，顔の見える関係を構築できる。

時間をつくって，ぜひ実践してほしい。

2 ケアマネが他職種間の連携の構築に助力する

ケアマネと他職種連携の目的は，ケアマネ自身が他職種と情報共有することに加え，他職種間の連係の構築にも働きかけることであり，「多くの他職種が顔を合わせる場をつくる」ことと言っても過言ではない。図2のように，利用者を中心にどれだけ多くの関係者をつなげられるかがケアマネの腕の見せどころである。本書の☞「Q130」，☞「Q131」に詳細は譲るが，退院

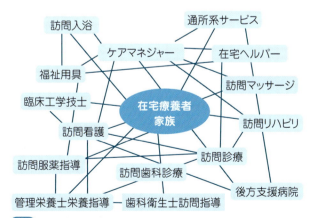

図2 利用者を中心としたネットワークの一例
ケアマネが中心となって，多職種で強固なネットワークをつくり（網をたくさん張る），在宅療養者・家族を支える仕組みを作り上げることが重要である。

時カンファレンスやサービス担当者会議などの機会を利用して，ぜひ，ケアマネと他職種の連携，他職種間の連携を充実させてほしい。これらの会議は，多くの他職種を集めることのできるまたとない機会なのだから。困難事例で，サービス提供者だけで話し合いたい場合は，事例検討会を開催するよう働きかけたい。

3 他職種連携の目的

他職種連携の目的は「事業所間の情報共有」ではなく，「他職種から得た情報をもとに，自分のサービスの質を上げて，利用者の在宅療養をより良く支えること」である。できる限り，サービス提供者が利用者の家に赴いて，顔を見ながら話し合い，利用者・他職種・ケアマネで情報共有してほしい。非常に有用な情報が得られるに違いない。たとえば，家族から「最近飲み込みが悪いです」という訴えに対し，薬剤師がいれば薬剤の副作用の可能性などについて意見がもらえるし，介護ヘルパーやリハビリ担当者からは食事や水分の形態や嚥下しやすい姿勢などについて意見がもらえるだろう。福祉用具業者からはベッドの変更や車椅子の提案があるかもしれない。歯科からは口腔内環境の問題について意見がもらえるだろう。

4 より良い療養を目指して

利用者により良く療養してもらうため，他職種連携が必要不可欠である。そのためには，電話や文書によるやり取りではなく，顔の見える連携を構築することが最良の方法である。

久島和洋

---

3 ❷ 地域連携

Q128

地域ケア会議とは

2016年の介護保険法改正によって，包括的支援事業のひとつとして地域ケア会議が位置づけられましたが，どのような会議でどのような狙いがあるのでしょうか？

point

▶地域ケア会議は医療，介護等の専門職，地域の多様な関係者をメンバーにした会議体である。

▶個別ケースについて多角的視点から検討を行うことにより，被保険者の課題解決を支援する。

▶個別ケースから抽出された地域課題を，地域づくりや市町村介護保険事業計画などの施策に反映させる。

1 地域ケア会議の目的

地域ケア会議は，地域包括支援センターまたは市町村が主催し，設置・運営する会議体である。医療，介護等の専門職をはじめ，民生委員，自治会長，NPO法人，社会福祉法人，ボランティアなど地域の多様な関係者が協働し，介護支援専門員のケアマネジメント支援を通じて，要介護高齢者などが住み慣れた住まいで生活を続けられるよう，地域全体で支援していくこと，高齢者の自立を支援するための具体的な地域課題やニーズを行政に吸い上げ，社会基盤整備につなげることを目的としている。

2 地域ケア個別会議

地域包括支援センターにおける日常生活圏域ごとの地域ケア会議を「地域ケア個別会議」と呼び，個別ケースの検討などの会議を行う。個別ケースについて，多機関・多職種が多角的視点から検討を行うことにより，住民の課題解決を支援する。また，個別ケース検討のプロセスを通して，地域包括支援センター職員や介護支援専門員等の実践上の課題解決力の向上を図ることで，被保険者への自立支援に資するケアマネジメント等の支援の質を高めることができる（個別課題解決機能）（図）[1]。

さらに，個別課題や地域課題を解決するために必要な関係機関等の役割が明らかになるとともに，課題解決に向けて関係機関が具体的に連携を行うことによって，連携が強固かつ実践的なものになる（地域包括支援ネットワーク構築機能）。併せて，個別ケースの背後に同様のニーズを抱えた要援護者やその予備群を見出し，かつ関連する事実や課題，地域の現状等を総合的に判断して，解決すべき地域課題を導き出す（地域

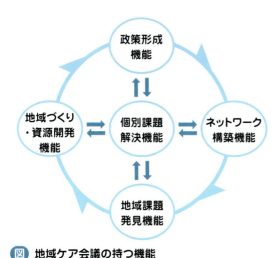

図 地域ケア会議の持つ機能

（文献1より引用）

課題発見機能）。

3 地域ケア推進会議

　市町村レベルの地域ケア会議を「地域ケア推進会議」（☞「Q132の図2」参照）[1]と呼び，各「地域ケア個別会議」の地域課題を地域づくりや市町村介護保険事業計画などの施策に反映させる。地域ごとに個別的な地域課題があり，それらに応じた個々の解決策が必要となる。そのためには介護保険制度だけでなく，インフォーマルサービスや地域の見守りネットワークなど，必要な地域資源を地域で開発していくことが求められる。地域ケア会議を通じて関係者・グループに働きかけをすることで，それぞれの活動内容，役割，得意分野などを活かした地域づくり・資源開発につながる（地域づくり・資源開発機能）。

　地域課題の解決に向けて，優先順位や利用可能な地域資源等を検討して，解決のための手立てを立案したり，地域包括ネットワーク構築や地域づくり，地域資源を開発できるよう施策等を立案していく（政策形成機能）。市町村による地域に必要な施策や事業の立案・実施につなげるレベルから都道府県や国への政策の提言までを含む機能とされている。

　地域ケア会議により「地域包括ケアシステム」を有機的に推進することができる。

【文献】
1）長寿社会開発センター：地域ケア会議運営マニュアル 2013.

p23.
[http://www.nenrin.or.jp/regional/pdf/manual/kaigimanual00.pdf]

須田 仁

Q129
サービス担当者会議の面談とは

在宅医療を開始するにあたってのサービス担当者会議の面談ではどのようなことを行うのですか？

point

▶会議の目的は，患者と家族の状況，療養環境とケアのニーズの確認とその実現に対するプランの策定である。

▶患者の生活を支え，多職種が円滑な連携をとるために，方針と役割分担の確認を行う。

▶面談は，患者，家族，医師，訪問看護師，訪問薬剤師，ケアマネジャー，福祉用具専門相談員等で行われる。

1 面談で行うこと

　面談では患者と家族を支える多職種チームとの初めての顔合わせを行い，ケアの方針を協議し，役割分担の確認を行うことによって円滑な連携を図る。進行を担うのはケアマネジャーであることが多い。面談で，聴き取り，調査を行い，話し合いの上，確認・説明することは以下の通りである。

①参加者の職種と名前の紹介
②患者の簡単なプロフィール，家族構成とそのキーパーソンの確認
③診断およびこれまでの病歴
④症状およびコントロールの状態
⑤処方内容の確認と服薬コンプライアンスの確認
⑥生活状態
⑦患者および家族の懸念事項，不安，希望等
⑧今後の治療・ケアについての方針
⑨介護保険と医療保険制度の説明と費用負担見込み

2 実際のサービス担当者会議の記録（図）

会議参加者：患者，妻，長男の嫁，主治医，訪問看護師，訪問薬剤師，ケアマネジャー

　患者プロフィール：82歳男性。若い頃は県庁職員。退職後は畑仕事を趣味としていた。

同居家族：妻と長男の嫁（長男は単身赴任）。次男は隣県在住。

　キーパーソン：長男の嫁。

診断：①多発性骨髄腫，②がん性疼痛，③高カルシウム血症，④腎不全

病歴：頸部痛と腰痛のため，S病院整形外科を受診。第12胸椎と第2腰椎の圧迫骨折を指摘された。高カルシウム血症と腎不全も指摘され，多発性骨髄腫と診断された。血液内科に5回入院し，化学療法，放射線療法を行われた。強い疼痛があり，内服を行っているが，肩，背中の痛みが持続している。今後の治療効果が期待できず，本人の強い希望で退院となった。予後は1カ月以内と見込まれる。

内服薬：何とか内服可能である（下記。一部省略）。
- アムロジピン（アムロジピン®錠）5mg 1錠
- ボノプラザン（タケキャブ®錠）20mg 1錠
- アシクロビル（ゾビラックス®錠）200mg 1錠 夕食後
- フルコナゾール（ジフルカン®カプセル）100mg 1カプセル
- アセトアミノフェン（カロナール®錠）200mg 12錠
- トラマドール（トラマール®OD錠）25mg 6錠
- 酸化マグネシウム（マグミット®錠）250mg 1回3錠 1日3回
- タムスロシン（ハルナール®OD錠）0.2mg 1錠

症状：軽度の認知症はあるが，意思疎通は可能。食事は全粥，軟菜を1/3程度摂取。坐位保持と寝返りはできるが歩行は不能。排便はポータブルトイレで行っている。

　本人の希望：症状は取ってほしいが，もう入院や輸血はしたくない。好物を食べ，孫に会いたい。家族は，急な症状変化などへの対応が不安。

▶今後の方針について
① 貧血，汎血球減少：輸血はしない。感染予防の処方を継続
② 疼痛：内服薬をオキシコドン（オキシコンチン®）

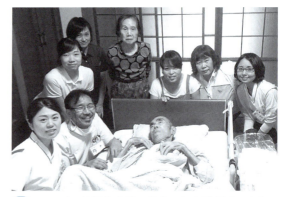

図 サービス担当者会議に集まった多職種チームと患者，家族

へ変更
③ 褥瘡：被覆材を使用。自動体位変換マットを導入

　上記をもとに，月，金に訪問診療，火，土に訪問看護，木曜に訪問入浴サービス利用を予定した。介護ベッド，自動体位変換マットの手配を行った。家族には，不安時や緊急時の連絡先と24時間，365日，対応することを伝えた。また，費用負担についてはケアマネジャーと事務から説明した。

【参考】
▶ 厚生労働省：在宅医療推進について．モデル・ケアカンファレンス．
[http://www.mhlw.go.jp/file/06-Seisakujouhou-10800000-Iseikyoku/0000114565.pdf]

満岡 聰

Q130

サービス担当者会議のポイントは

サービス担当者会議を充実したものにするためにはどのような点に注意したらよいのでしょうか？

A point

▶できるだけ多くの職種を集めて開催する。

▶医師が参加する場合，医師からの病状報告に時間を割く必要はない。医師が目立たないような進行をす

る。
▶サービス提供者の報告ではなく，利用者の希望を叶えるために，他職種の知恵を聞き出す場にする。

1 たくさん集まり，意見を出し合う

　サービス担当者会議（以下，サ担会）は「利用者のニーズに対し，多職種・多方面からの知恵を出し合う場」である。

　であれば，必然的に多職種が一堂に会することが望ましい（図）。たとえば，仙骨部褥瘡に対してエアマットを利用している利用者。介護ベッド1つにしても，「今のベッドは座りにくいです」という利用者の訴えに対し，介護者の「退院後，臥床している時間が減ってきました」という意見，リハビリや看護師の「リハや訪問看護でADLが上がってきている」という報告，医師の「褥瘡治療の視点からは……」という意見，福祉用具担当業者からのADLに応じたベッドの提案があるだろう。訪問薬剤師からは「薬剤の副作用や相互作用による覚醒への悪影響について」の話題提供があるかもしれない。このように，各サービス提供担当者から，違った視点での有用な意見が挙がるであろう。

　是非，サ担会を充実した会にするために，多職種が集まる場にしてほしい。そのためにも，介護支援専門員には多職種への参加の促しを，各サービス担当者には可能な限りの参加をお願いしたい。

2 医師を立てる必要はない

　サ担会は「まず主治医から今の状況を……」の一言で始まることも多い。確かに，身体状況・疾患によって活動制限されることもあるので，間違いではないだろう。しかし，サ担会は「医療職からの病気や障害の説明」で開会するべきではなく，「患者やその家族の希望，各介護系サービス提供者からの医療職を含めた他職種への質問」で開会すべきと筆者は考えている。ここでもイメージしやすいよう例えを挙げる。

　がん終末期で寝たきり，連日500mLの維持輸液をしている利用者。サ担会で医師が最初に「肺癌の末期，臨床病期はⅣbで予後は短ければ1カ月，長くても……」というような現在の病状報告は必ずしも重要ではないのではないか。そこに利用者の想いや生活は存在しない。「風呂に入りたい」「お酒が飲みたい」「お墓

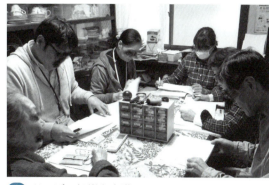

図　サービス担当者会議
左手前から時計回りに，利用者，福祉用具，2事業所のヘルパー，ケアマネジャー，薬剤師，医師（撮影）。関わる全ての職種が参加，患者の希望を聴取し，今後のサービスに生かす。テーブル中央には患者が使い慣れた薬箱がある。

参りに行きたい」など，利用者の希望を叶えてあげるためにどうすればよいか，多職種で活発な意見交換を行うのがサ担会のあるべき姿ではないだろうか。

3 サービス担当者会議の有用性

　以上，具体例を挙げてサ担会のポイントを述べた。各職種，忙しい中でサ担会に参加する時間をつくるのは躊躇してしまうかもしれない。しかし，多職種が一堂に会して議論した場で得られる情報が非常に有用であることは間違いない。是非，これを読まれた方が，今後サ担会に積極的に参加されることを望む。

久島和洋

Q131
退院時カンファレンスのポイントは

退院時カンファレンスを開催することにはどういった意味があるのでしょうか？　開催にあたっての注意点などあれば，教えて下さい。

point

▶退院時カンファレンスは入院医療機関と地域の医療・介護をつなぐ場である。

▶診療報酬の算定に粗漏がない体制を構築することが急性期病院の目下の急務である
▶退院時カンファレンスの成否は退院時カンファレンスが開催される前に決まる。

1 急性期病院に求められる地域包括ケアシステムへの理解

地域包括ケアシステムは，今後の少子・高齢・多死社会の進展に対応するために提案されている社会システムの中核を担う。地域包括ケアシステムを無視して医療に携わることはできないはずであるが，眼前の専門的医療や救急医療に忙殺されている急性期病院の医療関係者にとって，それはまだ遠い存在である。しかし現実には，急性期医療の診断群分類別包括評価（diagnosis procedure combination：DPC）に入院期間が短縮される仕組みが組み込まれており，「地域で支える」という動きが加速されている。「退院時カンファレンス」（または「退院時ケアカンファレンス」）は入院医療機関と地域の医療・介護をつなぐ場であり，急性期病院の医療関係者にとっては地域包括ケアシステムに直接関わるきわめて大切な機会である。

2 退院時カンファレンスの目的

退院時カンファレンスの目的は，①患者，家族が安心して退院できるように，入院医療機関と在宅関係者の多職種による情報共有や話し合いを行うこと，および②患者，家族が在宅生活をより明確にイメージすることができるように，退院後の療養生活に必要な事項を入院中に再確認することである。診療報酬が手厚い代わりに，厳しい算定要件・施設基準が定められている。院内の運用規定を整備し人材を確保したり，退院時スクリーニングシートを用意したりするなど，算定に粗漏がない体制を構築することが急性期病院の目下の急務である。

3 退院時カンファレンスの開催を判断する

退院時カンファレンスは以下の場合に企画・開催する。
（1）医療情報からのアセスメントで課題がある場合
医療管理・医療処置が継続する場合，ADLが低下

し，自立生活が送れない場合，進行する病状（がんなど）を抱えて療養することがわかっている場合，入退院を繰り返すことが予想される場合。
（2）患者背景・生活情報からのアセスメントで課題がある場合
高齢，独居・家族介護力に問題がある場合，経済的，社会的な問題がある場合，自宅以外からの入院の場合，介護保険等制度を利用している場合。
（3）その他，診療報酬算定上の「退院困難な要因」がある場合
「A246退院支援加算（退院時1回）」に該当する場合。

4 退院時カンファレンスシートの利用

退院時カンファレンスシートが利用される。項目には，患者基本情報，患者の身体状況，病状への説明・患者家族の意向，医療管理上の課題・引き継ぎ，生活介護上の課題・引き継ぎ，指示書・診断書等の書類，薬剤，退院時の移送方法等が含まれる。代表的なカンファレンスシートは成書やインターネット上でも提供されている[1,2]。また，地域の研修会や近隣の複数の施設から持ち寄られ，地域ネットワークの枠組みで統一が図られるなどの試みも報告されている。

5 退院時カンファレンスの成否は事前に決定される

退院時カンファレンスの成否は，退院時カンファレンスが開催される前に決まる。退院時カンファレンスでは，以下についてカンファレンスシートを活用して確認する。
1 準備された支援計画に抜けがないか
（1）退院支援アセスメントで「医療管理上の課題」と「生活・介護上の課題」が明確になっているか
①医療管理上の課題

療養の場を想定して，患者・家族が対応しやすいようシンプル・簡便な方法が望ましい。引き継がれる在宅スタッフのレベルに合わせた準備はできているだろうか。
②生活・介護上の課題

ADL（食事，排泄，入浴，整容，衣服の着脱，移動，起居動作など）だけではなく，手段的日常生活動作

(instrumental activities of daily living：IADL)（買い物，洗濯，掃除等の家事全般，金銭管理，服薬管理，交通機関の利用，電話の応対など）の視点で必要な支援を準備する。在宅スタッフからチェックを受ける。

(2) 患者・家族の理解と納得は得られているか（患者・家族の自己決定を尊重したプロセスを踏めたか）

在宅療養でめざすべき姿に関して，軌道修正は入院中に何度も行われ，回復が不十分な状況で退院する場合も少なくない。退院後の療養環境の整備には在宅スタッフと本人家族との信頼関係の構築が必要であり，病棟スタッフの立場から両者をつなぐ機会を用意する。退院時カンファレンスの前に（退院の1週間前までに），在宅のスタッフと患者・家族を引き合わせることが望ましい。

看護師は，医療をわかりやすく伝える医療側の人間であると同時に患者・家族の代弁者たることが期待される。患者と家族は一心同体ではない。家族は，これまでともに長く暮らしてきた歴史の上に成り立っている。時にはそれぞれ個別に意見を聞くなどの対応により，本音を引き出すことも必要である。

(3) 退院時に残される課題について病院と在宅のスタッフ間で共有できているか

退院支援を要する患者・家族は多くが何らかの医療の継続が必要であり，生活の障害も入院前と落差がある。どのように理解し合意形成できたかのプロセスと，合意できなかった部分・解決が在宅移行後に引き継がれる部分を伝える。

患者，家族の退院後の療養や治療方針に関する迷いがある場合や在宅へ残された課題がある場合（特に病院・在宅のスタッフや多職種が皆で情報を共有すべき問題がある場合）などに，直接顔を合わせて討議する意義は非常に大きい。

2 医療職，介護職，福祉職間の共通言語化は課題である

医療用語と介護用語にはズレがあり，医療用語・介護用語が双方に伝わらないことがある。介護職員には医療の基礎知識がないため，医療側に遠慮して聞きたくても聞けないことがよくある。医療スタッフ側には，たとえレベルが低く思えても質問には丁寧に答える姿勢が望まれる。

【文献】
1) 東京都福祉保健局：東京都退院支援マニュアル（平成28年3月改訂版）．
[http://www.fukushihoken.metro.tokyo.jp/iryo/sonota/zaitakuryouyou/taiinnshienn.html]
2) 宇都宮宏子, 監修：退院支援ガイドブック. 学研プラス, 2015.

谷水正人，平岡久美

Q132
ケア会議（地域ケア会議）への参加方法は

地域ケア会議の目的は何ですか？ 地域ケア会議と個別ケア会議（症例検討会）はどう違いますか。

point

▶地域ケア会議は高齢者個人に対する支援の充実と，それを支える社会基盤整備を同時に進めて行く，地域包括ケアシステムの実現に向けた手法である。
▶地域包括支援センターが主催し，医療，介護等の多職種が協働して高齢者の個別課題の解決を図るとともに，介護支援専門員のケアマネジメントの実践力を高める。
▶共有された地域課題の解決に必要な資源開発や地域づくり，さらには介護保険事業計画への反映などの政策形成につなげる。

1 個別ケア会議（事例検討会）とは

総合相談・介護支援専門員や民生委員等から地域包括支援センターに収集される支援困難事例（虐待，認知症，独居，老老介護等の介護力不足等）や個別課題について，医師，介護支援専門員，介護事業者，区市町村等，関係者が速やかに会議を開催し，個別課題の解決に向けて協議することを個別ケア会議または事例検討会と言う。

緊急度が高いことが多く，医療的なアドバイスも必要なため主治医の出席を求められるが，現状では出席

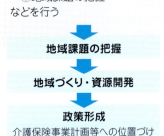

地域包括支援センターでの開催（高齢者の個別課題の解決）

多職種の協働による個別ケース（困難事例等）の支援を通じた
①地域支援ネットワークの構築
②高齢者の自立支援に資するケアマネジメント支援
③地域課題の把握
などを行う

↓
地域課題の把握
↓
地域づくり・資源開発
↓
政策形成
介護保険事業計画等への位置づけ
↓
市町村での開催
（地域課題を解決するための社会基盤の整備）

【主な構成員】
自治体職員，包括職員，ケアマネジャー，介護事業者，民生委員，OT，PT，ST，医師，歯科医師，薬剤師，看護師，管理栄養士，歯科衛生士　その他必要に応じて参加
※直接サービス提供にあたらない専門職種も参加

図1　地域ケア会議

地域ケア会議は，高齢者個人に対する支援の充実と，それを支える社会基盤の整備とを同時に進めていく，地域包括ケアシステムの実現に向けた手法である。
具体的には，地域包括支援センター等が主催し，下記を行う。
・医療，介護等の多職種が協働して高齢者の個別課題の解決を図るとともに，介護支援専門員の自立支援に資するケアマネジメントの実践力を高める。
・個別ケースの課題分析等を積み重ねることにより，地域に共通した課題を明確化する。
・共有された地域課題の解決に必要な資源開発や地域づくり，さらには介護保険事業計画への反映などの政策形成につなげる。
（文献1より引用）

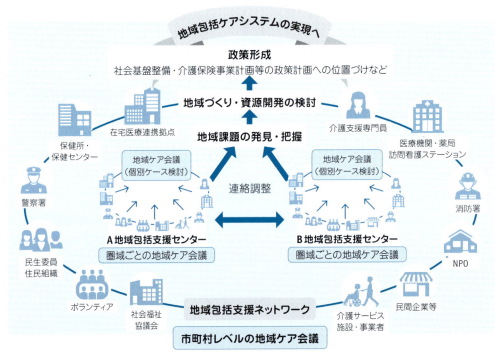

図2　「地域ケア会議」を活用した個別課題解決から地域包括ケアシステム実現までのイメージ

・地域包括支援センター（または市町村）は，多職種協働による個別ケースのケアマネジメント支援のための実務者レベルの地域ケア会議を開催するとともに，必要に応じて，そこで蓄積された最適な手法や地域課題を関係者と共有するための地域ケア会議を開催する。
・市町村は，地域包括支援センター等で把握された有効な支援方法を普遍化し，地域課題を解決していくために，代表者レベルの地域ケア会議を開催する。ここでは，需要に見合ったサービス資源の開発を行うとともに，保健・医療・福祉等の専門機関や住民組織・民間企業等によるネットワークを連結させて，地域包括ケアの社会基盤整備を行う。
・市町村は，これらを社会資源として介護保険事業計画に位置づけ，Plan→Do→Check→Act（PDCA）サイクルによって地域包括ケアシステムの実現へとつなげる。
（文献2より引用）

率は低い。また，主治医がいない症例も多く，その場合は地区医師会での対応が望まれる。

2 地域ケア会議とは

　地域ケア会議（図1）[1]は，日常生活圏域ごとに設置されている地域包括支援センターが，それぞれ年に数回程度開催する。個別課題を通して地域の課題を把握し，それを解決するために医療や介護の多職種だけでなく，民生委員，成年後見センター，社会福祉協議会，区市町村，保健所等から推薦された者が参加し，地域によっては商工会議所が参加する場合もある。区市町村全体の課題に取り組む個別ケア会議全体会が設置される場合もある。

　解決されずに残された課題については，その緊急性，実行可能性，効果の見込み等を検討して，圏域のニーズ把握と優先順位の判断した上で，必要なサービスメニューと量を確保し，事業化，施策化する。さらに区市町村全体の問題については，社会基盤整備，介護保険事業計画等の行政計画への位置づけなど，地域包括ケアシステムの実現に向けて政策を形成する（図2）[2]。医療や介護分野だけでは解決できないことも多く，地域包括ケアシステムの実現はまちづくりそのものである。

【文献】
1) 厚生労働省：地域ケア会議について．
　[http://www.mhlw.go.jp/seisakunitsuite/bunya/hukushi_kaigo/kaigo_koureisha/chiiki-houkatsu/dl/link3-1.pdf]
2) 厚生労働省：「地域ケア会議」を活用した個別課題解決から地域包括ケアシステム実現までのイメージ．
　[http://www.mhlw.go.jp/seisakunitsuite/bunya/hukushi_kaigo/kaigo_koureisha/chiiki-houkatsu/dl/link3-1.pdf]

〈大石明宣〉

Q133

職能団体（医師会，歯科医師会，看護協会など）との関わり方は

在宅医療を始めるにあたって，職能団体とどのような関わりを持つ必要があるのでしょうか？

- ▶各職能団体は会員に対して幅広く知識を広める役割を持っている。
- ▶職能団体に関わることで多職種と関わりを持つことになる。連携体制の一員となることで，在宅医療の提供が可能になり，市民に安心を授与することが可能になる。
- ▶在宅医療と医師会の関係は介護保険における主治医意見書から始まっている。

1 職能団体との関わり方について

　各職能団体への加盟方法は団体により少し違いがある。ただし，各職能団体の基本構造は，市区町村単位から都道府県単位まで同じである。職能団体は個人の参加から始まる。かかりつけ医の在宅医療は1人開業体制が多くを占めている。外来を中心とした医療形態から，外来患者の高齢化とともに通院できなくなった要介護者を訪問して診療する医療形態まで，幅広い対応が求められる。

　しかしながら，在宅医療を始める不安も多く存在する。わが国の医師が行う，各個人の診療所，病院における医療，あるいは地区医師会の受託事業への参加，活動は予防事業等に象徴されてきた。新しく求められる在宅医療の対象者に対して，在宅医療に関する知識面の不安や，地域のシステムまたは多職種との関わり方について未知なことが多くて参加をためらうことがある。各職能団体は会員に対して幅広く知識を広める役割を持っている。さらに職能団体に関わることで多職種との関わりを持ち，連携体制の一員となることで在宅医療の提供が可能になり，市民に安心を授与することが可能になる。

2 医師の職能団体

　地域包括ケアシステムの中の医療，介護連携事業においては，行政と地区医師会の役割が大きくなっている。

　日本医師会は，世界医師会に認められたわが国唯一の医師個人資格で加入する団体である。各種の調査，研究や国際交流を通じて，これからの医療のあり方を考え，より働きやすい医療環境づくりと国民医療の推

進に貢献することを理念としている。強制ではなく任意加盟である。

都道府県医師会は介護保険の開始以来，毎年主治医の意見書に関する講習会を行ってきた。講習会を通じて，かかりつけ医の在宅医療への参入も促してきた。一方，都道府県からの委託を受けた都道府県医師会は在宅関連講習会を行っている。区市町村医師会においてできない講習会は都道府県医師会が行っている。

開業当初は郡市区医師会に加入申請をする。郡市区医師会は地域で様々な活動を行っている。会員は，学校医，園医，警察業務への協力，早朝・休日・夜間・救急診療の実施と協力，産業医，地域産業保健センター活動の実施，介護保険認定審査会への参加，自治会，保健所，保健センターの活動，検診，定期予防接種などの活動に参加する義務が生じる。在宅医療と関係するところでは，2000年から始まった介護保険制度における主治医の意見書への記載がある。主治医意見書は，訪問し，すまいのあり方が本人の疾病，障害とどのように関係するかが理解できないと記載できない。

会員の基礎団体である郡市区医師会では，在宅医療関連業務を行おうとしても会員の意識がついてこない状況が続いた。しかし，地域包括ケアシステムの構築は現在，区市町村にゆだねられており，地域包括ケアの根幹は在宅医療が担っている。したがって，在宅医療と医師会の関係は介護保険における主治医意見書から始まっている。在宅医療の原点は1990年の診療報酬改定から始まるが，地域において在宅医療を行うことは地区医師会活動とは無関係であることもあった。在宅医療が国の方向性と一体化する中で，医師会が活動することになる。日本医師会に在宅医療協議会がつくられ，大きな転換期を迎えた。

3 在宅における医療介護の提供体制

2007年に日本医師会がかかりつけ医機能の充実指針を発表し，①尊厳と安心を創造する医療，②暮らしを支援する医療，③地域の中で健やかな老いを支える医療，の3つの基本方針を示した。

2016年4月1日より，今後のさらなる少子高齢社会を見据え，地域住民から信頼されるかかりつけ医機能のあるべき姿を評価し，その能力を維持向上するために「日医かかりつけ医機能研修制度」の実施が開始

表　かかりつけ医の重要な役割

1. かかりつけ医は高齢社会における生活機能の維持，向上のマネジメントに重要な役割を果たす
2. 暮らしの場でQOLの向上を支援する
3. 総合的な診療能力を有することはかかりつけ医の持つべき要件であり，地域医療の大半を支える。
4. 地域においては特定の疾患，科の専門だけではなく，総合的な診療能力を持ち，幅広い視野で地域を診る医師
5. 地域住民の生まれてから死に至る間に様々な患者が抱える医療をカバーする
6. 患者や家族の人生も相手にする
7. 認知症，リハビリテーション，がん緩和ケア等に関わる
8. 在宅医療は外来医療のその先の医療

された。主なポイントは下記の通りである。①患者中心の実践，②継続性を重視した医療の実践，③チーム医療，多職種連携の実践，④社会的な保健・医療・介護・福祉活動の実践，⑤地域の特性に応じた医療の実践。⑤の中には在宅医療が含まれている（表）。

新田國夫

Q134
地域包括支援センターとの関わり方は

地域包括支援センターはどのような機能を持ち，どのように関われればよいのでしょうか？

point

▶総合相談業務もあるので，介護関係なら何でも相談でき，適切な担当部署に紹介してもらえる。

▶区市町村により地域包括支援センターの機能強化レベルが異なるので，地域包括ケアシステムの推進に向けて協働することが大切である。

▶地域包括支援センターが民生委員を統括しているので，日常生活圏域の要支援・要介護者の情報が収集されている。

1 地域包括支援センターの役割

地域包括支援センターは，2006年の介護保険法改正により，地域住民の保健・福祉・医療の向上，地域包括ケアシステムの構築を目的に，各区市町村の日常生活圏域ごとに設置され，保健師，主任介護支援専門員，社会福祉士等が業務にあたっている。主な業務としては，以下の①～④が挙げられる（図1）[1]。

① 総合相談支援業務（制度横断的な相談受付）
② 権利擁護業務（成年後見制度，高齢者虐待への対応等）
③ 包括的・継続的ケアマネジメント支援業務（支援困難例に対する指導・助言，ケアマネジャー（介護支援専門員）への助言・指導等）
④ 第1号介護予防支援事業（要支援者を除く）

さらに機能強化に向けて人員体制を見直し，基幹型や機能強化型センターを設置することにより，以下の⑤～⑧を実施している（図2）[2]。

⑤ 在宅医療・介護連携推進事業（地区医師会等と連携）
⑥ 生活支援体制整備事業
⑦ 認知症施策推進事業（認知症初期集中支援チームの運営，認知症地域支援推進員の育成等）
⑧ 地域ケア会議推進事業（地域包括支援センターが主催）

さらに，下記⑨～⑬といった一般介護予防事業を委託されているセンターもある。

⑨ 介護予防把握事業
⑩ 介護予防普及啓発事業
⑪ 地域介護予防活動支援事業
⑫ 介護予防事業評価事業
⑬ 地域リハビリテーション活動支援事業

2 地域包括支援センターの活用法と連携の重要性

在宅療養する上で，疾病の治療以外では，介護サービスについてはケアマネジャーがケアプランを計画するときに主治医として居宅療養管理指導を行うことは大切だが，それ以外の成年後見制度，虐待への対応，支援困難事例への対応等，困ったときにはどんなことでも地域包括支援センターに連絡すると，総合相談業務を担っているので適切な部署に引き継いで対応してくれる。

民生委員を統括しているため，各地域の困りごと（独居老人，老老介護，認知症，虐待等）が，地域包

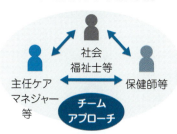

権利擁護業務
・成年後見制度の活用促進，高齢者虐待の対応など

包括的・継続的ケアマネジメント支援業務
・「地域ケア会議」等を通じた自立支援型ケアマネジメントの支援
・ケアマネジャーへの日常的個別指導・相談
・支援困難事例等への指導・助言

総合相談支援業務
住民の各種相談を幅広く受け付けて，制度横断的な支援を実施

主任ケアマネジャー等 ― 社会福祉士等 ― 保健師等
チームアプローチ

多面的（制度横断的）支援の展開
行政機関，保健所，医療機関，児童相談所など必要なサービスにつなぐ

介護サービス	ボランティア
ヘルスサービス	成年後見制度
地域権利擁護	民生委員
医療サービス	虐待防止
介護相談員	

：包括的支援事業（地域支援事業の一部）
：介護予防支援（保険給付の対象）

介護予防支援
支援者に対するケアプラン作成
※ケアマネ事業所への委託が可能

介護予防ケアマネジメント業務
二次予防事業対象者（旧特定高齢者）に対する介護予防ケアプランの作成など

図1 地域包括支援センターの業務
地域包括支援センターは，市町村が設置主体となり，保健師・社会福祉士・主任介護支援専門員等を配置して，3職種のチームアプローチにより，住民の健康の保持および生活の安定のために必要な援助を行うことにより，その保健医療の向上および福祉の増進を包括的に支援することを目的とする施設である（介護保険法第115条の46第1項）。主な業務は，介護予防支援および包括的支援事業（①介護予防ケアマネジメント業務，②総合相談支援業務，③権利擁護業務，④包括的・継続的ケアマネジメント支援業務）で，制度横断的な連携ネットワークを構築して実施する。

（文献1より引用）

在宅医療・介護連携
地域医師会等との連携により，在宅医療・介護の一体的な提供体制を構築

認知症初期集中支援チーム 認知症地域支援推進員
早期診断・早期対応等により，認知症になっても住み慣れた地域で暮らし続けられる支援体制づくりなど，認知症施策を推進

今後充実する業務については地域包括支援センターまたは適切な機関が実施
例
- 基幹的な役割のセンターに位置づける方法
- 他の適切な機関に委託して連携する方法
- 基幹的な役割のセンターと機能強化型のセンターで分担する方法等

地域包括支援センター
※地域の実情をふまえ，基幹的な役割のセンター（*1）や機能強化型のセンター（*2）を位置づけるなどセンター間の役割分担・連携を強化

包括的支援業務 介護予防ケアマネジメント
従来の業務を評価・改善することにより，地域包括ケアの取組を充実

生活支援コーディネーター
高齢者のニーズとボランティア等の地域資源とのマッチングにより，多様な主体による生活支援を充実

地域ケア会議
多職種協働による個別事例のケアマネジメントの充実と地域課題の解決による地域包括ケアシステムの構築

介護予防の推進
多様な参加の場づくりとリハビリ専門職の適切な関与により，高齢者が生きがいを持って生活できるよう支援

市町村：運営方針の策定・新総合事業の実施・地域ケア会議の実施等
都道府県：市町村に対する情報提供，助言，支援，バックアップ等

図2 地域包括支援センターの機能強化
機能強化のための主な施策は以下の5点。
①高齢化の進展，相談件数の増加等に伴う業務量の増加およびセンターごとの役割に応じた人員体制を強化する，②市町村は運営方針を明確にし，業務の委託に際しては具体的に示す，③直営等基幹的な役割を担うセンターや，機能強化型のセンターを位置づけるなど，センター間の役割分担・連携を強化し，効率的かつ効果的な運営を目指す，④地域包括支援センター運営協議会による評価，PDCAの充実等により，継続的な評価・点検を強化する，⑤地域包括支援センターの取組みに関する情報公表を行う。
＊1：たとえば，センター間の総合調整，他センターの後方支援，地域ケア推進会議の開催などを担う（直営センターで実施も可）。
＊2：過去の実績や得意分野をふまえて機能を強化し，他のセンターの後方支援も担う。
（文献2より引用）

括支援センターに情報収集されている。在宅医として協力し，支援困難事例の個別ケア会議が開催されたら出席することが望ましい。

地域包括支援センターは区市町村，医師会等と連携し，地域包括ケア推進事業に積極的に参画するので，共に顔の見える関係づくりを構築し，地域包括ケアをさらに推進することが重要である。

大規模災害時にも日常生活圏域ごとの要介護者・要支援者情報が地域包括支援センターに収集されるので，緊密な連携体制を構築する必要がある。

【文献】
1) 厚生労働省：地域包括支援センターの業務．
[http://www.mhlw.go.jp/seisakunitsuite/bunya/hukushi_kaigo/kaigo_koureisha/chiiki-houkatsu/dl/link2.pdf]
2) 厚生労働省：地域包括支援センターの機能強化．
[http://www.mhlw.go.jp/file/05-Shingikai-12301000-Roukenkyoku-Soumuka/0000115404_1.pdf]

大石明宣

Q135
情報共有ツールの有効な使い方は

在宅医療において役に立つ電子カルテシステムはあるのでしょうか？　また購入する場合，費用はどのくらいするのでしょうか？

point

▶施設，職種間を超えた情報共有ツールは，これからの在宅医療において必須のアイテムである。

▶複数の関係者が利用するため，操作は容易でなければならない。

▶電子カルテシステムと比較すると，導入コストは割安になってきている。

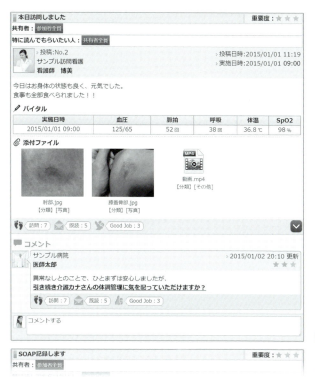

図1 パソコンや携帯端末から入出力する
カナミックネットワーク®の画面

写真などの画像を貼り付けたりすることもできる。
（文献1より引用）

1 情報共有ツール普及の背景

在宅医療における情報共有ツールは，在宅医療に関わるプレイヤー（関係者）がそれぞれの連絡に使用するためのシステムであり，最近その活用が現実的になってきている。

病院で診療に電子カルテを導入する上で，職種間を超えた情報共有がその最大のメリットであることに当初から気づいていた人はわずかだった。電子カルテが使用されるようになってから，このことが認識されて普及につながった。そして情報共有が最も重要であると考えられる応用例がこの在宅医療である。

在宅医療における情報共有ツールは，①電子カルテの発展形であるelectronic health record (EHR) を在宅医療に特化させたもの，②医療とは関係なく携帯端末から広がったsocial network service (SNS) を転用して在宅医療の連絡に使用しようとするもの，の2つのタイプにわけることができる。

前者の例としてはカナミックネットワーク®がある（図1）[1]。後者としてはMedical Care Station (MCS®)（図2）[2] が代表的なものである。両者は最近でこそ近接してきたとは言え，その発展の過程から見ても当然役割が異なっている。

2 情報共有ツールに必要なポイント

在宅医療における情報共有ツールに必要なポイントは，下記の通りである。

① 施設を超えた，あるいは施設間を結ぶ情報共有であることが必要である。患者ごとにプレイヤーの組み合わせが異なる在宅医療においては，患者ごとにいくつかの施設をランダムに結ぶことが容易にできるシステムが要求される。ここで医師，医療者，介護者，患者すべてに同等に共有されるのか，あるいは情報格差を設けるのかは悩ましい問題であり，結論は出ていない。

② 在宅医療の特徴から，携帯性のあるデバイスである必要がある。現代の携帯端末がこれを可能にしたと言える。どのメンバーをつなげるかをユーザーが自由に決定する仕組みはまさに現代のSNSそのものである。

③ 医療においては，特有のセキュリティレベル，いわゆる厚生労働省の「医療情報システムの安全管理に関するガイドライン 第5.0版」を満たさなければならない。ここで推奨されているレベルは非常に高く，そのまま導入しようとすると費用がかかり過ぎて使えないものになりかねない。

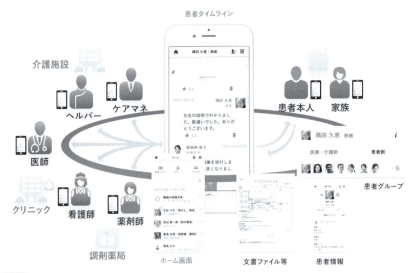

図2 MCS®の全体説明図
在宅医療に関係する不特定多数の多職種のプレイヤー間をつなぐことができる。　　　（文献2より引用）

そこで最近はsecure sockets layer (SSL) で十分としているシステムも多い。
④操作者が多岐にわたることから，誰でも容易に扱える仕組みであることが必要である。
⑤安価なシステムであることも普及のための必須条件である。

これ以外に，電子カルテとの直接接続，personal health record (PHR) などとしての二次利用も考える条件になるが，まずは現場で使われることを条件にすると，上記の5条件であろう。

これらの点から，EHRの1パーツとして考えるよりは，在宅医療においてのみ使えるコミュニケーションツールと割り切ってもよいかもしれない。その意味でMCS®は費用もかからず（無料），導入も面倒ではない点で優れているが，電子カルテとの接続，データを後から収集，解析するためにはある程度の構造化が今後必要になるであろう。カナミックネットワーク®では多職種他法人連携情報共有向けに無料のメッセージ機能を提供しており，個人同士やグループ単位で画像などのファイルやメッセージのやりとりが行える。

【文献】
1) カナミックネットワーク. [https://www.kanamic.net/]
2) メディカルケアステーション. [https://www.medical-care.net/html/]

　　　　　　　　　　　　　　　　高林克日己

Q136
在宅における介護力の評価方法は

人工呼吸器管理の在宅医療は継続できるのに，安定した認知症患者の在宅医療が中断されることがあります。介護力を評価することは大切ではないのでしょうか？

point

▶在宅医療を継続していく上で，介護力は非常に重要である。
▶家族の介護力だけでなく，制度による社会的な介護力も併せて評価する。
▶介護機器の選択や療養環境の整備によって，介護力を補完することができる。

1 支える意思を確認

近年，在宅医療の優位性に関する研究も進んでいるが，在宅医療が継続できるかを判断する上で最も重要なのは，療養者自身が「在宅で療養したい」と明確な意思を持つことである。そして，それを支える覚悟が介護家族にあるかが，在宅医療継続のために欠くことのできない要素と言える。認知症の人や言語的な意思

疎通が困難な重症小児の場合には，家族が当事者に代わり在宅療養への希望を伝えることとなるが，QOLの視点に立てば，在宅医療の選択が有利となることに疑う余地はない。

次に，在宅療養の継続に必要な介護力を評価することになる。家族に介護する意欲や情熱があるか，適切な介護方法を学び，実施する技能を習得できるかを判断しなくてはならない。家族に支える気持ちが乏しく適切な介護が行われないと，療養者の状態像（病態）は増悪するのでさらに介護負担が増加するという悪循環に陥り，在宅療養が中断されることが多い。

一方で介護する意思があっても，専門職の助言を聞き入れない独善的な介護の場合は，時に生命の危機に直面するような状況も訪れる。筆者は嚥下機能が低下している症例に対して，無理に普通食を摂取させたことで呼吸困難となり，救急搬送された例を経験している。

2 人工呼吸器管理の小児在宅医療の特殊性

在宅医療の対象者は高齢者だけでなく，近年，新生児集中治療室（neonatal intensive care unit：NICU）から移行した小児が増加しつつある。小児在宅医療の特徴のひとつに，多くの症例が重度で，人工呼吸器管理や人工栄養管理となっていることが挙げられる。さらに，介護保険制度など社会的に支援する仕組みが未整備で，介護負担は両親，特に母親にのしかかってくることが多い。このような状況でも，多くの在宅重度障害児の在宅療養が継続できるのは介護意欲や情熱であり，親にとってチャイルドケアという受け止め方が，強力な介護力が発揮できる理由である。状態像に応じた介護力の評価が必要と言える。

3 家族介護力を補完する社会的介護力

介護保険制度の基本理念には，家族の介護負担を軽減することが掲げられている。介護が長期化したときにレスパイトケア（息抜き）ができるか，介護家族の病気や冠婚葬祭などの行事で一時的に介護が継続できないときに，緊急でショートステイ（短期入所）が利用できるか，あるいは，デイサービスの利用で介護者の生活に時間的ゆとりが確保できるかなど，在宅医療の継続には，家族の介護負担を軽減する社会的なサービスが非常に重要となってくる。

介護保険制度が活用できる場合は，ケアマネジャーが家族の介護負担への配慮を行っているが，サービス施設やサービス供給量が不足している地域もあり，社会的な介護力に格差が生じていることもある。

4 療養環境を整備し，介護負担を軽減する

移乗に電動リフトを使ったり，車椅子にパワーアシストをつけたりするなど，療養環境整備によって介護負担の軽減が図れる。「主たる介護者が高齢だから介護力が低下する」と判断する前に，介護負担を補完する様々な方策があることを考えてほしい。

太田秀樹

Q137

施設における介護力の評価方法は

夜間の徘徊や，胃瘻の管理が難しいなど医療的なケアを理由に入所が制限されたり，重度化すると退所を促されたりする施設があるようですが，施設の介護力を判断するにはどうしたらよいでしょうか？

- ▶住み慣れた地域に最期まで暮らすためには，施設の介護力を高めることが必要である。
- ▶介護力が高くても，終末期医療を行わない運営方針を掲げる施設もある。
- ▶施設基準を満たす人員配置だけでは，十分な介護力を発揮することは難しい。

1 施設を訪ねてみる

ケアマネジャーは施設の評判も含めて様々な情報を持っているが，所属施設に関して中立的な評価を聞くことが難しいかもしれない。したがって，まずは施設に足を運ぶことが重要である。

介護職だけでなく，事務職員も含めて明るく挨拶をするか，溌剌と仕事をしているかなどの印象も重要である。そして，入所者の表情，清潔か，匂いがないか，整理整頓が行き届いているかなどは，基本的なことであるが，ケアの質を推し量るには大切な判断材料であると言える。さらに，地域と交流があることが必要で，お祭りなど地域の行事に参加しているか，近くの幼稚園から園児や小学校から児童の訪問があるか，地域のボランティアの協力を得ているかなど，施設が地域に密着し開放されていることを確認しておくとよい。

基本は，居心地の良い生活の場であるべきで，医療依存度が高くなった場合に，施設が指定した特定の医師の診療を受けることを入所の条件としている施設は問題があるとみなしたほうがよい。

2 利用者やその家族の評判を聞く

地域包括ケアシステムのめざすものは，尊厳のある生活を住み慣れた地域で最期まで続けることであり，看取り医療まで施設で可能かどうかが，介護力を評価する上で重要な物差しとなる。

現在の法制度では，サービス付き高齢者向け住宅，グループホーム，有料老人ホームなどの住居系施設であっても医師の訪問診療や往診を受けることが可能である。そのため，施設で看取りを行った症例がどれぐらいあるのかその経験を尋ねるとよい。終末期を支えるには，医療支援だけでなく介護力の水準の高さが必要だからである。また，救急搬送の件数も見逃してはいけない。ケアが行き届かないまま，いつの間にか重度化して慌てて救急搬送となる施設は，介護力が乏しいと言わざるをえない。

3 施設基準に基づく人員配置

制度の中で許認可を必要とされる施設では，人員配置に関して明確な基準があるが，実際の運営において，その基準を満たす人員数で質の高いケアを提供することは難しい場合も少なくない。介護職の場合は，必ずしも資格を必要としない場合もある。さらに，2013年に介護福祉士に統一される以前は，「ホームヘルパー1級」「ホームヘルパー2級」「介護職員基礎研修」「介護福祉士」など養成課程が異なっていた。旧ホームヘルパー2級を介護職員初任者研修修了者と位置づけ一定期間の実務経験を経ることで，介護福祉士資格取得の道筋が整ったのである。

したがって，有資格者の数や，その呼称によって介護力を評価することは難しい。介護は人が人に行うサービスであるため，相性などの情緒的な要因もあるが，長く関わることがケアの質を高める重要な要因となると考える。信頼の獲得においては，単に技能や資格だけでなく，時間軸も忘れてはならない。したがって，介護職の離職率の低い施設は介護力が高いとみなしてもよいのではないだろうか。

太田秀樹

---

3 ❸ 在宅医療の導入

Q138

在宅医療の諸相における対応は

在宅医療には，移行期，療養生活期，急性期，終末期と大きく4つのフェイズがあると言われていますが，それぞれのフェイズにおける対応についてポイントを教えて下さい。

A point

▶移行期には療養環境の急激な変化があることもあり，丁寧な対応が求められ，在宅でも療養できるという安心感が重要である

▶療養生活期には，できるだけ長く安定して療養できるように，特に脱水予防や便秘などのケアが重要となる

▶在宅医療が中断される原因の多くが，肺炎などの発熱と，骨折などの外傷である。在宅医療を継続するか，入院医療を選択するのかを判断しなくてならない。

1 在宅医療への移行

在宅医療への移行には，大きく2つの経過がある（）。病院での急性期医療を終えて移行する場合と，外来への通院が困難となって移行する場合である。退

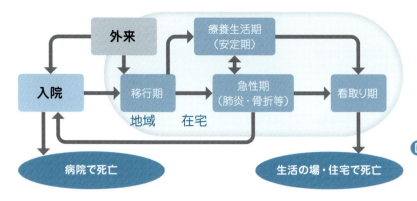

図 在宅医療の諸相（移行期，安定期，急性期，看取り期）

（太田秀樹・宇都宮宏子資料）

院後に初診として受け入れる際は，患者はもとより家族との信頼関係を構築する時間が必要な場合が多い．特に，在宅医療の経験がない患者・家族の場合，夜間や休日などに病態が変化したときに，しっかりとした医療的対応が受けられるか，漠然とした不安を抱いている．また，医療依存度が高い場合に，家族の介護力が不十分であると，適切な介護が提供できずに病態を増悪させることもあり，家族の介護意欲や介護技術の評価も大切である．

一方，外来で長くかかりつけ医としての関わりがあると，患者家族も自院の患者であることが少なくない．家族背景への理解もあって一定の信頼関係が構築されており，在宅医療への移行が容易である．

なお，入院での療養と自宅や施設での療養では環境が大きく異なり，環境変化に順応するまでには一定の時間が必要である．特にこの時期に丁寧な対応が必要で，信頼関係を築く上で大切と言える．

2 療養安定期の関わり

安定した療養生活を継続させるためのポイントは食事や排泄の状況であり，特に脱水と外傷に注意を払う．いつもと違うという生活情報が非常に大切で，介護家族やともに関わる介護専門職の声に傾聴し，早期に適切な対応をすることが重要と言える．

特に全身状態に問題のない認知症は，生活を支える介護力に依拠することになる．

3 急性期の関わり

気道感染と外傷によって入院加療を選択し，在宅医療が中断されることが多い．症状緩和が不十分で入院加療となる場合もあるが，在宅での緩和ケアの水準はかなり向上しており，患者自己管理鎮痛法（patient-controlled analgesia：PCA）ポンプの活用などで，在宅医療の継続の幅も広がっている．

最も苦慮することは，在宅や施設で治療を継続するか，入院の適応と判断するかである．一般的には肺炎の加療を在宅で継続することは困難だと考えられがちであるが，化学療法や酸素療法を在宅で行うことも可能である．さらに，最近では在宅での加療が，病院医療に比べて予後や治療成績で劣らないことも示されている．治療入院によって，さらにADLを低下させたり，認知機能が低下したりということはよく知られており，入院関連機能障害（hospitalization-associated disability：HAD）という概念も用いられている．

いずれにしても，望まれない形での在宅医療の中断は避けるべきで，病態の重症度よりも介護力の評価が大切である．また，医学的に治癒への期待が高い場合には，患者家族の情緒的な希望に対して医学的妥協性に基づき入院加療を勧めるなど，臨機応変な対応が求められる．

4 看取り期の対応

医学的に人生の最終段階であると判断された場合には，患者や家族の希望に配慮することが大切で，苦痛や不快な症状の緩和をしっかりと行うことが前提条件となる．病院医療への信頼はいまだ厚く，直接介護に関わらない親族が病院での看取りを希望する場面も少なくない．患者のために医療があるという原点に立ち返り，看取り医療に関わるべきであろう．

【参考】
- 鈴木隆雄：在宅医療の継続要因に関する科学的根拠構築のための研究．公益財団法人在宅医療助成勇美記念財団 2015年前期「在宅医療研究への助成」報告書．
- Hamano J, et al：Cancer. 2016；122(9)：1453-60．
- 田邊翔太，他：日農医誌．2017；65(5)：924-31．

太田秀樹

Q139
在宅医療でのメーリングリストの使い方は

患者情報を一元管理する手段として，メーリングリストが活用されていると聞きました。どのような利点があるのでしょうか？

point

- ▶ メーリングリスト（mailing list：ML）は，会員全員で情報が共有でき，さらに討論できる場をインターネット上で提供するシステムである。
- ▶ 対人関係を縦関係から横関係にシフトさせ，在宅医療との相性が良い。
- ▶ セキュリティー面の問題は，システム的な脆弱性よりもむしろ情報を共有したスタッフのリテラシーにかかっている。

1 MLの特徴

医療法人ナカノ会では，1999年9月の開業以来，情報の一元管理のためMLを活用している[1]。MLは，会員の発信した電子メールがすべての会員に配信され，会員全員で情報共有，討論できる場をインターネット上で提供するシステムである。情報交換が双方向で，ML上で全員参加型の会議が常時運用できる。対人関係を縦関係から横関係にシフトさせるため，逆に横関係が良くない組織では機能しない。在宅医療は横関係の（フラットな）チーム医療で，MLと相性が良い。

表 ICT構築における，キュア志向の病院医療とケア志向の在宅医療の違い

	キュア志向の病院医療	ケア志向の在宅医療
画像情報	○	△
心電図	○	△
血液検査	○	○
遠隔医療（検査・診断）技術	○（診断）	○（コミュニケーション）
生活情報（食事，睡眠，排便など）	△	◎
高いセキュリティー	◎	△
高いリテラシー	○	◎

2 スタッフ全員がMLで患者情報を交換・共有

当法人では，MLを使ってスタッフ全員で患者情報を交換・共有している。医師は電子カルテに直接所見は書き込まず，訪問診療コース別，患者別に前もって事務職員がパソコン内に準備した訪問診療専用の電子メモ（テンプレート）に診療現場で直接所見を書き込み，訪問診療終了後，その日の所見を書いた電子メモを電子メールに直接コピー＆ペーストして法人内MLに転送している。そして，それぞれの訪問診療記録（カルテ所見）を法人スタッフ全員で共有し，後日事務職員が患者別の所見を電子カルテにコピー＆ペーストで転記している。このようにうまくMLを活用し，医師と事務職員の役割分担と統合を行うことで，スタッフ全員の情報共有と，医師の事務負荷の軽減，ひいては法人全体の経営効率の向上を可能としている。

3 患者情報を口外しない，スタッフ間のリテラシー共有が重要

MLはセキュリティーが甘いので，患者情報の共有，伝達には使うべきではないという意見は多い。表では，MLを使用する主な目的が治療（キュア）である「キュア志向の病院医療」と，生活（ケア）である「ケア志向の在宅医療」にわけて，情報通信技術（information and communication technology：ICT）システム構築の考え方の違いについて分類した。

医療情報といってもケア志向の在宅医療においては，熱や痛み，バイタルサインなどの医療情報のほか，「食欲はどうで，排便はどうか」などの生活情報が主である。このような日常の医療情報・生活情報に関しては，キュア志向の病院医療ほど高いセキュリティーは必要ないと考える。

一方，ケア志向の在宅医療においては，（セキュリティーの甘い）MLで患者情報を共有しているが，それはチーム全体の診療レベルを上げることが目的で，患者の個人情報を診療以外の目的で使うことはなく，患者の利益のために必要な患者情報を関連スタッフ全員で共有するのである，という説明（医療サイドのリテラシー）と患者サイドの同意が重要である。「朝からろくなものを食べていなかったから，あそこの家は貧乏なのじゃないか」と興味半分に話題にするようなメンタリティーを回避し，知りえた患者情報を他人に漏らさないという，（物理的な）セキュリティーよりは（精神面の）リテラシーを，チームスタッフ全員で共有することのほうがはるかに重要と考える。

【文献】
1) 中野一司：在宅医療が日本を変える―キュアからケアへのパラダイムチェンジ【ケア志向の医療＝在宅医療】という新しい医療概念の提唱．ナカノ会，2012．

中野一司

Q140

情報の一元管理，患者情報の具体的な共有方法は

多職種の連携による住宅医療において，患者情報の共有は不可欠ですが，具体的にどのような方法で情報を共有すればよいのでしょうか？

point

▶在宅医療における多職種間の情報共有は重要であり，情報通信技術（information communication technology：ICT）の導入が進められている。

▶システムの種類は，医療連携システムの直接利用や在宅専用システムの利用のほかSNS（social network service）の利用もある。

▶課題は入力の負担や利用コスト，医療連携システムとの切れ目ない連携，セキュリティの確保などである。

1 在宅医療におけるICTの導入

質の高い在宅医療の提供のためには，多職種チームによる情報共有が必要である。しかし，通常，所属する医療機関や組織が異なるため，十分な情報共有は容易でない。そのため，患者宅に用意された患者ノートに患者の状況や治療，処置などを書き残すことで情報共有を行っているケースが多い。この患者ノートにより訪問時に最近の状況を把握することができるが，緊急時の電話連絡を受けるケースを除けば，訪問しなければ情報が手に入らない。

このため，在宅診療・介護情報を電子化・集約化し，医療，介護提供者が訪問後，コンピュータ端末やタブレットPC等を利用して，これらのシステムに記録するICTの活用が進みつつある。ICT化によりリアルタイムな情報共有が可能となる。

2 ICTを使った在宅医療情報共有システムの概要

病院や診療所間のICTを使った医療情報共有は，既に全国に普及しつつある[1]。NEC（SEC）社のID-Linkシステム（図1）や富士通社のHuman Bridgeシステム（図2）が広く知られているが，これらのメモ登録機能を使い，患者ごとに多職種の担当者を登録し，チーム全員でメモ情報を共有する方法がある。また，カナミックネットワーク社のカナミック等の在宅医療に対する専用システムを使った情報を共有するケース，さらにはスマートフォンのLINEのようなSNSを使って情報共有しているケースもみられる。

一方，共有する情報の種類は，多職種間の意見交換を主体とした比較的自由な経過情報，病名や生活情報に加え機能的自立度評価法（functional independence measure：FIM）やBarthel Index等の機能評価指標などの介護必要度に関する情報，さらにはこれらの情報を項目別に整理した在宅診療用の患者別介護サマリーとしての情報等である。

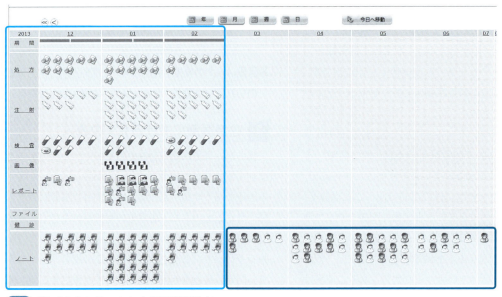

図1 ID-Linkを使った在宅医療情報共有
紹介元病院から在宅へと一連の記録が届く。入院診療から在宅へと切れ目ない情報連携が可能になる。

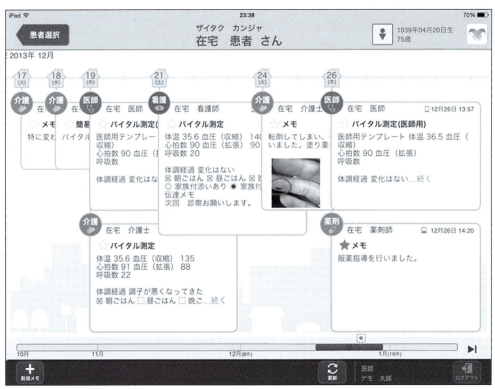

図2 HumanBridgeの在宅ケアオプションを利用した在宅医療情報共有

3 ICTを使った在宅医療情報共有システムの課題

ICTを使ったシステムへの入力は日々の診療記録や介護記録と別に端末入力する必要がある。このような二重入力の負担やシステム利用の費用，電子化された事業所内の業務支援システムとの情報連携や，別途存在する医療連携システムとの情報連携が容易でない点に加え，セキュリティ確保の問題等が課題とされている。これらに対して新たなシステム開発やそれぞれの地域での工夫は進んでいるが，いまだ最適なシステムや運用方法は確立されておらず，導入においては十分な検討，検証が必要である。

【文献】
1) 日本医師会総合政策研究機構：ITを利用した全国地域医療連携の概況(2014年度版). 2014.
[http://www.jmari.med.or.jp/download/WP357.pdf]

松本武浩

Q141
在宅医療における電子カルテの活用方法は

電子カルテを導入している医療機関が増えていますが，在宅医療ではどのように活用されているのでしょうか？

point

▶診療所などの小規模医療機関における電子カルテの導入率は低いが，増加傾向である。
▶多職種連携が必須である在宅医療では，病院や診療所における医療よりもさらに情報通信技術(information and communication technology：ICT)化が有効である。
▶ICTを使った在宅医療情報共有システムと自院の電子カルテとの連携および通信環境の整備が課題である。

1 在宅医療と電子カルテ

電子カルテは大規模病院を中心に広がりつつあり，2015年時点の400床以上の医療機関における電子カルテ導入率は70.1％と報告されている[1]。しかし，小規模病院や診療所での導入率はいまだ低い。

一方，導入率の高い大規模病院では地域完結型医療の普及に伴い，電子化された診療情報を地域で共有する取り組みも広がりつつあるが，☞「Q140」に記したように所属の異なる多職種職員がチームとして患者に関わる在宅医療においては，一般医療よりもさらに情報共有の必要性は高く，ICT導入が期待されている。

診療所用の電子カルテは，導入率は低いといえども様々なメーカーより数多く販売されており，最近ではiPad等のタブレットPCに対応した電子カルテも増えつつある。このようなモバイル端末を患者宅に持ち込み，カルテ内容の確認やその場での記録に利用するケースが報告されており，有用と思われる。また，訪問看護のための電子化した業務システムも広がりつつあり，その一部は前者同様，患者宅での利用が可能である。

一方，複数の訪問医師が所属する在宅医療を専門とする診療所や訪問看護ステーションを同一組織で所有する医療機関では，医師，看護師両者ともに利用できるシステムも存在する。こういった施設において，訪問医師は担当医の交代や重症患者の診療が重なった際などのバックアップ運用面やカンファレンス等で有用であり，訪問看護師との情報共有が容易である点もメリットである。

2 在宅医療における電子カルテの課題と対策

在宅医療を担う医療介護機関における電子カルテの導入は，訪問診療や訪問看護時の情報取得や記録面で有効であるが，在宅医療においては多職種が関わるため，医師，看護師間だけの情報共有では不十分である。この対応には☞「Q140」で述べたICTを使った在宅医療情報共有システムが必要となるが，診療所や訪問看護ステーション用のシステムで地域での多職種間情報共有機能を持つシステム(図)も存在する。逆に地域の中にICTを使った在宅医療情報共有システムが存在する場合，自院の電子カルテ等の電子化システムがこのようなシステムに自動連携できるかが重要である。これができなければ情報共有のための職員負担は

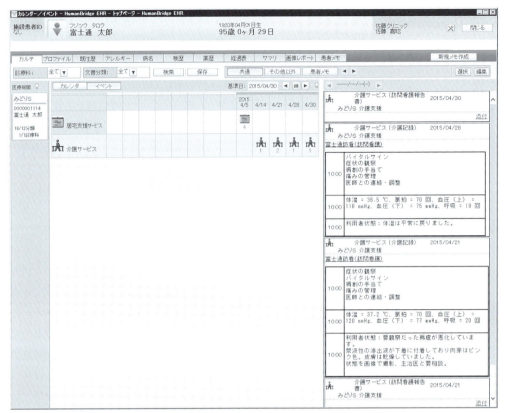

図 在宅介護連携システムの例〔HumanBridge EHRソリューション（富士通）〕

増え，効率的な業務運用に支障をきたす可能性がある。

一方，モバイル端末での利用は有効であるが，モバイル端末そのものに携帯電話のような通信機能を持つか，別途通信用のモバイルWi-Fiルーターを持参する必要がある。しかし，いまだ携帯電話の通信網が整備不十分な地域もみられ，通信困難な地点や室内では通信できないケースも存在する。このようなケースの対策として訪問前に医療機関や事業所において最新データを端末にコピーして訪問し，事業所等に帰着後，患者宅で新たに記録した内容を電子化システムと同期させ記録を完成させる方法があるが，手間がかかる上，情報共有にタイムラグが発生する。在宅医療がさらに必要とされる2025年問題に向け，通信環境の整備も急務である。

【文献】
1) 保健医療福祉情報システム工業会：オーダリング電子カルテ導入調査報告 ―2015年調査（平成27年）―．2015.
  [https://www.jahis.jp/action/id=57?contents_type=23]

松本武浩

Q142

多職種協働でのスタッフ間のコミュニケーションや調整方法は

多職種協働で円滑に在宅医療を進めていくには，どのようにコミュニケーションをとるのがよいですか？

point

▶ 多職種協働（IPW）の視点が重要である。

▶ 専門職は日々各自の業務を遂行しており，コミュニケーションをとれる時間が限られている。

▶ ITを上手に活用することと，地域での顔の見える関係づくりが求められる。

1 在宅医療における多職種協働（IPW）の重要性

在宅療養が成立するには，それを支える環境，社会

顔がわかる関係　顔の向こう側が見える関係（人となりがわかる関係）　顔を通り越えて信頼できる関係

【話す機会がある】
グループワーク，日常的な会話，患者を一緒に見ることを通じて，性格，長所と短所，仕事のやり方，理念，人となりがわかる

顔がわかるから安心して連絡しやすい
役割を果たせるキーパーソンがわかる
相手に合わせて自分の対応を変えるようになる
同じことを繰り返して信頼を得ることで効率が良くなる
親近感が湧く
責任のある対応をする

連携しやすくなる

図　顔の見える関係と連携との概念的枠組み

（文献2より引用）

資源，連携体制が整備されている必要がある。具体的には退院支援に始まり，日常の療養支援，急変時の対応，看取りの提供とそれぞれのフェーズで切れ目のない医療を提供できなくてはならない。

　個々の職種で医療を完結することはできず，多くの職種が集まり関わって，多職種協働（inter-professional work：IPW）を実践することが求められている。お互いの職種の役割をしっかりと認識し，尊重し合える関係を構築することが必要である[1]。

2　IPWの現状

　各専門職は，日常的には職種ごとに果たすべき役割に尽力している。また，連携すべきメンバーは多くの事業所に分散しており，病院内に比べて直接コミュニケーションをとる機会が少ない。

　そのため現場では，事業所間で電話，FAX，Eメール等を利用して患者の診療情報をやり取りしていることが多い。近年は電子カルテやITクラウドを駆使した情報共有ツールの活用が散見されるようになった。これらはコミュニケーションの効率化に寄与しているが，個人情報保護・セキュリティに十分配慮した運用が求められている。

3　顔の見える関係づくり

　IPWを発展させていくためには，地域において多職種が集い情報交換や連携を学ぶ教育（inter-professional education：IPE）を充実させていく必要がある。

　既存の場としては，サービス担当者会議，地域ケア会議，多職種合同カンファレンス等，地域によって様々な活用方法が考えられる。医師を含む数多くの多職種が一堂に会し，グループで討論する機会をつくることで，顔の見える関係づくり（図）[2]や他職種の専門性を理解することにつながる。これらの活動は今後，行政，医師会，各職能団体を巻き込み，在宅医療および地域包括ケアシステム推進の場として機能することも期待される。

【文献】
1）石橋幸滋：病院. 2016；74（4）：274-9.
2）森田達也. 他：OPTIM Report 2012 エビデンスと提言 緩和ケア普及のための地域プロジェクト報告書. 2013, p383 [http://gankanwa.umin.jp/pdf/optim_report2012.pdf]

栄原智文

Q143

在宅患者の急変時対応は

在宅患者が急変した場合の対応について，事前に考慮すべき点について教えて下さい。

point

▶疾患の軌道から入院の可能性を予測する。
▶在宅医療と入院医療との連携体制構築は不可欠である。
▶アドバンス・ケア・プランニングを患者および家族と共有する。

1 疾患の軌道から見る入院対応

疾患の終末期の軌道は、がん、臓器不全、認知症・老衰の大きく3つのパターンに分類される[1]。

がんに関しては、亡くなるおよそ1カ月前から急激に身体機能が低下する。よって緩和ケア領域の評価ツールを活用すれば、一定の予後予測が立てやすい。事前に患者・家族と話し合い、療養方針をあらかじめ決定すれば、急変時も在宅看取りで対応できることは多い。

慢性の臓器不全は、急性増悪を繰り返しながら徐々に衰弱していく。いざ急性増悪を起こした際に、治療で回復する可能性があるか否かの判断に難渋することが多い。予後予測の正確な推定は現状困難であるため、患者・家族の意向をその都度確認しながら、入院適応について判断する必要がある。

認知症と老衰では、数年の経過を経ながら徐々に身体機能が低下していき、感染症の合併を繰り返すようになる。入院による周辺症状（behavioral and psychological symptoms of dementia：BPSD）の悪化や廃用症候群進行のリスクもあり、家族の介護負担や入所施設の対応能力を見きわめながら入院適応を考えるべきである。

2 入院支援体制

在宅医が入院の適応を判断する際に欠かせない要素は、連携する病院の後方支援機能である。しかし、お互いの日常における診療コンテクストの違いから、救急搬送や入院適応に対する病院側の理解が十分に得られないこともあり、在宅医やスタッフが対応に苦慮する場合がある。そのギャップを埋めるには、お互いの立場を知るために定期的に施設間で人材交流を行う、あるいは病院内でも在宅医療に理解のある人材を養成するという視点を持ちたい。

3 アドバンス・ケア・プランニング（ACP）

治療を受けている在宅患者が将来、自身で意思決定ができなくなっても、自分が過去に語ったことや、書き残したものから推測された自分の意思が尊重される。そして医療スタッフや家族が、自分にとって最善の医療を選択してくれるだろう。患者がそう思えるようなケアを提供できることが在宅医療の理想である。アドバンス・ケア・プランニング（advance care planning：ACP）は、将来患者が意思決定する能力を失った場合に備えたあらゆるプロセスのことを指す。

海外と比較すると日本国内におけるACPの認知度はまだ低く、2013年の時点では事前指示の取得は3％にとどまっている（図）[2]。多死社会を迎えるわが国にとって、ACPの啓発に力を入れていくことは、在宅医療に関わる職種にとって重要な役割である。

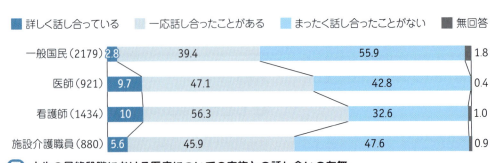

図 人生の最終段階における医療についての家族との話し合いの有無
図単位は％
（文献2より引用）

【文献】
1) 小松裕和：病院. 2015；74(4)：268-71.
2) 厚生労働省終末期医療に関する意識調査等検討会：人生の最終段階における医療に関する意識調査報告書. 2014. [http://www.mhlw.go.jp/bunya/iryou/zaitaku/dl/h260425-02.pdf]

栄原智文

Q144

24時間365日対応とは

「看取り可能な在宅医療」には，24時間対応が要請されます。24時間365日対応で，医師は休みが取れるのでしょうか？ 実際の対応方法について教えて下さい。

point

▶ 医師が在宅医療を業として継続するにあたって，「24時間対応の困難さ」が一番のハードルと認識されている。

▶ 日中のうちに予測される対応を行うことで，夜間の呼び出しを減らすことができる。また，夜間の電話もかなりの部分は予測されているものである。

▶ 医師単独ではなく，連携の力で対応することで医師の負担を軽減できる。

1 「看取り可能な在宅医療」のハードル

「看取り可能な在宅医療」には，24時間対応が要請される。筆者らが1万3012箇所の在宅療養支援診療所に調査を行い，「医師が在宅医療を業として継続するにあたってのハードル」について回答した2518人のうち，「24時間対応の困難さ」を挙げた者は1896人（75.3％）に上り，ハードルの第1位と確認された[1]。

24時間対応は，実際に行っている医師においては心理的負担感が少なく，在宅医療に参入していない医師のほうが強い負担感覚を持つように思われる。しかし，「日中の予測に基づいて手を打つことにより，夜間呼び出しを回避しうること」などを経験することで不安が解消していくことは少なくない。

```
対象在宅患者数 320～400人
年間電話数 482回
         （月40回）
内訳
電話対応のみ 360回（月30回）
訪問看護     57回（月 5回）
医師往診     38回（月 3回）
看取り       27回（月 2回）
```

図1 いらはら診療所（千葉県松戸市）夜間帯の電話相談対応別集計（2011年7月～2012年6月）

```
対象在宅患者数 35人の場合
年間電話数 50回
         （月12回）
内訳
電話対応のみ 36回（月 3回）
訪問看護      6回（月0.5回）
医師往診      4回（月0.3回）
看取り        3回（月0.2～0.3回）
```

図2 いらはら診療所（千葉県松戸市）夜間帯の電話相談対応別集計からの推測

2 24時間対応における日中の医学管理の重要性

医師の重要な仕事のひとつに「患者の経過を予測」することがある。日中の情報収集で夜間に起こりうることを予測し，「予測に応じた治療」や，「起こりうることの説明」「使用するかもしれない頓用薬処方」などを行うことで，日中のうちに大部分の対応を終えることができる。加えて在宅医療導入直後や，がん末期の場合には，頻回に医師や看護師が計画的に訪問するのもよい方法である。

診療終了後，気になる患家に寄って病状安定を見届けてから自宅に帰って飲酒するという医師もいる。その際「夜間対応を積極的に行う」と患者や家族に伝えると，大きな安心を与えられる。夜間，電話相談を受ける場合でも，実際には大部分は予想されている内容である。

3 夜間呼び出し回数の大まかな目安

図1に，2011年7月～2012年6月のいらはら診療所での夜間の相談・訪問活動を記載した。これは，フ

ァーストコールは看護師が受けた場合のデータである。

あるかかりつけ医が診療する在宅患者が35人で、いらはら診療所と同じ重症度だと仮定すると、1年間に「看取りでない臨時往診が4回（月0.3回）」必要で、「看取りの往診が3回（月0.2～0.3回）」必要になる（図2）。患者が3人だと、1年間に、「看取りでない臨時往診が1回」「看取りの往診が1回」という計算になる。これで「休みが取れる」と考えるかどうかは医師の価値観によるが、上記の実態の中で医師は仕事をすることになる。

4 連携での対応

医師も生身の人間であるから、いつも単独での対応が可能なわけではない。医師1人開業医による24時間対応の方法は、全国各地で様々な取り組みがなされている。第一に有力な方法は、24時間対応型の訪問看護ステーションと連携する方法である。第二は、複数診療所の医師が協同して対応を行うもので、「機能を強化した在宅療養支援診療所」制度に結実した。医師会等の取り組みとしては、広島県尾道市医師会の活動、長崎県長崎市の長崎在宅Dr.ネット、千葉県匝瑳市医師会の試みなどがある。このほか急性期病院との連携も有力であることは言うまでもない。

【文献】
1) 厚生労働科学研究費補助金地域医療基盤開発推進研究事業：被災地の再生を考慮した在宅医療の構築に関する研究. 2014. [http://www.ncgg.go.jp/zaitakusuishin/zaitaku/documents/06_3.pdf]

和田忠志

Q145

夜間や緊急対応の方法は

夜間に発熱して痰が絡んでいるとの電話を受けました。どのように対応したらよいでしょうか？

point

▶電話対応→往診→フォローアップを一連の流れとして提供していく必要がある（図）。
▶患者、家族が不安にならないように、きめ細かな配慮をしていく必要がある。
▶あらかじめ予想できる変化に対しては、対応方法を事前に指導したり、訪問看護などを導入することで、緊急時初期対応が負担なく施行できる。

1 在宅医療における夜間・緊急時の対応の要点

在宅医療は療養を支援し、円滑にするための医療である。したがって、患者の緊急時などに在宅医が提供しなければならない最も大切なものは安心感である。たとえ医療的に十分適切な対応であっても、患者や家族にとって不安感、不満感が残る対応は、在宅医としては不適切であったと言わざるをえない。様々な状況変化に配慮した指導や対応法をきめ細かに構築していれば、多くの変化を未然に防ぐことができ、緊急時に慌てることが少ない。また緊急時に在宅医にいつでも連絡がつく、相談ができるということがさらに安心感につながる。すぐに往診できないとしても、初期対応の仕方や病状観察の要点、さらに再度相談すべきタイミングを明らかにすることで、心理的緊急性を軽減することも可能である。

ここでは以上の前提をふまえた上で、夜間・緊急対応における要点をまとめてみる。

2 電話対応について

往診医と常に電話でつながっているという感覚は、療養者に非常に大きな安心感をもたらす。このような安心感だけで急変が少なくなったという患者が少なくない。また、さらに電話対応の実効性を高めるためには、臨時薬の配置や様々な初期対応方法の構築、24時間対応の訪問看護体制のサポートなどを充実することが重要である。これらがあれば、緊急往診までの時間を稼ぐこともできることから、深夜の電話であっても翌朝の往診で間に合うことも少なくない。

しかし、電話だけですべての緊急事態をコントロールすることは困難である。電話はあくまでも往診までの時間的猶予をつくるためであったり、その間患者や家族を不安にさせないためのものである。往診医は、電話があった場合、臨時往診は省けないと考えておい

準備 →	電話対応 →	往診 →	フォローアップ
・対応方法	・不安解消	・医療的配慮	
・看護師		・介護的配慮	

図　緊急時の対応方法

たほうがよい。

3　往診の特徴

「在宅医療のエッセンスはすべて往診にある」と言っても過言ではない。適切な往診こそが，その後の療養を円滑にし，医師・患者の関係をより強固にするからである。しかし適切な往診には，医療的配慮のほかに生活的配慮などが不可欠である。たとえば発熱時の往診で，解熱薬の投与など対症的な対応に終始することがある。このような対応では，通り一遍になってしまい何ら療養改善にはつながらない。

往診は新たな療養方針策定のためのコンセンサスづくり，療養環境づくりの重要な局面である。発熱という事象を通じて，どのような予防法があるのか，介護体制にどのような変更が必要なのか，今後何を大切にして患者と接していけばよいのか，などを介護者とともに考える重要な機会なのである。

4　その後のフォロー

安心感を提供するためには，電話対応が十分だったのか，往診対応がうまくいっていたのかを確認し，電話対応，または往診において不十分な点があれば，その後は適切に行っていくことが重要である。時に往診の結果，患者が入院する場合がある。この場合も入院先に見舞うなどして，適切な入院医療への結びつきができているかどうかを確認していくことが何より重要になる。

以上のように，在宅医は夜間や緊急時，電話から往診，そしてその後のフォローまで一貫して行う必要があることを知っておく必要がある。

英　裕雄

Q146

複数の医療機関にかかっている場合の在宅医療との連携方法は

在宅患者から病院受診の仕方について相談されました。どのように対応したらよいでしょうか？

Ａ point

▶ 在宅医やかかりつけ医にとって医療のハブ機能は重要。

▶ 外来，入院に限らず診療情報提供は必須である。

▶ 在宅患者の受診の実連携は，その後の医療連携体制構築に役立つ。

1　他医療機関との連携の必要性

在宅患者が，初めからすべての医療的事象を在宅医に相談したいと考えているわけではない。見ず知らずの訪問医に対してどこまで相談したらよいのか，最初は手探りであることが多い。徐々に相談の範囲を広げつつ，在宅医の対応が適切かどうか，信頼に足るものかどうかなどを見ている。最初は医療的問題だけに限っていたとしても，そのうち介護や生活的問題を相談してみたり，さらには家族の問題などへと発展していくとき，それらの相談に適切に対応した証として，かかりつけ医と患者としての関係ができていく。それと同時に，強固な医師－患者関係が構築されるとも言える。

在宅医療を含めたかかりつけ医療では，医療のハブ機能が重要となる。通院困難を理由に在宅医療を受けているとしても，専門医受診がまったく不可能というわけではない。頻度の高い定期通院は無理でも受診の必要性が高くなったとき，専門医に通院せざるをえなくなることも少なくない。そういう場合，在宅医としては，適切な診療情報を提供し，適切な専門医療が受けられるように配慮することは何より重要である。複数の医療機関にかかっていても，在宅医はなるべく他医療機関での医療内容を把握するように努めると同時に，それら医療機関との連携を深めておく必要がある。本稿では，複数の医療機関を受診している際の連携の仕方について概説したい。

図 在宅療養後方支援病院への事前入院希望届出書の例

1 入院の場合

予定入院，緊急入院などの違いがあるものの，入院先にあらかじめ診療情報提供を行っておくことが好ましい（図）。時間があれば入院先に見舞いをし，必要時に共同指導などを行って，入院中の療養についても自宅療養との整合性に常に配慮していく必要がある。また，退院前カンファレンスに出席するなどして，在宅から入院，そして退院後自宅療養再開までを一貫してサポートしていくことが重要である。

2 外来通院の場合

在宅患者の通院は単に紹介状だけ渡せばよいわけではなく，特別な配慮を要する場合が多い。そのため，搬送方法や受診時間の設定など，通院の仕方を工夫したり，あらかじめ受診目的を明確化しておき，効率的な診療が行えるように調整しておく必要もある。これらをすべて医師が行うことは労力的に大変なので，ケアマネジャーと連携したり，院内の事務や連携スタッフに手伝ってもらうなどの工夫が不可欠である。

英 裕雄

3　4 在宅ケアにおけるリスクマネジメント

Q147

事故報告とヒヤリ・ハット報告の意義は

在宅医療における事故等の報告の重要性について教えて下さい。

A point

▶在宅医療におけるリスク管理と他の医療領域におけるリスク管理に大きな違いはない。

▶事故（アクシデント）は小さな事件（インシデント）の積み重ねで生じる。小さな事件をできるだけ拾い上げて対応し，マニュアル等を整備することでアクシデントの可能性を軽減できる。

▶アクシデントにかかわった職員に過失や意図があったかどうかにかかわりなく，アクシデントやインシデントが発生したら，当該職員から報告を行うことが推奨される。事業所職員からのアクシデント・インシデントの報告が多いことは，その事業所の水準が低いのではなく，水準が高いことを示すことが多い。

1 在宅医療特有のリスク管理はない

在宅医療におけるリスク管理と他の医療領域におけるリスク管理に大きな違いはない。ただし，在宅医療を行う医療機関は中小医療機関が多い。また，小規模な会社が訪問看護ステーションなどを経営していることが多い。このため，リスク管理システムやマニュアル整備を進めることができないでいる事業所も少なくない。

2 アクシデントとインシデント

本稿で言う「アクシデント」は「事故」と翻訳されるものを指す。過失があるかないか，関与した専門職が意図しているかどうかは別として，当該事業所が関与する利用者に生じた有害事象を「アクシデント」として記載する。これは，過失や意図の有無にかかわらず，有害事象のうち防ぎうるものはすべて防ぐ努力を行うという考え方に基づく。

「インシデント」は「事件」と翻訳されるものを指す（ハインリッヒの法則では「ハザード」）。アクシデント（有害事象）になる前の可能性の段階で発見され，アクシデントが回避された事象を指す。いわゆる「ヒヤリ・ハット」に該当する。アクシデントは，生じるプロセスにおいていくつかの段階を経ることがわかっている。そのどこかの段階を遮断することでアクシデントを防ぐことができる。すなわち，インシデントの段階で発見し，アクシデントに至る道程を遮断することで，未然の防止が図られる。

インシデントをできる限り発見し，遭遇した者は，過失や意図の有無にかかわらず報告（「インシデントレポート」「ヒヤリ・ハット報告」）することで，その事象を意識化し，インシデントの段階で防止する努力が推奨される。不幸にしてアクシデントが生じた場合でも，遭遇した者は，過失や意図の有無にかかわらず，それを報告（「アクシデントレポート」「事故報告」）することで，その事象を意識化し，次回以降は未然に防止する努力が推奨される。

3 小さなインシデントを見つける努力

以上のように小さなインシデントを見つける努力を行えば行うほど，報告書の数は多くなり，よりその認識のすそ野が広がることになる。このため，末端の職員からのアクシデント・インシデントの報告が多いことは，その事業所（医療機関）の水準が低いのではなく，水準が高いことを示すことが多い。

和田忠志

Q148
アナフィラキシーショックへの対応は

在宅医療におけるアナフィラキシーショックへの対応を教えて下さい。

point

▶在宅医療現場で抗菌薬の静脈内投与や予防接種を行う場合，低い確率であるがアナフィラキシーショックが生じうる。
▶アナフィラキシーショックは，装備等を事前に準備し，活用すれば高率に救命できる。
▶対応の要点は，「抗菌薬静脈内投与や予防接種を行うときには，医師1人で訪問しない」「注射後30分間観察を行う」「発生時には，呼吸管理を行いエピネフリンを投与する」ことである。

1 在宅医療現場におけるアナフィラキシーショック

在宅医療では，抗菌薬の静脈内投与や予防接種を行うことが多い。このため，在宅医療の現場では，稀ではあるもののアナフィラキシーショックとの遭遇が避けられない。アナフィラキシーショックは，それを想定して装備等を事前に準備し，遭遇時に適切に対応すれば高率に救命できる。

2 通常の準備

在宅医療を行う医師の鞄に，常時エピネフリンの注射液を保有することが推奨される。エピネフリンの注射液は，「プレフィルド・シリンジ」タイプや，即時投与可能な「エピペン®」を保有することが望ましい。

また，在宅医療を行う医師は，必ず「アンビューバッグ®」などの蘇生用具を携行することが推奨される。そして，アンビューバッグ®とはいかなる目的に使用する道具かを，運転手や事務員を含め，訪問に同行するすべての職種に周知徹底しておくことが望ましい。

3 訪問診療におけるスタッフの人数

アナフィラキシーショックが生じた場合，迅速に人工呼吸を行い，並行してエピネフリンの投与を行い，静脈ラインを確保する必要がある。このような医療処置を医師1人で円滑に行うことはきわめて困難である。このため，抗菌薬静脈投与時や予防接種時は，医師単独ではなく2人以上で訪問することが推奨される。特に看護師を同行することが重要である。

4 訪問時の対応

1つの予防策として，抗菌薬静脈内投与にあたり，静脈注射でなく点滴静脈注射を行う方法がある。アナ

フィラキシーショックは注射液の量に関わりなく生じるアレルギー反応とされているが，大量の抗原が一度に注入されるのを避ける意味で，点滴静注のほうが安全であるとも考えられている。

また，特に自宅での予防接種にあたっては，「注射後30分間は患者を1人にしない」ことが重要である。すなわち，注射後30分間の観察者を確保するのである。理解力のある家族介護者がいる場合には，家族に「30分間は重い副作用がありうるため，よく観察してほしい」と告げることで観察者を確保できる。独居患者の場合などには，医師あるいは看護師が居宅に滞在し，注射後30分間，観察をすることが望ましい。

5 アナフィラキシーショック発生時の対応

アナフィラキシーショックが発生した場合，直ちに，アンビューバッグ®などで人工換気を開始し，同時にエピネフリン注射液3〜5mLを筋肉内または皮下に投与する。また，可能であれば末梢静脈ラインを確保する。もちろん，同時並行して救急車を要請し，近隣の救急病院に搬送する。救急隊到着と同時に酸素投与を開始する。このような処置を行うことで高率に患者を救命することが可能である。

和田忠志

Q149
在宅サービスのリスクマネジメントとチームアプローチとは

サービスによってケアを受ける環境が違う在宅サービスの場合，利用者の転倒や転落等のリスクマネジメントはどのように行われているのでしょうか？

point

▶在宅サービス特有の情報共有のしづらさを理解して，積極的な連携に努める。
▶見えにくいリスク，潜んでいるリスクを"見える化"して，参加型のリスクマネジメントへつなげる。
▶事故の検証・分析は初期対応が済んだら，できるだけ早めに実施する。多面的・多角的な事故分析で，具体的かつ有効な事故予防対策を立てる。

1 在宅介護におけるリスクマネジメントの課題

普段顔を合わせることの少ないサービス担当者が協同で利用者を支援する在宅サービス。申し合わせの頻度はきわめて少なく，他サービスの提供場面に遭遇することはまずない。この情報共有のしづらさ自体が大きなリスクとなる。居宅サービス計画に沿ったサービスや担当者会議が重要なのはそのためでもあるが，タイムリーな情報をいかに共有しケアに活かすかは，各担当者の情報発信/受信＋伝達能力次第となってしまう。ましてや介護方法の情報共有は，担当者会議等の話し合いの場やシート上ではなかなか難しい。

事故は現場で起きる。だからこそ，ケアマネジャーは時にサービス提供現場での事業所間の申し合わせの機会を設けている。

2 万が一事故が起こってしまったら

予測・予見できる事故に対しては，事故発生・損害を最小限に止める対策を講じなければならない。それがサービス事業所の担う安全配慮義務である。

転倒や転落事故は，衝撃が強いことから損害が大きくなりやすい。万が一事故が起こったら，第一に「生命を守る」「損害を最小限に抑える」ための応急処置を講ずる。次に，救急車要請等の医療サービスとの連携，緊急連絡先への連絡をする。この初期対応を"迅速かつ適切"に行うことが，事故の損害/トラブルを最小限に抑えるための要と言えよう（図）。

まず"損害ゼロ"はないと思うこと。事故当初では気づかなくても，慢性硬膜下血腫のように徐々に変化をもたらすものや，精神的ダメージからうつ症状が出現することもある。また，転びやすくなったなど，変化の時期であれば，事故を繰り返す危険性が高い。いずれにせよ，事故の損害は当然存在すると肝に銘じ，事後フォローを入念に行うべきである。

```
転倒・転落事故発生
│
落ち着いて状況確認
│
初期対応
    │
    意識障害・大量の出血等あれば緊急対応
    （救急車要請）
    │
    周りに応援要請
    │
    初期対応3行動
    ▶応急処置 ▶救急車要請 ▶緊急連絡先へ連絡
    ※周囲に誰もいない場合：行動に優先順位を付け
     て実施
    │
    意識がはっきりしている，急変の予兆がない場合
    │
    打ち所，怪我や腫脹の有無，痛みの確認または
    痛みの確認
    │
    二次的損害に至らないよう環境を整える
│
家族・事業所管理者等への連絡状況 ▷
```

図 転倒・転落事故発生時の初期対応

3 事故の検証や分析は，第一次対応（初期）が済んだらすぐ実施

　記憶は，時間とともに不明瞭になってしまう。事故発生時の感覚が冷めないうちに，当事者だけではなく管理者等を交えた事故再現・検証・分析を行う。その結果と対応策を利用者側に分かりやすく説明する，それが事業所の持つ説明責任である。

　1つの事故は，物的・人的環境や利用者本人の心身の状況等，様々な要因によって起こる。どうしてもヒューマンエラーを注視する傾向があるが，原因の分類・分析に冷静さを欠いてしまうと，本来の原因にまでたどり着けない。

　また，事故に至るまでの"本人の心の向き"にも着目しよう。たとえば，「トイレ誘導後，車椅子から便座に移乗する際に転んでしまった（排泄動作は自立）」というシンプルな事故報告書に，「普段は，ヘルパーが来たらすぐにトイレに連れてってくれるが，今日は雨が降りそうだからと洗濯物を取り込んだ後だった。言い出せず我慢していたため，焦ってズボンを下ろし

た結果，ふらついた衝撃で車椅子のブレーキが外れ，動いた車椅子のフットレストに足を引っかけ転んでしまった」と本人の視点が記されていたらどうだろう。利用者本人しか知らない物語（ナラティブ）に触れたとき，「そうだったのか」と改めて自分の不甲斐なさに気づかされる。すると自然に，訪問介護の手順書に則るという基本的な対策ばかりではなく，ヘルパーとの人間関係，ズボンの形状やブレーキハンドルの強度等，違う視点からの対策が浮かび上がる。

　このように，起こった事故を1つひとつ繙くこのプロセスによって，多面的・多角的な事故分析のスキルが磨かれ，リスクマネジメントの精度が増していく。その成果が，利用者の安定した生活を守ることにつながっていることに留意していただきたい。

和賀育子

Q150

交通事故への対応は

在宅医療における交通事故対応を教えて下さい。

point

▶在宅医療は，患者の生活空間に訪問を行う医療であり，交通事故は避けて通れないアクシデントである。在宅医療を行う医療機関は，交通事故に対応するマニュアルを整備することが望ましい。

▶小さな交通事故をできるだけ拾い上げてマニュアル等を整備・運用することで，大きな交通事故の可能性を軽減でき，また，大きな交通事故が生じたときにも適切に対応できる。

▶対応の要点は，受傷者救援，警察への届け出，保険会社への連絡，相手側との連絡先の交換，管理職への連絡・報告書等作成である。

1 在宅医療と交通事故

　在宅医療は訪問行為を行う医療であり，交通事故は避けて通れないアクシデントである。在宅医療を行う

医療機関は、交通事故に対応するマニュアルを整備することが望ましい。本稿では自動車での訪問活動を念頭に置き、交通事故対応について記載する。

2 交通事故が生じたときの対応

交通事故が生じたときに推奨される対応の概要を以下に示す。これらは、マニュアルに記載され、職員全員に周知されることが望ましい。また、交通事故対応マニュアルは、事業所の保有するすべての自動車に積載されていることが望ましい。

①受傷者がある場合には、その救援と治療を優先して行う。必要に応じて、直ちに応急処置を行うとともに、救急車を要請する。

②警察に連絡するとともに、事業所管理者に連絡する。事業所管理者（あるいはそれに準ずる管理職）は、当該事故を生じた職員を直ちに職務から解いて事故対応に専念させる。加えて、可能な限り管理職1名は事故現場に駆けつけて、当該職員とともに事故対応を行うことが望ましい。

③任意保険の保険会社に事故報告を行う。また、必要に応じて事故現場や車両損傷部位の写真撮影を行う。この作業は当事者ではなく、現場に来た管理職が行ってもよい。

④相手がある場合には、相互の免許証を確認し、相手方と連絡先（氏名、電話番号等）を交換する。この作業は当事者ではなく、現場に来た管理職が行ってもよい。

⑤当事者職員は、その職員に過失があるなしにかかわらず、可及的速やかに事故報告書を記載し、事業所長に提出する。

⑥事業所長は、事故報告書について、必要があれば他の管理職・職員と討論し、また、事業所内の交通事故対応マニュアル改定の素材とする。

3 大事故に備えるために

事故（アクシデント）は小さな事件（インシデント）の積み重ねで生じることが知られている。交通事故に際しても、ニアミスや小さな交通事故をできるだけ拾い上げて対応し、マニュアル等を作成・運用・改良することで大きな事故の可能性を軽減できる。

また、不幸にも大きな交通事故が起きたときも「小さな事故でマニュアル通りに行う経験を蓄積しておく」ことで、適切かつ円滑に対応できる。

和田忠志

---

3 ⑤在宅ケアにおけるヒヤリ・ハット事例と解説

Q151

転倒への対応は

在宅高齢者の事故の中で一番多いのが転倒です。転倒→骨折→寝たきりとなる事例が多数あり、介護を行う上でどのようなことに注意したらよいでしょうか？

 事例をもとに、考えてみたい。

転倒のヒヤリ・ハット事例

【利用者の状態】
- 性別：女性
- 年齢：85歳
- 要介護度：要介護2
- 独居
- 障害高齢者の日常生活自立度：A2（加齢に伴う下肢筋力の低下がある）
- 認知症高齢者の日常生活自立度：Ⅱa
- 身体状況：下肢筋力低下により、立ち上がりや歩行時にふらつくことがあるため、手すりや歩行器を使用
- 訪問介護の援助内容：週3回、ホームヘルパー（以下、ヘルパー）の介助（歩行見守り、必要時に介助）で、近所のスーパーマーケットで食材の買い物をして、一緒に調理を行う

【発生場所】
スーパーマーケットの野菜売り場付近

【状況】
5月10日、ヘルパーの介助（見守り）で、自宅から徒歩10分のスーパーマーケットで、一緒に商品を選んでいるときに利用者がふらついた。ヘルパーがとっさに支えたため転倒はしなかった。

5月17日、スーパーマーケットで買い物をしてい

るときに，再度ふらついた。ヘルパーがとっさに支えたが，バランスを崩し一緒に尻もちをついた。すぐにヘルパーが痛みを確認したところ，利用者より「大丈夫」との返事があったが，ヘルパーの判断で買い物を中止し，利用者の身体を支えながらゆっくり歩いて帰宅した。この日の調理はヘルパーが行った。ヘルパーは利用者に，何度も痛みの確認をしたが，「大丈夫。痛くない」との返事であった。退室時の訪問記録には，「一緒に買い物に行ったこと」「ヘルパーが調理したこと」「献立」を記載した。

その日の夜，近くに住む長女が訪問したところ，利用者が痛みのためベッドから起き上がれない状態だった。救急搬送をすると「腰椎圧迫骨折」との診断で入院した。長女が利用者に聞くと「スーパーマーケットで転んだ」と話した。自宅にある訪問記録を確認したが，「転倒」の記載はなかったため，事業所に連絡してきた。その後，訴訟に発展した。

解説

1 ヒヤリ・ハット事例である可能性を念頭に置くことの重要性

多くの介護職や事業所は，転倒して怪我をしたら「事故」，転倒したが怪我がなかった場合を「ヒヤリ・ハット事例」としてとらえるが，転倒における「ヒヤリ・ハット事例」の定義は次の通りである。

・「転倒しそうになった」「とっさに支えて転倒するのを防げた」等，転倒しなかった場合が「ヒヤリ・ハット事例」。
・転倒したら，怪我の有無は関係なく「転倒事故」。
・目撃していなくても，本人や他の人の申告があれば「転倒事故」。

この事例の場合，5月10日にヘルパーは「転ばなくてよかった」として，転倒の危険を見過ごしてしまった。さらに，訪問記録への記載や事務所への報告をしていなかったため，事業所の管理者やサービス提供責任者は状況把握をすることができなかった。この時点で「ヒヤリ・ハット事例」としてとらえ，「ふらつき」の原因を考え，対応策を実施していたら5月17日の転倒事故や怪我は回避できた可能性が高い。

荒川順子

Q152
転落への対応は

在宅高齢者の事故の中で2番目に多いのが転落事故ですが，介護を行う上でどのようなことに注意したらよいでしょうか？

 事例をもとに，考えてみたい。

転落のヒヤリ・ハット事例

【利用者の状態】
・性別：男性
・年齢：85歳
・要介護度：要介護3
・長男家族と同居（昼間独居）
・障害高齢者の日常生活自立度：B1
・認知症高齢者の日常生活自立度：Ⅱb
・身体状況：脳梗塞による右片麻痺があるため，立ち上がりや歩行には介助が必要。3カ月ほど前よりADLの低下がみられた（事故後に判明）
・訪問介護の援助内容：週5回11時と15時に訪問（身体1）居室からトイレまで歩行介助および排泄介助
・住宅環境：1階のフローリングの洋室に，介護用ベッドを置いている。トイレ（洋式）は廊下を挟み向かい側。廊下やトイレには，手すりがついている

【発生場所】
利用者自宅の居室

【状況】
10月15日11時，ヘルパーが訪問したところ，利用者はベッドで寝ていた。

体調や排泄の有無を確認した後，ヘルパーは利用者を起こし，ベッドに端坐位で座らせた。「動かないで座っていて下さい」と伝え，隣室で物品の準備を行い，居室に戻ったところ利用者が床に倒れていた。すぐに怪我を確認したところ，麻痺側である右足の変形がみられたため，救急搬送した。診察の結果，「腓骨骨折」で入院治療となった。事業所は，すぐに訪問ヘルパーに状況を確認するとともに，他の訪問ヘルパーに，利用者のADLや介助時の様子を聞いた。その結果，複数のヘルパーから「3カ月ほど前から，①立ち上がり

に失敗することが増えた、②床が滑りやすく、立ち上がりができなかったことがあった、③転落する1週間前、ヘルパーが訪問すると床に座り込んでいた。利用者はいつから床に座っていたのか覚えていなかったが、1人でトイレに行こうとしたようで、痛みや怪我はなかった」という話があった。

解説

1 事故防止のポイントは、気づきを行動に移すこと

この事例のように、ベッド、車いす、階段や段差からの転落事故は、重篤な事故に至るケースが多くある。

転落における「ヒヤリ・ハット事例」「転落事故」の定義は次の通りである。

- 「転落しそうになった」「とっさに支えて転落するのを防げた」等、転落しなかった場合が「ヒヤリ・ハット事例」。
- 転落したら、怪我の有無は関係なく、転落した事実をもって「転落事故」。
- 目撃していなくても、本人や他人からの申告があれば「転落事故」。

この事例の場合、10月15日は「重大な転落事故」になる。そして、この1週間前の利用者が床に座り込んでいたことは「軽微な転落事故」となる。

「ヒヤリ・ハット事例」は、3カ月ほど前からの「ADL低下による立ち上がりの失敗」や「床が滑り、立ち上がりができなかった」等である。したがって、この「ヒヤリ・ハット」の段階で、滑りやすい床の改善や、端坐位の状況で利用者から離れない等の予防措置をとれば、事故は防止できた可能性がある。

利用者の心身状態の変化や環境に気がつくこと、気がついたら対応策を行うことが大切である。

荒川順子

Q153

誤嚥・誤飲への対応は

在宅において食事介助を行う場合、どのような点に気をつけたらよいのでしょうか？

 事例をもとに、考えてみたい。

誤嚥・誤飲のヒヤリ・ハット事例

【利用者の状態】

- 性別：女性
- 年齢：80歳
- 要介護度：要介護4
- 長男家族と同居（昼間独居）
- 身体状況：心臓病、言語障害、嚥下力低下、加齢に伴う身体機能の低下がみられ、生活全般に介助が必要な状態。最近は、坐位保持が困難なときがある
- 訪問介護の援助内容：週5回、昼食の調理と食事介助と排泄介助
- その他：終日居室の介護用ベッドで過ごす。食事は介助で車いすに座り、リビングで食べる

【発生場所】

利用者自宅の居室

【状況①】

12月20日12時、ヘルパー訪問時利用者はベッドで寝ていた。体調を確認し、ベッド上での排泄介助（おむつ交換）を実施し、台所で昼食をつくった。その後の食事介助では、何度かの「むせ」と姿勢の崩れがあったが、いつも通りの量を食べた。その後、ベッドに寝かし、台所で片づけをしていたら、利用者のむせる声が聞こえたため居室に行くと、家族が利用者のために枕元に置いていた飴玉が喉に詰まっていた。身体を側臥位にして背中を叩き、飴玉を吐き出させたところ落ち着いた。

【状況②】

いつものように、排泄介助後に調理を行い、食事介助のために利用者を車いすに座らせ食卓につかせた。食事介助時に使うタオルを取りに洗面所に行き、戻ってきたところ利用者がむせていて、食卓の上には吐き出したとみられる透明の液体がこぼれ、食卓の上にあった花と一輪差しが床に落ちていた。ヘルパーが洗面所に行っている間に、食卓の上にあった一輪差しの水を飲んだと推測されるが、すぐに吐き出したため体調に影響はなかった。

また、別の日には、食後にヘルパーが利用者の義歯

を外し，洗面所で義歯を洗っている間に，ベッド横に置いてあった義歯洗浄容器の中の洗浄剤入りの水を飲んでしまった。

解説

1 状況①のポイント

誤嚥は，生命に影響を及ぼす「重大事故」につながる。誤嚥における「ヒヤリ・ハット事例」「事故」の定義は次の通りである。

・「軽度の誤嚥」で自力で飲み込み，吐き出した場合は「ヒヤリ・ハット事例」。
・食物が喉に詰まり，呼吸困難に陥った場合は「誤嚥事故」。

12月20日の「食事中のむせ」は「ヒヤリ・ハット事例」となり，その後の「飴玉によるむせ」は，重大な事故にもなりうる「誤嚥事故」となる。

2 状況②のポイント

誤飲も，誤嚥と同様に生命に影響を及ぼす「重大事故」につながる。誤飲における「ヒヤリ・ハット事例」「誤飲事故」の定義は次の通りである。

・体に害がないことが明らかで，すぐに吐き出した場合は「ヒヤリ・ハット事例」。
・本来食用ではないものを口に入れ，飲み込んでしまう時点で「異食・誤飲事故」。

一輪差しの水を飲んだときは，水でありすぐに吐き出しているため「ヒヤリ・ハット事例」となる。しかし，義歯洗浄剤入りの水は食用ではないため「誤飲事故」となる。いずれの場合も，利用者の判断能力が低下している場合には，介護する者の十分な配慮が重要となる。

荒川順子

Q154

介護ミスへの対応は

ホームヘルパーになって1年のヘルパーBです。ちょっとした油断から利用者さんに大変な迷惑をかけてしまいました。どのような点に注意すべきだったのでしょう？

　以下，事例を挙げて解説する。

88歳男性Aさん（独居）の事例

Aさんは脳梗塞後遺症で軽度の右片麻痺がある。ヘルパーBの所属する訪問介護事業所の毎朝の生活援助と週3回の入浴サービスを利用している。

以前より生活援助を担当していたヘルパーBは，サービス提供責任者から引き継ぎを受け，先月から入浴サービスも担当することになった。Aさん宅には給湯設備がなく湯沸し器も古いので，入浴準備等の細かな確認と配慮が必要である。

ある日の入浴サービスでのこと。準備を整えたヘルパーBは，Aさんに声をかけ浴室に誘導した。いつものようにAさんは，湯かき棒で湯をゆっくり混ぜ，手桶でかけ湯をした。そのとき，Aさんが「冷たい」と声をあげ，反動で転倒しそうになった。大事には至らなかったが，浴槽の湯はとてもぬるかった。

着替えだけ済ませ，サービスは終了。ヘルパーBは，事業所に戻りサービス提供責任者C（以下，責任者C）に報告した。

1 責任者Cが最初に行ったこと

ヘルパーBから報告を受けた責任者Cは，まずAさんに電話で謝罪。訪問し謝罪させてほしいと伝えるが，ガス会社が湯沸し器を見にきており，時間がかかりそうとのこと。改めて翌朝のヘルパーに同行し，謝罪した。Aさんは「自分も湯沸し器も何ともないよ」と笑顔だった。

訪問介護の手順書には「湯沸しタイマーの目安は15分。タイマーが切れたら，湯かき棒で湯温を均一にして温度計で40℃を確認」となっていた。ヘルパーBは，湯かき棒で湯温を均一にするという手順を抜かしたため，湯が十分温まっていないことに気づかなかった。

Aさんはこの件で，体を冷やしたことによる体調悪化と，転倒による打撲等の損害を被る恐れがあった。その影響から，Aさんは笑顔で穏やかであるものの，体調が悪いと入浴せず着替えだけで済ませる，サービスの急なキャンセル等，今までにない行動が目立つようになった。

2 責任者Cが次の段階で行ったこと

責任者Cは，Aさんから話を聞くことにした。すると「ヘルパーBは親切。関係を壊したくない。ただ，あのときの恐怖がよみがえって……。もし怪我をしたら皆に迷惑をかける」と恐怖体験から抜け出せていないことや，周囲の人たちへの想いを話してくれた。

後日，ケアマネジャーから「他事業所を紹介したが，Aさんは『今のままで』と希望した」と連絡が入った。

責任者Cは，ヘルパーBの提供する入浴サービスの安定が確認できるまで同行訪問を重ねた。

すると，少しずつAさんに変化が現れはじめた。準備中のヘルパーBに「お湯の温度，ちゃんとチェックしてね」等，自ら注意を促す場面がみられるようになった。さらに，緊張による手足のこわばりも回数を重ねるごとに抜けていくのがわかった。

そして同行6回目，AさんがヘルパーBの肩を叩き「もう1人で大丈夫だね」と言葉をかけた。そして，責任者CにOKサインを出してくれた。

解説

1 訪問介護は利用者の生活に一番近い介護保険サービス

訪問介護サービスは，利用者の生活を成り立たせる上で重要なサービスと言われ，他サービスに比べ滞在時間が長いなどの特性から，アドボカシー機能も期待される。そのためAさんは，ヘルパーBとの関係性に重きを置いて，「怖い」の本音が言えなかったのだろう。責任者Cは，デマンドと真のニーズの違いに早期に気づき，本音を聞くタイミングを見計らった。このように，サービス提供責任者は，ヘルパーと違う立場で利用者に関わり，サービスに対する評価・本音を聞く役目を担っている。

2 訪問介護サービスの手順書はヘルパー間の支柱となる

手順書は，物の保管場所や生活習慣・好みに留意した支援内容・スケジュール等が表記されるサービスの標準化のための書類である。

ヘルパーBは，手順書を確認していなかった。普段から手順書に触れておけばよかったと反省した。サービス内容を再確認したり，一部をToDoリストのように使ったりと，手順書は「ヘルパー自身を助ける書類」にもなることを認識しておくとよいだろう。

3 訪問介護事業所のサービス引継やフォロー体制は適正だろうか

サービス内容やヘルパーの経験等により，引き継ぎ回数・フォロー内容は変わる。引き継ぎ終了後も，サービス提供責任者は，定期的に同行訪問を行い，手順書通りかなどのチェックや，時に技術指導を行う。

責任者Cは，ヒヤリ・ハット報告から，ヘルパーのミスだけにとらわれず，自らの引き継ぎ，事業所の引継体制の甘さを省みて問題を明らかにした。また，Aさんにもその改善過程を知ってもらうことで，訪問介護サービス自体への信頼を得ようと努めた。

4 ヒヤリ・ハットは，サービス改善の大きなチャンスになる

ヒヤリ・ハットはまさに氷山の一角。改善過程で学ぶ多くの事柄がリスクマネジメントに対する意識を向上させ，大きな事故を未然に防ぐことにつながる。ヒヤリ・ハットを見逃さず・軽んじず，組織全体でリスクマネジメントに取り組む体制づくりが求められている。

和賀育子

Q155

訪問看護師への患者・家族による暴力の現状と対応は

病院内での看護師への暴力が問題となっていますが，訪問看護の現場においてはどのような状況があるのでしょうか？

point

▶訪問看護における暴力の報告は散見されるにとどまるものの，水面下では多くの被害が起きていると推察される。

▶訪問先で発生する暴力に対して組織的に対応するには，人員，費用の面で限界がある。

▶大半の善良な利用者に安定した看護を提供するためにも，できることから対策をとることが求められる。

1 看護師が経験する暴力の定義とパターン

看護師への暴力の定義[1]は，①叩く，殴る，蹴る，つねる，つばを吐きかける，物を使って攻撃するなどの身体的暴力，②暴言，威嚇，脅迫，因縁の総称として精神的暴力，③わいせつな発言，性交渉を求める，身体への接触，性器の露出，レイプ，ストーカーなどの性的暴力の3つに分類，定義が示されている。

また看護職の暴力体験のパターン分類として2つに大別し，①状況別では，ケア介入時に遭遇する暴力，危険行動の注意・制止時に受ける暴力，日常繰り返される暴力，特定の個人または多数の職員が受ける暴力，②原因別には，疾病に起因する暴力，疾病に起因しない性的暴力，感情コントロール不全者による暴力と示している。

2 訪問看護における暴力の現状と課題

病院内における看護師への暴力の報告は2000年以降急増し，組織的な取り組みが行われるようになった。しかし，訪問看護における暴力の報告はまだ散見されるにとどまる。訪問系サービスの中でも割合が多く，生活に密着したヘルパーに対しては，暴行や性的な被害はレイプまでおよび深刻な報告がある。2015年12月〜16年1月に兵庫県下の訪問看護師358人に協力を得て訪問看護師が利用者，家族から受ける暴力とそれに対する訪問看護ステーションの組織的対応の実態調査[2]を行った。これまでに，利用者本人やその家族・親族等から暴力を受けた経験のある者は50.3％（180人）であった。暴力を振るった相手は「利用者本人」71.1％，「利用者の家族・親族」23.9％であった。暴力の内容は主なものを表に示す。性的な暴力は15％で「訪問のたびにペニスを素手で洗うことを強要する」，突然の「抱きつき，抱き上げ，わいせつな言葉を繰り返す」「訪問中にずっとアダルトビデオを消してもらえない」「乱暴目的でお茶に睡眠薬を多量に混入された」等の記述回答があった。セクハラに関しては語りにくく，担当者だけが抱え込んでしまう性質があり，実際にはもっと多くの被害が起きていると推察される。

暴力発生の要因は多岐に渡り，暴力発生を事前に予測することは困難である。また調査報告[3][4]の実態報

表　暴力の内容（複数回答）

威圧的な態度をとられる	48.9％
侮辱する言葉を投げつけられる	45.0％
不条理な要求を繰り返される	22.2％
利用者の状態悪化を看護師のせいにされる	10.6％
脅迫される	7.2％
事業所に押しかけられる	3.9％
訪問時間以外につきまとわれる	1.7％
叩かれる・殴られる・蹴られる	28.3％
噛みつかれる・引っ掻かれる・つねられる	28.3％
ものを投げつけられる	17.8％
性的な嫌がらせをされる	15.0％
訪問時に規定時間以上に拘束される	12.2％
利用料を払わない	0.6％
その他	10.0％

（文献2より引用）

告では訪問看護師，訪問ヘルパーの半数が暴力を経験していることが一致している。しかし，いずれの内容も被害状況や実態報告にとどまり，訪問という密室に女性職員1人で訪問するという特殊的な環境下における具体的な対策を示すには至っていない。

3 今後求められる取り組み

暴力への取り組みは組織的対応が必要だと言われている。しかし，大組織と違い，平成25年度の全国訪問看護事業協会の報告[5]によると，訪問看護ステーションの看護師の常勤換算数は5人未満が65.1％である。組織的対応といっても経営的な安定や人員不足を補うために所長自身も訪問看護師として従事しつつ，職員の安全管理を担うことには精神的にも時間的にも限界があると実感している。経営的にも人件費率7〜8割の診療・介護報酬の中で訪問看護ステーションの収支状況が黒字であるのが43.4％であり，暴力対策にかける費用の捻出さえ難しい状況である。

また看護団体や行政機関による教育や研修の機会も皆無で，暴力の危機意識も持たず，また認識をしても効果的な手を打てないままであり，いずれ深刻な状況は拡大するものと危惧する。暴力は自尊感情を深く傷

つけ，恐怖感を残す。安心して活動することを妨げ，ひいては大半が善良な利用者にまで及ぶ看護の質量の低下をもたらすことにつながるものと思われる。看護だけでなく，訪問する介護や他の職種にも共通する。「暴力はNO！ 受け入れない！」の姿勢でまずは自社での対策を取り決めることが急がれる。

【文献】
1) 三木明子，他，編：看護職が体験する患者からの暴力．日本看護協会出版会，2010．
2) 林 千冬，他：平成27年度神戸市看護大学COC共同研究「訪問看護師が利用者・家族から受ける暴力」．2016．
3) 星 智子，他：インターナショナルNurs Care Res．2013；12(1)：57-64．
4) 篠崎良勝：介護労働学入門 ケア・ハラスメントの実態を通して．一橋出版，2008．
5) 全国訪問看護事業協会：平成25年度 厚生労働省老人保健事業推進費等補助金老人保健健康増進事業 訪問看護の質の確保と安全なサービス提供に関する調査研究事業〜訪問看護ステーションのサービスの提供体制に着目して〜報告書．2013．
[http://www.zenhokan.or.jp/pdf/surveillance/h25-1.pdf]

藤田 愛

Q156
訪問看護師の腰痛への対策は

腰痛に悩む訪問看護師に対して，何か良い対策はないでしょうか？

point

▶厚生労働省は，看護師や介護職員の腰痛予防対策指針を公表している。

▶看護師や介護職が安全に快適に働けることが，患者や介護を受ける人たちの安全や快適の保証となる。

▶スライディングシートやリフトなどの福祉用具の活用が腰痛予防対策の要。

1 医療・福祉職場での腰痛発生状況

労災保険統計を見ると，2015年に4日以上の休業を要した労働災害が7368件発生しており，そのうち腰痛を原因とするものが4550件と6割を超えている。中でも，医療機関や福祉施設が分類されている保健衛生業では，腰痛が原因の労働災害休業が1368件発生しており，他産業では休業件数は減少傾向であるにもかかわらず保健衛生業では増加の一途にある。訪問看護師も，施設介護職員や病院の看護師と同様に，80％近い腰痛有訴率となっている（図1）。

2 厚生労働省が公表した，看護師や介護職員のための腰痛予防対策

保健衛生業で深刻さを増す腰痛問題は，人材確保にも影響を与え，看護師や介護職員の腰痛予防がわが国の喫緊の課題となっている。厚生労働省は2013年に，医療・福祉職場等での介護・看護作業における腰痛予防対策を焦点のひとつとして，「職場における腰痛予防対策指針及び解説」[1]（以降，対策指針）を19年ぶりに改訂した。

3 腰痛の発生要因
1 動作要因

①物や人の持上げや移動等において，強度の負荷を腰部に受けることが腰痛発生リスクとなる。また，抱きかかえての移乗や移動を繰り返すことは確実なリスクとなっている。女性労働基準規則では，満18歳以上の女性が継続的に取り扱う場合の重量を20kg未満に制限している。「対策指針」では，看護・介護場面で「人が人を抱き上げることは原則禁止」とされ，また，腕力で取り扱うことができる重量物の上限を，男性は体重の40％，女性は体重の24％としている。

②ベッド上への屈み込み姿勢や，床上でのしゃがみ姿勢など，同じ姿勢を続けてとることは腰痛発生のリスクとなる。

③前屈（おじぎ姿勢），ひねりおよび後屈捻転等の不自然な作業姿勢をしばしばとることがリスクとなる。低いベッドや床面での看護・介護は不良姿勢を生み出す。

2 環境要因

①寒冷な環境では，筋組織内の血流が低下し，腰痛を発生させる危険性が高まる。在宅訪問時の室内外の温度差にも注意が必要。

②滑りやすい床面や段差等があると，スリップや

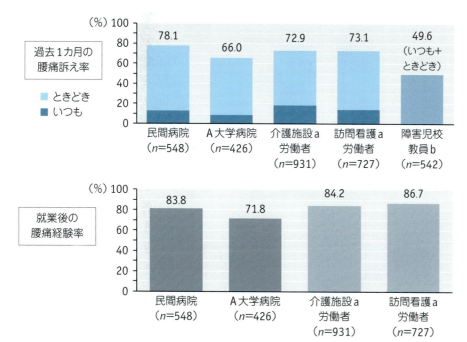

図1 看護師の腰痛有訴率
a：全日本民医連介護事業所の介護・看護労働者における労働と作業関連性筋骨格系障害に関する実態調査（2005年）
b：埓田和史，他：教職員の健康実態調査報告書（1995年，図は肢体不自由児校女性教員のデータ）

転倒に伴い労働者の腰部に瞬間的に過大な負荷がかかり，急性腰痛の原因となる。
③狭く乱雑な作業空間や，ベッドの高さが労働者に合っていないと不自然な姿勢や無理な動作になりやすく腰痛の発生リスクとなる。

3 個人的要因
①家庭内での育児・家事・介護の負担がある場合は，休息が阻害されやすくなり，リスクを高める。
②体格の違いが，作業空間やベッドの高さなどとの適合に影響する。
③既往症や基礎疾患の有無が腰痛発生のリスクに影響する。

4 心理・社会的要因
①仕事への満足感や働きがいが得にくかったり，同僚からの支援が得にくいと，腰痛発生のリスクが高まる。

4 予防対策

「対策指針」では，患者や介護を受ける者の残存機能を最大限活かし，福祉用具を活用することなどで，腰痛のリスクを減らすことが指示されている（表）[1]。在宅での看護や介護では，施設のように空間を確保したり環境を整えることが難しい。そのため，訪問開始前に，残存機能だけでなく，ベッドや家具の配置状況，通路や空間の広さなどに基づき，腰痛の発生リスクを事前に評価し対処することが重要となる。事前評価に

表 「対策指針」で指示された，看護・介護作業での腰痛予防対策

1	看護・介護の対象となる患者や高齢者・障害者の残存機能等の活用
2	福祉用具の利用
3	作業姿勢・動作の見直し
4	作業の実施体制
5	作業標準の策定
6	休憩，作業の組合せ
7	作業環境の整備
8	健康管理
9	労働衛生教育

（文献1より引用）

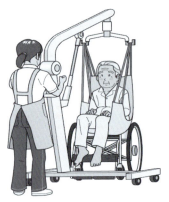 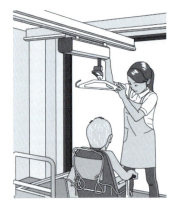 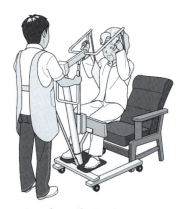

床走行リフト　　　　天井走行リフト　　　スタンディングマシーン

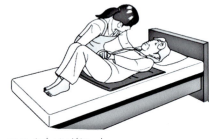 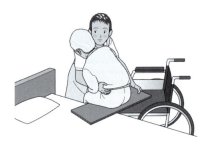

スライディングシート　　　スライディングボード

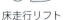 腰痛を防ぐ福祉用具

（文献2より引用）

基づき，また患者や介護を受ける者の理解も得て，積極的に福祉用具を活用し（図2）[2]，少しでも腰痛リスクの低い作業手順や方法を採用する。スライディングシートは経済的な負担も少なく活用できる場面が多い。心身の負担が大きくなることが予測される訪問先が連続しないよう工夫したり，訪問家庭間の移動時間にゆとりを持たせ疲労の蓄積を避ける等，業務マネジメント上の配慮も腰痛予防対策となる。

【文献】
1) 厚生労働省：職場における腰痛予防対策指針及び解説. 2016.
[http://www.mhlw.go.jp/stf/houdou/2r98520000034et4-att/2r98520000034mtc_1.pdf]
2) 厚生労働省中央労働災害防止協会：医療保健業の労働災害防止（看護従事者の腰痛予防対策）. 2016.
[http://www.mhlw.go.jp/file/06-Seisakujouhou-11200000-Roudoukijunkyoku/0000092615.pdf]

垰田和史

Q157

針刺し事故への対応は

在宅における針刺し事故を防止するために有用な対策を教えて下さい。

 以下，事例を挙げて解説する。

82歳女性Aさんの事例

主な疾患はパーキンソン病である。38.5℃の発熱を生じ，食欲が低下した。かかりつけ医のB医師が発熱日（月曜日）に往診し，軽い誤嚥性肺炎をきたしていると診断した。B医師は抗菌薬の点滴注射を1週間程度行う方針を立てた。最初の日はB医師が点滴を行い，その後水曜日と金曜日はB医師が状態を観察するとともに点滴を行うことになり，火曜日・木曜日・土曜日は，訪問看護ステーション看護師が点滴を行うことになった。

C看護師は患者宅にある器具を使用して点滴を実施

したが，針をAさんの腕から抜去直後に自分の手に刺してしまった。C看護師は動転してしまったが，事故マニュアルに従い，管理職にその場で電話した。

電話に出たD管理職は，C看護師に落ち着くように促し，「まずはよく刺傷部位を洗浄し，患者・家族の同意を得て，患者の採血を行わせてもらうように依頼するように」助言した。採血を終えたC看護師は，患者血液を持参し，近隣の急性期病院にD管理職とともに受診した。

解説

1 在宅医療を行う医療機関・訪問看護ステーションでの針刺し事故マニュアルの整備

血液曝露事故（針刺し事故）マニュアルを持たない訪問看護事業所は多い。針刺し事故に関しては，病院勤務者は非常に保護されているが，訪問看護事業所では十分に保護されていない現状がある。

2 訪問看護師の針刺し事故に関する調査報告

福井らは，訪問看護ステーション看護師の標準予防策の遵守および針刺し事故について調査した[1]。248人に調査票を送付し，82人（33.1％）から回答を得た。回答者82人のうち，針刺し事項を経験したことがある者は17人で，20.7％を占めていた。また，事故の発生状況はリキャップ時が82.4％を占め，発生状況の第一位であった。

渋谷は，訪問看護ステーションに勤務する看護師の血液・体液曝露に関して調査を行った[2]。1000人に調査票を送付し，319人（31.9％）から回答を得た。訪問看護師になって針刺し事故を少なくとも1回は経験した者は114人（35.7％）であった。その発生状況のうち，リキャップ時が31.9％を占め，発生状況の第一位であった。

渋谷は同報告で，事業所からのB型肝炎予防接種の状況についても調査している。それによれば，「B型肝炎予防接種の実施を指導されていない」と回答した看護師の所属事業所は64.3％に上った。

3 針刺し事故対応における在宅医療現場の特殊性

（1）患者血液の採取にハードルが高いこと

在宅医療現場での課題は，被事故者が「事故を生じた時点で単独で患者自宅にいる」「情緒的に動転し，

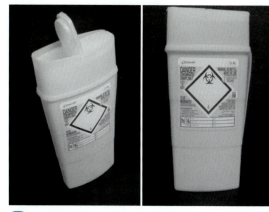

図　在宅医療現場で携行できる針刺しボックスの例
このような携帯用の針刺しボックスを携行する。在宅医療現場でも，使用後の針はリキャップせず，直ちに廃棄ボックスに捨てるようにする。

患者の承諾を得て採血を実施することができない」点である。このため，その場の電話相談で被事故者を支援するシステム管理が重要である。

（2）被事故者受け入れ病院側での課題

連携病院における課題は，「被事故者が曝露した患者血液に関しては，当該受け入れ病院に患者カルテがない可能性が高く，（本人が来院しない）新規人物として取り扱う必要がある」ことである。この課題に関しては，可能であればあらかじめ連携病院と取り決めを行っておくことが望ましい。

4 医療機関や訪問看護事業所での日常的な予防策

針刺し事故が生じたときの対応において，最も重要なことは，「針刺し事故を回避する」「感染成立を予防する」ことである。

「体液曝露時には手袋着用を行う」こと，「針のリキャップを行わない（図）」こと，「体液に接触する可能性のある職員全員がB型肝炎ワクチンを接種して抗体をあらかじめ獲得しておく」ことなどである。すなわち，事業所内部での福利厚生と事前準備（業務基準あるいはマニュアル整備）が何より重要であることを強調しておきたい。

【文献】
1) 福井幸子, 他：環境感染誌. 2010；25(5)：286-9.
2) 渋谷智恵：環境感染誌. 2012；27(6)：380-8.

和田忠志

第4章

在宅における
疾病管理

4 ①在宅医療で行うことが可能な検査，補助診断技術

Q158

在宅での尿検査の注意点は

在宅で侵襲が少なく行える検査に尿検査がありますが，在宅での尿検査の位置づけや，異常値を確認したときに考える疾患について教えて下さい。

point

▶在宅患者には，自分で尿を採取できない患者が多く，採取に苦労することも多い。

▶尿検査単独では診断には至らず，腹部エコー，採血検査，培養検査，細胞診等で総合的に診断をつける必要がある。

▶尿路感染徴候がないのに細菌尿を認める無症候性細菌尿の存在に注意する。

1 在宅での尿検査

尿検査は侵襲が少ない一方で，いつでも検体が採取できるものではない。特にADLが悪い患者では，検体を回収する時刻に合わせて自分で紙コップに採尿できない人がほとんどである。おむつに排尿をする人もいれば，ポータブルトイレに排泄する人もいる。トイレまでの移動時間，移動してから排泄を行う一連の動作の介助を考えると，患者本人・検査介助スタッフの双方にとっても，決して容易な検査ではないと言える。確実に検体を採取するために，訪問診療時に導尿による採尿を行うケースも少なくない。

後に述べる通り，尿検査単独では確定診断に至るケースが限られていること，在宅の場では普段から細菌尿を認める無症候性細菌尿の割合が高いことから，尿検査実施の際にはその適応についてしっかり考慮する必要がある。

2 各検査項目の見方

試験紙法を用いてその場で結果を得ることができる項目として，「尿蛋白」「尿糖」「尿潜血反応」「尿ウロビリノーゲン」「尿比重」「尿pH」等がある。尿路感染や糸球体疾患が疑われる場合には尿沈渣も併せて行う。

1 尿潜血反応

尿潜血検査は，血液に存在する赤血球中のヘモグロビンが尿中に存在するかどうかを調べている。陽性を示す場合，疑う疾患は多岐にわたる（表1）。

一概に血尿と言っただけでは診断には至らない。ベッドサイドでの腹部エコーにて，腎・泌尿器領域の器質的な疾患の有無の確認を行い，無症候性血尿の場合は，尿細胞診による悪性疾患のスクリーニングも併せて行う。

2 尿蛋白検査

尿とは，血液を腎臓で濾過して必要のない水分や老廃物が尿管を通って膀胱に溜まり，尿道を通って体外に排泄されるものである。この過程で，腎臓より前に異常があり，尿蛋白が陽性になるものを腎前性，腎臓の異常により陽性となるものを腎性，腎臓より後の臓器の異常により陽性となるものを腎後性と区別している（表2）。

一概に，蛋白尿と言っただけでは診断には至らず，腹部エコーの実施は不可欠となる。腎・泌尿器疾患以外での蛋白尿であることも多く，採血検査との併用が必要となる。

3 尿ウロビリノーゲン検査

ウロビリノーゲンとは，ビリルビンが腸内細菌によって変化したもので，正常では（＋／−）となる。尿ウロビリノーゲンが異常値を示す場合を表3に挙げる。

4 尿比重

尿は，体内の余分な水分や老廃物が含まれているため，水よりもやや比重が高くなり，基準値は約1.005〜1.030の範囲で変動する（表4）。

5 尿沈渣

尿路感染や糸球体疾患が疑われる場合は尿沈渣まで行う。尿を遠心分離器にかけたときに沈殿してくる赤血球や白血球，細胞，結晶成分などの固形成分のことを指し，これらを顕微鏡で観察し，数の増加や有無を調べている。顕微鏡強拡大（×400）の場合，表5の通りである。

3 無症候性細菌尿

細菌尿を認めるが，発熱や膀胱刺激症状等の尿路感染を示唆する症状を認めないものを無症候性細菌尿という。女性では2回連続して10^5/mL以上，男性では

表1 尿潜血反応陽性を示す疾患

腎疾患	急性／慢性腎炎，腎結石，腎腫瘍，遊走腎，嚢胞腎等
尿管疾患	尿管結石，尿管腫瘍等
膀胱疾患	膀胱炎，膀胱結石，膀胱腫瘍等
その他泌尿器関連の疾患	前立腺炎，前立腺，尿道炎等
泌尿器以外の病気	白血病，溶血性貧血，心筋梗塞等

表2 尿蛋白陽性を示す疾患

腎前性	多発性骨髄腫，溶血性貧血，膠原病，心不全等
腎性	急性／慢性腎炎，ネフローゼ症候群，アミロイド腎，ビタミンD中毒等
腎後性	膀胱炎，前立腺炎，腫瘍（膀胱，前立腺等），結石（膀胱，尿管等）

表3 尿ウロビリノーゲン異常を示す疾患

陽性	肝疾患，溶血性貧血，巨赤芽球性貧血，心不全，腸閉塞，過度の便秘等
陰性（試験紙法では判定不能）	胆石，胆管閉塞，腎機能障害（高度），下痢，抗生物質の長期使用等

表4 尿比重と疾患

高比重	糖尿病，脱水（嘔吐，下痢，発汗，発熱等）等
低比重	利尿薬使用中，水分大量摂取後，腎炎・腎不全等

表5 尿沈渣の見方

赤血球	1個／1視野以内は正常
白血球	1〜3個／1視野以内は正常
円柱	1〜2個／全視野以内。硝子円柱は正常でも認められる場合がある
上皮細胞	1個以下／10視野。扁平上皮（尿道，外陰部由来）は正常でもみられる。立方上皮（尿細管上皮）や移行上皮（腎盂から膀胱に由来）がみられたら異常

10^5/mL以上の菌，カテーテル尿では男女問わず，10^2/mL以上の菌を認めた場合を細菌尿と定義している。

高齢者では膀胱機能の低下により排尿障害を生じたり，残尿量が増大する傾向があり，細菌尿が認められることが多い。いわば細菌が尿路に定着している状態であるが，抗菌薬をむやみに投与することで耐性菌を発生させる危険もあり，無症状の場合は，カテーテル留置患者を含めて，基本的には抗菌薬治療の必要はない。

下地直紀

Q159
在宅での採血検査の注意点は

在宅で最も簡便に行われる検査に採血検査がありますが，高齢者の採血検査の特徴と，実際の現場で頻繁に行われる採血項目について教えて下さい。

A point

▶ 高齢者では，一般成人の基準値より少し外れた値を直ちに病的異常と判断することはできず，普段の値との比較が必要である。

▶ 症状が定型的でないことも多く，検査値と症状・重症度とは必ずしも相関しないことが多い。

▶ 急性期の採血検査は，補液や抗菌薬の選択などの治療につなげる上で重要な検査となる。

1 高齢者の採血検査の特徴[1]

高齢者ではADLの違いが検査値に影響を及ぼし，個体差が大きくなる傾向がある。したがって，一般成人の基準値より少し外れた値を直ちに異常とみなすことはできない。高齢者では症状が定型的でないことも多く，検査値と自覚症状や重症度とは必ずしも相関しないことに注意が必要である（表）。

2 各採血項目の見方・留意点

採血検査が実施されるのは，急性感染症をはじめとする状態変化時と，定期採血として状態安定時に行う2つの場合がある。前者の場合は，炎症反応上昇や臓器障害の有無を確認し，補液・抗菌薬投与などの治療

表　高齢者の採血検査の特徴

1　検査値の変動幅が大きい
加齢とともに個体差が大きくなる傾向がある。生活歴・既往歴・ADLに個人差が大きいため，検査値の変動幅が大きい傾向がある。普段のデータと比較しながら，異常値が病的なのかどうかを見きわめる必要がある

2　複数の疾患に罹患していることで検査値が修飾される
複数の疾患に同時に罹患している患者が多いため，若年成人の患者と同様の判断基準で診断すると思わぬ誤りをすることがある

3　疾患の症状や徴候が，非定型的となりやすい
症状が，非定型的なことや，重症度と一致しないことが多い。症状や徴候から検査の異常を類推することは困難。重篤な疾患がなくても発熱や脱水，軽度の電解質異常で意識障害をきたしたり，感染症でも発熱や炎症反応に乏しかったりする

4　採血条件が変化しやすい
高齢者では，検査当日の食事や服薬の指示をしばしば忘れるため，検体の採取条件が厳守されないこともある。極端な異常値を呈した場合には採取条件を再確認する必要がある

5　薬物の影響を受けやすい
高齢者では一般的に血清蛋白が減少しているため，遊離型が増加して薬効が強くなる傾向がある。また，血中での半減期が延長して蓄積しやすくなる。腎機能低下により腎排泄が遅延し，加齢に伴う細胞内水分量の低下と相対的な体内脂肪分布の増加があり，脂溶性薬物では分布容積が大きくなり，薬物有害作用の発生率は高くなる。薬物有害作用は多臓器に出現しやすく，高齢者入院患者の3～6％は薬物が原因とされている

につなげる必要がある。後者の場合は，採血結果をもとに定期薬の調節や普段の全身状態の把握をすることが多い。

1つひとつの項目の正常値・詳細については，成書にゆずる。ここでは「在宅高齢者」に的を絞って，実際の現場で行われることが多い採血項目を挙げ，その見方を簡単に述べたい。

1 CRP，白血球

感染症，特に細菌感染症での上昇を認める。高齢者では白血球数が上昇しにくい傾向があり，普段の白血球値との比較を要する。血液像検査にて左方偏移の確認も細菌感染の手掛かりとなる。

2 肝機能検査（AST，ALT，γ-GTP，ALPなど）

高齢者では，胆汁うっ滞による胆道感染が少なくない。画像検査を簡単に行えない在宅の現場で，肝機能検査は胆道感染の鑑別に役立つ。γ-GTP，ALPだけでなく，AST，ALTも上昇を認める場合は，胆道に閉塞をきたす疾患（総胆管結石，胆道腫瘍）を想定する。

3 腎機能検査（BUN，Cr）

腎機能障害の有無は，感染症の治療の中心となる抗菌薬の投与量や種類を決定する上で重要である。BUN/Crから，脱水の有無，消化管出血の有無等も鑑別する。高齢者では筋肉量が少ないのでCrが低めに出ることも留意しておく。

4 電解質（Na，K，Cl）

脱水や薬剤性での電解質異常は多い。腎機能と併せて初期輸液を決定する上でも電解質の測定は有意義である。例えば腎機能の低下から高カリウム血症をきたしている事例では，1号液から開始する必要がある。

5 BNP

在宅患者の場合，心機能が低下している事例が多く，過剰輸液による心不全を避けるために心不全の有無の確認は重要である。心エコーに比べて簡便に心不全の有無を確認できる点で優れている。

6 凝固系（PT，APTT）

在宅患者の中には，脳梗塞をきっかけに寝たきりになった事例も多く，再発予防として，ワルファリン（ワーファリン®）が投与されている患者が多い。凝固系の採血は主にワルファリンの調整の指標として利用されることが多い。肝機能，食事量等によって，ワルファリンの効果が変動することに注意が必要である。

7 腫瘍マーカー

在宅患者の場合，ADL・年齢・認知機能の問題から，担癌状態でも積極的な治療にはならず支持療法（best supportive care：BSC）方針となっているものが多い。在宅の場で，エコー・CT等の画像追跡が厳しい場合，腫瘍マーカーの推移を確認することで，悪性疾患の進行具合や予後予測をする手がかりとなる。

8 薬物血中濃度

抗てんかん薬濃度，抗不整脈薬濃度，テオフィリン血中濃度測定等がこれにあたる。これらの薬剤は治療域が狭い上，副作用も多い。高齢者の場合，治療域以下の濃度でも効果が強く出過ぎることもあるので注意が必要である。

【文献】
1) 高齢者の臨床検査値の特徴.
   [http://www.kensin-kensa.com/archives/cat32/post_157/]

【参考】
▶ 和田忠志：在宅医療臨床入門．南山堂，2009，p25-8.
▶ 日本在宅医学会テキスト編集委員会：在宅医学．メディカルレビュー社，2008，p88-92.

下地直紀

Q160
在宅での細菌培養検査，真菌検査，痰MGIT法の注意点は

在宅で行われる細菌培養検査にはどのようなものがあるでしょうか？ 検体採取に際しての注意点や起炎菌についても教えて下さい。

point

▶在宅でも病態に応じて，喀痰・尿・褥瘡・皮膚等の培養検査が可能である．
▶ADLが悪く，自分で検体を採取できない患者が多く，検査の適応について患者・家族の同意や協力が必要である．
▶気道・尿路・皮膚等の部位により，起炎菌が異なる．

1 在宅での培養検査の考え方

培養検査は感染症の診断と治療に欠くことができない検査である．良質な検体か否かにより培養検査の結果は大きく影響されるので，適切な方法で検体を採取する必要がある．しかし，在宅患者の場合，特に痰や尿などを自分で採取できない患者が多く，検査の必要性と採取方法について（適宜，吸引や導尿での採取を必要とすることもある）患者・家族へ説明した上で検査を施行する．

採取した検体は，常温で保存してしまうと起炎菌以外の常在菌や汚染菌が増殖し，真の起炎菌が不明確になることが多い．可及的速やかに細菌検査室へ提出することが望ましい．

なお，起炎菌同定のためには，抗菌薬が投与される前に検体を採取する．既に抗菌薬投与中の患者では，投薬を一時中止して（最低48時間休薬とされている）からの採取を原則とする．

2 喀痰検査

在宅患者の急性期疾患では，誤嚥性肺炎に代表される急性気道感染が最多を占めることもあり，痰培養の機会は多い．常在菌混入をできるだけ抑えるためにうがい，不可能であれば口腔ケアを行ってから検体を採取する．自力で痰を喀出できない患者では，適宜，吸引を行って採取する．

喀痰検査には，採取した痰をガラスに塗りつけて顕微鏡で菌を見つける塗抹検査と，痰の中の菌を培養で増やして菌の種類を確認する培養検査がある．一般細菌の培養には2〜3日，結核菌の培養には8週間ほどかかる．

結核の診断にあたっては，小川培地による培養法が汎用されているが，結果が出るまで4〜8週間を要することから，結核診断の迅速化が求められている現状にはそぐわない．この迅速化を可能にしたのが，MGIT（ミジット）法である．液体培地を入れた試験管の中に，培地中の溶存酵素に感受性のある蛍光化合物が埋め込まれている．もし，活発に呼吸する抗酸菌があれば酵素が消費されることから紫外線を当てると試験管の底と培地の表面にオレンジ色の蛍光が観察されるというものである．結核菌の検出に関して言えば，従来の小川培地に比べ，2週間ほど結果が早く出る点で優れている．

なお，慢性下気道感染のある患者では，喀痰からの起炎菌（図）[1]の検出率が高く，小康時に喀痰検査をしておくことで急性増悪時の治療の参考となることが多い．

3 尿培養

在宅患者の急性期疾患で，急性気道感染の次に多いのが急性尿路感染であることから，尿検体を採取する機会も多い．抗菌薬は速やかに尿中に排泄されることから，検体採取は抗菌薬使用前を鉄則とする．原則として無菌的な採取が必要で，適宜導尿での検体採取を必要とする．留置カテーテルでは，接続チューブについている採尿ポートから無菌的に採取する．

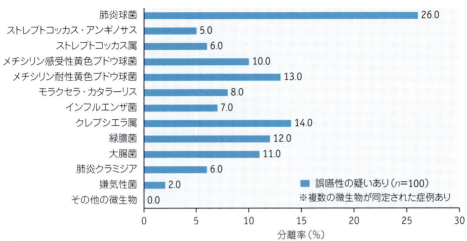

図 喀痰検査で検出される起炎菌

対象：2008年1月〜2010年12月の間に倉敷中央病院に入院した，市中肺炎（CAP）患者451例（67〜82歳）と医療・介護関連肺炎（NHCAP）患者442例（73〜89歳）。

方法：患者特性，臨床検査データ，既往歴，治療に用いた抗菌薬，細菌試験，治療効果などのデータをプロスペクティブに収集し，CAPとNHCAPを疫学的に検討した。

（文献1より引用）

在宅患者では，複雑性尿路感染が多く，起炎菌としては，大腸菌（*Escherichia coli*）だけではなく，腸球菌や緑膿菌等も念頭に置く。

4 褥瘡・皮膚創部からの培養

創部を生理食塩水で洗浄した後，湿潤部位を滅菌スワブでぬぐうか，膿汁がある場合は滅菌スピッツに採取する。消毒液や抗菌薬入り軟膏の付着した部位から採取しないよう注意する。感染を生じた褥瘡では壊死組織を生じたり，浸出液が膿性・粘稠性となり，感染がなくなると浸出液が減少して淡血性または漿液性となる。壊死組織や浸出液の培養では，黄色ブドウ球菌，緑膿菌，大腸菌，腸球菌等の検出が多い。

5 真菌検査

直接鏡検法としてのKOH法が日常的に簡便な検査として知られている。採取した検体をKOH液で処理，溶解して顕微鏡で観察することで，皮膚真菌症が数分程度で診断できるほか，虫体（疥癬虫，毛包虫，ケジラミ）やその虫卵の観察も可能である。

【文献】
1) Ishida T, et al : Intern Med. 2012 ; 51(18) : 2537-44.

下地直紀

Q161

在宅で施行可能な細胞診検査は

細胞診検査とはどのような検査か教えて下さい。在宅医療でも施行可能でしょうか？

point

▶尿や痰などの検体を用い，鏡検により腫瘍性病変があるか検索する。
▶腫瘍のスクリーニング検査として有用である。
▶在宅では喀痰，尿の細胞診がよく利用される。

1 細胞診検査とは

細胞診検査は，組織検査に比べ簡便，低侵襲で，痰，尿，子宮擦過物，胸腹水が検体となる。検体の種類と診断できる疾患は**表**の通りである。偽陽性，偽陰性の可能性，穿刺吸引細胞診の場合に適切な病変を採取したかが問題になるが，腫瘍のスクリーニング検査として有用である。

手順は，①パパニコロウ染色，②カバーガラスで封入，③細胞検査士，細胞診専門医による鏡検判定である。そのため，在宅医療現場においては，容易に

表　検体採取部位と診断できる疾患

採取部位	主な診断
喀痰	肺癌
尿	膀胱癌
胸水	肺癌
腹水	胃癌・卵巣癌・肝細胞癌など
子宮頸部・体部	子宮頸癌・子宮体癌

採取できる検体検査は多用される．喀痰や尿の採取は在宅でも容易に実施できるため，細胞診の中では「喀痰細胞診」や「尿細胞診」は在宅医療現場でも行われる．穿刺や内視鏡の使用などが必要な細胞診は在宅医療の現場では行いにくい．

星野大和

Q162

感染症の迅速検査とは

インフルエンザウイルス，ノロウイルス，溶連菌等の感染症の迅速検査について教えて下さい．

point

▶インフルエンザウイルス感染症は，冬季に流行する高熱を伴う気道感染症である．治療と感染予防のため早期診断は重要であり，迅速検査が有用である．発熱後約24時間経過してからの検査が望ましい．

▶ノロウイルス感染症は，冬季に流行する激しい嘔吐下痢症状を伴う胃腸炎である．次亜塩素酸ナトリウムによる感染予防を指導する必要性から迅速検査は有用である．

▶溶連菌感染症は，小児の咽頭・扁桃炎に多く，続発症のためにも迅速検査が有用．レジオネラ菌感染症は非定型肺炎を引き起こす．画像や培養検査を併せた診断が必要であり，在宅環境での迅速検査のみで診断すべきではない．

1　インフルエンザウイルス迅速検査

　インフルエンザウイルス感染症は，冬季に流行し高熱を伴う気道感染症である．免疫力の低下している在宅高齢者や小児にとって罹患しやすく，また重症化しやすい感染症である．主な抗インフルエンザウイルス薬は発症から48時間以内に投与されることで効果を発揮するものが多く，早期診断が重要である．また空気感染しやすく，グループホーム等での訪問診療では，早期診断し感染予防を指導することが重要である．

　早期診断には迅速検査が有用である．市販されているものでは，A・B型ウイルス判別可能な迅速抗原検出キットが主流である．多くのキットは判定部にインフルエンザウイルスA型，B型それぞれのウイルス核蛋白に対するマウスモノクローナル抗体が塗布されており，検体中のインフルエンザウイルス抗原と判定部の抗体との抗原抗体反応により，試薬が発色し判定が示される．検体は鼻腔・咽頭拭い液，鼻汁鼻かみ液でよく，手順も簡便で（図1）[1]，検査時間も15分程度であることから在宅環境で十分にできる．なお感度，特異度においては鼻腔拭い液が最も良く，ともに95～98％である[1]．

　冬季の高熱，かつインフルエンザウイルス感染症罹患者との接触がある場合には，積極的に迅速検査を検討すべきである．在宅環境では，接触する人が比較的限られるため，インフルエンザ感染症罹患者との接触歴の把握は容易である．注意点としては，発熱から約12時間以降でないとウイルス量が少なく偽陰性の可能性が高くなることである．また細菌性気道感染の合併も免疫力の低下している在宅患者では多く，インフルエンザウイルス迅速検査のみならず，治療開始しても熱型安定しない場合は炎症反応等の確認もすべきである．

2　ノロウイルス迅速検査

　ノロウイルス感染症は冬季に流行し，激しい嘔吐下痢症を呈する．二枚貝摂取等による経口感染が多く，潜伏期間は24～48時間である．抗ウイルス薬はなく，脱水補正等の対症療法を行う．感染予防が重要で次亜塩素酸ナトリウムによる消毒が有効である．アルコールでの滅菌ができないので注意を要する．

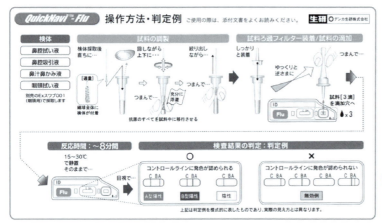

図1 迅速抗原検出キット〔クイックナビ™-Flu（デンカ生研社）〕の操作手順 （文献1より引用）

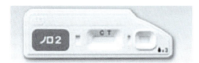

図2 ノロウイルス迅速抗原検出キット〔クイックナビ™-ノロ2（デンカ生研株式会社）〕

（文献2より引用）

検査には迅速検査と遺伝子検出法があるが，遺伝子検出法は在宅環境では技術的に困難で，結果が判明するまでに時間を要することから選択されにくい．**図2**[2]のような迅速検査キット（感度92.0％，特異度98.3％[2]）が市販されており，糞便を綿棒で採取し，簡便な手順により15〜20分間で結果が判明する．しかしノロウイルス感染症と診断しても抗ウイルス薬がないこと，臨床症状や食事歴・接触歴で診断が比較的容易なことにより，迅速検査の必要性は必ずしも高くない．

迅速検査が保険適用になるのは，3歳未満や65歳以上，悪性腫瘍等の患者とされていることにも注意が必要である．ただ在宅医療の現場では，往診対象患者はおおむねこのような患者であり，保険適用が問題になることは少なく，またノロウイルス感染症と診断できた場合，次亜塩素酸ナトリウムでの感染予防を指導できる（特にグループホーム等の施設）ことから，迅速検査は有用であると考える．

3 溶連菌迅速検査

A型溶血性連鎖球菌は特に小児において咽頭炎，扁桃炎を引き起こす．適切に診断治療しないと急性糸球体腎炎，リウマチ熱の続発症を発症する可能性があり，治療はペニシリン系製剤が第一選択である．迅速検査キットが有用である．舌圧子で舌を押さえ，咽頭・扁桃の表面を擦過するが，その際に他部位に触れないように注意する．

4 レジオネラ菌迅速検査

水回りに多い菌で，重症化しやすい非定型肺炎の起因菌である．臨床的に他の細菌性肺炎と鑑別困難であり，治療にβラクタム系が無効でマクロライド系やニューキノロン系の投薬が必要である．診断が重要だがグラム染色に難染性であり，迅速検査として尿中レジオネラ抗原検出法があるが，血清型1型以外は感度が低いこと，発症直後は尿中排出抗原量が検出感度以下の場合があることに注意が必要である．画像や培養等，他の検査結果と併せた診断が必要であり，在宅医療の現場で迅速検査のみで診断すべきでないと考える．

【文献】
1) デンカ生研：インフルエンザウイルスキット クイックナビTM-Flu.
   [http://denka-seiken.jp/jp/secure/product/poct/qn_flu.html]
2) デンカ生研：ノロウイルス抗原キット クイックナビTM-ノロ2.
   [http://denka-seiken.jp/jp/secure/product/poct/qn_noro2.html]

星野大和

Q163

クロストリジウム・ディフィシル抗原検査とは

クロストリジウム・ディフィシルとはどのような病原体でしょうか。また検査にはどのようなものがありますか？

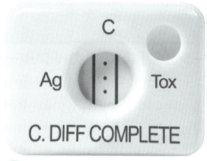

図 CD抗原迅速検査キット〔C DIFF QUIK CHEK コンプリート（アリーア メディカル社）〕

（文献1より引用）

A point

▶ クロストリジウム・ディフィシル（CD）は抗菌薬投与に伴う腸炎の主な病原体である。
▶ 下痢症を起こすため，感染予防が必要である。
▶ 培養検査より抗原検査が有用で，迅速検査キットも発売されている。

1 クロストリジウム・ディフィシル（CD）

クロストリジウム・ディフィシル（*Clostridium difficile*：CD）は，抗菌薬関連大腸炎の主な病原体である。抗菌薬投与などによる菌交代現象により増殖し，毒素を産生，腸管粘膜障害を起こすことで，下痢，重症例では激しい腹痛，血便，発熱を伴う偽膜性大腸炎の病態を呈する。比較的長期間に抗菌薬を投与した高齢者でみられやすい。芽胞を形成し，熱耐性や消毒薬抵抗性があるため，院内感染病原体のひとつでもある。

早期に診断し，治療と伝搬予防が必要となる。治療法は，原因抗菌薬の中止や変更，メトロニダゾールやバンコマイシンの経口内服である。在宅医療の現場においても皮膚感染症等で長期に抗菌薬投与した高齢患者に発症することがある。

2 CD抗原検査

CDの検査法には，細菌培養検査と抗原検査があるが，在宅医療の現場では抗原検査が頻用される。CDは嫌気性菌であり，培養検査時には嫌気ポーターに注意して採取することが必要なこと，病院と比べ培養結果判明により時間がかかることから，細菌培養検査は行いにくいのが現状である。また毒素産生しているかは培養検査ではわからない。

抗原検査は，特異的な毒素であるトキシンAまたはBを直接糞便中から検出する検査で，簡便で比較的短期間で結果を得ることができる。検査会社に提出する場合，糞便拇指頭大の検体を糞便一般用スピッツに採取すれば，おおむね2～3日で結果を得ることができる。迅速検査キットも発売されており，約20分間で検査できる。どちらの検査もトキシンA，Bを判別することはできないが，判別は臨床的には不要である。

またトキシン検査の感度は60～80％にとどまるため，トキシンとともにCD抗原であるグルタミン酸脱水素酵素（GDH）も検出する図[1]のような検査キット（GDH検出および毒素検出の感度はそれぞれ93.3％，57.7％，特異度はともに100％[2]）も発売されている。抗原陽性でトキシン陰性であった場合，CDの分離培養を行った上で毒素の再検査を行うと有用とされている[3]が，在宅医療の現場では分離培養を行った上での毒素検査は技術的に困難であり，このように診断に難渋する場合には病院環境が望ましいと考える。

【文献】
1) アリーア メディカル：C. DIFF QUIK CHEKコンプリート．〔http://www.alere.com/jp/index/product-details/c-diff-quik-chek-complete.html〕
2) 澤辺悦子，他：日臨微生物誌．2011;21(4):253-9.
3) 森下良美，他：医学検査．2015;64(2):216-20.

【参考】
▶ JAID/JSC感染症治療ガイド・ガイドライン作成委員会：JAID/JSC感染症治療ガイドライン2015 —腸管感染症—．2015．〔http://www.kansensho.or.jp/guidelines/pdf/guideline_JAID-JSC_2015_intestinal-tract.pdf〕
▶ Cohen SH, et al：Infect Control Hosp Epidemiol．2010;31(5):431-55.

星野大和

Q164

胃瘻カテーテル交換時のスカイブルー法とは

胃瘻カテーテル交換時に行われる「スカイブルー法」とはどのようなものでしょうか？

- ▶胃瘻カテーテル交換時には，新しいカテーテルが間違いなく，胃内に挿入されていることを確認する必要がある．
- ▶その確認は，画像診断等によって行われ，画像診断「等」の「等」に相当する1つの方法が，スカイブルー法である．
- ▶スカイブルー法は，あらかじめ胃内に注入したインジゴカルミン液が挿入後に自然排出もしくは10mL以上吸引できることによって確認する方法である．

1 胃瘻カテーテル交換後の確認の必要性

胃瘻カテーテル交換時の腹腔内誤挿入は，比較的稀な合併症ではあるが，それに気づかずに栄養投与が開始されると汎発性腹膜炎が引き起こされ，きわめて致死率の高い重篤な状態となる[1]．したがって，胃瘻カテーテル交換後に胃内に正しく留置されたことを確認することが必須であり，診療報酬上の経管栄養カテーテル交換法（200点）は画像診断等による確認を要件としている．

2 胃瘻カテーテル交換後の確認方法

胃瘻カテーテル交換後の確認方法には，内視鏡を用いて新しいカテーテルが胃内に留置されていることを直接確認する直接確認法と，X線などで間接的に確認する間接確認法がある（表）．

3 スカイブルー法の手技

スカイブルー法[2]は，間接確認法に分類される色素液注入による確認法である．

1 手技

胃瘻カテーテル交換を行う前に，あらかじめ胃内に

表 胃瘻カテーテル交換後の確認法

1. 直接確認	内視鏡で内部ストッパーが胃内に存在することを証明した場合．最も確実な方法
2. 間接確認	スカイブルー法，胃内容物の吸引，造影検査，超音波検査，経胃瘻カテーテル的に内視鏡で胃粘膜だけ見えた場合，等

生体にない色の液体であるインジゴカルミン液を100mL注入してから交換を行い，交換後に色素の自然排液を確認，もしくは吸引確認をする．インジゴカルミン液は，1mLを生理食塩水100mLに溶解したものを使用する．

2 評価方法

色素が，自然排液または10mL以上吸引できた場合は胃内留置と判断し，それ以外は胃内留置ができていない可能性があると判断する．後者の場合，内視鏡などを用いて確認をする必要がある．

4 スカイブルー法の成績

スカイブルー法の前向き研究[2]では，交換に関する色素液注入による確認の安全度をsensitivity 94%, specificity 100%, positive predictive value 100%, negative predictive value 6%と報告しており，スクリーニングとしての有用性を指摘している．

5 スカイブルー法のこれから

スカイブルー法は，簡便かつ安価であり，患者を医療機関に移送せずに実施できるという点で，きわめて在宅医療向きの方法と言える．しかし，スカイブルー法に診療報酬上の設定がないため，経管栄養カテーテル交換法の算定要件である画像診断等の「等」に該当しないと解釈されると，交換用胃瘻カテーテルもろとも査定されてしまう危険性がある．

スカイブルー法は，既に「看護師の特定行為[3]」における手技として推奨されており，医師の医療行為として正式に周知されることが早急に求められる．さもなければ，在宅における胃瘻カテーテル交換の実施そのものが廃れてしまうことが危惧されるからである．

【文献】
1) 鈴木 裕：交換後の確認法（間接確認法）．PEG用語解説．PEG・在

宅医療研究会(HEQ), 編. フジメディカル出版, 2013, p68-9.
2) Suzuki Y, et al: Intern Med. 2009;48(24):2077-81.
3) 厚生労働省医政局看護課看護サービス推進室：看護師の特定行為研修の概要について.
[http://www.mhlw.go.jp/file/06-Seisakujouhou-10800000-Iseikyoku/0000133041.pdf]

小川滋彦

Q165
在宅でのX線撮影の有用性は

在宅においてX線撮影を行うことに医療法上の問題はありませんか？　また，医療機関で行うX線撮影に比べて，どのような利点と欠点がありますか？

point

▶ 医薬安発第69号において，患者の在宅でのX線撮影が可能であることが示されている。
▶ 利点は，患者や家族・介護者が医療機関の受診を希望しない場合であっても，病態を評価できることである。
▶ 欠点は，撮影の必要を判断してから読影までに，多くの時間と手間がかかることである。

1 医療法上の整理「在宅におけるX線撮影」

医療法施行規則第30条の14（使用場所の制限）において，X線撮影装置の使用場所は，原則はX線診療室としながら，「特別の理由により移動して使用する」ことが認められている。さらに，1999年6月30日の医薬安発第69号「在宅医療におけるエックス線撮影装置の安全な使用について」において，在宅におけるX線撮影が可能であることが明文化された（ただし透視は認められていない）。

2 在宅におけるX線撮影の実際

在宅でのX線撮影は，「在宅医療におけるエックス線撮影装置の安全な使用について」に併せて示された「在宅医療におけるエックス線撮影装置の安全な使用に関する指針」に基づいて行う。

1 在宅医療におけるX線撮影の必要性の判断

骨折や肺炎・心不全が疑われた場合等に，X線撮影の可能性を考えることになる。X線診療室における撮影のほうが，得られる情報の質（細かな撮影条件の設定の可否や自然放射線の影響等）や放射線防護等の安全面には有利である。それでも，患者の病状や患者が受けたい医療の内容等によっては，X線診療室よりも在宅での撮影が有利となることがある。そのときに実施する。

近年，超音波検査機器の性能が向上し，小型化していることから，在宅でのX線撮影の代わりに超音波検査を実施することも多い。心不全や胸・腹水の評価といった，従来からある超音波診断だけでなく，肺炎や骨折の診断も，X線撮影に迫る評価が可能となってきている。

2 患者，家族・介護者に説明

X線撮影の必要性を説明し，医療機関と在宅といずれで行うか患者および家族・介護者とともに検討する。このとき，在宅でX線撮影を行う際に必要な放射線防護や安全への配慮等を説明する。

3 放射線防護と安全に十分に配慮して撮影を実施

(1) 医療従事者の防護
放射線診療従事者としての登録，個人被曝線量計の着用，0.25mm鉛当量以上の防護衣等を着用する。

(2) 家族・介護者等の防護
X線管容器および患者から2m以上離れる，それができない場合には0.25mm鉛当量以上の防護衣を着用するなどの対策を行う。

3 在宅におけるX線撮影の利点と欠点

在宅におけるX線撮影の利点は，患者を医療機関へ移動させる負担がないことである。患者の病状から移動が難しい場合に，病態の評価に大いに役立つ。

欠点は，撮影の必要を判断してから読影までに時間や手間がかかることである。撮影の機材は小型化されてきたとはいえ，X線発生装置・組み立て式スタンド・キャリングケース等で30kg以上になる（図）。スタンドの組み立ては比較的簡単に行えるものが多いが，撮影できる状態にするまでに15分程度かかる。さらに，カセッテの読み取りあるいはフィルムの現像

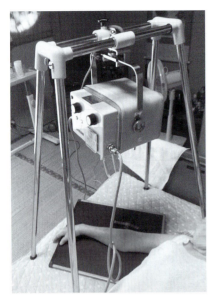

図 在宅用X線撮影装置

は医療機関で行うことが多い。そのため，医療機関を往復する時間も生じる（現在では，在宅に持ち込むタイプの画像読取措置も市販されている）。読影の結果，さらなる評価のために，別条件での撮影を必要とした場合には，その手数を繰り返すことになる。

荒井康之

Q166
在宅でのポータブルエコーの有用性は

ポータブルエコーは在宅診療のどのような場面で有用でしょうか？　また，どのような機種がありますか？

point

- ▶ポータブルエコーは，心臓血管系，腹部臓器，体表，筋骨格系，肺など，様々な臓器を観察することが可能。
- ▶超小型のものから高機能のものまで，様々な機種が発売されている。
- ▶肺炎を含めた熱発の原因精査など，在宅で特に有用な使用法がある。

1 在宅診療におけるポータブルエコー

　近年，エコー装置は小型・高性能化して，ノートPC型の高機能な機種からポケットに入るものまで様々なタイプが発売されている。機種によって，観察や計測が可能な部位，臓器は様々である。図1は，GEヘルスケア社のVscan®とSono Site社のM-Turbo®である。

　Vscan®は超小型で非常に簡便であるが，画像は鮮明であり，リニアとセクタのプローブを使用することが可能でカラードプラ機能も搭載されている。M-Turbo®は，大きめのノートパソコンくらいのサイズであるが，画面は大きく，様々な計測機能など大型機種と比べても遜色ない性能を備えている。衝撃耐久性の高いプローブは様々なタイプが用意されている。

2 ポータブルエコーが有用な場面

　ポータブルエコーが有用な場面として，主に以下の5つが挙げられる。

　①高齢者や重症者では熱発のみが唯一の症状であることが多く，ベッドサイドでの迅速な診断に難渋することが多い。原因として頻度が高い，排尿障害による尿路感染，肺炎，胆管系などは，エコーで診断が可能なことが多い。迅速かつ簡便な熱発原因精査法として，①膀胱と子宮付属器→②右腎と胆管系→③右肺→④心窩部→⑤左肺と心臓→⑥左腎と腸管，の順に走査する方法が有用である。主に臓器の閉塞を検索するが，肺炎など肺内水分量が増加した病態では，肺エコーで高輝度の縦ラインであるBラインが検出される（図2）。

　②循環動態の不安定な患者では，ベッドサイドで心機能や静脈うっ滞，肺うっ血（Bライン）等を検出することが可能で，その場で利尿薬などの薬物療法を選択するための有用な手がかりになる。

　③深部静脈血栓や，大動脈瘤などの診断，フォローアップを行うことができる。

　④脳血管障害などで，しばしば認められる痙縮などに対するボツリヌス毒素注入法のエコーガイドや，中心静脈カテーテル挿入のガイドとしても有用である。

　⑤その他，筋骨格系の損傷や皮下の異常，乳腺疾患，甲状腺疾患などを診断することが可能である。

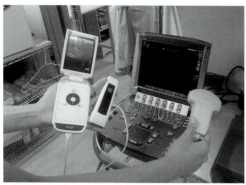

図1 Vscan®（GEヘルスケア社）とM-Turbo®（Sono Site社）

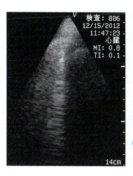

図2 肺炎患者の肺エコー像
Bラインが確認できる

3 在宅医療におけるポータブルエコーの有用性

様々な臓器を観察することが可能なポータブルエコーは，総合診療である在宅医療において非常に有用な検査装置である。

【参考】
▶ 泰川恵吾：Dr.ゴン流ポケットエコー簡単活用術/ケアネットDVD. ケアネット, 2014.

泰川恵吾

Q167
在宅でも使いやすい経胃瘻内視鏡は

在宅で胃瘻交換後の確認のために，在宅でも使いやすい内視鏡について教えて下さい。

point

▶在宅でも使用できるポータブルの経胃瘻内視鏡が発売されている。
▶これを利用することで在宅でも胃瘻交換後の確認が確実にできる。
▶保険請求上の「経管栄養カテーテル交換法」を算定することが可能。

1 胃瘻カテーテル交換時のリスクと対策

胃瘻カテーテル交換は在宅でも可能であるが，交換後胃内に留置されているかの確認が重要である。文献[1]によると，胃外留置は0.4％程度の頻度で発生し，関係機関より注意喚起もなされている。

確認方法としては，内視鏡やX線装置での確認，色素液の回収（スカイブルー法）などがある。

2 経胃瘻内視鏡

当院ではペンタックス ポータブルマルチスコープ®を使用している（図1）。φ2.4mmの細径で60cm有効長である（鼻・咽喉頭にも認証取得）。専用のバッテリー式光源ユニット使用で，交流電源は不要である。吸引・送気機能，鉗子チャネルはなく，あくまでも胃瘻確認等，狭い範囲の観察用である。アングルは2方向のみで，最大210°まで弯曲可能であり，胃瘻カテーテル先端部の確認が容易にできる（図2）。20Fr以上（一部18Fr以上）の胃瘻カテーテルであれば，バンパー/バルーン，ボタン/チューブタイプを問わずほとんどのもので使用可能である[2]。当院では一式をアタッシュケースに入れて持ち歩いている。

送気と胃液逆流予防を兼ねたチューブキットや接眼レンズ部に接続するUSBカメラ等も発売されている。

3 交換の実際

交換は必ずしも空腹下にはこだわらずに行っている。ただし，観察のしやすさから言えば，条件が許せば空腹下がよいだろう。

胃瘻カテーテル内に内視鏡を通すだけなので，挿入に特別な技術は必要ない。ボタンタイプでは直接胃瘻カテーテルに挿入すると逆流防止弁を破損する可能性

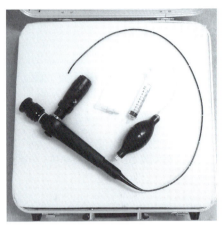

図1 あいち診療所で使用している胃瘻内視鏡と送気用チューブセット

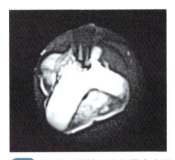

図2 胃瘻内視鏡でみた胃内カテーテル先端
画像提供：福島県立医科大学附属病院

があるため、カテーテルに付属のフィーディングチューブを使用する等の配慮が必要。当院では上述の送気チューブキットを使用している。

1回ごとの消毒が必要となるので、当院では1日1件の使用となるようにスケジュールを調整している。使用直後に患家でファイバー表面を清拭する。診療所に戻ってから改めて洗浄と消毒液への浸漬を行い、乾燥させている。

この内視鏡で確認すると、カテーテル材料費以外に「経管栄養カテーテル交換法（200点）」を保険請求できる。また「その際行われる画像診断および内視鏡等の費用は、当該点数の算定日に限り、1回に限り算定する」とされている。

最低限のシステムでも50万円以上必要である点や、細径の胃瘻カテーテルには使用できない点等の制限はあるが、在宅での胃瘻交換・確認が安全にできる装置であり、今後の普及が望まれる。

【文献】
1) Suzuki Y, et al：Intern Med. 2009；48(24)：2077-81.
2) 吉野浩之, 他：在宅胃瘻交換の安全性確保のための着色水法およびPEGスコープの基礎的研究. 2011.
[http://www.zaitakuiryo-yuumizaidan.com/data/file/data1_20110920093625.pdf]

野村秀樹

Q168
在宅でのカプノグラフィーの使い方は

カプノグラフィーとは何ですか？　またどのような目的で使用するのでしょうか？

A
point
- ▶カプノグラフィーとは「呼吸の心電図」とも呼べる重要な測定器具である。
- ▶end-tidal CO_2（$etCO_2$）の高さ・回数・リズム・波形・ベースラインに着目する。
- ▶呼吸のカプノグラフィの波形は4相にわけられる。

1 カプノグラフィー（カプノメーター，カプノグラム）とは

気道の二酸化炭素をリアルタイムで測定できるカプノグラフィーは，「呼吸の心電図」とも呼べる重要な測定方法で，呼気の炭酸ガスを測定することで様々な呼吸動態を繊細に読み取ることが可能な測定器具である[1]。

2 どのように測定するのか

二酸化炭素の赤外線吸光を利用して解析する。主流解析（呼気フローそのものを直接測定）と副流解析（呼吸回路の途中からガスをサンプリング・モニタリングに有用）があり，当院では前者はマシモ社製（図1）[2]，後者はフィリップス社製を採用している。

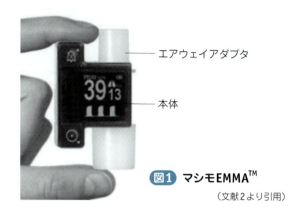

図1 マシモEMMA™
(文献2より引用)

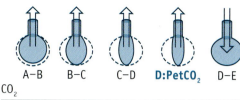

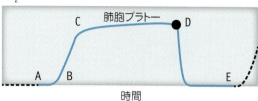

図2 カプノグラフィの正常波形 (文献3より改変)

3 気道のCO₂濃度や波形は様々な呼吸動態を表現する

呼吸フローは，吸気が上下気道を通過→肺胞へ気流が到達→ガス交換→上下気道を経て排気されることで，適切なventilation（換気），diffusion（肺胞内のガス交換），perfusion（肺胞血流）の3つを実現する。これらいずれかが障害されるとカプノグラフィーに反映される（表1）。

4 カプノグラフィーの波形を読む

カプノグラフィーはetCO₂の高さ・回数・リズム・波形・ベースラインに着目する。

呼吸のカプノグラフィーの波形は4相にわかれる（図2，表2）[3]。良好な換気は①短いⅠ相②速やかなⅡ相の立ち上がりとⅢ相への移行③ゆるやかな右肩上がりとなるⅢ相④Ⅳ相の急峻な0への低下。さらに適切な回数とリズミカルな呼吸のリズムが示される。適切なetCO₂濃度は死腔の存在により30～43mmHg（Vol4.0～5.6％）であり，年齢によって差はないが絶対的な値ではない。

表1 呼吸障害の種類と考えられる病態（例）

換気の要素	障害の種類	病態
V肺胞換気	気道閉塞，低換気	上気道閉塞，喘息，睡眠時無呼吸症，呼吸筋疲労，無気肺，気胸
D肺胞ガス拡散	拡散障害，肺胞面積の減少	間質性肺炎，COPD，重症肺炎，無気肺
P肺胞血流	肺血流低下，肺内シャント	肺塞栓，ショックバイタル，心停止

表2 カプノグラフィの相

Ⅰ相	肺胞以外の死腔を呼気で流す
Ⅱ相	肺胞の空気が機械的死腔や気管・気管支内の死腔のガスを押し出しながら急速に気道CO₂濃度が上昇する
Ⅲ相	肺胞内CO₂が残された肺胞内死腔と混和しながらほぼ横ばいに緩徐に上昇していく
PetCO₂ (etCO₂)	呼気終末のCO₂分圧．機器にはこの値が数値として示される
Ⅳ相	吸気で測定部のCO₂ガスが薄まり急速に低下する

(文献3より改変)

5 カプノグラフィーの異常波形

いくつかの異常波形パターンについて述べる。

1 気管支狭窄

遅い立ち上がりのⅡ相（図3）。呼気が速やかに吐けないためⅡ相が通常よりゆるやかになりⅢ相が連続して上昇する。

2 Ⅲ相が上がらない（図4）

Ⅲ相が呼吸状態を反映せず明らかに気道CO₂濃度が低い場合，挿管患者では食道挿管や気管カニューレの誤挿入を疑う。

3 Ⅲ相の減衰（右肩下がり）（図5）

Ⅲ相の減衰は気道外へのリークを表す。挿管患者でのカフ破損による上気道リーク増大・抜管しかける等である。気胸は縦隔内へガスが漏れ，Ⅲ相の減弱を示しうる。逆に緊張性気胸のように肺で気管・気管支が圧排されるとⅡ相の立ち上がりが遅れたり，CO₂ガ

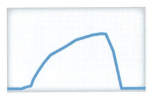

図3 遅い立ち上がりのⅡ相

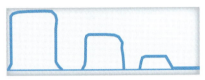

図4 上がらないⅢ相

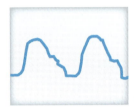

図5 Ⅲ相の減衰

スが縦隔内に充満すると減衰が消失し換気補助にかかわらずetCO₂上昇を示す。

4 カプノメーターが吸気で0に戻らない

人工呼吸回路内の機械的死腔の増大・passive回路での呼気ポート閉塞に留意する。

5 動脈血液CO₂とetCO₂{(a－ET)CO₂}は肺胞の死腔を反映する

不十分な肺胞換気〔慢性閉塞性肺疾患：chronic obstructive pulmonary disease (COPD) 等〕，肺内シャントやVQミスマッチを生じうる重症肺炎や急性呼吸促迫症候群 (acute respiratory distress syndrome, adult respiratory distress syndrome：ARDS)・肺塞栓症などで上昇しうる。

6 体位により変動する

患側の気道閉塞や換気不全が生じるとき，体位により気道CO₂波形が変化しうる。良好な換気場所を探すのに有用である。

【文献】
1) Gravenstein JS, et al : Capnography. 2nd ed. Cambridge University Press, 2011.
2) アイ・エム・アイ株式会社. [http://www.imimed.co.jp/]
3) CAPNOGRAPHY. [http://www.capnography.com/new/]

戸谷 剛

4　❷在宅医療での症状への対応（症候論）

Q169

フレイルとは

新しい概念であるフレイルはどのような意味をなし，それを予防するためには国民に何を伝えるべきなのでしょうか？

point

▶フレイルは多面的な側面を持っている。健康と要介護状態の中間地点であり，しかるべき適切な介入により予備能力（残存機能）を戻すことができる可逆性のある時期である。

▶フレイルの最大の要因として加齢性筋肉減弱症（サルコペニア）があり，背景となる基礎疾患の有無や，運動および食事栄養管理等が重要である。

▶フレイル予防には「栄養（食と口腔機能）」「運動」「社会参加」という3つの柱が重要である。

1 新概念「フレイル」とは

超高齢社会に向かう中で，高齢者の健康寿命を延伸し，経済活動・地域活動への参加を促すことによって，高齢者も「社会の支え手」とする新しい社会システムを追い求める必要がある。ヒトは加齢が進むにしたがって徐々に心身の機能が低下し，日常生活活動や自立度の低下を経て，要介護に状態に陥っていく。この心身機能の著明な低下を示す状態を「虚弱（frailty）」と一般的に呼んでおり，要介護の原因として非常に重要であり，複数の要素が絡み合いながら負の連鎖（frailty cycle）を起こすとも言われている[1]。その虚弱のことを「フレイル」と呼ぶことが日本老年医学会から2014年に提唱され，全国民への予防意識を高めることも主目的に位置づけられた（図1）。

この新概念フレイルを説明するには，次の3つの要素が不可欠である。

①健康な状態と要介護状態の中間地点。
②しかるべき適切な介入により機能（予備能力・残存機能）を戻すことができる，いわゆる可逆性（reversibility）がある時期。

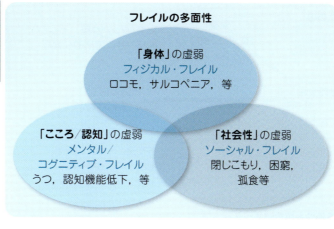
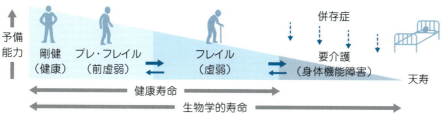

図1 フレイルの概念

③フレイルは多面的である。すなわち，骨格筋を中心とした身体の虚弱（フィジカル・フレイル）だけではなく，図1右上に示すように，こころ/認知の虚弱（メンタル/コグニティブ・フレイル），および社会性の虚弱（ソーシャル・フレイル）が存在する[1,2]。

2 加齢性筋肉減弱症（サルコペニア）

フレイルの最大の要因として加齢性筋肉減弱症（サルコペニア）がある。サルコペニアには加齢による一次性と様々な疾患や生活不活発等を背景とする二次性に大別される。

サルコペニアが進行していくと，転倒骨折しやすい，幅広い食材の食事をしっかり噛んで摂取することができない，外出頻度は減少することにより最終的に認知機能が低下しやすい等，多岐にわたり悪影響を及ぼし，要介護になりやすい。

食事の影響（特に蛋白質摂取の問題）も非常に大きい。国民，特に高齢者の食事摂取に対する認識に関して，中年層まではメタボリック症候群予防（いわゆるカロリー制限）で啓発されてきた。一方で，このフレイル対策にはサルコペニア予防として十分な蛋白質摂取が求められ，この考え方のギアチェンジが，今後のフレイル対策を進める中で大きな鍵となる。

3 フレイル予防のためのアプローチ

まず自立者に対しては，「栄養（食と口腔機能）」「運動」「社会参加」という三本柱（三位一体）をいかに教育・啓発し，各地域でそれに取り組める活動の場を早期予防重視型システムとして展開していくかが重要である（図2）。すなわち，しっかり噛んでしっかり食べ，しっかり運動し，社会性を高く維持する（社会参加・社会貢献）ことである[3]。

要支援1/2～要介護1/2（＝軽度者）においては，多職種協働によるこだわった自立支援ケア型が必要である。具体的には，しっかりリハビリ，しっかり口腔ケア，しっかり栄養管理を行い，さらには閉じこもらず少しでも外へ出ること等である。

4 フレイル予防はまさに「総合知によるまちづくり」

今後の超高齢社会を考えると，高齢期になっても自立した生活を少しでも長く維持し，むしろ担い手側になってもらう必要がある。それは個々の高齢者の課題

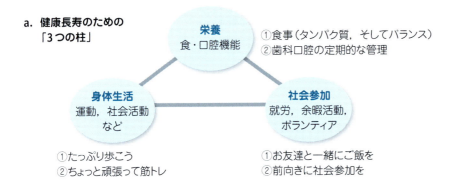

a. 健康長寿のための「3つの柱」

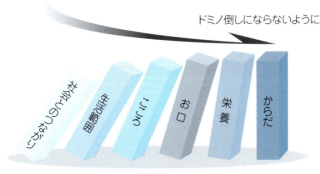

b. フレイルドミノ
〜社会性の重要性を再認識すべき〜

〜社会とのつながりを失うことがフレイルの最初の入口です〜

図2 健康長寿のための「3つの柱」とフレイルドミノ

でもあると同時に、すべての住民を抱えたコミュニティーそのものが抱えている大きな課題である。今後の医療改革は「総合知によるまちづくり」の一環として大きな役割を担っており、予防から在宅ケアまでを一連のものとしてとらえ、両面がバランスの取れた住み慣れたまちをめざすべきである。

従来の介護予防事業から新たなフレイル対策へと進化し、そしてその地域に根づく活動になっていくためには、「個人の意識変容・行動変容」と同時に、それを強力に促すための「良好な社会環境の実現（健康のための支援へのアクセスの改善と地域の絆に依拠した健康づくりの場の構築等）」も併存することが必須である。さらには多職種によるこだわりを持ったケアサポートも必要不可欠である。

【文献】
1) Xue QL, et al:J Gerontol A Biol Sci Med Sci. 2008; 63(9):984-90.
2) Kuroda A, et al:J Am Med Dir Assoc. 2015;16(7):578-85.
3) 飯島勝矢：口腔機能・栄養・運動・社会参加を総合化した複合型健康増進プログラムを用いての新たな健康づくり市民サポーター養成研修マニュアルの考察と検証（地域サロンを活用したモデル構築）を目的とした研究事業 事業実施報告書. 2016. [http://www.iog.u-tokyo.ac.jp/wp-content/uploads/2016/04/h27_rouken_team_iijima.pdf]

飯島勝矢

Q170

サルコペニアとは

虚弱な高齢者などでサルコペニアという状態がよく話題になりますが、どのようなものですか？

point

▶サルコペニアとは、筋肉量が低下し、それによって筋力低下や身体機能低下をもたらす状態像である。
▶在宅医療を受ける患者は、ほぼ全員が多かれ少なか

れサルコペニアを有すると考えてよい。

▶サルコペニアは，死亡率とも関係する重要な身体的要因である。

1 サルコペニアの定義と診断

2010年に出されたEuropean Working Group on Sarcopenia in Older People（EWGSOP）のレポートにおけるサルコペニアの実用的定義は，「身体的な障害や生活の質の低下，および死などの有害な転帰のリスクを伴うものであり，進行性および全身性の骨格筋量および骨格筋力の低下を特徴とする症候群」である。その診断においては，①筋肉量の低下，②筋力の低下，③身体機能の低下のうち，①のみならず，②または③を加えることを推奨している[1)2)]。

2 サルコペニアの生命予後に対する影響と体重減少

サルコペニアは生命予後リスクである。様々な疾患において，サルコペニアを併発している患者は死亡率が高い[3)〜6)]。また，サルコペニアがあると，急性疾患や慢性疾患に罹患しやすい[7)]。虚弱高齢者では，臨床的な一般通念として，体重が保持されていることは体力が温存されていることを意味する。しかし，その場合でも，体重に占める筋肉の割合（lean body weight）が高いほど，より生存に有利である[5)6)]。

また，何らかの原因で体重が減少した場合，体重が回復しても多くの場合，筋肉は元の量に回復しないことが知られている（筋肉であった部分を主に脂肪が占めることで体重が回復）[8)]。その意味では，体重がいったん減少し回復した場合でも，サルコペニアは進行していると考えたほうがよい。

3 筋肉の役割

1 身体を動かすとともに保護する機能

筋肉の基本的な機能は身体を動かすことであり，筋肉が減ることは，単に虚弱になることを意味するだけでなく，転倒による打撲などの可能性が高まることをも意味する。また，筋肉量が多いと打撲などの外力から身体を保護する作用も高まる。したがって，筋肉量が少ないと転倒時などに骨折しやすくなる。

2 糖代謝等に対する機能

また，サルコペニアの存在は，肥満の有無にかかわらずインスリン抵抗性を高め，糖代謝に悪影響を生じることが知られている[9)10)]。すなわち，筋肉量が十分にあることでインスリン抵抗性をきたしにくく，糖尿病になりにくいなどの効果がある。

4 サルコペニア肥満

肥満があってもサルコペニアを認識すべきという考えのもとに生まれたのが「サルコペニア肥満」の概念である。肥満があり，筋肉量が減少した状態を「サルコペニア肥満」と呼ぶ。「サルコペニア肥満」がある人は，転倒，骨折などのリスクが高くなるのみならず，高血圧や糖尿病のリスクも高くなると言われている。また，死亡率も高いとされる[5)10)]。

【文献】
1) 厚生労働科学研究補助金（長寿科学総合研究事業）厚生労働科学研究補助金（長寿科学総合研究事業）高齢者における加齢性筋肉減弱現象（サルコペニア）に関する予防対策確立のための包括的研究研究班：日老医誌. 2012；49(6)：788–805.
[http://www.jpn-geriat-soc.or.jp/info/topics/pdf/sarcopenia_EWGSOP_jpn-j-geriat2012.pdf]
2) Cruz-Jentoft AJ, et al：Age Ageing. 2010；39(4)：412–23.
3) Landi F, et al：J Am Med Dir Assoc. 2012；13(2)：121–6.
4) Montano-Loza AJ, et al：Clin Gastroenterol Hepatol. 2012；10(2)：166–73.
5) Prado CM, et al：Lancet Oncol. 2008；9(7)：629–35.
6) Thibault R, et al：Curr Opin Clin Nutr Metab Care. 2011；14(3)：261–7.
7) Kyle UG, et al：J Am Diet Assoc. 2002；102(7)：944–55.
8) Lee JS, et al：J Gerontol A Biol Sci Med Sci. 2010；65(1)：78–83.
9) Srikanthan P, et al：PLoS One. 2010；5(5)：e10805.
10) Pedersen BK：J Physiol. 2010；588(Pt 1)：21.

和田忠志

Q171

リハビリテーション栄養とは

急性期病院に入院する前は，フレイルでも食事や歩行を自分でできていた患者が，入院後に寝たきり，嚥下障害となって退院してきました。どうしたらよいでしょうか？

point

▶リハビリテーション栄養とは，障害者や高齢者の機能，活動，参加を最大限発揮する栄養管理である。
▶急性期病院では，不要な安静臥床，禁食と不適切な栄養管理で医原性サルコペニアを生じやすい。
▶医原性サルコペニアへの対応として，在宅リハビリテーション栄養が有用である。

1 リハビリテーション栄養とは

リハビリテーション（以下，リハ）栄養とは，栄養状態も含めて国際生活機能分類（ICF，図）[1]により評価を行った上で，障害者や高齢者の機能，活動，参加を最大限発揮できるような栄養管理を行うことである[2]。低栄養や肥満は心身機能に含まれ，栄養障害は他の心身機能，活動，参加に悪影響を与える。そのため，栄養改善で機能障害，活動制限，参加制約を改善させるリハ栄養の考え方が重要である。

リハ栄養の評価のポイントは，①栄養障害を認めるか，何が原因か評価する，②サルコペニアを認めるか，何が原因か評価する，③摂食嚥下障害を認めるか，何が原因かを評価する，④現在の栄養管理は適切か，今後の栄養状態はどうなりそうか判断する，⑤機能改善を目標としたリハを実施できる栄養状態か評価する，の5項目である[2]。今後の栄養状態が悪化されると判断される場合には，筋肉量や持久力は低下する。そのため，筋肉量増強目的のレジスタンストレーニングや持久力改善目的の持久性トレーニングは禁忌となる。

2 医原性サルコペニア

サルコペニアの原因は，加齢，活動（廃用），栄養（飢餓），疾患（侵襲，悪液質，神経筋疾患）に分類される。活動によるサルコペニアは，閉じこもり，安静臥床，禁食などによる廃用性筋萎縮で生じる。栄養によるサルコペニアは，エネルギーと蛋白質の摂取量不足で生じる。活動と栄養によるサルコペニアは在宅高齢者でも生じやすいが，急性期病院で生じることが多い。

たとえば誤嚥性肺炎で急性期病院に入院すると，入院時に適切な評価を受けることなく，「とりあえず安静，禁食，末梢静脈で水電解質輸液のみ」で処置されることが多い。本来は，入院時もしくは入院後2日以内に全身状態と嚥下機能を適切に評価するべきである。その上で「循環動態がきわめて不安定なため安静とするが，ベッドサイドで理学療法（PT）を開始する」「重度の嚥下障害で経口摂取困難なため禁食とするが，ベッドサイドで言語聴覚療法（ST）とアミノ酸，脂肪乳剤を含めた末梢静脈栄養を開始する」もしくは「入院時から早期離床，早期経口摂取を徹底する」べきである。とりあえず行われる「安静，禁食，末梢静脈で水電解質輸液のみ」による処置によって生じるサルコペニアを，医原性サルコペニアと呼ぶ。

3 在宅リハビリテーション栄養

医原性サルコペニアで寝たきりや嚥下障害となった場合，在宅リハ栄養でサルコペニア，日常生活活動（activities of daily living：ADL），嚥下機能を改善できることが少なくない。リハでは，その患者の機能，活動に合わせて，筋力トレーニング，ADL訓練，歩行訓練，嚥下訓練などを行う。

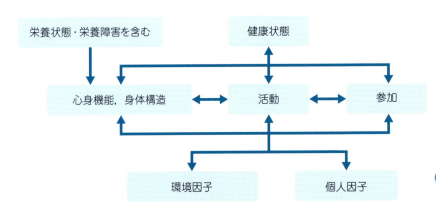

図 **国際生活機能分類（ICF）**
（文献1より改変）

栄養では，1日エネルギー摂取量＝1日エネルギー消費量＋1日エネルギー蓄積量（200～750kcal）とした攻めの栄養管理で栄養改善をめざす．医原性サルコペニアの場合，体重を3～5kg以上増加させる攻めの栄養管理を行わないと，リハによる改善を期待しにくい．体重，上腕周囲長，下腿周囲長，握力などで栄養モニタリングをしながら，攻めのリハ栄養管理を実践してほしい．

【文献】
1) 障害者福祉研究会，編：ICF 国際生活機能分類—国際障害分類改定版—．中央法規，2002，p17.
2) Wakabayashi H, et al：J Cachexia Sarcopenia Muscle. 2014；5(4)：269-77．

若林秀隆

Q172

脱水への対応は

在宅患者に脱水が疑われるとき，どんな対応をしていけばよいのでしょうか？

point

▶脱水が疑われるときは，その原因を考えることが重要である．
▶脱水は診察で診断可能であるが，血液検査やエコー検査も有用である．
▶脱水の対処法には，経口補水液の摂取，経管栄養からの水分摂取，在宅での輸液，入院加療等様々な選択肢があり，個々の患者に合った選択をする必要がある．

1 在宅で脱水に対応するには

高齢者は，様々な要因から脱水を引き起こしやすい．脱水はどの時期でも起こりうるが，特に夏場には熱中症が起こりやすい．高齢者では日常生活の中で起こる非労作性熱中症が多い．非労作性熱中症は日常生活の中で徐々に進行するため，周囲の人に気づかれにくく，対応が遅れる危険性があり，重症例も多い[1]．

在宅で脱水に対応するためには，こまめに観察を行うことと，脱水を引き起こす原因を明らかにすることが重要である．

2 病歴聴取，診察，検査

脱水が疑われるときは，その原因を考えることが重要である．脱水の背景には水分・食事摂取量低下，熱中症等の環境的要因，感染症，嘔吐や下痢，利尿薬内服等が挙げられる．身体的な評価に加え，水分・食事の摂取状況，療養環境の様子，内服状況等を確認する必要がある．症状は非特異的で，倦怠感，脱力，口渇，体位性めまい等を呈する．より重篤な症状としては，乏尿，意識障害等がある．

診察においては，皮膚ツルゴール（turgor）の低下，口腔内乾燥，頸静脈圧低下，起立性頻拍（起立による15～20/分以上の脈拍上昇），起立性低血圧（起立による10～20mmHg以上の血圧低下）が参考になる．さらに重度の体液喪失により，低血圧，頻拍，循環血液量減少性ショックなどが起こる[2]．

診察で大部分は診断可能であるが，血液検査や，ポケットエコーで下大静脈の虚脱を評価することも参考になる[3]．脱水が高度だと考えられるときは，必ず腎機能や電解質を評価する．また，脱水の原因として感染症が疑われるときは，感染源について検索していく必要がある．

3 対処方法

経口摂取が可能であれば，経口補水液などを摂取する．スポーツドリンクでもよいが，表[1]に示すように，経口補水液と比較すると，塩分量が少なく，糖分が多いことを認識しておく必要がある．経管栄養があれば，水分注入量を増やしてもよい．

経口摂取が困難な場合もしくは脱水の程度が高度のときは，在宅で点滴を行うという選択肢もある．末梢血管確保が困難な場合は皮下点滴でもよい．詳しくは輸液の項（☞「Q94」）に譲る．輸液による電解質異常や心不全にも注意が必要である．大量に輸液が必要なときや，電解質異常を伴うときは，入院が望ましい．

経口摂取が困難となって脱水を起こした場合は，その原因を検索するとともに，人工的水分・栄養補給法について検討していくことが望ましい．

表 輸液,スポーツドリンク,経口補水液の成分比較

	Na(mEq/L)	K(mEq/L)	Cl(mEq/L)	炭水化物(g/L)	浸透圧(mOsm/L)
3号輸液	35	20	30	34	200
スポーツドリンク	21	5	16.5	67	326
経口補水液	50	20	50	25	270

(文献1より改変)

　在宅で治療するか入院するかは,患者の置かれた状況により異なる。高度の脱水でも,できるだけ在宅での治療を希望する患者には,訪問看護師と協力し連日の輸液を行うこともあれば,軽度の脱水でも一時的に入院させ,介護者の負担を軽減させることもある。患者や周囲の状況に対する総合的な判断が求められる。

【文献】
1) 日本救急医学会:熱中症診療ガイドライン 2015.
　[http://www.mhlw.go.jp/file/06-Seisakujouhou-10800000-Iseikyoku/heatstroke2015.pdf]
2) 福井次矢,他,監修:ハリソン内科学.第4版.メディカル・サイエンス・インターナショナル,2013,p288-91.
3) 小林 只:ポケットエコー自由自在 ホントに役立つ使い方.中外医学社,2013,p12-8.

志村直子

Q173

むくみへの対応は

在宅において,むくみに対してどのように対応していけばよいのでしょうか?

point

▶むくみの診察においては,浮腫の分布を確認することが重要である。

▶むくみの診断には血液検査やエコー検査が有用である。

▶むくみの対処法は原因によって異なるため,在宅においても可能な限り原因を検索し,正しく指導や治療を行う必要がある。

1 まずは原因の探索を

　むくみは,在宅においては,患者よりも家族や介護に関わるスタッフが気づくことが多い。むくみの原因は多岐にわたり,重篤な疾患や低栄養が基礎にあることもあれば,局所の炎症によるものや,生活指導だけでよい就下性浮腫もある。原因を検索し,適切な治療や指導を行うことが求められる。

2 病歴聴取,診察,検査

　むくみの主要な原因を表[1)～3)]に示す。これらを念頭に置きながら,病歴聴取を行う。特に薬剤性浮腫の診断には病歴聴取が重要となる。

　診察においては,浮腫の分布を確認し,全身性か局所性かを評価する。全身性であれば,心疾患,肝疾患,腎疾患,内分泌疾患,栄養障害等が考えられる。局所性であれば,静脈またはリンパ管の閉塞や,炎症等が考えられる。また,触診により圧痕性か非圧痕性かを評価する。非圧痕性であれば甲状腺機能低下症,リンパ浮腫などが考えられる。

　原因検索のためには血液検査を行い,栄養状態,腎機能,肝機能,貧血,甲状腺機能等を調べる。腎不全やネフローゼが疑われるときは尿検査を行う。ポータブルエコーがあれば,下大静脈の評価,深部静脈血栓症の有無,肝臓や腎臓の形態評価,心機能の評価も可能である[4)]。

3 対処方法

　心不全,腎不全によるものは,塩分制限を行う。腎不全やネフローゼによるものは蛋白制限も併せて行う。栄養障害性では,必要栄養量を算出し,食生活を見直し,指導を行う。必要に応じて栄養補助食品を活用する。管理栄養士による訪問栄養指導も可能である。

　心不全,腎不全,肝硬変等による浮腫では,フロセ

表 浮腫をきたす疾患

全身性浮腫	
心性	うっ血性心不全
肝性	肝硬変，門脈圧亢進症
腎性	腎不全，ネフローゼ症候群
内分泌性	甲状腺機能低下症，Cushing症候群
栄養障害性	吸収不良症候群，蛋白漏出性胃腸症，悪液質
薬剤性	非ステロイド性抗炎症薬（インドメタシンなど），ホルモン薬（副腎皮質ステロイド，エストロゲンなど），降圧薬（Ca拮抗薬など），甘草製剤（甘草，グリチルリチンなど）
その他	RS3PE症候群，閉塞性睡眠時無呼吸症候群，妊娠，月経前浮腫，特発性浮腫，就下性浮腫
局所性浮腫	
血管性	静脈血栓症，静脈弁不全
リンパ管性	外科手術によるリンパ節郭清後，悪性腫瘍，フィラリア症
炎症性	蜂窩織炎，熱傷
外傷性	打撲，捻挫，骨折

（文献1～3より作成）

ミド，スピロノラクトン等の利尿薬を使用する。腎機能障害や電解質異常に注意し，内服開始後は適宜血液検査を行うことが望ましい。心不全，肝硬変に対してはトルバプタンも適応になるが，高ナトリウム血症のリスクが高いため，入院での導入が望ましい。甲状腺機能低下症に対してはレボチロキシンナトリウム水和物投与，薬剤性が疑われる場合は被疑薬を中止する。

高齢者にみられる就下性浮腫に対しては特に治療の適応はなく，塩分制限，弾性ストッキング着用，下肢挙上といった生活指導が中心となる。

がん等によるリンパ浮腫に対しては，弾性ストッキングの着用やリンパドレナージを行う。ドレナージは訪問看護や訪問リハビリテーションのスタッフと協力して行うことも可能である。

終末期患者や超高齢者，ADLが低下した患者では，必ずしも上記の対応が良いとは限らない。特に終末期で食事摂取が困難となり，低栄養による浮腫をきたした患者に対しては，浮腫による苦痛を取り除くことを最優先とし，輸液の減量，体位交換等で対応する。治療によるメリット・デメリットを天秤にかけ，QOLを考慮し，治療を選択する必要がある。

【文献】
1) 福井次矢，他，編：内科診断学．第3版．医学書院，2016, p544-8.
2) 上田剛士：ジェネラリストのための内科診断リファレンス．医学書院，2014, p3-6.
3) Trayes KP, et al：Am Fam Physician. 2013；88(2)：102-10.
4) 小林只：ポケットエコー自由自在 ホントに役立つ使い方．中外医学社，2013, p36-40.

志村直子

Q174
発熱への対応は

発熱は在宅において，最もよくみられる症状のひとつですが，急な発熱に対してどのように対応していけばよいのでしょうか？

point

▶在宅患者の発熱の原因は感染症が多い。

▶病歴聴取，診察，必要があれば検査を行い，発熱の原因を特定する。

▶在宅で治療が可能なのか，入院が必要なのかといった見きわめを行うことが重要である。

1 発熱をきたす疾患と頻度

発熱は，在宅患者において最もよくみられる症状のひとつであり，迅速な対応が求められる。発熱をきたす疾患には表のように様々なものが挙げられる。最も多いのは感染症であり，そのほかには悪性腫瘍，膠原病，内分泌疾患，中枢神経疾患等がある[1]。

在宅患者419例を対象とした1年間の前向きコホート研究では，発熱の頻度は2.5/1000人・日（95%CI 2.2～2.8）であった。1/3の患者において，調査期間中に少なくとも発熱が1回みられた。車椅子を使用する患者，寝たきりの患者，中等度から高度の認知症を認める患者，要介護度が3以上の患者では発熱の

表　発熱をきたす疾患

感染症	
全身性感染症	敗血症，感染性心内膜炎，粟粒結核
呼吸器感染症	上気道炎，気管支炎，肺炎，胸膜炎
尿路感染症	腎盂炎，前立腺炎
生殖器感染症	子宮留膿腫，精巣上体炎
消化器感染症	細菌性腸炎，胆道感染症，虫垂炎，腹膜炎
中枢神経感染症	髄膜炎，脳炎
骨軟部組織感染症	褥瘡感染，骨髄炎，蜂窩織炎
悪性腫瘍	
がん，肉腫，白血病，悪性リンパ腫	
膠原病，アレルギー	
関節リウマチ，リウマチ性多発筋痛症，偽痛風	
その他の疾患	
内分泌疾患	甲状腺機能亢進症，亜急性甲状腺炎
中枢神経疾患	脳幹部脳出血

（一山 智：発熱 内科診断学．第3版．医学書院，2016，p213より改変）

頻度が高く，発熱の原因は肺炎/気管支炎，皮膚軟部組織の感染症，尿路感染症，感冒であった[2]。したがって在宅で発熱に対応するときには，これらの疾患を念頭に置いて病歴聴取や診察を行う必要がある。

2 診察，検査

意識状態，血圧，脈拍，呼吸数などのバイタルサインをチェックする。胸部の聴診，腹部の聴診・触診を行い，肋骨脊柱角の叩打痛，関節の腫脹，褥瘡の有無を確認する。

細菌感染症が疑われたり，バイタルサインに変化があるときは，血液検査で白血球や炎症反応，肝機能や腎機能を調べる。症状に乏しいときは，尿路感染症を疑い尿検査を行う。ポータブルエコーで水腎症を認めるときは，複雑性尿路感染症を考える。高齢者では胆道感染症でも症状に乏しいことがあるため，エコーで胆嚢腫大や胆管拡張がないかを確認する[3]。

3 対処方法

呼吸・循環動態が保たれている肺炎や尿路感染症であれば，在宅で治療は可能である。抗菌薬投与前には，在宅でも可能な限り培養検査を行う。抗菌薬の投与経路は経口摂取が可能なら経口投与，経管栄養があれば経管を使用する。

経口摂取が困難なときは点滴を行う。1日1回投与が可能なセフトリアキソンナトリウム水和物が使いやすい。筆者の施設ではセフトリアキソンナトリウム水和物1〜2gを生理食塩液100〜500mLに混注し投与する。脱水を伴うときは，脱水の補正も兼ねて，500mLを投与するとよい。

褥瘡は発熱の原因と考えられるときは入院治療が望ましい。詳しくは褥瘡の項（☞「Q181，Q234」）に譲る。胆道感染症は敗血症になりやすく，またドレナージや内視鏡的処置が必要になることが多いことから，入院治療が望ましい。

環境要因としてはかけ布団の枚数が多すぎる，部屋の閉め切り，空調の問題等が挙げられる。本人，家族が環境の調整が困難なときは，在宅に関わるスタッフとともに課題を共有し，環境調整を行う体制をつくる必要がある。

【文献】
1) 一山 智：発熱 内科診断学．第3版．医学書院，2016，p213．
2) Yokobayashi K, et al：BMJ Open．2014；4(7)：e004998．
3) 小林 只：ポケットエコー自由自在 ホントに役立つ使い方．中外医学社，2013，p20-7．

志村直子

Q175

せん妄への対応は

せん妄と認知症は違う概念でしょうか？　どのように対応すればよいですか？

point

▶急速発症する思考や行動の混乱状態を見たら，せん妄の可能性を検討する。

▶増悪した身体状況や，薬物投与歴がないか確認する。

▶原因薬剤を中止することで覚醒リズムを安定化さ

せ，改善するチャンスがある。

1 せん妄が起こる背景

一般にせん妄は「夜間せん妄」に代表されるように，概日リズム（昼と夜の周期）の障害による，患者の意識状態の低下を背景に生じる。家族や，日中の診療が主体の医療スタッフにとって，急性発症した症状が「せん妄」状態なのかあいまいなことがあるが，「あの振る舞いが『せん妄』だった」とあとから判断できる場合も多い。

2 せん妄の定義

「せん妄」と「認知症」の概念は正しく区別しなければいけない。せん妄自体は一時的で可逆的な現象である。ただし遷延すると，基礎疾患に認知症があれば判別は難しいことがあり，家族または医療職にすら，時に「認知症が進んだ」と言われる。しかし，進んだ認知症症状と思ったものが「一過性で，増悪原因があるか」を検討し，せん妄の原因を除去できれば，逆に患者が「良くなる」ということも期待される。

せん妄の条件として，以下の4つが挙げられる。①急性あるいは亜急性であり，②注意力は過敏になったり低下したりし，③思考内容は支離滅裂となる，④覚醒しているように見えて，実は意識レベルは発症前より低下している。せん妄状態の判定が難しければ，上記の項目について評価し，4項目中3つの項目を満たせば判断は可能である（表）[1]。より詳しい評価はInouyeによって構成されたHELPのホームページにて項目と評価法（confusion assessment method：CAM）の入手が可能である[2]。

3 せん妄の診断と治療

せん妄の典型的事例は入院時にみられる。麻酔や鎮静薬使用により概日リズムが乱され，おのずと発症の頻度は高くなる。在宅患者の場合も，その生活状況から下記の有無を判定する。

①身体疾患の悪化（不眠，脱水，尿閉，便秘，外傷，低酸素，感染症など）
②薬物使用の最近の変化（睡眠導入薬，抗アレルギー薬，感冒薬，市販の胃腸薬，膀胱機能治療薬，認知症薬剤の導入・増量，家族に処方された薬，

表 せん妄診断の4条件

1	急な発症と変動の激しい経過
2	不注意
3	支離滅裂な思考
4	意識レベルの変化

1＋2＋3または4のとき，せん妄と診断する

（文献1より改変）

飲酒）
③環境の変化（気温，転居，介護施設入所，部屋の明暗等）

治療法としては，誘因となった身体疾患を治療し，訪問看護等でリハビリテーションを取り入れ，デイサービス利用等で刺激して日中の覚醒を促す方法も考えられる。見当識が安定化するように，大きな数字のカレンダーや時計を視野に入りやすい場所に置いておくことも有効である。身体疾患が在宅で管理困難であれば，連携医療機関での入院治療を優先する。訪問診療の段階で誘引薬物を中断した後も改善に向かわなければ，基礎にレビー小体型認知症などの変動する病状も考慮し，専門医に相談しつつ連携することが望ましい。

【文献】
1) 日本老年精神医学会，監訳：BPSD 認知症の行動と心理症状．第2版．2013，アルタ出版，p48-9．
2) Hospital Elder Life Program（HELP）．[http://www.hospitalelderlifeprogram.org/]

中澤健一郎，藤田拓司

Q176

食思不振への対応は

食思不振の高齢者を診たときにどのように評価し，対応すればよいでしょうか？

point

▶在宅医療対象者の多くが「食事が摂れなくなる」リスクを抱えている。最も多く遭遇する栄養障害は，

低栄養である[1]。

▶ 高齢者では生理的な体重減少がみられるが，半年〜1年で5％以上の体重減少がみられた際には，原因検索や対応を検討すべきである[2]。

▶ 単一の疾患だけではなく，心理社会的問題，内服薬，食事形態，嚥下機能，など複合的な要因が影響していることが多いため，多職種を巻き込んだチームで関わることが重要である[1,2]。

1 体重減少の影響

高齢者の15〜20％に，意図しない体重減少（体重の5％以上）が起こりうる。体重減少は，ADLの低下，入院中の新たな疾患への罹患率や女性の大腿骨頸部骨折率を上昇させ，総死亡率に影響すると言われている[2]。

2 食思不振の原因

高齢者の食思不振は様々な原因で起こる。**表1**[1,2] に高齢者の食欲不振の鑑別診断を示す。また，**表2**[2] には低栄養の原因となる可能性のある薬剤を示した。

3 評価

1 栄養状態の評価[2]

主観的な評価で簡便なものとして，MNA®-Short Formがよく用いられる。　そのほかNutritional Health Checklistもシンプルなチェックリストである。客観的評価としては，Objective Date Assessment（ODA）があるが，詳細は成書に譲る。

2 基礎疾患の評価[2]

うつ状態をスクリーニングするGeriatric Depression Scale（GDS）や，認知機能のスクリーニングであるMini Mental State Examination（MMSE）を必要に応じて行う。

3 検査[2,3]

（1）実施を推奨

血液検査（血算，肝機能，代謝，LDH，甲状腺機能，CRP，赤沈），検尿，胸部単純X線写真，便潜血検査。

（2）実施を検討

腹部エコー，上部消化管内視鏡，胸腹骨盤CT。

上記の検査結果に異常がなければ，3〜6カ月の経過観察でよい[2]。

4 治療

多職種でのチームアプローチが重要である。メンバーには，医師，歯科医師，看護師，栄養士，言語聴覚士（ST）・作業療法士（OT）・理学療法士（PT），ソーシャルワーカーを含むことが望ましい。原因検索とそ

表1 高齢者の食欲不振の鑑別：MEALS ON WHEELS

M	medication	薬剤
E	emotional problem	うつ状態
A	anorexia tardive（nervosa），alcoholism	晩発性（神経性）食思不振症，アルコール依存症
L	late-life paranoia	妄想障害
S	swallowing disorders	嚥下障害
O	oral factors	入れ歯が合わない，歯がない
N	no money	金銭的な余裕がない
W	wandering and other dementia-related behavior	徘徊などの認知に伴う問題
H	hyperthyroidism, hyperparathyroidism, hypoadrenalism	甲状腺機能亢進，副甲状腺機能亢進，副腎不全
E	enteric problems	消化管の問題
E	eating problems	自分ひとりで食事が摂れない
L	low salt, low cholesterol diet	減塩，低コレステロール食
S	social problems	孤立，他の入居者の汚い食べ方で食欲がなくなる

（文献1，2より作成）

表2 低栄養の原因となる可能性のある薬剤

副作用	薬剤の種類
食欲を落とす可能性のある薬剤	アマンタジン，抗菌薬，抗痙攣薬，抗精神病薬，ベンゾジアゼピン，ジギタリス，レボドパ，メトホルミン，神経弛緩薬，SSRI，テオフィリン
口腔が乾燥する薬剤	抗コリン薬，抗ヒスタミン薬，クロニジン，ループ利尿薬
嚥下障害をきたす薬剤	ビスフォスフォネート，金製剤，鉄剤，NSAIDs
嘔気，嘔吐を誘発する薬剤	アマンタジン，抗菌薬，ビスフォスフォネート，ジゴキシン，ドパミン作動薬，メトホルミン，SSRI，スタチン，三環系抗うつ薬
味覚や嗅覚変化をきたす薬剤	アロプリノール，ACE阻害薬，カルシウム拮抗薬，レボドパ，プロプラノロール，スピロノラクトン，抗菌薬，抗コリン薬，抗ヒスタミン薬

SSRI：選択的セロトニン再取り込み阻害薬，ACE阻害薬：アンジオテンシン変換酵素阻害薬　　　　　（文献2より改変）

の治療をするとともに，食事形態の変更や環境調整，栄養補助食品の導入や，食事の味を強調したり食欲を刺激する工夫を行う[2]．

栄養サポートチームでよく用いられるのは，Harris-Benedictの式によるカロリー計算だが，日本人高齢者の場合，数値が高めに出てしまうことがある．初期の必要カロリー量は，理想体重もしくは目標としたい体重に25～30を乗じて（掛け算して）推測する簡便法で計算することができる[1]．

内服薬としては，ミルタザピン，六君子湯，シプロヘプタジン，モサプリドなどを副作用に注意しながら投与する[2,4]．

【文献】
1) 川越正平：在宅医療バイブル．日本医事新報社，2014，p196-202．
2) Gaddey HL, et al：Am Fam Physician．2014；89(9)：718-22．
3) Christine R, et al：Geriatric nutrition：Nutritional issues in older adults．UpToDate，2016．
4) 葛谷雅文：日老医誌．2009；46(1)：15-7．

井上有沙

Q177

不眠への対応は

不眠に対して，ベンゾジアゼピン系の薬が多く使われますが，在宅高齢者ではふらつきやせん妄などが生じて，かえってQOLを下げてしまいます．安全で効果的な対応はありませんか？

A point

▶不眠の原因は様々である．
▶(原発性)不眠症は入眠障害・熟眠障害・中途覚醒・早朝覚醒の4つのタイプがある．
▶高齢者に対しては，薬物療法と非薬物療法を使いわける．

1 不眠の原因は5つの「P」でまとめられる

身体的原因(physical)，生理的原因(physiological)，心理的原因(psychological)，精神医学的原因(psychiatric)，薬理学的原因(pharmacological)の5つである(図)．

身体的原因・精神医学的原因に関しては，原疾患の治療が，生理的原因に関しては環境調整が求められる．心理的原因に関しては心理的アプローチ，薬理学的原因に関しては，原因薬物の排除が必要となる．さらに，睡眠時無呼吸症候群や睡眠関連運動障害としての下肢静止不能症候群(むずむず脚症候群)・周期性四肢運動障害もあり，これらも原因疾患の治療を行うこととなる．

2 (原発性)不眠症の4つのタイプと薬物治療

上記のように明確な原因が明らかでないものを(原発性)不眠症と呼ぶ．入眠障害・熟眠障害・中途覚醒・早朝覚醒の4つのタイプがあり，睡眠薬を使いわける．

ベンゾジアゼピン系および非ベンゾジアゼピン系睡眠薬は，その作用時間の違いから超短時間型，短時間型，中時間型，長時間型にわけられる．ゾルピデム酒石酸塩，ゾピクロン，エスゾピクロンの3剤のみが非ベンゾジアゼピン系睡眠薬で，それ以外はベンゾジア

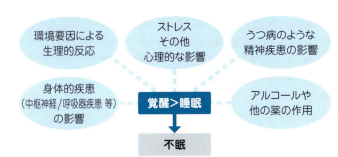

図 不眠の原因

（監修：田ヶ谷浩邦・北里大学医療衛生学部健康科学科精神保健学教授）

表 睡眠薬のタイプ

超短時間型（半減期が2〜4時間程度）⇒入眠障害
ゾルピデム酒石酸塩（マイスリー®），トリアゾラム（ハルシオン®），ゾピクロン（アモバン®），エスゾピクロン（ルネスタ®）
短時間型（半減期が6〜12時間程度）⇒入眠障害
ブロチゾラム（レンドルミン®），ロルメタゼパム（ロラメット®，エバミール®），リルマザホン塩酸塩水和物（リスミー®）
中時間型（半減期が12〜24時間程度）⇒中途覚醒・早朝覚醒・熟眠障害
フルニトラゼパム（ロヒプノール®，サイレース®），ニトラゼパム（ベンザリン®，ネルボン®）・エスタゾラム（ユーロジン®），ニメタゼパム（エリミン®）
長時間型（半減期が24時間〜）⇒中途覚醒・早朝覚醒・熟眠障害
クアゼパム（ドラール®），フルラゼパム塩酸塩（ダルメート®），ハロキサゾラム（ソメリン®）

（文献1より改変）

ゼピン系睡眠薬である。上記3剤とトリアゾラムが超短時間型であり，不眠症の4つのタイプを目安に使いわける（表）[1]。

　高齢者に限って言えば，比較的安全な睡眠薬は，作用時間の短いタイプで，非ベンゾジアゼピン系のゾルピデム酒石酸塩5〜10mgやゾピクロン7.5mgなどが使われる。ベンゾジアゼピン系ではブロチゾラム0.25mgが使われるが，作用時間が短くてもトリアゾラムは筋弛緩作用が強い点から勧められない。

3 高齢者の不眠の特徴と対策

　必要な睡眠時間には大きな個人差があり，8時間睡眠をめざさないことが大切である。65歳で6時間睡眠が目安（厚生労働省「健康づくりのための睡眠指針2014」）となる。若い頃より睡眠は浅くなるため，多少の中途覚醒は受け入れる。若干の遅寝と早起きも効果的で，とにかく生活リズムを改善することが重要である。特に認知症患者にとっては，混乱をなくす環境調整が求められる。

　睡眠薬はベンゾジアゼピン系，非ベンゾジアゼピン系の薬物を使用する前に，新しく開発されたメラトニン受容体アゴニストのラメルテオン（ロゼレム®）やオレキシン受容体拮抗薬という新作用機序のスボレキサント（ベルソムラ®）15mgを試みてほしい。不眠症ではないが，ラメルテオンと抑肝散2.5gの組み合わせは夜間せん妄に対しても有効なことが多い。

【文献】
1) 内山 真，編：睡眠障害の対応と治療ガイドライン. 第2版. じほう，2012, p107.

大澤 誠

Q178

かゆみへの対応は

かゆみは患者からの訴えが多い症状のひとつであり，睡眠や生活の質（QOL）に影響することもあります。かゆみの評価や対応について教えて下さい。

point

▶病歴聴取と身体診察を丁寧に行うことが，かゆみの診断の基本となる。

▶頻度の高い疾患や注意を要する疾患を念頭に診療を行う。

▶適切なスキンケアを患者・家族・介護者に指導することが大切である。

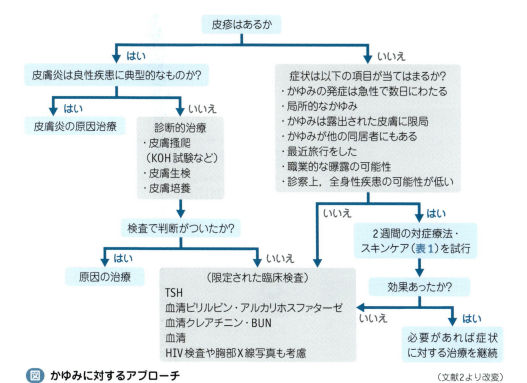

図 かゆみに対するアプローチ (文献2より改変)

1 かゆみの評価と対応

かゆみは、皮膚疾患によるもののほか、全身性疾患に続発するもの、神経障害や精神疾患によるものなど、多様な原因で生じる[1]。皮疹の有無や分布、発症経過が診断の助けとなるため、丁寧な病歴聴取と身体診察が基本となる。かゆみを訴える患者へのアプローチを図[2]に示す。診断がはっきりしないときは、対症療法を行いながら、頻度の高い原因を想定した対応を行う。

2 在宅患者（特に高齢者）にみられる代表的なかゆみ疾患と注意を要する疾患

1 皮膚瘙痒症、老人性乾皮症、皮脂欠乏性湿疹

皮膚病変がないのに瘙痒のある場合を「皮膚瘙痒症」と総称する。皮脂欠乏が加齢で生じている場合、「老人性乾皮症」と呼ぶ。さらに進行して、炎症所見が加わると「皮脂欠乏性湿疹」となる。

2 接触性皮膚炎

湿布などの外用薬、糞尿刺激（おむつ皮膚炎）によるものが多い。

3 白癬

足白癬・手白癬の小水疱型では、足底、手掌に小水疱、鱗屑が生じ、かゆみが強い。趾間型では、趾間部に鱗屑や浸軟が生じる。体部・股部白癬では、環状紅斑が遠心性の拡大を示す。水酸化カリウム（KOH）溶液を用いた直接鏡検で病巣部から菌要素を確認することにより、診断は確定する。

4 疥癬

強いかゆみを伴う丘疹、小結節、水疱、膿疱が腋窩、外陰部に好発する。皮疹はしばしば全身に散布性に多発する。疥癬トンネルはわずかに盛り上がった屈曲線状皮疹であり、手指に好発する。病変部から疥癬虫あるいは虫卵を発見することにより、診断は確定する。

5 その他

通常の治療で改善しない場合は、全身性疾患（糖尿病や甲状腺機能低下症など）が原因となっている可能性を考慮する。数カ月の短期間に比較的小型の淡褐色の脂漏性角化症が急速に多発し、かゆみを伴う場合、レーザー・トレラ徴候と呼ばれ、内臓悪性腫瘍合併の可能性がある。

表 スキンケア指導

皮膚の潤滑剤を多量に使用	寝る前にワセリンや潤滑クリームを使用する。日中は、アルコールの入っていない、低刺激性のローションを頻繁に使用する
入浴の回数を減らす	ぬるめのお湯に短時間つかるようにする。入浴後、短時間でバスタオルなどでたたくように乾かし、すぐに皮膚潤滑剤を使用する
低刺激・無香・低アレルゲンの石けんを1週間に2、3回使用する	毎日石けんを使用するのは鼠径部と腋窩部に制限し、脚・腕・体幹は週2、3回とする
乾燥した室内環境を加湿する	
特に冬は皮膚を刺激しない衣類を選ぶ（2度洗いした綿やシルク製が望ましい）	羊毛やなめらかな手触りの綿や保温素材（化学繊維）製の衣類は避ける。シーツを洗う際にはすすぎのときバスオイルを加える
血管を拡張させるもの（カフェイン、アルコール、スパイス、熱い湯）の使用や過度の発汗は避ける	
爪を短く清潔に保ち、掻爬による合併症を予防する	掻きたい衝動を抑えられないときは手のひらで皮膚をこするようにする

（文献2より改変）

3 スキンケア指導（表）[2]

症状によっては、適切なスキンケア指導だけで軽快する場合もある。患者・家族だけでなく、介護サービス利用時に、不適切なスキンケアが行われている場合もあるため、ケアに関わるスタッフにも伝わるような指導が必要となる。

4 紹介するタイミング

診断が困難な場合や、症状のコントロールがつかない場合は、皮膚科などの専門医へ紹介する。専門医の受診や往診が困難な場合は、明確な皮疹があれば、携帯電話やスマートフォンで写真を撮り、意見を聞くことも有用な手段である。遠隔で診療支援が得られるサービス[3]も普及しはじめている。

【文献】
1) Sara BF, et al:Pruritus:Overview of management. UpToDate, 2016.
2) Moses S:Am Fam Physician. 2003；68(6):1135-42.
3) エクスメディオ：臨床互助ツール「ヒポクラ」．
[https://exmed.io]

平 洋

Q179

便秘への対応は

在宅では便秘の患者をよく診ます。どのように対応すればよいでしょうか？ 注意すべき点はありますか？

point

▶在宅医療を受ける患者は、排便障害を呈することが多い。排泄は人間の尊厳に関わる問題であり、患者本人の様々な日常生活に影響を及ぼすだけでなく、介護者のQOLをも侵害することになる。そのため、排便障害の状態を早期に把握し、対応することが非常に大切である。

▶便の性状や回数、腹部症状から便秘の原因、種類を診断し、対応することが必要である。

▶強い症状を伴う場合には器質的な原因の場合もあり、病院搬送なども必要となるので注意が必要である。

1 在宅患者の便秘の特徴

在宅患者は高齢で長期間臥床していることが多く、腹筋が弱っていたり十分に腹圧をかけたりできないこ

表 高齢者の便秘の原因

栄養上の問題	食物繊維不足 摂取水分不足
機能的な問題	運動不足 衰弱 精神状態
二次的な問題	脊髄病変 脳血管疾患 パーキンソン病 大腸疾患 内分泌疾患（甲状腺機能低下症など）
薬物による問題	抗コリン薬、向精神薬、オピオイド、消化管抗痙攣薬

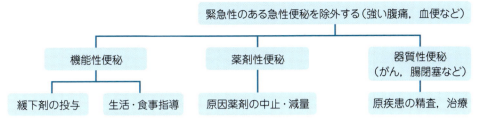

図 便秘（在宅患者）アルゴリズム

とが多い。また経口で十分に水分摂取できていないことや便秘になりやすい薬剤（向精神薬，麻薬，抗コリン薬，Ca拮抗薬など）を内服していることも多いため，便秘になりやすい（表）。そのため，病歴だけでなく，生活習慣や療養環境などを総合的に見ていくことが必要になる。

在宅スタッフが，患者の便の性状や回数を情報として共有することも大切である。便の性状に関しては，言葉を統一していないと伝わるものも伝わらない。そのためにはブリストル排便スケールや排便日誌などを用いると情報を共有しやすく，状況が伝わりやすい。さらに，便秘への対処法もできるだけ患者や家族の負担のない方法を選択し，情報を共有する。

2 便秘への対応

まず，便の性状や回数，腹部症状から便秘の原因，種類を診断することが必要である（図）。

(1) 急性便秘の場合

腹痛や嘔吐などの強い症状を伴うような急性便秘の場合には，器質的な問題を伴っていることが多いので，腸蠕動音の聴取，腹部触診などを行う。また，血便，黒色便がみられる場合には，直腸指診などで内痔核や裂肛の有無などを確認する。腸閉塞やがんなどを疑う場合で，状態が悪い場合には，病院搬送なども考慮する。

(2) 弛緩性便秘の場合

在宅患者に多くみられる弛緩性便秘の場合には，生活習慣を見直し，水分を十分に摂取するように指導するとともに，便量を増やすように食物繊維を積極的に摂るように指導する。体を動かすことも大切であるため，可能であればリハビリテーションなども積極的に行う。直腸性便秘は弛緩性便秘を伴っていることが多く，坐薬が有効なことがある。直腸内に硬い便が長期に貯留することにより外痔核が腫脹して痛みが強くなり，排便を控えるという悪循環に陥ることもある。ADLが低下している場合には，重症化を予防するために定期的な摘便や浣腸を行うことも必要となる。

(3) 痙攣性便秘の場合

痙攣性便秘の場合にはなるべく腸管に刺激を与えるような食事は控えめにすることが必要で，食物繊維も水溶性の食物繊維を中心としたほうがよい。ストレスが原因となっている場合もあるので，休養を十分に取れるように配慮する。

便秘の予防には排便誘導も効果的であり，時間を決めてトイレに行く習慣をつけることも非常に重要である。下剤を使用する場合には患者の状態に応じて選択していくことが重要であり，塩類下剤，膨張性下剤，刺激性下剤などの特徴を知って投与する。また最近では新しい作用機序であるクロライドチャネルアクチベーター（CIC-2チャネル活性化薬，ルビプロストン）も使用可能になり，在宅患者にも有効であることが多い。

岡田晋吾

Q180

下痢への対応は

在宅で下痢の患者を診た場合にはどのような原因を考え，どのように対応すればよいでしょうか？

A point

▶下痢を起こしている場合には，原因が感染性のもの

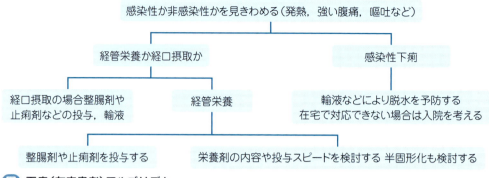

図 下痢（在宅患者）アルゴリズム

であるか非感染性のものであるのかをまず判断することが大切である。
- 感染性下痢の場合には症状が重篤化しやすいので，注意深く観察する。また，施設入所者の場合には，集団感染とならないように情報を共有し，感染予防に努める。
- 在宅患者の多くは予備力が少なく，脱水状態になりやすいため，補液を早期に考えることが必要になる。

1 在宅患者の下痢発生時の診断と対応

下痢には急性下痢と慢性下痢がある。普段の診療で経験するのは急性下痢であり，感染性のものと非感染性のものにわけられる。発熱，嘔吐，強い腹痛を呈する場合には，感染性腸炎を考える。原因として，ロタウイルスやノロウイルス，細菌などがある。

治療を開始するとともに，感染経路についても併せて調査する。患者の周囲に同様の症状を呈している者がいないかなどを確認し，施設入所者の場合には他の入所者に広がらないように感染管理を指導する。

在宅では急激な脱水や吐瀉物による誤嚥性肺炎などの発生にも注意しなければならない。また，高熱が続いたり症状が重篤化して血圧や呼吸状態などのバイタルサインに変化を認めた場合には，入院治療も考える（図）。

慢性下痢を診ることは少ないが，抗菌薬や抗がん剤による下痢を認める場合がある。下剤を漫然と飲み続けている患者を診ることもあるので，排便状況や服薬状況をしっかり確認しておくことが大切である。腹痛や血便を呈する場合には虚血性大腸炎，がんを考えることも必要である。寝たきりの患者では便秘で直腸内に便塊が形成され，その脇から液状の便が少量ずつ頻回に出ることから下痢と判断されてしまう（溢流性便失禁）こともあるので，注意が必要となる。

表 経管栄養患者の下痢の原因と対策

原因	機序	対策
投与速度が早過ぎる	腸管からの吸収を上回る量の投与	投与速度を遅くする ポンプを使用する
高浸透圧，高濃度の栄養剤の投与	小腸上皮から管腔内への水分遊離が水分吸収を上回る	希釈する，または投与速度を遅くする
栄養剤の温度が低い	低温刺激による腸蠕動運動の亢進	体温程度に加温する
微生物汚染	投与器具の洗浄不十分，投与までの長時間保管	ボトル（バッグ）の洗浄，開封（調製）後は速やかに投与開始し，4〜6時間以内に終了する
成分，組成が患者の体質，病態に合わない	アレルギー症 乳糖不耐症 脂肪吸収障害	患者に適した栄養剤の選択 乳糖を含まないか，少ない栄養剤に変更する 脂肪含有量の少ない栄養剤に変更する 食物繊維の多い栄養剤に変更する

2 経管栄養施行時の下痢対策

前述したように，慢性下痢の頻度は少ないが，在宅医療の場合には経管栄養を行っている患者も多く，栄養剤の内容，投与スピードについて検討する(表)。若い頃は大丈夫であっても，高齢になってから乳糖不耐症状を呈することも多く，栄養剤による下痢が続く場合には，乳糖を含まない栄養剤に変更することを考える。

栄養剤投与による下痢には投与スピードが大きく関与するため，下痢が続く場合には投与スピードを遅くしてみるとよい。それでも効果がない場合には栄養剤の半固形化を試してみるとよい。半固形化によって胃はしっかりと蠕動運動を始め，胃内停滞時間が一般食品の摂取時と同じになり，下痢の頻度も少なくなる。下痢を防止することで栄養剤の消化や吸収も改善され，患者の栄養状態も改善することになる。

在宅や施設などでは，便の回数が増えることは介護者の大きな負担ともなり，患者にとっても介護者に負担をかけていることが辛く感じられる。このような点でも，半固形化による下痢の改善は大きな意義があると感じている。

岡田晋吾

Q181

皮膚疾患，褥瘡への対応は

在宅で高齢者を診ていくにあたって，よくみられる皮膚疾患や見落としやすい皮膚疾患にはどのようなものがありますか？

point

▶在宅患者の多くは高齢者であり，皮膚の菲薄化，バリア機能の低下などの変化により種々の皮膚症状を呈する。
▶褥瘡は在宅患者によくみられる皮膚疾患である。いったん褥瘡が発生すると患者や家族には大きな負担となるため，予防が重要である。

▶タコやウオノメ，下腿潰瘍などへのフットケアの重要性が認められている。また，最近ではスキンテアが医療，介護の現場では問題になっている。皮膚の観察をしっかりと行い，予防策を行うことが大切である。

1 高齢者の皮膚疾患

高齢者の皮膚は皮膚細胞の機能低下に伴い，皮膚の菲薄化，バリア機能の低下などが起こり，皮膚の乾燥，弾力性の低下，色素異常などにつながり，種々の皮膚疾患を呈する。日本臨床皮膚科医会在宅医療委員会の報告では，在宅療養者の70％以上に何らかの皮膚疾患を認めている。その多くは皮脂欠乏性湿疹などの湿疹，皮膚炎や真菌炎であるが，褥瘡や難治性潰瘍なども認められている(図)[1]。タコ・ウオノメ，爪のトラブルなども多く認められ，在宅におけるフットケアの重要性が示されている。また，帯状疱疹や疥癬，類天疱瘡，皮膚悪性疾患も，頻度は低いが認められるため，しっかり皮膚の観察を行い，皮膚科専門医と連携をすることが必要である。

2 褥瘡予防と「スキンテア」

褥瘡が発生すると，患者や介護者に大きな負担をかけることになる。褥瘡による負担を軽減するためには，予防が大切である。褥瘡発生の危険因子を評価し，早めにOHスケール(自力体位変換能力，病的骨突出，浮腫，関節拘縮をアセスメントする)などを用いて適切なリスクアセスメントを行い，体圧分散マットレスなどを導入することで予防に努めることが大切である。

最近では，医療・介護の現場では「スキンテア」が問題となっている。スキンテアとは皮膚裂傷とも言われ，「主として高齢者の四肢に発生する外傷性創傷であり，摩擦単独あるいは摩擦・ずれによって，表皮が真皮から分離(部分層創傷)，または表皮および真皮が下層構造から分離(全層創傷)して生じる」と定義されている。絆創膏を剝がすときに皮膚が剝がれたり，体位変換時に介護者が体に触ることで傷がつくなど，日常の介護行為で起こるため，虐待行為の結果に間違えられやすく注意が必要となる。皮膚の脆弱な高齢者では，しっかりとした説明と予防が重要となる。スキンテアの予防は，高齢者の皮膚疾患全般の予防にもつ

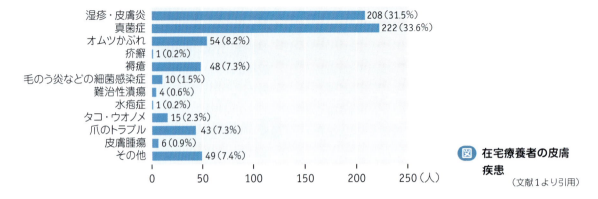

図 在宅療養者の皮膚疾患
（文献1より引用）

表 スキンテアの予防策

- 手足の皮膚保護をして1日に1回観察をする
- 療養環境を整える
- 皮膚をやさしく洗浄し1日2回以上保湿剤を優しく塗る
- 食事と水分を十分にとる
- 体を引っ張らない，手足は持ち上げるときは下から優しく支える

（文献2より引用）

ながると考えられる（表）[2]。

【文献】
1) 日本臨床皮膚科医会在宅医療委員会：日臨皮医誌．2007；24(3)：245-52．
2) 日本創傷・オストミー・失禁管理学会，編：別冊付録 弱くなった皮膚を守るためのしおり―スキン－テア（皮膚裂傷）の予防―．ベストプラクティス スキン－テア（皮膚裂傷）の予防と管理．照林社，2015，p5-12．

岡田晋吾

Q182

腹部膨満への対応は

腹部膨満にも在宅医療で診ることができるものと病院搬送すべきものがあると思うのですが，どのように判断したらよいのでしょうか？

point

▶腹が張る主な原因は，腹腔内容量の増大によるもので，その原因疾患は，腸管内外を含め多数存在する。
▶在宅でも診断可能な疾患を積極的に診断，除外診断する。
▶診断が困難でも，患者の状態や介護状況が許せば在宅で経過観察することも可能である。

1 腹部膨満の原因疾患と診断

在宅療養中の患者の腹部膨満の原因として遭遇する頻度の高い疾患を表に記す。いずれの疾患も，丁寧な問診と身体診察，血液検査や超音波検査等で十分診断は可能であることが多い。各疾患の診断に有用な身体所見や検査所見については成書に譲るが，超音波検査を使えば，腫大した臓器や尿路系の水分貯留，腹水，イレウスのときのkey board signなどは一目瞭然である。在宅医療では，携帯が容易な小型のエコーを積極的に活用したい。

器質的な疾患が否定的な場合は，薬剤の副作用，特に多剤内服している高齢者などではその影響も常に考慮するべきである。

確定診断を得ることが最重要であることに異論はな

表 腹部膨満の原因

1. 炎症性疾患	胃炎，腸炎，胆嚢炎，膵炎，過敏性腸症候群など（急性，慢性は問わない）
2. 腸管内容量の増大	便秘，腸閉塞，呑気などによる胃拡張など
3. 実質臓器の腫大	悪性腫瘍，肝腫大，脾腫など
4. その他	残尿，尿閉，腹水，薬剤の副作用，多剤内服による影響など

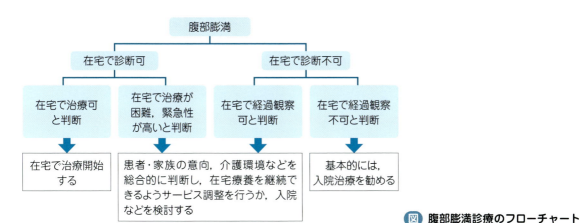

図　腹部膨満診療のフローチャート

いが，在宅医療という性質上，診断が困難または必ずしも必要でないこともある。高度認知症で診療自体が難しいケース，四肢拘縮が高度で診察・検査を行うのが困難なケース，終末期で本人・家族が検査を望まず症状緩和のみを希望するケースなどが考えられる。医学的必要性だけにとらわれず，様々な要因を考慮した上で，臨機応変に対応したい。

2 在宅での対応

筆者が実践している腹部膨満診療のフローチャートを図に示す。

確定診断に至り，在宅での治療が可能と判断できれば速やかに原疾患の治療を開始する。本人・家族へ経過観察のポイントを説明することを忘れない。経過に不安があれば，電話での病状確認や，場合によっては訪問診療や訪問看護の頻度を増やして対応する。治療への反応が鈍い場合や，病状が遷延する場合，診断と治療を見直す必要がある。場合によっては，病院搬送も再度検討する。

確定診断に至らない場合や，診断に至ったとしても自覚症状（吐気や嘔吐，発熱，腹痛等の随伴症状も含む）の強い場合や，介護環境の問題で自宅での療養が困難な場合は，病院搬送も選択肢に加えて方針を決めることとなる。いずれの場合も，患者の病状だけから判断するのではなく，事前意思を含めた患者の希望，家族の想い，介護状況等を総合的に判断し，柔軟かつ迅速に対応を決めることが大切で，これが在宅医療の醍醐味のひとつでもあると考える。

3 総合的な判断・対策を

腹部膨満の原因疾患は非常に多い。診断・治療（根治治療・対症療法）が在宅で可能な病態・疾患，救急搬送が必要な病態・疾患をしっかり鑑別し，患者を取り巻く状況を総合的に判断した上で，患者・家族が納得する対策を講じることが重要である。

久島和洋

Q183

倦怠感への対応は

高齢・虚弱者に多い倦怠感の原因にはどのようなものがあるのでしょうか？

point

▶在宅医療において，倦怠感は非常に高い頻度で遭遇する訴えである。

▶原因は，病気だけではなく，医原性や日常生活パターンの変化等の外的要因によるものを考える必要がある。

▶丁寧な問診と身体診察，療養環境の観察から診断可能なことが多い。

1 在宅療養者に多い倦怠感の原因

倦怠感の原因は，身体疾患や精神疾患，その重複と

いった患者因子と，薬剤などの医原性の因子や生活の変化，療養に適さない劣悪な住環境などの外的因子が挙げられる．在宅療養者の倦怠感の原因として頻度の高いものを表に示す．各疾患の各論については成書を参照されたい．

高齢者で注意すべき疾患として，感染症では急性疾患以外に結核を代表とした慢性感染症を忘れてはならない．慢性の臓器不全も常に考慮すべきである．これらの疾患をはじめとして，高齢者では各疾患に特徴的な症状を必ずしも認めないことには留意する必要がある．たとえば，「呼吸器症状や発熱を認めず，症状は倦怠感や食欲低下のみで，検査の結果肺炎だった」ということは決して珍しくはない．心因性疾患の代表は，うつ病や不眠症，不安症等であろう．心因性疾患診療では，先に身体疾患の除外を行うことが一般的だが，在宅医療が必要な患者はこれらの因子が重複して存在することも多いため，外的要因も含め，すべての要因を頭に置いて診療を進めるのが良いであろう．

3 倦怠感診療の実際

在宅療養患者の倦怠感診療のポイントについていくつか述べる．

1 熱中症

寝たきり，準寝たきり状態の患者では，日当たりの良い場所(特にベッド)で，自分で環境調整や補水をできず長時間過ごすことにより，容易に熱中症になりうる．予防可能な疾患であるため，診察時には室内環境の確認が必要である．

2 脱水症

加齢による体液量の低下，補水量の低下，過剰な内服(利尿薬)等で容易に脱水になる．こちらも予防可能な疾患であり，適切な対応が望まれる．

3 薬の副作用(polypharmacy)

常にこの可能性は考慮する．新規処方薬だけが原因になるわけではない．加齢に伴う薬物代謝能の低下のため，常用薬でも原因薬となりうる．

4 生活パターンの変化

特に高齢者では，些細なことが倦怠感の原因となりうる．「親族の来訪が減った」「デイサービスで仲の良かった友達が入院した」「担当のホームヘルパーが変わった」ことが抑うつ・倦怠感の原因となりうる．こ

表　在宅療養者の倦怠感の原因となりうる疾患

身体疾患	感染症，臓器不全(心不全，呼吸不全，腎不全　等)，貧血，低栄養，悪性腫瘍，甲状腺疾患，リウマチ，脱水症，熱中症，認知症，老衰，等
心因性疾患	うつ病，不眠症，抑うつ，不安，慢性疲労症候群，等
その他	内服，リハビリ，ライフスタイルの変化，等

のように，患者因子のみならず外的因子も，倦怠感診療では重要になる．

また，患者が必ずしも「倦怠感がある」と訴えるわけではないので，問診や診察，療養環境の観察などから，倦怠感の存在を疑う必要があることを申し添える．

4 求められる姿勢

倦怠感の原因は無数に存在するが，丁寧な問診や診察，居住環境の観察などから原因を見つけ出すことは十分可能である．倦怠感の診療を行う場合，複数の因子が絡み合っているという姿勢で臨むべきである．

久島和洋

4　❸ 遭遇しやすい疾病

Q184

感染症(インフルエンザ，疥癬，感染性胃腸炎)への対応は

在宅高齢者が遭遇しやすいインフルエンザ，疥癬，感染性胃腸炎について教えて下さい．

A point

▶インフルエンザは冬に流行する全身症状・気道症状をきたす感染症で，高齢者や基礎疾患を持つ患者では抗ウイルス薬を考慮する．また，予防接種は重症

化予防に有効である。

▶疥癬は，ヒゼンダニのアレルギー反応による皮膚病変と瘙痒が主症状である。角化型疥癬は感染力が強いため，感染予防に努める必要がある。

▶ノロウイルスによる感染性胃腸炎では脱水に注意して適宜，補液を行う。接触感染，飛沫感染で集団感染を起こすことがあるため，マスクやガウン，手袋の着用や洗浄消毒が重要である。

1 インフルエンザ

1 概要

冬に流行する発熱，頭痛，関節痛，筋肉痛，気道症状を来たすウイルス感染症である。

2 診断

流行状況，咽頭のインフルエンザ濾胞[1]，診断キットの利用などで総合的に判断する。

3 治療

抗ウイルス薬については成書を参照。抗ウイルス薬は発症から48時間以内に開始すると，発熱期間が1〜2日間短縮されウイルス排出量が減少するが，48時間以降に投与を開始した場合は十分な効果は期待できない。

4 感染対策

手洗い，うがい，マスクの着用を励行する。ワクチンは感染後に発病させる可能性を減らす効果と，重症化予防に有効とする報告がある[2][3]。

抗ウイルス薬の予防投与は，周囲の状況や患者のインフルエンザによる合併症のリスクを勘案してケースバイケースである。介護施設での集団感染の際はワクチン接種の有無にかかわらず，入居中の高齢者に対する予防内服は推奨される[4]。

2 疥癬

1 概要

ヒゼンダニの虫体，糞，脱皮殻などに対するアレルギー反応による皮膚病変と瘙痒を主症状とする感染症である（表）[5]。

2 診断

ヒゼンダニの検出による。ステロイド軟膏で改善しない発疹や強い瘙痒感がある場合は，早期に皮膚科医に診察を依頼する。

3 治療

イベルメクチンの内服，フェノトリンローション，イオウ剤，クロタミトンクリームなど[5]塗布による。詳細は成書を参照する。

4 角化型疥癬の感染対策[6][7]

（1）隔離

治療開始後1〜2週間は家族や他の入居者と部屋を分ける。接するときは，マスク，手袋，予防衣（処置後廃棄または洗浄する）を着用する。

（2）洗濯

衣類やリネンは分けて洗濯する。洗濯前に50℃以上のお湯に10分以上浸すか，大型の乾燥機で20〜30分処理する。

（3）環境整理

ベッドマットや床に掃除機をかける。治療開始時・

表 通常疥癬と角化型疥癬の違い

	通常疥癬	角化型疥癬
ヒゼンダニの数	数十匹以上	100〜200万
患者の免疫力	正常	低下している
感染力	弱い	強い
感染経路	直接経路：長時間肌と肌が触れる	短時間の接触，衣類や寝具を介した間接的な接触。皮膚から剥がれ落ちた角質も感染の原因になる
主な症状	赤いブツブツ（丘疹，結節），疥癬トンネル	角質増殖
かゆみ	強い	不定
症状が出る部位	顔や頭を除いた全身	全身

（文献5より改変）

終了時に殺虫剤を散布する。

3 感染性胃腸炎（ノロウイルス）

1 概要
冬季の感染性胃腸炎の主要な原因である。汚染された貝類を生食や十分加熱しないで食べた場合や，感染者を介したヒト→ヒト感染の例が多く報告されている。

2 診断
臨床診断による。2012年から糞便中のノロウイルス抗原検査が保険収載されたが，対象者は限られている。

3 治療
対症療法が主体であるが，脱水に注意し適宜，補液を行う。

4 感染対策
嘔吐物が乾燥すると飛沫感染の可能性があるため，使い捨てのマスク・手袋，予防衣を着用する[7]。

(1) 嘔吐物などの処理
ペーパータオル等で静かに拭き取り，0.1％次亜塩素酸ナトリウム液で拭き取り後，水拭きをする。拭き取った嘔吐物や手袋はビニール袋に密閉して破棄する[7]。

(2) 消毒
嘔吐物がついたものは，他のものと分けて洗浄・消毒する。0.05～0.1％次亜塩素酸ナトリウム液に十分浸けて消毒し，洗濯するときは次亜塩素酸ナトリウム液に10分程度浸けるか，85度で1分間以上熱湯消毒する[7]。

【文献】
1) 宮本昭彦：日大医誌．2013；72(1)：11-8．
2) Vaccines for preventing influenza in the elderly. Cochrane Database Syst Rev. 2010.
3) Wong K：Arch Intern Med. 2012；172(6)：484．
4) Prevention of seasonal influenza with antiviral drugs in adults. UpToDate. 2016.
5) 国立感染症研究所：疥癬とは（2012年2月12日改訂）
[http://www.nih.go.jp/niid/ja/diseases/a/vhf/lassa/392-encyclopedia/380-itch-intro.html]
6) 日本皮膚科学会：疥癬診療ガイドライン．第3版．2015．
7) 厚生労働省：高齢者介護施設における感染対策マニュアル，平成25年3月．
[http://www.mhlw.go.jp/topics/kaigo/osirase/tp0628-1/]

井上有沙

Q185
肺炎への対応は

高齢者の肺炎の特徴と対策，特に誤嚥性肺炎と，医療・介護関連肺炎（nursing and healthcare associated pneumonia：NHCAP）について具体的に教えて下さい。

point

▶ 高齢者の肺炎は症状が乏しい場合も多いが，重症化しやすく，肺炎を疑う姿勢が重要である。
▶ 誤嚥性肺炎は呼吸の中核を担う器官である肺に，口からの分泌物中の細菌が感染するものである。
▶ 医療・介護関連肺炎（nursing and healthcare associated pneumonia：NHCAP）とは，介護を受ける高齢者に多い市中肺炎と院内肺炎の中間群を指す。

1 高齢者肺炎の特徴と対策

(1) 特徴
高齢者肺炎は典型的な症状に乏しく，元気がなく，意識障害のような場合に疑われる。発見・診断が遅れることが少なくなく，軽い風邪と区別がつけにくい場合もある。高齢者は病原微生物に対する抵抗力が低下し，肺炎が複雑化・重症化しやすく，反復しやすいので注意が必要である。

肺炎死亡例の98％は60歳以上で，要介護高齢者の死亡原因の第1位であり，死亡原因の約1/3を占める。多剤の使用に，生理的な薬剤代謝・排泄機能の低下もあり，治療の副作用を伴いやすく，治療困難例が少なくない。高齢者は食物や飲料を飲み込む（嚥下）機能が低下し，むせることで食物が誤って流入（誤嚥）したり，気づかない間に細菌が唾液とともに肺に流れ込み，誤嚥性肺炎をきたすことが少なくない。

(2) 治療方針
高齢者肺炎の治療方針は持病や栄養，心理・精神状態，家族との関係などから，患者の「自立尊重」の立場で意思決定支援・共有して包括的に検討される。脱水や，体液バランスを失いやすい高齢者は点滴や酸素投与，呼吸器管理のために入院を余儀なくされる場合

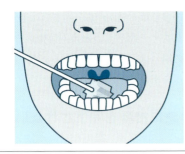
①口腔ケアスポンジ（食物残渣除去）：1.0分

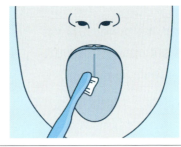
②舌（軟毛歯）ブラシ（舌苔除去）10回：0.5分

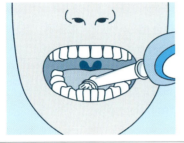
③電動歯ブラシ：2.5分→うがい：1.0分

注意点
・1日1回5分間
　現場の看護・介護者が行う
・口腔ケアスポンジは水分を
　十分に含ませる
・義歯は外して清掃する

図 口腔ケアシステム
標準化された普及型口腔ケア法
当センター角 保徳が提唱し，さらに標準化された口腔ケアのイメージ．高齢者の口腔機能の維持・向上が重要である．
①まずスポンジで粘膜の汚れをとる，②また舌の感覚の鈍麻や味覚の低下，口臭の原因となる舌苔の除去に舌ブラシを使用する，③電動歯ブラシにてブラッシング，④その後，1分間うがいを行う．
1日1回5分と低コスト，低介護負担で実施できる．先端が小さく方向の制約が少ない電動歯ブラシと口腔ケアスポンジの利用が有用である．
看護・介護者による口腔ケアの普及には知識的，心理的（他人の歯を清掃），技術的，時間的，さらに本人の協力が得にくいなどの制約がある．

（文献1より改変）

も多い．医療・介護施設での保菌・感染や，抗菌薬の反復投与後には耐性菌感染が問題となり，慎重な抗菌薬選択が必要である．一般的な肺炎予防策には手洗い・うがいの励行に加え，抵抗力・免疫力の保持・向上のための正しい食事や栄養，持病の管理，喫煙者の禁煙が挙げられる．最大の肺炎原因菌である肺炎球菌のワクチン接種が重要である．インフルエンザ感染は肺炎を併発しやすく，インフルエンザワクチンを毎年接種することが推奨される．

2 誤嚥性肺炎とは

誤嚥性肺炎は，むせて唾液や胃液と口や喉の細菌が肺に流入することで生じる．不顕性誤嚥予防が重要である．口腔衛生管理，特に図[1)]に示す口腔ケア法で口の細菌の定着を防止する．電動歯ブラシが積極的に推奨される．食中・後，就寝時には上体を起こし，口や喉にある分泌物の逆流を防ぐ．トロミをつけて飲み込みやすくするなど，食形態の工夫も有効である．

的確な嚥下機能評価に基づく包括的な嚥下リハビリテーションの意義が示されている．胃酸分泌抑制薬は肺炎の危険を高める報告があり，投与には慎重な症例選択と期間設定が必要である．嚥下反射改善薬の有効性が期待されるが，経管栄養は誤嚥予防には推奨されない．

3 医療・介護関連肺炎

NHCAPとは，①長期療養型病床群や介護施設入所，②病院退院後90日以内，③要介護高齢者・身障者，④透析や抗菌薬や免疫能低下をきたす薬剤投与などの継続的な血管内治療を受ける通院患者の肺炎を指す．発症機序は，誤嚥や，インフルエンザ感染後の二次性細菌感染，血管内治療に伴う耐性菌感染，日和見

271

感染である[2]。

NHCAPは市中肺炎と院内肺炎の中間に分類されるが、医療制度が異なる米国の医療ケア関連肺炎（healthcare-associated pneumonia：HCAP）と一致したものではない。

【文献】
1) 日本老年医学会，編：健康長寿診療ハンドブック．第8章 口腔機能・嚥下機能障害．メジカルビュー社，2011, p54-7.
2) 日本呼吸器学会成人肺炎診療ガイドライン2017作成委員会，編：成人肺炎診療ガイドライン2017．日本呼吸器学会，2017.

千田一嘉

Q186

ワクチン接種

ゼロ歳児を含めた（準）超重症児・重症心身障害児の在宅医療が行われています。小児在宅医療では発育していく児への対応が重視されます。そこで、ワクチン接種の現況について教えて下さい。

point

▶ ワクチン接種は、（準）超重症児・重症心身障害児（以下、重症児）においても入院率・後遺症率・死亡率を下げる重要な手段であり積極的な接種が望まれる。
▶ 小児は新生児・乳幼児期に予後を左右する感染症のピークがある一方、入院時の状況により接種が遅れている場合が多く、退院後は速やかに接種を進めていく必要がある。
▶ ワクチン接種の際には規定の時期・間隔を守り、効率的に予防接種スケジュールを組む一方、訪問診療で接種する際はアナフィラキシーへの対策に十分な配慮を心がける。

1 小児のワクチン接種の意義

生後早期より入院加療を余儀なくされる重症児は感染症が容易に重症化しやすい一方で、必要なワクチン接種が後回しになっているケースが多々ある。ワクチンの対象疾患の多くは、同胞から、あるいは通園や通院によって他の児から罹患しうる市内感染症であり、退院後未接種の場合は、家族の希望をふまえて速やかにスケジュールを組むことが望ましい。

2 特に早急に接種を完了させたいワクチン

1 1歳未満から接種できるもの

肺炎球菌ワクチン、Hib（インフルエンザ菌b型）ワクチン、四種混合（ジフテリア、破傷風、百日咳、不活化ポリオ）混合ワクチン、BCG。

2 1歳以上で接種できるもの

MR（麻疹・風疹）ワクチン、水痘ワクチン、ムンプス（流行性耳下腺炎）ワクチン。

3 その他

インフルエンザワクチン（生後6カ月以上）。

3 小児のワクチン接種のスケジュールの概要

ワクチンの種類や推奨される時期や投与間隔および推奨される接種回数については、厚生労働省[1]、国立感染症研究所[2]、VPDを知って、子どもを守ろうの会[3]の各ホームページに掲載されているので、参照して頂きたい。国立感染症研究所のホームページに掲載されている予防接種スケジュールは図[2]の通り。

4 ワクチンの種類、間隔、同時接種

ワクチンには①生ワクチン（病原性の低い弱毒化した病原体を接種）、②不活化ワクチン（活性のない病原体抗原を接種）の2種類があり、現行では生ワクチン接種4週間（中27日）以上、不活化ワクチン接種後1週間（中6日）以上、間隔を空けることを基本に接種のスケジュールを組む。不活化ワクチン、生ワクチンは種類や数によらず同時接種が可能である一方、生ワクチンを接種すると、4週間は接種ができないためスケジュールを工夫して組み、なるべく早期に接種が完了できるよう心がける。

5 アレルギーへの対策について

小児のワクチンは添加されていたゼラチンが除去され、アナフィラキシーを起こすことは少なくなった。

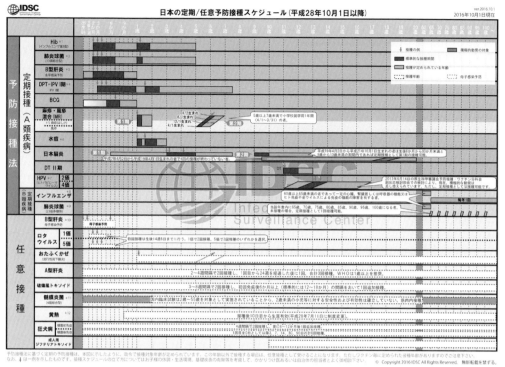

図 日本の定期／任意予防接種スケジュール（平成28年10月1日以降） （文献2より引用）

一方，卵アレルギーは小児では多くみられ，インフルエンザワクチンの製造過程で鶏卵が使用されているため，頻度は低いもののアレルギー反応に遭遇することがある．特に，耐熱性卵白蛋白（オボムコイド）へのアレルギーのある児に対しては，小児科専門医へ相談の上接種することが，重症児においても望ましい．アナフィラキシーは稀に遭遇する現象であり，ワクチン接種の際にも十分に注意を要する．症状の出現がみられる，または疑わしい場合は大腿への筋注（1000倍エピネフリン0.01mL/kg）を速やかに行う（小児最大0.3mL/dose，成人0.5mL/dose）．気道確保，下肢挙上，バイタルサインの測定を行いつつ，病院への救急搬送を速やかに行う．アナフィラキシーはいったん落ち着いても再び出現するという二相性を示すことがあり，救命および入院観察を念頭に置いた救急搬送を迷いなく行う[4]．

6 ワクチンへの助成

予防接種法の対象となるワクチン接種に対しては，市区町村が一部助成を行っている．実施する医療機関は登録が必要な場合がある．ワクチン接種は予防接種被害者救済制度の対象となるため，接種記録を患者家族が保管できるように，接種証明書の発行や母子手帳に記載するなどの配慮をする[1]．

【文献】

1) 厚生労働省 予防接種情報
[http://www.mhlw.go.jp/stf/seisakunitsuite/bunya/kenkou_iryou/kenkou/kekkaku-kansenshou/yobou-sesshu/]

2) 国立感染症研究所 予防接種スケジュール
[https://www.niid.go.jp/niid/ja/component/content/article/320-infectious-diseases/vaccine/2525-v-schedule.html]

3) VPDを知って，子どもを守ろうの会
[http://www.know-vpd.jp/]

4) Simons FE, et al：World Allergy Organ J. 2011；4(2) 13-37.
[https://www.ncbi.nlm.nih.gov/pmc/articles/PMC3500036/pdf/waoj-4-13.pdf]

【参考】

▶ 五十嵐　隆，編：別冊「医学のあゆみ」小児用ワクチンUPDATE2017. 医歯薬出版, 2017.

戸谷　剛

Q187

転倒，骨折への対応は

在宅で療養している患者が痛みを訴えて歩行が難しくなっています。どうしたらよいでしょうか？

point

- ▶転倒して立てなくなっている場合には，大腿骨頸部骨折の可能性を考えて診察し，病院への紹介の必要性を判断する。
- ▶腰痛の場合には，圧迫骨折の可能性を考えた上で疼痛管理と療養環境の整備を行う。
- ▶過度な安静は，寝たきり状態となる可能性があることを常に考えなければならない。

1 高齢者に多い骨折

　高齢者に多い骨折として，脊椎圧迫骨折，橈骨遠位端骨折，大腿骨近位部骨折，上腕骨近位端骨折がある。特に大腿骨近位部骨折は，日常生活・生命予後に大きな影響を及ぼす（寝たきりになりやすい）。初発の骨折を起因とし，第二・第三の骨折が負の連鎖として起こることが知られている（ドミノ骨折）。大腿骨近位部骨折を起こした人の80％は，それ以前に脊椎圧迫骨折を起こしており，脊椎圧迫骨折を起こした人の45％が大腿骨近位部骨折をきたしている。脊椎圧迫骨折を起こした人が次に大腿骨近位部骨折を引き起こすリスクは，骨折していない人の約3～5倍であり，片方の大腿骨近位部骨折を起こした人が，次に反対側の大腿骨近位部骨折を引き起こすリスクは骨折していない人の約4倍であると言われている。

　二次予防をすることで大腿骨近位部骨折をかなりの割合で減らすことが可能である。そのためには，初発の骨折後に適切な骨粗鬆症治療を継続することが大切である。ビスホスホネート製剤（BP）で反対側の大腿骨近位部骨折を約70％抑制することができる。初発骨折後のリハビリ，運動療法も非常に重要である。

2 大腿骨近位部骨折のトリアージ

　大腿骨近位部骨折は，特に日常生活や生命予後に大きな影響を及ぼす骨折である。この骨折で生存率の低下（高齢者での1年以内の死亡率が10～20％），歩行機能の低下（介護や，杖・車椅子が必要となる），QOLの低下（外出頻度が少なくなり社会とのつながりが希薄になる）がみられる。

　在宅医療において，転倒後に大腿骨の骨折の有無の判断をしなければならない場面にしばしば遭遇する。往診でX線撮影が必要か，救急で病院に紹介したほうがよいかを診察してトリアージしなければならない。症状は一般的には立位が困難となり，患肢は外旋し短縮して自動運動が不能となる。腫脹・皮下出血はみられないことも多い。患肢を他動的に動かし，特に内外旋において局所の痛みがあるかを診なければならない。股関節の前面，すなわち鼠径部のスカルパの三角を押すことで骨折部の圧痛もみられる。逆にいわゆるガニ股の肢位，もしくはあぐらをかいたような肢位にしても痛がらなければ，大腿骨近位部の骨折の可能性は少ないと考える。

　骨折の原因はほとんどが平地や室内でのつまずきによる転倒である。時に痛みを訴えていたが歩行可能で，転倒から数日経ってから立てなくなるといったことも起こる。転倒の有無は非常に重要な情報であるが，認知症がある場合にははっきりしないこともあり注意が必要である。股関節周囲の痛みであればこの骨折を疑うが，認知症で痛みの部位がはっきりしないこともある。まずは疑うことが必要である。

3 腰痛に対する対応

　高齢者の腰痛は，椎体の圧迫骨折によるものなのか，そうでないのかを判別して対応しなければならないが，かなり難しい。椎体骨折の2/3は無症候性で症状がなく，患者が骨折のあることに気づかない，いわゆる「いつの間にか骨折」になっているものである。受傷直後にはX線検査でも診断が不可能なことが多い。しばらくして圧潰し変形することでX線の経過から画像での診断がつくこともしばしばある（図）。陳旧性の骨折か，新しい骨折かをX線で判別することは難しく，MRI検査を行えば判別はつくが，全例に行うことは困難であり，意義も少ない。

　新しい骨折による痛みの症状は体動時の痛みと，椎体骨折レベルでの圧痛と叩打痛である。診察の際に脊

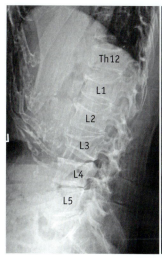
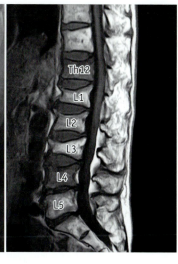

図 腰椎の単純X線とMRI

X線写真（左）ではL1, L2, L3の圧迫骨折のように見えるが，MRI（右）を撮影するとそれらは陳旧性の骨折で，実は新しい圧迫骨折がTh12とL4に発生していたことがわかる。すなわちX線撮影だけでは圧迫骨折が起こっているか否かということと，それが新鮮骨折か陳旧骨折かを判断することが大変難しいといったことがわかる。
Th12：第12胸椎，L1～5：第1～5腰椎

椎の棘突起を上から順番に叩き，強く響くところがあるかどうかを診ることは非常に重要であり，背部の叩打痛の有無で新しい圧迫骨折が起こったかどうかを疑う。叩打痛は時に悪性腫瘍の脊椎転移を疑う診察所見でもあるので，背部痛などの診察においては必ず行うことを心がけたい。新しい骨折では局所の安静，体幹ギプスやコルセット装着による外固定，鎮痛薬の投与が初期治療となる。

通常の脊椎圧迫骨折であれば神経損傷を伴うことはないが，強い外力が加わった場合には，破裂骨折という脊柱管内の神経の損傷を伴う病態となることがある。下肢の麻痺が出ていないかどうかの診察を行い，そのような所見があれば専門医に診せる必要がある。

圧迫骨折が落ち着いた段階では椎体が圧潰（多くは前方が潰れて楔状に変形）して，変形性脊椎症といった状態となる。腰が曲がる，背が低くなるという状態となるが，これは変形を伴って治るためである。その場合，その後の腰痛の有無が問題となる。骨折の痛みよりもその後の慢性腰痛に対する治療が主体となるが，新しい骨折かどうか区別がなされないために，過度の安静となって，廃用が進むことが問題となる。

4 転倒について

わが国では，在宅高齢者の1/5～1/4が毎年転倒しており，転倒した高齢者の約10％が何らかの骨折を生じている。大腿骨近位部骨折は全骨折の中の10％未満と考えられ，転倒した高齢者の1％が大腿骨近位部骨折を起こしていると推定される。

転倒の原因は大きく内的要因と外的要因にわけられる。内的要因には身体的要因（高齢，女性，転倒の既往，運動機能低下など），身体疾患的要因（運動器疾患，脳神経疾患，循環器疾患など），精神疾患（特に認知症），薬物使用（特に睡眠導入薬，抗てんかん薬，抗精神病薬，パーキンソン病治療薬）などが挙げられる。外的要因としては住環境（段差，障害物），靴・衣類，天候などが挙げられる。危険因子としては①転倒の既往，②歩行能力（あるいは脚運動能力）の低下，③特定薬物の服用などが挙げられている。

そもそも高齢者は転倒するものであり，転倒をなくすことは不可能である。「転倒はするものである」という前提で，それを少なくするにはどうしたらよいか，介護方法，環境を検討し，転倒，骨折を予防することが重要である。

【参考】
- 武藤芳照，監修：ここまでできる高齢者の転倒予防．日本看護協会出版会，2010．
- 骨粗鬆症の予防と治療ガイドライン作成委員会，編：骨粗鬆症の予防と治療ガイドライン2011年版．ライフサイエンス出版，2011．
- 日本整形外科学会，他，監修：大腿骨頸部/転子部骨折診療ガイドライン（改訂第2版）．南江堂，2011．

木下朋雄

Q188

在宅における排尿の基礎知識は

在宅において，泌尿器管理は非常に重要です。人の尊厳に関わる重要な局面から高齢者の生死に関わる尿路感染症や泌尿器癌管理・尿路カテーテル管理に至るまで多岐にわたります。在宅管理において必要な排尿の基礎知識とは何でしょうか？

point

▶ 排尿障害は，人としての尊厳に関わる問題である。
▶ さらに在宅環境での排尿障害は，活動性の低下や，夜間転倒等の危険を伴う。
▶ 高齢者排尿の特徴を知ることが重要である。

1 高齢者排尿の特徴

排尿障害は，人としての尊厳に関わる重要な問題である。在宅環境における排尿障害は，活動性の低下をきたすだけでなく夜間転倒や骨折の原因にもなりうる。また，介護負担の増大や感染症による生命への危険もある。当然であるが90歳であっても羞恥心はあり，生の尊厳に関わる問題となる。

排尿障害の病態には，男性では前立腺肥大症，女性では過活動膀胱(overactive bladder syndrome：OAB)や神経因性膀胱に遭遇することが多い。症状としては，排出障害である排尿困難と尿失禁が多く，蓄尿障害としては頻尿がある。中でも夜間頻尿が最も介護環境を劣化させる。本稿ではこれら疾患の症状と対処法を解説する。

2 前立腺肥大症（図1）

1 疫学

昭和30年代(1955～64年)頃までは，ほとんどの日本人男性の前立腺は萎縮傾向にあった。しかし，現代では食生活の向上・欧米化により日本人の前立腺肥大症は急増しており，日本人男性の80％が80歳までに前立腺肥大症になると言われている[1]。

2 診断

在宅における前立腺肥大症の診断で有用なのは，直

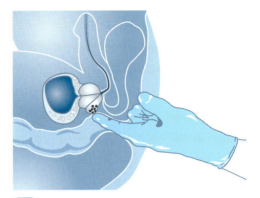

図1 在宅での前立腺肥大症の診断
在宅では直腸診で前立腺肥大症を診断する。

腸診検査である。直腸診では，大きさ，形態，中心溝，表面性状，辺縁性状，硬さ，可動性，圧痛等の多岐にわたる情報を入手できる。

直腸診では，肛門から人差し指の第二関節付近の腹側で直腸粘膜越しに前立腺を触知できる。人差し指の指腹を横に動かして表面をなぞるように検査を施行する（図1）。診断に重要な前立腺の大きさの目安として，正常前立腺では1.5～2横指（前立腺重量15～20g程度），中等度肥大症では2.5～3.5横指（前立腺重量35～50g程度），重症前立腺肥大症では3.5横指以上（前立腺重量50g以上）であれば症状を予測できる（表1）。MRI検査（図2）のほか，現在では自宅で

表1 直腸診所見

触診項目	正常前立腺	前立腺肥大症	前立腺癌
大きさ	くるみ大	鶏卵大～鵞卵大	BPHと合併あり
形態	左右対称	左右対称の増大	左右非対称の増大
中心溝	中央に縦走	中心溝消失	不整
表面	平滑	平滑	部分硬結・不整
辺縁	明瞭	より明瞭	不明瞭
硬さ	弾性硬	弾性硬	石様硬
可動性	あり	あり	なし
圧痛	なし	なし	なし

正常前立腺：1.5～2横指，15～20g
中等度肥大症：2.5～3.5横指，35～50g
重症前立腺肥大症：3.5横指以上，50g以上
BPH：前立腺肥大症

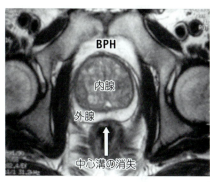
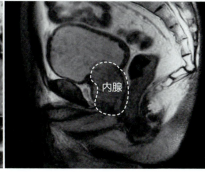

図2 前立腺肥大症のMRI画像

BPH：前立腺肥大症

簡便に使用できる超音波検査もあり，大きさの計測は容易になってきている。

3 病態

前立腺肥大症が進行すると，下部尿路閉塞により尿勢低下をきたす。残尿量の増加に伴い，膀胱の虚血を引き起こし，膀胱の線維化が亢進する。その後に膀胱コンプライアンスの低下を引き起こし低圧膀胱となる。排出障害のみならず，続発して蓄尿症状も出現する。最近では膀胱虚血から前立腺肥大症に過活動膀胱が合併することもわかってきている。

4 治療

α_1ブロッカーやPDE5阻害薬等で前立腺部尿道の弛緩や生薬［オオウメガサソウエキス・ハコヤナギエキス配合剤（エビプロスタット®）］による前立腺炎症や浮腫の改善等がある。前立腺肥大症に合併する過活動膀胱に対しては，α_1ブロッカーと抗コリン薬の併用も試みられる。また，α_1ブロッカーとPDE5阻害薬や生薬の併用も行われている。

α_1ブロッカーには，シロドシン（ユリーフ®）やナフトピジル（フリバス®）・タムスロシン塩酸塩（ハルナール®）等があるが，それぞれに特徴がある。シロドシンでは，血圧低下作用が少ないとされ，めまい・ふらつきの副作用が少ない。最近では膀胱血流を改善する可能性が示唆されている。ナフトピジルは膀胱・前立腺$\alpha_{1A} < \alpha_{1D}$の受容体に親和性が高く，膀胱に多く分布する$\alpha_{D2}$受容体に特異的に作用し，夜間頻尿を抑える効果が期待される。いずれもOD錠が発売されている。PDE5阻害薬タダラフィル（ザルティア®）では，勃起障害（erectile dysfunction：ED）の改善やテストステロンの上昇，膀胱血流改善のエビデンスも散見される。

3 過活動膀胱

1 疫学

日本排尿機能学会から発表されたデータでは，40歳以上の人口6710万人のうち12.4%に過活動膀胱が存在するデータが示されている。過活動膀胱の中で，尿失禁が伴うものは430万人，尿失禁を伴わないものは400万人と推定されている[2]。

2 診断

過活動膀胱とは，尿意切迫感を必須症状とした症候群であり，通常は夜間頻尿を伴い，切迫性尿失禁は必須ではない。過活動膀胱とは，不快な蓄尿症状によって臨床的に診断されるものである。

3 病態

尿意切迫感を必須症状とした症候群であり，頻尿を示す疾患のひとつとして位置する。尿失禁は必須症状ではないが，腹圧性・切迫性尿失禁が両方起こる混合性尿失禁として症状を呈する場合がある。在宅環境ではこれらの症状による転倒・骨折が問題となりうる。

65歳以上では，過活動膀胱，転倒・骨折が高頻度にみられ，転倒・骨折のリスクがそれぞれ26%および34%増大した[3]との報告もあり，夜間頻尿は高齢者における転倒の重要なリスクファクターとなりうる大きな問題である[4]。

4 治療

漢方薬や抗コリン薬コハク酸ソリフェナシン（ベシケア®）・プロピベリン塩酸塩（バップフォー®）等，β_3受容体作動薬ミラベグロン（ベタニス®）等が試みられる。漢方薬では，よく使用されるものとして猪苓湯や牛車腎気丸がある。使いわけとして，筆者は慢性炎症が背景にある頻尿症には猪苓湯を，冷え症等を有する腎虚を呈する頻尿症候群には牛車腎気丸を用いてい

表2 神経因性膀胱を来す疾患と病態・治療法

核上型障害				
疾患	病態	排尿障害タイプ	症状	治療
脳血管障害	脳卒中 多発脳梗塞 脳幹部病変	過活動膀胱 排出障害	夜間頻尿 切迫性尿失禁	抗コリン薬 β_3作動薬 オキシブチニン塩酸塩テープ 平滑筋収縮薬
パーキンソン病	30～70％に排出障害 尿道括約筋協調不全	蓄尿障害＞排尿障害	頻尿 切迫性尿失禁	抗コリン薬 β_3作動薬 オキシブチニン塩酸塩テープ
認知症	アルツハイマー型抑制系障害による蓄尿障害	機能性尿失禁 ⇒切迫性尿失禁	尿失禁	排尿誘導 抗コリン薬 β_3作動薬 オキシブチニン塩酸塩テープ

核下型障害				
疾患	病態	排尿障害タイプ	症状	治療
脊髄損傷	ショック期	尿道と膀胱の弛緩により排尿不可能	尿閉	間欠的自己導尿
	回復期 仙髄より上位 核・核下型障害	尿道括約筋協調不全	排尿途絶 残尿増加 尿閉	低圧蓄尿・低圧排尿 自尿の管理は難しい 間欠的自己導尿
	固定期 仙髄より上位 完全脊髄損傷	排尿収縮を伴う反射 尿筋過活動 尿道括約筋協調不全	尿失禁 尿意なし 難治性尿失禁	間欠的自己導尿 尿道留置カテーテル 膀胱瘻
二分脊椎	仙髄中枢（S_{2-4}）から末梢神経障害	膀胱平滑筋の収縮障害	尿意の喪失	間欠的自己導尿 膀胱瘻
糖尿病性神経因性膀胱	知覚麻痺性膀胱	膀胱過伸展	初期：尿意減弱・消失 晩期：排尿困難・尿閉・溢流性尿失禁	時間排尿 コリン作動薬 間欠的自己導尿
骨盤内手術	膀胱血流障害 膀胱尿道への機械的障害	低活動膀胱 尿道閉鎖圧の低下	膀胱コンプライアンス低下 尿失禁	間欠的自己導尿⇒自尿訓練

る。また，抗コリン薬やβ_3受容体作動薬の膀胱弛緩作用による膀胱容量増大を図る場合には，必ず投与後2週間前後で残尿測定を行い，残尿が100mL以下に保たれているかを検討し，努力目標として30mL以下の残尿になるように調整を行う。

また便秘の副作用対策も重要である。在宅高齢者では，食事や内服が困難な患者も多く，最近ではオキシブチニン塩酸塩の貼付薬（ネオキシ®テープ）も開発

されており，嚥下困難な患者にも適した投与方法と言える。

4 神経因性膀胱

在宅医療で遭遇することの多い排尿障害のひとつ。下部尿路機能（排尿と蓄尿）をつかさどる神経系の異常により引き起こされる下部尿路機能障害の総称である。膀胱機能異常のみではなく，尿道機能障害を伴う

ことが多い．

1 病態

脳血管障害やパーキンソン病，認知症に伴う核上型（仙髄より上位の障害），脊髄損傷や骨盤内手術，糖尿病性神経因性膀胱に伴う核下型（仙髄より下位の障害）等がある．核上型では蓄尿期に膀胱の無抑制収縮を起こし，核下型では排尿筋収縮が認められなくなる（表2）．

2 診断

在宅環境では診断は困難であるが，泌尿器科外来では通常膀胱内圧測定等の尿流動態検査を行っている．自宅である程度膀胱機能を予測する方法として，筆者はice-water testを用いている．これはもともと脊損患者に対して膀胱機能を予測するためのテストである．膀胱の神経反射は膀胱内温度が30〜32℃まで低下すると反応することを利用して，ice-water testでは10〜20℃以下の冷水を注入して，膀胱の不随意収縮と尿意の有無を見る[5]．

3 治療

神経因性膀胱は，病態に合わせた排尿管理が必要であり，前立腺肥大症や過活動膀胱も合併することがある．治療方針に関しては，表2を参照してほしい．

【文献】
1) Berry SJ, et al: J Urol. 1984;132(3):474-9.
2) 本間之夫, 他: 日排尿機能会誌. 2003;14(2):266-77.
3) Brown JS, et al: J Am Geriatr Soc. 2000;48(7):721-5.
4) Stewart RB, et al: J Am Geriatr Soc. 1992;40(12):1217-20.
5) Geirsson G, et al: Br J Urol. 1993;71(6):681-5.

斎藤恵介

Q189

在宅における夜間頻尿の基礎知識は

在宅管理において必要な夜間頻尿の基礎知識とは何でしょうか？

point

▶夜間頻尿と夜間多尿の違いを知る．

▶夜間多尿のメカニズムと対処方法を知る．
▶生活指導を基本とした対処法が有用である．

1 夜間頻尿の対処方法

夜間頻尿は，在宅高齢者において頻度の高い症候であり，原因は多岐にわたる．転倒や骨折のリスクファクターにもなり[1]，在宅環境では介護負担の大きな要因となる．ここでは，夜間頻尿のひとつである夜間多尿を中心にその対処方法を述べる．

1 疫学

夜間頻尿の患者は，排尿に関わる症状のうちで最も多く，40歳以上の男女で約4500万人が夜間1回以上の夜間頻尿症状を有していると言われている．

2 病態

夜間頻尿の原因は，睡眠障害，膀胱容量の減少，夜間多尿にわけられる．在宅環境では，これらの原因につぶさに対処する必要がある（図）[2]．特に，夜間多尿はいろいろな原因から構成され，高血圧・うっ血性心不全・腎機能障害等の全身疾患，睡眠時無呼吸症候群等が挙げられる．

3 診断

排尿日誌による排尿記録の作成が非常に有用である．排尿日誌では，1日排尿量，日中・夜間の尿量や排尿回数，1回尿量，飲水の種類や量との関係が把握できる．しかしながら，在宅患者ではこれら排尿記録の作成は困難である．

筆者は，夜間多尿の診断を目的に瓶を用意して日中と夜間の尿量のみを把握している．おむつの場合には日中と夜間のおむつの重さを測るだけでよい．夜間排尿index：夜間尿量÷1日尿量＝33％以上で夜間多尿と診断できる．在宅環境でこの検査を実施する有益性は，本人や家族が尿量の変化を把握することで，加齢による変化への理解が進み，心理的にも介護への負担感が軽減できることにあると感じている．

4 治療

夜間多尿に対する在宅環境での対処方法は，ADLを改善し生活の変容を促すことが最も重要である．薬剤による対処方法もある程度効果を期待できるが，生活指導を基本として，患者を寝たきりにしないことが重要となる．

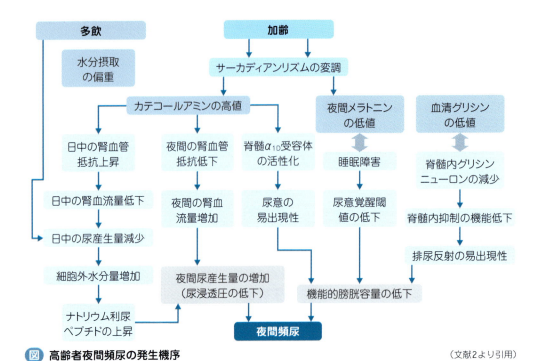

図 高齢者夜間頻尿の発生機序 （文献2より引用）

(1) 睡眠障害に対して
- 生活指導
- 短時間作用型睡眠薬投与：ベンゾジアゼピン系。筋弛緩作用のないものから選択。
- 睡眠バランスの調整：ラメルテオン投与。
- 睡眠時無呼吸症候群：経鼻的持続陽圧人工呼吸。

(2) 膀胱容量の減少に対して
- 前立腺肥大症：α_1遮断薬等投与。
- 過活動膀胱：蓄尿障害に対して抗コリン薬，β_3作動薬，オキシブチニン塩酸塩テープ。

(3) 夜間多尿に対して
- 飲水指導：夜間多飲を避ける（日本人は脳梗塞や心筋梗塞予防に夜間飲水する傾向があるが，科学的根拠はない）[3]。24時間尿量は20〜25mL/kg体重程度を目標とする。1日飲水量は体重の2〜2.5%を指導。
- 薬物療法：デスモプレシン酢酸塩水和物投与（心不全を惹起する可能性があるため，Na/BNP測定が必要）。利尿薬（昼中）投与。
- 生活指導：日光浴，半身浴。夕方・夜間の運動（筋肉のポンプ作用・発汗作用の促進）。30分以内の下肢挙上した昼寝。弾性ストッキングの着用。

【文献】
1) Stewart RB, et al：J Am Geriatr Soc. 1992；40(12)：1217-20.
2) 菅谷公男, 他：カレントテラピー. 2001；19(12)：1367-71.
3) 岡村菊夫, 他：日老医誌. 2005；42(5)：557-63.

斎藤恵介

Q190

在宅における泌尿器癌管理の基礎知識とは

在宅管理において必要な泌尿器癌の基礎知識とはどのようなものでしょうか？

point

▶在宅での泌尿器癌への対応を知る

▶膀胱癌においては介入による腎瘻造設が有用である。

▶前立腺癌においては在宅でもADT療法が継続される。

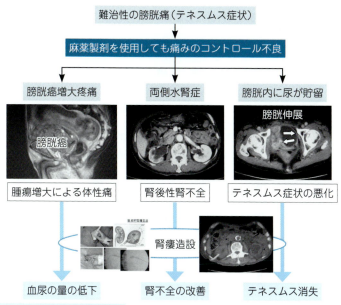

図1 腎瘻（尿路変更）を用いた疼痛管理

1 泌尿器癌管理

がん医療は患者と伴走するものであり，患者の希望，病気の理解，人生の振り返り，病気の進行により変わっていく。精神科医であるエリザベス・キューブラ＝ロスが明らかにした死の受容のプロセスである，否認，怒り，取引，抑うつ，受容のいずれの段階においても，在宅医療では患者を受け止めなくてはいけない。患者に安心感と満足感のある治療を提供するには，医療者としてがんの生物史を知り，その進行のプロセスにおいて患者を支える必要がある。それぞれのがんで生物史は違う。どのくらいのスピードで，どこにどのように症状や痛みが出るのか理解することは重要である。

在宅がん治療では，自宅という場所が規定するいろいろなメリット・デメリットがある。目的は「cure」よりも「care」であり，QOL向上をめざす。しかし，治療を継続することも生きる力になる。筆者らは，自宅でのがん治療の継続を積極的に試みており，腎癌に対する分子標的薬の継続，骨転移病変に対するゾレドロン酸水和物やデノスマブ投与，放射線治療介入等を行っている。

その中で，膀胱癌に対する疼痛コントロール目的の介入による腎瘻造設の方法や前立腺癌のホルモン療法継続の際に必要な知識を紹介する。

2 膀胱癌

進行性膀胱癌では，腫瘍浸潤による尿管口の閉塞が起こる。水腎症の発生に伴い背部痛が出現することもある。両側尿管口閉塞が起こると腎不全となり，やがて死を迎える。そのプロセスの間に，血尿の増悪や貧血の進行，疼痛に対する麻薬の増量や腎不全によるだるさや体動困難に陥る。介護している家族の不安と負担は増大していき，なかなか自宅での看取りを完遂できない。

しかし，水腎症の発見に至れば介入で腎瘻造設することにより，腎不全の改善，疼痛の軽減による麻薬の減量や膀胱への尿流がなくなることでの血尿の軽減と貧血進行に歯止めをかけることができる。在宅医が膀胱癌の末期には両側水腎症になる可能性を知り，介入を行うマインドがあることが大切である（図1）。

3 前立腺癌

前立腺癌は比較的進行が遅く，自宅でもしばしばホルモン療法（androgen-deprivation therapy；ADT療法）が継続される。進行性前立腺癌では，骨転移の発生頻度は高く[1)～3)]，画像診断の困難な在宅医

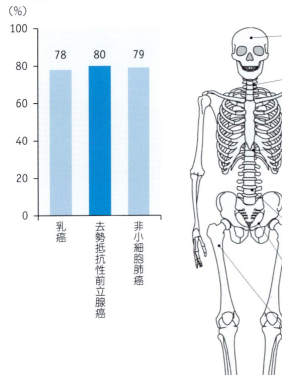
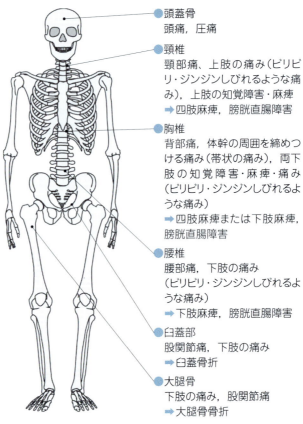

図2 骨転移に伴う痛み

（文献4より改変）

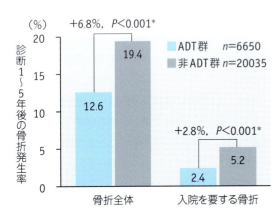

図3 ADTを受けている前立腺癌患者の骨折発生率

＊：Cox比例ハザードモデル

療では，症状から状態を推測し診断していくことになる（図2）[4]。特に脊椎転移の髄腔内転移増大所見である上肢や下肢の痺れや痛み，膀胱直腸障害等では放射線の緊急照射により脊髄損傷を回避できる可能性もある。こうした骨関連事象（skeletal related event：SRE）の予防は重要である。

また，ADT療法の長期施行により骨密度の減少が著しく進行し，通常閉経女性の骨密度減少が2.0％に対し，ADT療法を受けている患者では4.0％の減少を認めるとの報告もある[5〜7]。さらに，1992〜97年の間にNCIのSEER（Surveillance, Epidemiology, and End Results）プログラムおよびメディケアのデータベースに登録された前立腺癌患者を対象としたADT療法と骨折リスクとの関連を検討した結果では，前立腺癌と診断されADT療法を受けてから5年後までの患者の骨折の発生率は19.4％である。これは骨折全体の12.9％を有意に上回っており，入院を要する骨折も有意に高いと報告されている（いずれも$P<0.001$，Cox比例ハザードモデル）（図3）[8]。

こうしたことから，在宅においても骨転移を有しADT療法を施行している患者に対し，ゾレドロン酸水和物や抗RANKL抗体薬であるデノスマブ等でのSRE予防の治療を行うべきである。これら薬剤の使用に際しては，低カルシウム血症（デノスマブでの発生率5.8％）や顎骨壊死・顎骨骨髄炎（デノスマブでの発生率1.8％）等の副作用に対するメンテナンスも大切であり，低カルシウム血症に対してはカルシウムおよびビタミンD（デノタス®チュアブル）の投与や口腔歯科往診や訪問看護師や家族による口腔ケアが必要になる。

【文献】
1) 高橋俊二：日臨. 2012；70(Suppl 7)：118-23.
2) Inoue T, et al：Urology. 2009；73(5)：1104-9.
3) Tsuya A, et al：Lung Cancer. 2007；57(2)：229-32.
4) 余宮きのみ，他：臨看. 2010；36(4)：494-502.
5) Greenspan SL, et al：J Clin Endocrinol Metab. 2005；90(12)：6410-7.
6) Recker R, et al：J J Bone Miner Res. 2000；15(10)：1965-73.
7) Kanis JA：Pathogenesis of osteoporosis and fracture. Blackwell Healthcare Communications, 1997, p22-55.
8) Shahinian VB, et al：N Engl J Med. 2005；352(2)：154-64.

斎藤恵介

Q191

自宅での小外科処置（爪処置，外傷，切開）の注意点は

外科医でなくても在宅で診ている患者に対して行える処置はありますか？　それはどこまで行ってよいものでしょうか？　注意点はありますか？

point

▶経過観察に時間を費やさず早い段階で対処し，判断に迷うときは外科医に相談すること。

▶現場は1人のため，無理をせず応援してくれる外科医や看護師を頼むとよい。

▶患家は暗いので，十分な照明が必要。両手が使えるヘッドライトが重宝する。

1 自宅での処置を行う時の心構え

在宅の現場は医師1人なので，無理は禁物である。手伝いを要する処置を行う訪問には看護師を同行させ行う。訪問看護ステーションにその後の処置を依頼するときは，処置の指導のため，初回は自身も同行すること。処置は十分な照明を要するため，筆者は耳鼻科用ヘッドライトを使用するが，量販店のものでも重宝する（表）。

一般の方々は血液や体液などで生活用品が汚れることを大変気にすることが多いので，処置の前には新聞紙などを敷き，作業の段取りを考えて道具を置き，処置用グローブを着け，ゴミ袋を広げて処置を開始する。患者家族には嫌でなければ処置を見てもらう。麻酔薬を注射する場合はショックを念頭に置き「大丈夫ですか？」「痛くないですか？」と声かけしつつ，意識レベルを確認しながら行う。最後は十分過ぎるほど止血を行い終了とする。状況により外科医に同行往診を依頼し指導してもらうことで質の向上ともなる1つの

表　訪問診療に持って行く各種バッグ

1.往診バッグ（聴診器，カルテ，ノート，紹介状，処方箋など）
2.採血・点滴バッグ（駆血帯，注射針，シリンジ，真空採血管，点滴セットなど）
3.処置用バッグ
a）基本処置用バッグの中身
・消毒用エタノール含浸綿　・膀胱留置用バルーンカテーテル ・消毒付き綿棒 ・ガーゼ（大・中・小）　・潤滑剤 ・包帯　・抗菌薬貼付剤 ・弾性包帯　　（ソフラチュール®ガーゼなど） ・メス（円刃，尖刃） ・注射針　・抗菌薬軟膏 ・シリンジ　　（ゲンタシン®軟膏など） ・滅菌ハサミ，攝子，持針器，鉗子　・抗炎症薬軟膏 　　（アズノール®軟膏など） ・吸引チューブ　・麻酔（ゼリー，注射薬）など
b）特殊機材（必要なときだけ用意する）
・耳鼻科用ヘッドライト　・超音波診断装置 ・電気メス　・手術道具各種など ・吸引器

いつでもすぐに持って行けるように準備しておくと便利。夏は車の中に放置しておくと使いものにならなくなるため，必要なときに持っていく。

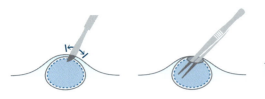

① 小さく皮膚を切開する。　② 内腔を確認する。　③ 肉厚のところを切ると出血するので、薄くなっているところだけ切ると出血は少ない。　④ 傷を切って開いて中の膿汁を取り除く。消毒して薬を詰める。

図 感染性粉瘤・皮下膿瘍の切開

方法である。

2 爪に関する処置

高齢者や寝たきりの人は爪白癬に罹患していることが多く、ひどく変形した爪は普通の爪切りでは切れない。ニッパー式爪切りを使用するが、変形した爪に皮膚が巻かれているので、誤って皮膚を一緒に切ってしまうことがあるので切らないように十分注意することが必要である。爪白癬は難治性だが、外用薬や内服薬併用で対処する。

陥入爪は適切に処理されていない爪が伸びて皮膚に食い込み、炎症から感染を生じることにより、不良肉芽ができてくる。対処法は爪を伸ばす方法と爪を切る方法があるが、寝たきりの人の場合は、しっかり爪を切るほうがよいと思われる。爪の側面（爪甲側縁）をしっかり切ることがコツである。

爪の管理で大事なことは足の清潔を保つこととまめな手入れである。

3 外傷に関する処置

高齢者の皮膚は弱いためすぐ内出血しやすく、ひどくなるとすぐ血腫が生じるので、ガーゼで保護する。何かに引っかけて皮膚がめくれた場合の処置法は、めくれた皮膚を伸ばし、創面を消毒、創部の水分を拭き取り、伸ばした皮膚を創面に戻して置き、形を整えステリテープで固定する。数日置きにステリテープを交換すれば約1週間できれいに治る。

小さい挫創は縫合せず、抗菌薬軟膏を1日1回塗布する処置で対処する。

4 切開に関する処置

感染性粉瘤、皮下膿瘍等は全身にできるもので、放置すれば経日的に大きくなり局所の炎症が広がり蜂窩織炎となるので、早期治療が必要である。炎症所見が軽度の場合は、内服の抗菌薬、消炎鎮痛薬を投与し、患部を冷やす。波動がある場合は、局所麻酔下に皮膚切開して排膿する。小切開を波動部に行い、膿汁を確認したら攝子を挿入し、内腔の広がりを確認しつつ、攝子を開き、その間の皮膚を必要な分だけ切り広げ、内腔を消毒、清拭、止血確認後、抗菌薬を含ませたガーゼを挿入して圧迫止血する（図）。縫合せず数日置きに内腔のガーゼを交換する。蜂窩織炎がひどい場合は、3日間ほど点滴で抗菌薬を投与する。

岡田孝弘

4　4 難しい症状への対応

Q192

認知機能低下への対応は

認知機能が低下してきた在宅患者においてよく遭遇する身体疾患に対して、どのような点に留意して診療すればよいでしょうか？

point

▶患者は認知機能低下が進行すると、自分の苦痛や不調を的確に表現できなくなる。

▶患者の様子の違いや，周囲の援助者からの情報等から症状を判断しなくてはならない。

▶認知症患者の身体疾患を早期に発見し，治療を行うには，高齢者において頻度の高い健康問題を学習する必要がある。

1 認知症患者の診療における特徴

　患者は認知機能低下が進行すると，自分の症状を的確に訴えることができなくなる[1]。そのため在宅医療では，患者が普段の様子とどのように違うのか，家族介護者やケアマネジャー等周囲の援助者からの情報や，バイタルサイン・身体所見等の客観的情報から判断しなくてはならない。また頻度の高い健康問題（表）[2]に関する診療に習熟していることが求められる。以下，代表的疾患について概説する。

2 生活習慣病のマネジメント

　高齢者において糖尿病の罹患率は増加し，認知症のリスクファクターにもなるため，適切な血糖コントロールが必要である。詳細は☞「Q193」に譲る。

　脂質異常症は血管性認知症の発症リスクに関与しているとされ，動脈硬化のリスクに応じた適切なコントロールが必要である。しかし，主要な治療薬スタチンの副作用である筋肉痛・肝腎障害・横紋筋融解症によってADL低下につながることに留意する必要がある。

　高齢者は代謝機能の低下により，従来からの降圧薬治療が過剰になった結果，低血圧によるふらつき・転倒につながる恐れがある。家族の協力やデイサービス等を利用して，測定した血圧を手帳に記載してもらい，薬物調整を定期的に行うことが望ましい。

3 急性疾患のマネジメント

　認知症進行に伴い，嚥下機能が衰え，誤嚥性肺炎を繰り返すようになる。発熱・咳嗽等の典型的な症状に乏しく，食欲不振，頻呼吸，意識障害等の症候が診断に有用なことがある。機能障害により，経鼻胃管，中心静脈カテーテル，尿道カテーテル等が挿入されている際は，デバイスによる感染症が起こりうることを念頭に置いておく必要がある。骨粗鬆症による骨折の頻度も増加する。重度な場合は転倒・転落等のエピソードがなくても，体位交換や車椅子への移乗のみで骨折す

表 認知症によくみられる健康問題

A. 身体症状
1. 運動症状：パーキンソニズム，不随意運動，パラトニア，痙攣，運動麻痺
2. 廃用症候群：筋萎縮，拘縮，心拍出量低下，低血圧，肺活量減少，尿失禁，便秘，誤嚥性肺炎，褥瘡
3. 老年症候群：転倒，骨折，脱水，浮腫，食欲不振，体重減少，肥満，嚥下困難，低栄養，貧血，ADL低下，難聴，視力低下，関節痛，不整脈，睡眠時呼吸障害，排尿障害，便秘，褥瘡，運動麻痺
4. その他：嗅覚障害，慢性硬膜下血腫，悪性症候群

B. 身体疾患
1. 全身疾患（脱水症，低栄養，電解質異常など）
2. 呼吸器疾患（誤嚥性肺炎，慢性閉塞性肺疾患，肺結核，肺癌など）
3. 循環器疾患（高血圧症，うっ血性心不全，虚血性心疾患，心房細動など）
4. 消化器疾患（消化性潰瘍，腸閉塞，肝硬変，アルコール性肝障害，がんなど）
5. 腎疾患（腎硬化症，高血圧症性腎症，糖尿病性腎症，慢性腎不全など）
6. 内分泌・代謝疾患（糖尿病，甲状腺機能低下症など）
7. 泌尿器科疾患（下部尿路障害，尿路感染症，前立腺肥大症・がんなど）
8. 整形外科疾患（骨粗鬆症，骨折など）
9. 皮膚科疾患（褥瘡，白癬，疥癬など）
10. 眼科疾患（視力障害，白内障，緑内障など）
11. 耳鼻咽喉科疾患（難聴，めまいなど）
12. 神経・筋疾患（脳血管障害，パーキンソン症候群など）
13. 口腔疾患（う蝕，歯周病など）

（文献2より引用）

る場合がある。疼痛の有無や左右差等をよく観察することが発見につながる。

　高齢者は心房細動の合併頻度も多く，抗凝固薬等の薬物治療がされていることが多い。意識障害，神経学的巣症状，不穏等の症候を認める際には，心原性脳塞栓や頻回の転倒による慢性硬膜下血腫の発症に注意が必要である。

【文献】
1) 内門大丈：老年精医誌. 2016；27(4)：390-8.

2) 粟田主一：東京都健康長寿医療センター：認知症の早期発見，診断につながるアセスメントツールの開発に関する調査研究事業報告書. 2013, p34.
[http://www.tmghig.jp/J_TMIG/extra/pdf/h24_kokkohojo_result/research_report_awata.pdf]

栄原智文

Q193
在宅高齢者の糖尿病の注意点は

在宅高齢者の糖尿病診療において，注意する点について教えて下さい。

point

▶糖尿病患者のフレイルは高血糖，低血糖，大血管障害と関連する。

▶フレイルを予防するための運動・栄養サポートが大切である。

▶フレイルのある高齢者糖尿病のHbA1c目標値は8.5％未満である。

1 糖尿病とフレイル

フレイル（frailty）は加齢に伴う機能低下によって健康障害に対する脆弱性が増加し，サルコペニアと低栄養の概念を含んだ要介護の前段階の状態にあることを示している。

体重減少・易疲労性・歩行速度の低下・筋力低下・活動性低下の5項目のうち3項目以上当てはまる場合をフレイルと定義した[1]。フレイルは耐糖能異常やインスリン抵抗性と関連する。高血糖・重症低血糖がフレイルを悪化させ，生命予後不良となる。

2 食事・運動療法

フレイルの予防対策として筋力トレーニングが有効とされている。デイケア，訪問リハビリテーション等の介護サービスを利用することで，インスリン抵抗性・血糖・サルコペニア・ADLの改善が期待される。転倒予防のためのポリファーマシー対策や環境調整も有効である。

体重減少の原因精査を行い，運動療法を行うための十分なエネルギー量を確保するための栄養サポートも重要である。

3 薬物療法

低血糖等の薬物有害事象を起こしてフレイルを悪化させないように，薬物選択に留意することが前提である。血糖降下作用の強いスルホニル尿素（SU）薬やインスリンを使用している場合は減量，もしくは他のリスクの少ない薬剤に変更する。高齢者は低血糖による発汗，動悸，手のふるえ等の典型的な自律神経症状がわかりにくい。低血糖やシックデイ時の対応に関して，患者および家族に十分に指導する。

4 血糖コントロール目標

日本糖尿病学会では，血糖コントロール目標値を掲げ，推奨している[2]。フレイルのある高齢者ではHbA1c 8.5％未満がコントロール目標になる。若年者に対する厳格な血糖コントロールではなく，多少の高血糖を容認しつつ，低血糖を極力避けるような柔軟な治療姿勢が求められている。

フレイルの患者の治療目標は心身の機能やQOLの維持[3]であり，そのためのサポートをチーム医療で提供することが大切である。

【文献】
1) Fried LP, et al:J Gerontol A Biol Sci Med Sci. 2001;56(3):M146-56.
2) 日本糖尿病学会：糖尿病治療ガイド2016-2017(抜粋).
[http://www.jds.or.jp/modules/education/index.php?content_id=11]
3) 荒木 厚：医のあゆみ. 2015;253(9):865-70.

栄原智文

Q194
行動障害への対応は

徘徊，失禁，便こね（ろう便）などの行動障害は，認知症患者を介護する家族を悩ます大きな問題です。それらに対する何か有効な方法はありませんか？

- 医療・介護者から見たら徘徊だが，本人には動き回る目的がある。
- 失禁への対応は，まず排泄のステップを知ることから始めよう。
- 周囲を汚染する便こねも，排便・便失禁後の後始末が困難となり，それを患者自身が何とかしようとした結果である。

1 徘徊にも目的や背景があることを知る

　医療・介護者から見たら徘徊だが，本人には動き回る目的がある。まずは優しく接し，なぜ動き回ったり，出て行こうとしたりするのか，その理由を聞くことから始める。理由がわかれば対応の糸口になる。その際，本人にとっての事実を否定しないことが重要である。横に並んでしばらく一緒に歩いたり，座り心地の良さそうな椅子などに一緒に腰掛けたりすることで，心が通じ会話に答えてくれるようになることもある。

　徘徊の背景には，その場所が自分の居場所ではないという思いや，自分の役割がないという思いが隠れていることが多い。日課や役割をつくることも解決につながる。また，日中は，なるべく体を動かしたり，散歩をしたりするようにしたい。そういう意味でも通所サービス利用は勧めたい。

　道に迷ったときのために，服の裏には，氏名，電話番号などを書いておく。ポケットの中にも名前や年齢，連絡先などを書いた紙を入れておくようにする。夜間に動き回ったとしても，外には出られないような工夫も必要である。

　薬物はあまり効果的ではないが，少しでも目を離すと室外に飛び出してしまうような場合は，少量の非定型抗精神病薬投与もやむをえない。前頭側頭型認知症で，同じ経路を周徊する場合は，セロトニン特異的再取り込み阻害薬〔selective serotonin reuptake inhibitor：SSRI（パロキセチン塩酸塩水和物，フルボキサミンマレイン酸塩や塩酸セルトラリンなど）〕が有効との報告もある。

表 排泄のステップ

1	尿・便意を感じる
2	トイレの場所を把握し，向かう
3	トイレのドアを開ける
4	着衣を下ろす
5	便器を正しく使用する
6	尿・便がスッキリと出る（出す）
7	お尻を拭く，尿を切る
8	着衣を直す
9	水を流す，手を洗う

（文献1より改変）

2 排泄のステップを理解し，どこでつまずくかを把握しよう

　認知症の進行や身体の障害により，表[1]のいずれかの動作ができなくなると，排泄の失敗につながる。どこでつまずくかを把握し，困難な動作をさり気なく介助することが求められる。失禁への対応で最も大切なのは，失禁しても叱らないことである。排泄の失敗を，周囲はどうしてもきつい口調で注意しがちであるが，そうすることで，逆に排泄行動に異常がみられることが多くなる（たとえば，怒られたくないから失禁で汚れた衣服を隠すなど）。

3 便こねは予防が一番

　排泄後の便を自ら触り，取り除こうと手を壁や床，着衣にこすりつけ，周囲を汚染する便こねも，排便・便失禁後の後始末が困難になり，また便が尻に付着していることが気持ち悪く，自分で何とかしようとした結果であると言える。周囲から排泄の失敗をきつく注意されることで，その行為は助長される。便意のサインを見逃さず，トイレに誘導して，スッキリ排便してもらうことが便こね予防につながる。

【文献】
1) 大誠会認知症サポートチーム：楽になる認知用ケアのコツ．技術評論社，2015，p70．
[http://dementia.umin.jp/kaigo419.pdf]

【参考】
▶ 日本認知症学会被災者支援マニュアル作成ワーキンググループ，編：被災した認知症の人と家族の支援マニュアル<介護用>．2

版. 2016.
[http://dementia.umin.jp/kaigo419.pdf]
▶ 日本認知症学会被災者支援マニュアル作成ワーキンググループ, 編：被災した認知症の人と家族の支援マニュアル<医療用>. 2版. 2016.
[http://dementia.umin.jp/iryou419.pdf]

大澤 誠

Q195
在宅で抗がん剤治療を可能にする条件は

在宅医療を受けたら抗がん剤治療を受けることはできなくなるのでしょうか？

point

▶ 在宅でも抗がん剤治療を受けることは可能である。

▶ 抗がん剤治療を受ける場合，特に在宅に移行する病状においては，その利益および不利益の確認（話し合い）が必要である。

▶ 進行がんにおける抗がん剤治療の目的は，「人生にとって意味ある延命」と「QOLの向上」であることの共通理解が必要である。

1 在宅における抗がん剤治療の必要条件

在宅医療に移行しても，病院外来で抗がん剤治療を受けること，あるいは在宅で抗がん剤治療を受けることはできる（図）。ただし，病院で治療を行う場合には，病院担当医と在宅医療担当医の連携が必要不可欠であり，自宅で治療を行う場合には，在宅医療担当医および関係する訪問看護師に抗がん剤治療の十分な経験と知識があることが必要である。なお，高齢者施設（サービス付き高齢者向け住宅を含む）では，さらに，施設管理者あるいは施設スタッフの許可が必要となる可能性がある。

2 在宅での抗がん剤治療の実際

抗がん剤治療は注射薬を使う場合と経口薬を使う場合がある。経口薬だけの場合は通常の薬剤管理で問題はないが，注射薬で病院が関与していない場合には，特別の供給システム，管理システムおよび情報共有システムが必要となる。

具体的には，抗がん剤をインフューザーポンプに充填するシステム（クリーンベンチを備えた調剤薬局での作業），充填された抗がん剤を配送するシステム，現場（在宅）での治療システム（治療前日に訪問看護師が採血し，血液検査の結果を医師が確認し，処方箋を調剤薬局に送る。当日に看護師と医師が訪問し，治療を開始する）が必要であり，かなり手間がかかる。また，治療期間中は，定期的な診察と採血による副作用の評価が必要となる。なお，必要なシステムが構築され日常的に在宅で抗がん剤治療が行われている国（英国，フランス，オーストラリア，カナダ等）もある[1)~4)]。

3 在宅医療において抗がん剤治療が行われる状況とは

在宅医療は外来に1人で通院できない場合（進行したがん疾患では，近い将来その可能性が高い場合を含める）に適応となる医療であり，通常は病状がかなり進行し，余命が短いと予測される病態である。そのような病態では，抗がん剤治療はむしろ副作用等で生命予後を短くし，QOLを低下させ，本人および家族の満足度も低下させ，家族の悲嘆も深くなる可能性が高いと言える[5)~8)]。

それでも，患者あるいは家族が抗がん剤治療を希望する理由としては，①病院担当医から治療中止と在宅医療移行を勧められやむなく在宅医療に移行した場合，②診断された時点で本人が抗がん剤治療を希望せず，在宅医療に移行したものの，本人あるいは家族の気持ちが揺れ動いている場合，③診断した医師が抗がん剤治療は無理と判断し，在宅医療に移行したものの，がん治療に造詣の深い在宅医が初回治療は可能であると考えた場合等がある。

4 「がん化学療法は可能ですか」と聞かれたときの対応

「がん化学療法は可能ですか」と聞かれたときは，はじめにこの言葉に秘められた本人あるいは家族の思

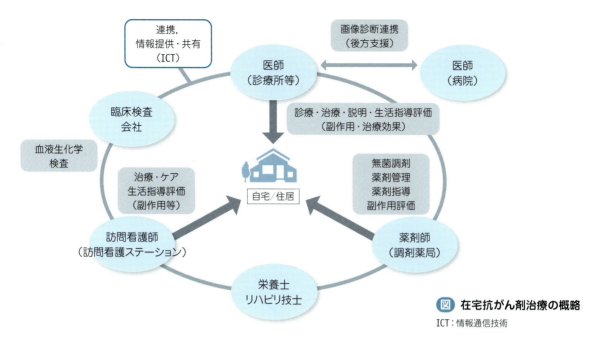

図 在宅抗がん剤治療の概略
ICT：情報通信技術

いを聞くことが大事である。その上で，これまで医師に説明されてきた内容も含め，それぞれが現在の病状をどの程度把握しているかを聞き，その内容が現実と大きくかけ離れている場合には，会話を通じて少しずつ現実に近づける。

その上で，現在の病状において，できる限りの安楽な延命，およびQOL（本人の生き方，暮らし方等）の向上をめざすために，抗がん剤治療を行うのがよいのか，行わないほうがよいのかについて医療者も一緒に考えて結論を出す。なお，抗がん剤治療を行う場合でも，中止時期を話し合っておくことも必要である。

【文献】
1) Boothroyd L, et al：Home based chemotherapy for cancer：Issues for patients, caregivers, and the health care system. 2004.
[https://www.inesss.qc.ca/fileadmin/doc/AETMIS/Rapports/Cancer/2004_02_res_en.pdf]
2) Rischin D, et al：Med J Aust. 2000；173(3)：125-7.
3) Evans JM, et al：Eur J Cancer Care(Engl). 2016；25(5)：883-902.
4) Tralongo P, et al：Ther Clin Risk Manag. 2011；7：387-92.
5) Prigerson HG, et al：JAMA Oncol. 2015；1(6)：778-84.
6) Saito AM, et al：BMC Palliat Care. 2011；10：14.
7) Wright AA, et al：BMJ. 2014；348：g1219.
8) Wright AA, et al：JAMA. 2008；300(14)：1665-73.

蘆野吉和

Q196
在宅で行う輸液・皮下輸液の注意点は

在宅で輸液や皮下輸液を行うことは可能でしょうか？注意点などあれば教えて下さい。

point

▶在宅でも輸液は可能だが，点滴台が準備されていないことが多く，工夫が必要である。
▶ポンプ等を用いた持続末梢輸液は家族の負担が増えることもあり，推奨されない。
▶皮下輸液は，在宅でしばしば用いられる輸液法である。

1 在宅ならではの輸液法

在宅での輸液・皮下輸液は可能である。しかし，一口に輸液と言っても在宅ならではの方法がある。

一般に輸液は水分や電解質，糖質，アミノ酸などを点滴静注することを指す。これらはもちろん在宅でも可能である。多くのケースでは点滴台（介護保険下でレンタルは可能だが，多くは食欲不振や脱水などが基礎にあるため，準備されていないことがほとんどである）は用意されておらず，室内の鴨居やタンスにS字

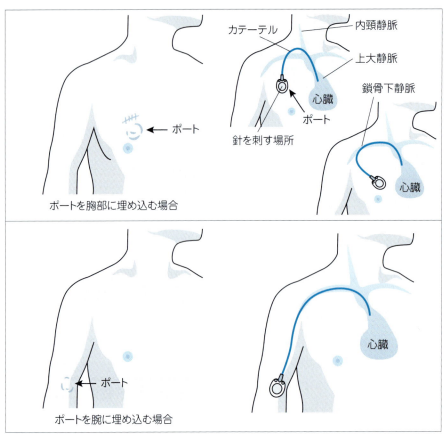

図1 CVポート　　　　　　　　　　　　　　　　　（文献1より引用）

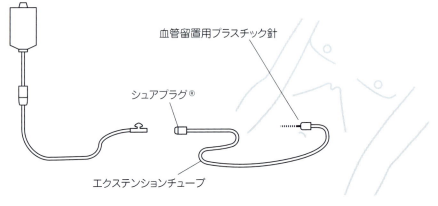

図2 皮下輸液

フックや針金製ハンガー，ひもなどを利用して輸液本体を吊り上げ，静脈を穿刺後，滴下する。

ポンプ等を用いて持続的な末梢静脈輸液を行うことも不可能ではないが，輸液が漏れたときの対応，輸液の交換を家族に依存することが多く，家族負担が増えることなどから，持続末梢輸液はあまりお勧めできない。どうしても輸液を持続的に行う必要（予後が数カ月以上あると思われる消化管閉塞の場合等）があれば，CVポート（図1）[1)2)] を利用した高カロリー輸液を導入したほうがベターであると考えられる。ちなみ

に，CVポートを介して末梢輸液で用いられる輸液製剤や輸液セットを使用しても保険請求できないルールになっているので，注意が必要である。

2 皮下輸液

在宅や緩和ケア現場でしばしば用いられる輸液法として，皮下輸液（hypodermoclysis）が挙げられる。皮下輸液（図2）は，輸液を腹部や胸部の皮下に行うものである。いったん浮腫様となるが，やがて体内に吸収され繰り返して使用が可能である。1日1箇所から1500mLまで可能とする文献[3]もあるが，1日500mL程度を5～6時間かけて滴下する方法が選択されることが多い[2]。輸液が可能な製剤としては，浸透圧の関係から，生理食塩液，細胞外液型末梢輸液製剤（ポタコール®R等），維持輸液型製剤（ソリタ®-T3等）などが適当と言われている[4]。

皮下輸液は，米国家庭医療の分野では高齢者あるいは緩和ケア患者の軽度から中等度の脱水には有効[5]とされ，小児患者，出血傾向，肺うっ血，大量輸液が必要な場合は禁忌とされている。

皮下輸液を行っていて生じた浮腫が24時間以上消失しない場合，心不全や腎不全，あるいは高度の低アルブミン血症といった問題が生じていることが多く，その継続はむやみに浮腫という苦痛を増やしてしまう可能性もあり，看取りも視野に入れながら慎重に考える必要があると思われる。

【文献】
1) メディコン：化学療法サポート．
   [http://chemo-support.jp/actual-treatment/ope-cvport.html]
2) 鈴木 央, 他：日在宅医会誌. 2011;12(2):223-7.
3) Sasson M, et al:Am Fam Physician. 2001 Nov 1;64(9):1575-8.
4) Familypractice notebook:Hypodermoclysis tecnique.
   [http://www.fpnotebook.com/ER/Procedure/HypdrmclysTchnq.htm]
5) Familypractice notebook:Hypodermoclysis.
   [http://www.fpnotebook.com/ER/Procedure/Hypdrmclys.htm]

〈鈴木 央〉

Q197
在宅における中心静脈栄養の管理と注意点は

在宅医療と病院における中心静脈栄養の管理に違いはありますか？ 在宅で中心静脈栄養を行う際の注意点は何でしょうか？

point

▶在宅医療における中心静脈栄養の管理は医療機関においてと原則は同じだが，在宅医療においては，患者・家族に負担が少なく，在宅スタッフにとって管理がしやすい方法を選択する。

▶在宅医療における中心静脈栄養の管理には，訪問看護師，訪問薬剤師などとの多職種連携が不可欠である。

▶在宅医療では，紹介元から中心静脈栄養が既に導入されていることも多く，中心静脈栄養が導入されるまでの経緯，患者・家族の意向をふまえて柔軟に対応し，経口摂取再開の視点を持つようにする。

1 多職種と連携する

在宅医療における中心静脈栄養の管理の原則は医療機関における原則に準ずるが，本稿では在宅医として特に重要な点について述べる。

在宅医療における中心静脈栄養の管理には，訪問看護師，薬剤師，ケアマネジャー，注入ポンプの医療機器業者，衛生材料等の準備に関わるスタッフなどとの多職種連携が欠かせない。

訪問看護師は，輸液ラインの管理（交換を含む），埋め込み式ポートへの穿刺，消毒やドレッシング材の貼付，中心静脈栄養に関する患者指導（ベッドサイドや住まいの環境調整，衣服の選択）など多くの役割を担う。患者・家族に負担が少なく，安全な中心静脈栄養を継続するためには，訪問看護師との密接な連携が鍵である。特に退院直後，病状変化時，トラブル発生時は患者・家族の不安が大きく，訪問看護師が頻回に訪問することがありうるため，在宅医は必要に応じて特別訪問看護指示書の発行を考慮する。

訪問薬剤管理指導を利用し薬剤師と連携すれば，医師が処方箋で輸液剤を処方した上で患者・家族が薬剤師の指導を受けることができ，有用である。輸液剤に各種薬剤の混注が必要な場合には，無菌調剤室を持つ薬局での調剤が必要であることに留意する。混合調剤した輸液剤を利用する場合には，配合変化や細菌繁殖の予防の観点から，薬剤師と連携して患者・家族へ家庭での保存方法・期間に関する指導を行う。

ケアマネジャーには，訪問介護士，訪問リハなどの職種へ，たとえば「散歩の際の注入ポンプの扱い方」などの情報を伝達してもらうとよい。注入ポンプの医療機器業者は，ポンプのトラブル発生時に備えて連携が欠かせない。なお，衛生材料は患者の経済的負担の観点を含め重要で，特に紹介元と在宅サービス側で異なる物品を使用していることがあることに留意して，医療事務や薬局などと連携して調整する。

2 中心静脈栄養の投与経路・輸液剤・合併症

まず，中心静脈栄養の投与経路は，体外式カテーテルよりも皮下埋め込み式ポートのほうが管理は容易で，患者・家族の負担も少ない。皮下埋め込み式ポートは，入れ替えの必要性がないという点で在宅医にとっても有益である。在宅医療において体外式カテーテルの入れ替えを実施することは可能であるが，近年，医療機関内では超音波ガイド下での入れ替えが主流である。在宅医療においても医療安全の視点は欠かせず，在宅用のポータブルエコーを使用しても，在宅での入れ替えには限界がありうると言えよう。なお，特殊な中心静脈栄養の投与経路として末梢挿入型中心静脈カテーテル（peripherally inserted central catheter：PICC）があり，穿刺に伴う気胸などの合併症が体外式カテーテルよりも少ないという利点があるため，今後，在宅で普及する可能性がある。

次に，使用する輸液剤は調剤時の細菌混入や患者・家族，在宅スタッフの負担軽減のために，可能な限りキット製剤やワンパックタイプ製剤を選択する。

さらに，在宅医は，中心静脈栄養を施行中の一般的な合併症として「カテーテルに関するもの」「代謝に関するもの」を熟知しておく必要がある（表）[1]。特に訪問看護師は，合併症の予防や早期発見，発生時の初期

表 中心静脈栄養を施行中の一般的な合併症

カテーテルに関するもの	感染
	閉塞・血栓症
	事故（自己）抜去
	損傷・断裂
	血液の逆流
	穿刺部・刺入部の感染
	穿刺部の皮膚損傷・皮下腫脹
	空気塞栓
代謝に関するもの	高血糖
	低血糖
	電解質異常
	微量元素欠乏症
	必須脂肪酸欠乏症
	ビタミン欠乏症
	胆汁うっ滞・脂肪肝

（文献1より作成）

対応という観点で重要であり，密接に連携する。

3 紹介元から中心静脈栄養が既に導入されてきた際の対応

病院などにおいて，がん終末期患者や経口摂取困難な高齢者に中心静脈栄養が既に導入され，在宅医療を紹介されてくることは珍しくない。本来，中心静脈栄養においては，その適応を医学的側面はもちろん，倫理的側面も含めて吟味することが求められるが，在宅医は「中心静脈栄養の導入」の意思決定プロセスに関与しないことが多いと考えられる。そのため在宅医には，中心静脈栄養が導入されるまでの経緯や，患者・家族の意向をふまえた柔軟な対応が求められる。

在宅医は，中心静脈栄養の管理の一貫として，既に導入されてきた中心静脈栄養の適応を継続的に繰り返し評価するべきで，患者・家族のQOLを含め何らかの不利益が生じていないかを慎重に査定し，必要に応じて減量・中止も検討する。その際には，患者・家族はもちろん，他（多）職種の意見もふまえながら密接なコミュニケーションを図り，外的根拠として「終末期がん患者の輸液療法に関するガイドライン」「高齢

者の意思決定プロセスに関するガイドライン」等を参考にするとよい.

4 経口摂取再開の視点を持つ

中心静脈栄養が導入された状態で在宅療養を開始した患者であっても,経過中に経口摂取が再開できることがしばしばある.経過中に病状が安定したり,嚥下リハビリテーションの効果で,経口摂取が可能となることはもちろん,臨床的には,「在宅復帰(退院)に伴って,入院中のせん妄状態から脱して経口摂取が再開できる症例」を経験することがある.在宅医は,患者や家族の「少しでも口から食べたい」という意向に配慮しつつ,経口摂取を再開できないかという視点を常に持ち,少量でも摂取可能な場合には中心静脈栄養と併用しながら,栄養士,歯科医師,歯科衛生士,言語聴覚療法士などの他職種と連携して,嚥下評価や嚥下リハを進めていくべきであろう.

【文献】
1) 国立がん研究センターがん対策情報センター:がん情報サービス.がんの療養と緩和ケア在宅中心静脈栄養法マニュアル等作製委員会:在宅中心静脈栄養法ガイドライン 医療者用.財団法人総合健康推進財団,編.文光堂書店,1995.

新森加奈子,木村琢磨

Q198

在宅での意思伝達装置の活用法は

構音障害で言語による意思疎通が困難になった患者がいます.どのような方法で意思疎通を図ったらよいでしょうか?

point

▶残存機能の活用のため,機能評価が重要である.
▶「『重度障害者用意思伝達装置』導入ガイドライン」に従った意思伝達装置およびスイッチの選択を行う.
▶意思伝達装置はメガネ同様,身体の一部である.

1 言葉を話せない原因とコミュニケーション障害の特徴把握

構音障害の原因として,筋萎縮性側索硬化症,ギランバレー症候群,重症筋無力症のような下位運動ニューロン障害を中心とした「球麻痺」と,多発性脳梗塞,進行性核上性麻痺のような上位運動ニューロン障害を中心とした「仮性球麻痺」がある.さらに,疾患によっては,構音障害のほかに高次機能障害,錯書,表情認識障害,難聴,視力障害を合併し,コミュニケーション障害がより複雑になっているため,特徴把握が重要である.

2 意思伝達装置およびスイッチの選択

意思伝達装置は表[1]のように①文字等走査入力方式,②視線等入力方式,③生態現象方式に大きく分類される[1].これまでは①が主流で,レッツチャット®から始まり,指が動きづらくなると伝の心®やオペレートナビTT®等が使われ,機能障害[1]に応じた操作スイッチの適応例のフローチャート[1]に従いスイッチの選択をしていた(図)[2].しかし近年,スマートフォンやiPhone®の発達に伴い,マイトビーC15 Eye®等以外にも安価で高機能の視線認識装置が発売されつつある.②はキーボードが打ちづらくなった早期から眼球運動障害が悪化するまで,長期にわたって使えるので注目である.③は患者の集中力を必要とするため,環境要因の影響を受けやすく安定性が低い.

また,意思伝達装置は,「『重度障害者用意思伝達装置』導入ガイドライン」内の「重度の両上下肢及び音声・言語機能障害者であって,重度障害者用意思伝達装置によらなければ意思の伝達が困難な者」を満たすと補装具費としての支給対象となる[3].ただし,自治体ごとに審査基準は異なる.

3 意思伝達装置活用のために

意思伝達装置は補装具費で支給されるものの,その使用方法等の説明については機器販売業者任せのため,補聴器同様まったく使っていない患者が多数いる.
まず,介護者を含む介護医療関係者が意思伝達装置の機能および患者の困難さを理解するために,意思伝達装置を体験する研修会開催が必要である.次に,患者への導入は言語療法,作業療法の一部として言語聴

293

表 重度障害者用意思伝達装置

①文字等走査入力方式

	形式	仕様・商品名	特徴
a.	意思伝達機能を有するソフトウェアが組み込まれた専用機器（簡単なもの）	画面に表記された文字や単語が，一定間隔で点灯する中から，入力したい文字や単語が点灯したときに，操作スイッチを操作することで文字や単語を選択（走査入力方式，あるいは，スキャン入力方式）。旧型レッツチャット®，ハートアシスト®，タッチ＆スピーク®	操作が簡易，PCを用いない専用機器の場合は，高機能な文章作成や通信機能はないが，コミュニケーション機能に特化していて操作が単純。機器の苦手な利用者にも比較的容易。起動・終了も簡単で安定性が高く取り扱いも容易
b.	a. に通信機能が付加されたもの	a. の基本構造＋「作成した伝言を，メールなどを用いて，遠隔地の相手に対して伝達」：伝の心®	通信機能には，回線の確保が必要。プロバイダー契約の手続きや，登録や設定，トラブル時の再設定，および利用にかかる費用は補装具費の対象外で，申請者の自己負担
c.	a. に環境制御機能が付加されたもの	a. の基本構造＋「機器操作に関する要求項目をインタフェースを通して機器に送信し，自ら操作」：新型レッツチャット®	介護者などが不在でも家電などの機器操作が必要な人に適応，テレビのリモコン操作だけのために，環境制御装置を付加した意思伝達装置が必要という判断は不適切。リモコン設定にかかる費用は，補装具費の対象外で，申請者の自己負担
ソフト組み込み	パソコンにソフトウェアを組み込むことで上記と類似の形式	オペレートナビTT®，ハーティーラダー®，ディスカバープロ®，Switch XS®日本語版，ボードメーカーwithスピーキングダイナミカリープロ®	様々な機能や特徴を有するものがある一方，バージョンアップや取り扱い中止などに注意が必要

②視線等入力方式

	形式	仕様・商品名	特徴
	ハンドフリーキーボード	キーボードを使うことができない人のためのパソコン操作用の多用途補助ツール：ルーシー（Lucy）®	レーザーポインタ，マウス，スイッチコントロール，およびそれを含むＰＣなどを操作する。種々のインプット方法を提供
	視線入力装置	モニターの下部のセンサーで目の動きを捉え，視線を捉えて入力。マイトビーC15 Eye®，Spring絆®	頭などへの装着物は不要。機器に向かい画面に出てくる○（マル）を数秒間目で追うだけのキャリブレーション（目盛合わせ）で使用可能

③生態現象方式

生体現象（脳波や脳血液量など）を利用し「はい・いいえ」を判定
・完全閉じ込め状態（totally locked-in state：TLS）を想定するも，必ずしも全員が使用可能ではない
・聴覚や認知に問題がある場合にも利用できない。脳波の出現が不確実な場合や前頭葉障害がある場合などでは導入が困難
・相反する既知の課題を順に提示して，それぞれの結果がどう出るかの記録が導入可否に必要
・必ずしも本人の「はい・いいえ」の意思が100％反映された回答が得られるものではなく，同一の質問を繰り返し，答えてもらうことで正答率を向上
・周囲の人的対応も含め，身体障害者更生相談所として導入可能との判断が支給（公費負担）の要件

	形式	商品名	特徴
a.	脳波利用	MCTOS（マクトス®）	理論的には，文字等走査入力方式の機器操作スイッチと組み合わせて利用することも可能。生活の場面で利用可能かどうか確認後に導入される。
b.	脳血流利用	心語り（こころがたり）®	ひとつの質問に対する「はい・いいえ」の判定結果が画面で表示されるだけで，周囲の人的対応についての可否の検討が必要。

（文献1より引用）

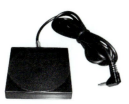
押しボタン型スイッチ

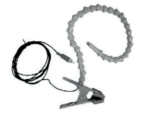
タッチセンサー

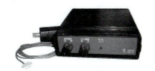
ピエゾセンサー

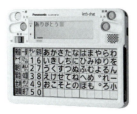
レッツチャット®

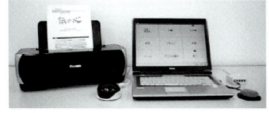
伝の心®（ノート型）

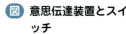
図 意思伝達装置とスイッチ

(文献2より引用)

覚士，作業療法士が関わり，患者の障害の程度，理解度を加味しながら，目的を持った意思伝達装置リハビリテーションプログラムをつくり，家族と協力して身体の一部となる習熟への手助けが重要である．その後も，進行疾患の場合は悪化に合わせて入力スイッチや方式の変更が必要である．このICT機器分野は進歩が著しいため，日本リハビリテーション工学協会や日本難病医療ネットワーク学会等の情報に気をつけておく必要がある．

【文献】
1)「筋萎縮性側索硬化症診療ガイドライン」作成委員会，編：筋萎縮性側索硬化症診療ガイドライン2013．日本神経学会，監修．南江堂, 2013, p165.
[https://www.neurology-jp.org/guidelinem/pdf/als2013_09.pdf" https://www.neurology-jp.org/guidelinem/pdf/als2013_09.pdf]
2) トクソー技研．[http://tokso.net/seihinshoukai.htm]
3) 日本リハビリテーション工学協会「重度障害者用意思伝達装置」導入ガイドライン検討委員会，編：「重度障害者用意思伝達装置」導入ガイドライン～公正・適切な判定のために～（平成24-25年度改定版）．
[http://www.resja.or.jp/com-gl/gl/download.html]

〈外山博一〉

Q199
偏食の患者への対応は

偏った食事で生活を続けている患者はたくさんいます．そのような患者にはどのような対応が必要なのでしょうか？

point

▶偏食への対応が必要かどうかは「生命予後の期間×QOL」を意識してから多職種で検討しなければならない．

▶偏食に介入することで，逆に低栄養になることがあることも念頭に置かないとならない．

▶偏食の原因には，介入することで簡単に改善するものもあり，それを見逃さない．

1 在宅の現場でよく遭遇

在宅の現場では，偏った食事のままで療養を続けている人によく遭遇する．ひたすら飴やお菓子ばかり食べて食事をしない人，プリン，ゼリーしか食べずにそれだけで生命を維持している人，アイスクリーム（しかも特定の種類に限定）しか食べない人，また，ごはんばかり食べておかずを食べない人や菓子パンばかり食べる人など，列挙に暇がない．

偏食が続くことで，糖尿病，脂質異常症，心不全，腎不全などの病態悪化や，栄養状態悪化による全身状態悪化が予測され，何とか偏食を改善しようと試みるが，うまくいかないことも多い．偏食の人への対応は非常に難しいことが多いが，本稿では対応方法について提示してみる．

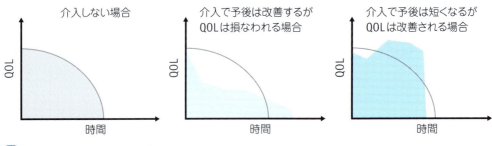

図 生命予後とQOLの相関関係　　　　　　　　　　　　　　　（文献1より作成）

2 まず確認するべきこと

まずは，偏食によって本人がどのような影響を受けているかを確認しなければならない。偏食が本人の好みによるものであれば，介入することがQOL低下につながる可能性がある。また，偏食が続くことで基礎疾患や栄養状態に影響を及ぼし，将来的な生命予後が悪くなるのかどうかも判断しなければならない。

偏食をしているが，生命予後に影響しないならば，QOLを低下させてまで介入する必要はないかもしれない。生命予後の期間と照らし合わせて，「生命予後の期間×QOL」の部分を最大限にできるような介入を検討しなければならない（図）[1]。介入前に，関連職種で図をもとにして介入する必要があるか検討しなければならない。偏食に対しては，すべてに介入しなければならないものではない。

高齢になると食事量は自然に減少する。偏食していても，食事制限の範囲内の摂取しかできていない可能性もあり，下手に偏食に対応しようとすると，食事摂取量が減ってしまい，低栄養を助長してしまう可能性がある。食事量自体が少ないならば，偏食はそのままにして追加で食べてもらうという方針にしなければならないことも多い。

3 偏食への対応方法

QOLを低下させることなく対応できるような偏食の原因もある。「口が痛い」「歯がない」などの口腔内の問題で，仕方なく食べやすいものだけを食べている場合は，歯科治療に結びつけば解決する可能性がある。食事の準備がうまくできないために，簡単に用意できるものだけを食べ続けている場合は，配食サービスやヘルパーなどで食材，食事準備に介入することで解決するかもしれない。

しかし，認知症が原因で偏食になっている場合は，簡単に解決できない可能性が高くなり，偏食と長期に付き合わなければならない可能性が高くなる。偏り具合を緩やかにして，少しでもバランスの良い食事を提供できるように，試行錯誤を繰り返すという方策をとらざるをえない。これも，図を意識しながら少しでも「生命予後の期間×QOL」の部分を広げていくようなアプローチを心がける。

4 偏食への対応において留意すべき点

偏食と言っても，置かれている状況によってはそのままにしたほうがよいこともあり，すべてが介入対象ではない。簡単に解決できる問題を見逃さないようにして，「生命予後の期間×QOL」を意識して，関連多職種で介入すべきか否かも含めて検討しなければならないものである。

【文献】
1) 清水哲郎，編：高齢社会を生きる―老いる人/看取るシステム．東信堂，2007，p41-6．

洪　英在

Q200

孤食の患者への対応は

なぜ孤食が問題となり，医療者が対応しなければならないのでしょうか？

point

▶孤食はフレイルの増悪要因である。

▶孤食に対応するには身体的，社会的，心理・精神的な側面の評価が必要となる。
▶生命予後，QOL向上のためにも早期発見，早期対応が望ましい。

1 孤食への対応が重要な理由

　孤食とは，文字通り1人で食事を摂ることである。誰しも孤食をすることはあるが，特に高齢者，フレイル（☞「Q169」参照）状態の人の孤食は注意が必要である。1人だけだと，でき合いのものが多くなったり，おかずをつくるのが面倒になり，ごはんとみそ汁だけであったりと食事バランスが偏り，低栄養のリスクとなる。低栄養は身体的なフレイルの増悪に関連する要素である。また，孤食になる要因として，低栄養だけではなく外出が困難になっている，他の人とのコミュニケーションを苦手とするなど社会的な要素も考えられ，社会的なフレイルにも大きな関連がある。また，認知症や精神疾患がある，心理・精神的な要因で外出が困難となるなど心理・精神的なフレイルにも大きな関連がある。

　このように，フレイルの増悪予防として，孤食は非常に重要な問題である（図）[1]。孤食を通してその人の生活や疾患の背景がわかることも多く，介入の第一歩となることもある。

2 孤食の原因は？

　身体状態が悪化してきて外出が困難となり，近隣の人々との接点が減って孤食が増えているのか，または経済的に困窮し外出などが困難となっているのか，または認知症などで意欲低下が進行し，外出が困難となっているのか，など原因は多面的である。様々な要因を考慮に入れなければならず，高齢者総合的機能評価（comprehensive geriatric assessment：CGA）が必要である[1]。独居であるとわかっている場合は，孤食の回数が多いことは予測され，何らかの支援が入りやすい状況にある。しかし，家族と同居しているが，家族は仕事が忙しくほとんど独居に近い状態にいるなど，家族と同居しているからこそ支援が少なく，孤食の回数が多いという人もいるため，注意を要する。

　このような孤食の回数が多い人を地域の中で見つけ出し，早期に適切な介入を行うことで，QOL向上が

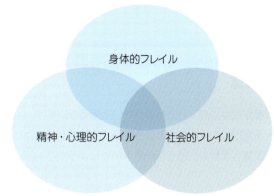

図　多面的な側面を有するフレイル
フレイルのどの側面にも孤食は大いに関連している
（文献1より改変）

期待される。

3 孤食への対策

　孤食の回数が多い人を見つけた場合は，食事内容を確認して，バランスの良い食事環境を整えるべくアプローチする。デイサービスなどの利用を促し，孤食でない食事の回数を増やしたり，ヘルパーや配食サービスの導入を促すことで，孤食であったとしても食事内容を改善するように働きかけることもできるだろう。

　もちろん，認知症や精神疾患を要因とした孤食回数増加であるなら，医療との連携をよりいっそう充実させることで対応できることもあるだろう。偏食への対応（☞「Q199」参照）と同様，生命予後，QOLを意識した介入が必要なのは言うまでもない。

4 孤食が教えてくれること

　孤食を通して，その人の身体的，社会的，心理・精神的な状況を確認することができる。孤食に対しては，フレイルの増悪予防につながることを意識し，早期発見，早期対応できるとよいだろう。その際，生命予後，QOLも意識することが大切である。

【文献】
1) 荒井秀典，編：フレイルハンドブック ポケット版．ライフサイエンス，2016, p27-30.

洪　英在

Q201
体重が減少傾向にある在宅患者への対応は

体重が徐々に減少してしまっている患者がいます。できるだけたくさん食べるように話すのですが，なかなか改善しません。どうしたらよいでしょうか？

point

▶「やせた」ではなく，数字で正確に把握すること。一般的に1kgの体重の増減は7000kcalの過不足に当たると言われている。
▶改善可能な低栄養（飢餓関連低栄養）を見逃さないようにする。
▶改善することが本人，家族の幸せにつながるかをよく考えた上で介入し，必ずモニタリングする。

1 数字で把握する

「やせてきた」や「あまり食べられていない」というだけでは対策の立てようがない。まずは，どの程度の体重がどの程度の期間で減少したのかを把握する必要がある。たとえば，3カ月前のデイサービスで45kgだった体重が今は42kgなのであれば，少なくとも3カ月で3kgは減っていることがわかる。だとすれば，90日間で7000kcal×3kg＝21000kcalのエネルギー不足と推測でき，1日あたり約250kcalの不足となる。

このように，きちんと数字で把握することがまずは重要である。最低限，身長，体重，現在の栄養摂取量はきちんと数字で把握するべきであろう。表1に必要な計算式を載せた。

2 改善可能な原因を見逃さない

低栄養の原因は，「飢餓関連低栄養」「慢性疾患関連低栄養」「急性期疾患関連低栄養」に類別（表2）[1]される。このうち，「飢餓関連低栄養」は最も改善しやすく，改善可能な低栄養はほぼすべて飢餓関連低栄養である。「慢性疾患関連低栄養」は慢性閉塞性肺疾患（chronic obstructive pulmonary disease：

表1 低栄養の把握に必要な計算式

必要栄養量	体重（kg）×（25〜30）（kcal）虚弱老人では25が用いられることが多い
理想体重	身長（m）×身長（m）×23
必要水分量	体重（kg）×（30〜35）mL
％理想体重	現体重×100/理想体重 最低でも80％以上をめざす
栄養の過不足	体重の変化量kg×7000kcal

表2 高齢者の低栄養の原因

加齢に伴う生理的変化	嗅覚・味覚の低下	飢餓関連低栄養
	唾液分泌の低下	
	胃内容の停留	
	腸管運動の低下	
	サイトカイン（IL1, IL6など）の活性上昇	慢性疾患関連低栄養
精神的要因	うつ	飢餓関連低栄養
	認知症	
	離別苦（配偶者の死など）	
医学的要因	悪性腫瘍	慢性疾患関連低栄養
	COPD	
	心不全	
	腎不全	
	脳血管障害／神経疾患（嚥下障害）	飢餓関連低栄養
	歯科的な問題	
	慢性炎症（リウマチなど）	慢性疾患関連低栄養
	甲状腺機能亢進・低下症	
	薬剤性（多剤内服）	飢餓関連低栄養
社会的要因	生活力不足（外出困難・調理困難など）	飢餓関連低栄養
	貧困（介護サービス利用困難など）	
	施設介護力不足（食事介助時間の不足など）	
	独居・高齢者世帯	

COPD：慢性閉塞性肺疾患　　　　　（文献1より改変）

COPD）や悪性腫瘍に伴うものが含まれ，初期は栄養的な介入に反応するが，進行期では過剰な栄養介入が

苦痛をもたらすだけという場合も少なくない。「急性期疾患関連低栄養」は急性期の肺炎や外傷時にみられる低栄養で，原因疾患への対処が中心となり，在宅の場で見ることは稀である。

飢餓関連低栄養をきたす原因として，介護力不足や経済的な要因は無視できないもののひとつである。また，口腔，特に歯の問題からの低栄養，内服薬の副作用としての食思不振を原因とする低栄養も少なくない。体重減少が始まった前後で，歯に問題はなかったか，新しい薬が処方されなかったかを検討する。また，抗痙攣薬等の意識状態に影響のある薬，カルシウムチャネルブロッカー等の腸管運動に影響のある薬が処方薬にあるかも重要な確認事項で，可能であればそれらの薬剤を中止，もしくは変更することを検討してもらう。

3 介入が本人や家族に幸せをもたらすのかを本人と話し合おう

人は必ず死ぬ。たとえば90歳の女性の5年生存率は48％程度である。人はやがて口から自分で食べることが難しくなる。その場合，それが自然の経過なのかどうかを判断することは難しい。徐々にではなく，何かのきっかけで急激に変化することも多く，さらに判断を困難にする。栄養支援では，無理をしないことが肝要だと思う。たとえば，家族が仕事を辞めて寝る間を惜しんで嚥下食をつくる，それが本人と家族の幸せにつながるかは家族それぞれであろう。介入した以上は必ず体重の推移を把握し，効果がなければ再度検討を行うことが必要である。

【文献】
1) 小野沢 滋，編：在宅栄養管理．第2版．南山堂，2016, p7.

小野沢 滋

4　5 医行為の範囲

Q202

医師法第17条，歯科医師法第17条 保健師助産師看護師法第31条の解釈は

在宅医療の現場では，介護職が床ずれの処置や，経管栄養の管理などの医療的処置を行わねばならないこともありますが，法律に抵触するのでしょうか？　また，たとえば看護師が動脈穿刺を行うことは，医師の指示があれば可能なのでしょうか？

point

▶医師・歯科医師・看護師等の免許を持っていない者による医業は，法律で禁止されている。

▶介護を要する疾病の増加や療養の場の変化，そして医療機器の進歩や介護サービスのあり方が大きく変化しつつあり，いわゆる「医行為」の解釈が変わりつつある。

▶あくまでも診療の補助として，手順書に基づいて行われる38の医行為を「特定行為」として，一定の研修を修了した看護師については医師の包括的指示のもと実施することができる。

1 医政局長通知による医行為の解釈について

厚生労働省医政局長通知が，各都道府県知事宛てに2005年7月26日付けで発出されている。

体温や血圧測定，その他専門的な判断や技術を必要としない処置は医行為ではないとされ，また，解釈があいまいだった行為については，対象となる患者の状態が示された条件を満たしている場合に限って，規制の対象とする必要がないとの解釈が示された[1]。

通知においては①患者の容態が安定している，②医師や看護師が継続的に管理する病態ではない，③薬に関しては専門的な配慮を必要としない，などの場合に限定され，爪の処置，口腔内のケア，耳垢除去，ストーマケア，自己導尿の補助，市販の浣腸などに関して，医行為とはみなされないとされている。もちろん，病態，病状は刻々と変化するため，医師や看護師と速やかに連携が取れる体制の整備が必要である。しかしながら，仮に何らかの事故が生じた場合には，刑法，民法等の規定による責任は別途判断すべきである。

2 看護師の特定行為について

あくまでも診療の補助として，手順書（プロトコール）に基づいて行う38の行為が「特定行為」として整

表 21の特定行為区分と38の特定行為

特定行為区分の名称	特定行為
呼吸器（気道確保にかかわるもの）関連	経口用気管チューブまたは経鼻用気管チューブの位置の調整
呼吸器（人工呼吸療法にかかわるもの）関連	侵襲的陽圧換気の設定の変更
	非侵襲的陽圧換気の設定の変更
	人工呼吸管理がなされている者に対する鎮静薬の投与量の調整
	人工呼吸器からの離脱
呼吸器（長期呼吸療法にかかわるもの）関連	気管カニューレの交換
循環器関連	一時的ペースメーカの操作および管理
	一時的ペースメーカリードの抜去
	経皮的心肺補助装置の操作および管理
	大動脈内バルーンパンピングからの離脱を行うときの補助の頻度の調整
心嚢ドレーン管理関連	心嚢ドレーンの抜去
胸腔ドレーン管理関連	低圧胸腔内持続吸引器の吸引圧の設定およびその変更
	胸腔ドレーンの抜去
腹腔ドレーン管理関連	腹腔ドレーンの抜去（腹腔内に留置された穿刺針の抜針を含む）
瘻孔管理関連	胃瘻カテーテル若しくは腸ろうカテーテルまたは胃ろうボタンの交換
	膀胱瘻カテーテルの交換
栄養にかかわるカテーテル管理（中心静脈カテーテル管理）関連	中心静脈カテーテルの抜去
栄養にかかわるカテーテル管理（末梢留置型中心静脈注射用カテーテル管理）関連	末梢留置型中心静脈注射用カテーテルの挿入
創傷管理関連	褥瘡または慢性創傷の治療における血流のない壊死組織の除去
	創傷に対する陰圧閉鎖療法
創部ドレーン管理関連	創部ドレーンの抜去
動脈血液ガス分析関連	直接動脈穿刺法による採血
	橈骨動脈ラインの確保
透析管理関連	急性血液浄化療法における血液透析器または血液透析濾過器の操作および管理
栄養および水分管理にかかわる薬剤投与関連	持続点滴中の高カロリー輸液の投与量の調整
	脱水症状に対する輸液による補正
感染にかかわる薬剤投与関連	感染徴候がある者に対する薬剤の臨時の投与
血糖コントロールにかかわる薬剤投与関連	インスリンの投与量の調整
術後疼痛管理関連	硬膜外カテーテルによる鎮痛薬の投与および投与量の調整
循環動態にかかわる薬剤投与関連	持続点滴中のカテコールアミンの投与量の調整
	持続点滴中のナトリウム，カリウムまたはクロールの投与量の調整
	持続点滴中の降圧薬の投与量の調整
	持続点滴中の糖質輸液または電解質輸液の投与量の調整
	持続点滴中の利尿薬の投与量の調整
精神および神経症状にかかわる薬剤投与関連	抗けいれん薬の臨時の投与
	抗精神病薬の臨時の投与
	抗不安薬の臨時の投与
皮膚損傷にかかわる薬剤投与関連	抗癌剤その他の薬剤が血管外に漏出したときのステロイドの局所注射および投与量の調整

（文献1より引用）

理された（表）[1]。高度かつ専門的な知識や技能が求められるため，一定の研修を修了する必要がある。

特に，在宅の現場や高齢者施設などでは，医師の包括的指示で脱水に対して看護師が補液を行う場面なども少なくない。

3 介護職の痰吸引，経管栄養管理について

痰吸引や経管栄養管理は，明らかに医行為とみなされていたが，介護施設や在宅などで必要とする療養者が増加し，生活支援としての対応の妥当性が高いと考えられるようになった。そこで2012年4月から，一定の研修を修了することで，介護福祉士等の介護職が「痰の吸引等（経管栄養管理を含む）」を行うことが可能となった。さらに2016年1月以降の介護福祉士国家試験合格者は，その養成課程で一定の研修を修了している。

医師法第17条で規定されている医行為の概念や解釈は，社会の変化に伴い，変化しつつある。

【文献】
1）医師法第17条，歯科医師法第17条及び保健師助産師看護師法第31条の解釈について．2005.
［http://www.mhlw.go.jp/stf2/shingi2/2r9852000000g3ig-att/2r9852000000iiut.pdf］

太田秀樹

Q203
訪問看護師が在宅で行う医療行為とは（法的な解説含む）

在宅療養者に医療行為が必要な場合，訪問看護師に相談や依頼をすれば，医療行為を提供してもらえるのでしょうか？

point

▶訪問看護は，主治医の訪問看護指示書が必要である。
▶訪問看護師は，主治医の訪問看護指示書に基づき医療行為（診療の補助）を行うことができる。
▶訪問看護師が行う医療行為の内容は，褥瘡の処置，腎・膀胱留置カテーテル，人工呼吸器，中心静脈栄養，経管栄養などの管理である。

1 医師法と保健師助産師看護師法

医師や看護職の資格や業務に関しては，医師法（第201号）と保健師助産師看護師法（第203号）に定められている。医師法と保健師助産師看護師法は，1948年に制定された。

1 医師法

法律では，医療行為を医師のみに限定している。「医師でなければ，医業をなしてはならない」〔医師法第17条（非医師の医業禁止）〕，

医師法第17条に規定する「『医業』とは，当該行為を行うに当たり，医師の医学的判断及び技術をもってするのでなければ人体に危害を及ぼし，又は危害を及ぼすおそれのある行為（医行為）を，反復継続する意思をもって行うことであると解している」（医師法第17条の医業の解釈）。

2 保健師助産師看護師法

保健師助産師看護師法において，看護師は次のように定義されている。「この法律において「看護師」とは，厚生労働大臣の免許を受けて，傷病者若しくはじょく婦に対する療養上の世話又は診療の補助を行うことを業とする者をいう。

看護師が行う医療行為はこの「診療の補助」に含まれ，行うことができる。医師法，保健師助産師看護師法では，医療行為は本来医師が行うべきものであるが，看護師が医療行為を行う必要性がある場合は医師の指示を必要とし，「診療の補助」という範疇のもとで行われるものである」〔「保健師助産師看護師法第5条」（看護師の定義）〕。

「保健師，助産師，看護師又は准看護師は，主治の医師又は歯科医師の指示があった場合を除くほか，診療機械を使用し，医薬品を授与し，医薬品について指示をしその他医師又は歯科医師が行うのでなければ衛生上危害を生ずるおそれのある行為をしてはならない。ただし，臨時応急の手当をし，又は助産師がへその緒を切り，浣腸を施しその他助産師の業務に当然に付随する行為をする場合は，この限りでない」〔保健

師助産師看護師法第37条(特定業務の禁止)]。

　訪問看護は、主治医(かかりつけの医師)の訪問看護指示書に基づき医療行為を行うことができる。さらに、2002年9月「新たな看護のあり方に関する検討会」中間まとめで、「看護師等による静脈注射は、医師法、保健師看護師助産師法が示されて以来50年が経過し、その間の看護教育水準の向上や、医療用機材の進歩、医療現場における実態との乖離等の状況もふまえれば、医師の指示に基づく看護師等による静脈注射の実施は、診療の補助行為の範疇として取り扱われるべきであると考えられる」とされ、医政局長通知「看護師等による静脈注射の実施について」(2007年9月30日)が発出された。また、医政局長通知「医師及び医療関係職と事務職員等との間等での役割分担の推進について」(2007年12月)では、「在宅等で看護にあたる看護職員が行う、処方された薬剤の定期的、常態的な投与および管理について、患者の病態を観察した上で、事前の指示に基づきその範囲内で投与量を調整することは、医師の指示のもとで行う看護に含まれるものである」とされた。さらに保助看法の改正が、2014年6月に「地域における医療及び介護の総合的な確保を推進するための関係法律の整備等に関する法律」の成立により、新しく看護師の特定行為研修の制度が2015年10月から施行され、2016年3月には、看護師の特定行為研修の終了者は583名となった。チーム医療の推進による訪問看護師のその地域の医療提供ニーズに対応した看護実践が進められており、訪問看護師は常に研鑽に励み、知識と技術の十分な準備が必要である。

2 具体的な医療行為(診療の補助)の訪問看護内容

　看護師が訪問看護で行う医療行為は、褥瘡など創処置、皮下・筋肉・静脈注射、腎・膀胱留置カテーテル、人工呼吸器、中心静脈栄養、経管栄養などの管理である。

【参考】
▶ 田村やよひ：私たちの拠りどころ　保健師助産師看護師法．第2版．日本看護協会出版会，2015.
▶ 看護問題研究会：厚生労働省新たな看護のあり方に関する検討会報告書．日本看護協会出版会，2004.

髙砂裕子

Q204
介護家族による医療的行為とは

介護職は医療的行為が限定されているのに、家族は医療的行為を行ってよいのでしょうか？

▶すべての医療的行為を医師や看護師で担うことはできず、患者家族も一部を行っているのが実状である。
▶「患者本人」という特定の者に行うという点で、介護職とは異なる解釈となる。
▶家族がどこまで行ってよいかは明文化されておらず、関連職種でサポートする中で決まっていくものである。

1 在宅における医療的行為の実状

　在宅における医療的行為は多岐にわたる。その種類は増えつつあり、これからも増え続けると思われる。外来診療レベルではインスリン注射や間欠導尿、在宅診療レベルでは胃瘻、経鼻胃管等の経管栄養や中心静脈栄養管理、痰の吸引、ネブライザー、在宅人工呼吸器療法などがすぐに思いつく。医療機器や医療材料が、本人、家族でも管理できる簡易な形に変化し、様々な医療行為を病院から在宅に持ち帰ることができるようになっている。すべてを訪問看護や訪問診療で担うこともできず、ある程度の医療的行為を家族が行っている実状がある。

2 家族が行ってもよい医療的行為とは

　「Q202」にあるように、表[1]にある行為に関しては、2005年に厚生労働省より通達されたように、「医師や看護師との連携のもと」という一定の条件はあるものの、医行為ではなく介護職が可能な行為であることは周知されている[2](ストーマ装具のパウチ交換は2011年に通達[3])。よって、この表にある行為に関しては、家族が行っても問題がないことははっきりしている。

　では、家族はどこまで行ってよいのだろうか。医師法第17条には「医師でなければ、医業をなしてはな

表 医行為ではない行為

原則 医療行為ではないと考えられる行為	注意する条件
体温計による体温測定 ・水銀体温計・電子体温計で，わきの下で測る ・耳式電子体温計で，外耳道で測る	
自動血圧計による血圧測定	
パルスオキシメータ（動脈血酸素飽和度測定）の装着	・新生児への装着はNG ・入院治療の必要がある人への装着はNG
軽微な傷や，やけどの手当て，汚物で汚れたガーゼの交換	専門的な判断や技術を必要とする処置はNG
皮膚への軟膏の塗布（褥瘡の処置を除く）	※①〜⑤の条件をすべて満たしているときはOK ①患者の条件 　入院治療外，容態安定，医師や看護職による連続的な観察や専門的な配慮を必要としない人 ②事前に本人または家族から依頼がある ③医師の処方で授与された医薬品である ④服薬指導が行われている ⑤看護職の保健指導，助言を遵守した医薬品の使用を介助する
皮膚への湿布の貼付	
点眼薬の点眼	
一包化された内服薬の内服（舌下錠の使用も含む）	
肛門からの坐剤挿入	
鼻腔粘膜への薬剤噴霧を介助	
異常がない爪の爪切り ・爪を爪切りで切る ・爪やすりをかける	爪に異常がなく，爪周囲の皮膚に化膿や炎症がない場合，糖尿病などの疾患を伴う専門的な管理が不要なときはOK
日常的な口腔内の清掃 ・歯ブラシ，綿棒，巻き綿子などを使う	重度の歯周病がある人に行うことはNG
耳垢の除去	耳垢栓塞（耳穴がふさがるほど）の耳垢除去はNG
自己導尿のカテーテル準備や体位の保持	カテーテルの挿入はNG
市販のディスポーザブル浣腸器での浣腸 ・成人用：40g程度以下 ・6〜12歳未満小児用：20g程度以下 ・1〜6歳未満幼児用：10g程度以下	挿入部の長さは5〜6cm程度以内
ストマ装置のパウチにたまった排泄物の処理	
ストマ装置のパウチ交換[*]	ストマおよびその周辺の状態が安定している場合，専門的な管理が必要とされない場合にはOK

*：これのみ2011年7月5日医政局発0705第3号「ストーマ装具の交換について」で追加で示された。　　　（文献1より引用）

らない」とある。医業とは「医師の医学的判断及び技術をもってするのでなければ人体に危害を及ぼし，又は危害を及ぼすおそれのある行為（医行為）を，反復継続する意思をもって行うこと（業）」とある。在宅における介護者の医療的行為に関してどこまで許容できるかを考えようとすると，介護者が行う医療的行為が「医行為」となるのかどうか，またそれは特定の者を対象として反復継続する意思を持って行う「業」にあたるのかというところが大きな問題になる。

介護職が医療的行為を行おうとすると，反復継続す

る可能性，不特定多数を対象とする可能性があるので，「医業」と受け取られる可能性が高く，問題となる。しかし，患者家族は，患者1人に対してのみに行うことであり，特定の者のみを対象とするので，医師法第17条には抵触しないと考えられる。よって，「患者本人1人に対してのみ行う」という前提であれば医業ではなく医師法に抵触しないが，家族が第三者に「経験があるからやってあげるよ」と継続して行うのは，不特定多数に反復継続する意思を持って行う「業」にあたり，医師法に抵触する可能性が出てくる。

では，家族は患者1人のみに対してであれば何をしてもよいのであろうか。詳しくは☞「Q210」で述べるが，医師，看護師による管理，適切な教育，緊急時の支援体制の確保，行為の侵襲性が低い，家族という特別な関係にある，必要性がある等の条件を満たさないとならないということになる。よって，家族が行ってよい医療的行為は決まっているものではなく，医師，看護師とも相談の上で，どこまで行うかが決まっていく形になることが多い。医療的行為の侵襲性や家族の理解度なども考慮に入れつつ，医師，看護師，介護職など関係職種で検討して，患者が必要とする医療的行為を皆で分担していく中で，家族が担わなければならない部分を個別に決めていくものであろう。

【文献】
1) 渡辺裕美，編：介護職にできる「医行為でない行為」ビジュアルガイド．メディカ出版，2016, p2.
2) 厚生労働省：医師法第17条，歯科医師法第17条及び保健師助産師看護師法第31条の解釈について（通知）．2005.
[http://www.mhlw.go.jp/stf2/shingi2/2r9852000000g3ig-att/2r9852000000iiut.pdf]
3) 厚生労働省：医政医発0705第3号　ストーマ装具の交換について．2011.
[https://www.pref.aichi.jp/korei/kaigohoken/news/H23_0705.pdf]

洪　英在

Q205

介護職の医療的行為（ALS患者への痰吸引）の範囲は

医療ニーズの高いALS患者への介護職による喀痰吸引について教えて下さい。

point

▶筋萎縮性側索硬化症（ALS）は必要な筋肉が次第に衰えて，力が入らなくなる疾患である。

▶誤嚥性肺炎や栄養不足の予防のため，在宅であっても医行為が必要となる。

▶修めた研修課程に応じて，介護職員であっても一定の医行為が可能である。

1　筋萎縮性側索硬化症（ALS）の病態

筋萎縮性側索硬化症（amyotrophic lateral sclerosis：ALS）は，運動を司る神経の障害により，脳から筋肉への指令が伝わらなくなるため，手足，のど，舌の筋肉や呼吸に必要な筋肉がだんだん衰えて力がなくなっていく疾患である。脳から「手足を動かせ」という指令が伝わらなくなることにより，力が弱くなり筋肉がやせていく。その一方で，体の感覚，視力や聴力，内臓機能などはすべて保たれることが普通である。

2　ALSの症状と対処法

ALSが出現する時期は患者により異なるが，ALSの症状には下記のものがある。

①手足や口・舌，呼吸器官の筋力低下・筋萎縮
②痙性歩行（つま先立ちで，つま先を引きずるような歩行）
③構音障害，嚥下障害
④顔面・四肢の筋線維束性収縮（特に部位が一定せず，筋肉のあちこちがピクピクと不規則に反復し，四肢の皮膚表面，舌の粘膜，手指や足先が動く）
⑤呼吸・栄養障害
⑥唾液（よだれ）が出る

上記の症状の中で最も危惧されるのが，食事摂取が十分にできないことや，唾液や食べ物が気管の中に入ることで引き起こされる誤嚥性肺炎である。誤嚥性肺炎を防ぐ方法として，①胃に孔を開けて栄養を摂取する「胃瘻造設」，②気管と食道を完全に分離する「喉頭摘出手術」，③声門を結び合わせる「声門閉鎖術」等がある。

②，③の手術では声が失われるが食道と気道が分離され，食べ物や唾液が気道に入ることがなくなり，食べる楽しみが維持できる。しかし，嚥下機能自体が回復するわけではないため，唾液の改善はできない。

自力で喀痰を喀出できない場合や，気管切開され喉から気管内に気管カニューレという管が挿入されている場合，喀痰は咽頭に排出されず気管カニューレを通して排出される。しかし，呼吸障害が進行すると，喀痰を気管や気管カニューレから咽頭へ排出することができずに貯留してしまうため，喀痰吸引を行うことが必要になる。

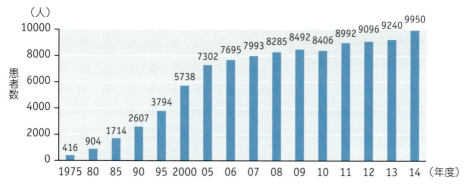

図 ALS国内患者数の推移（特定疾患医療受給者証ベース）

厚生労働省難病対策概要（2004年度以前）または衛生行政報告例（2005年度以降）による特定疾病医療受給者証所持者数。
（文献1より引用）

3 介護福祉士にできる医行為と範囲

わが国におけるALS患者は年々増加し，2014年度には9950人が確認されている（図）[1]。また近年は，治療や医療機器等の進歩により，ALS患者の生存期間は30年前と比べ1年ほど長くなっており，施設や在宅で暮らすALS患者の医療的ニーズが急増した。

そのため，医療関係者以外の者に医行為を実施させる「実質的違法性阻却」の容認を経て，厚生労働省は，2011年11月に「社会福祉士及び介護福祉士法の一部を改正する法律の施行について（喀痰吸引等関係）」を公布し，喀痰吸引と経管栄養という医行為の一部を，認定特定行為業務従事者認定証を得て一定の要件を満たした者に対して業として行うことを認め，2012年4月より施行した。この改正により，2016年3月以降の介護福祉士養成施設等において医療的ケアを履修および実地研修まで修了した者が，喀痰吸引と経管栄養が実施できる介護福祉士となった。

介護職員等が行うことのできる医行為の範囲は下記の通りである。研修の内容に応じて下記行為の一部または全部を実施する。

①痰の吸引：口腔内，鼻腔内，気管カニューレ内部
②経管栄養：胃瘻または腸瘻，経鼻経管栄養

4 喀痰吸引等研修課程の類型

喀痰吸引等研修の研修課程は，下記のように類型されている。介護職員がALS患者へ喀痰吸引等を行う際には，確かな知識と技術を身につけ，利用者への尊厳と自立支援を忘れずに行うことが責務となる。

1 1号研修

不特定多数の者が対象。喀痰吸引および経管栄養について，対象となる行為すべてを行う（講義50時間＋各行為のシミュレーター演習＋実地研修）。

2 2号研修

不特定多数の者が対象。喀痰吸引（口腔内および鼻腔内のみ）および経管栄養（胃瘻および腸瘻のみ）を行う（講義50時間＋各行為のシミュレーター演習＋気管カニューレ内吸引および経鼻経管栄養を除く実地研修）。

3 3号研修

特定の者が対象。実地研修を重視（講義および演習9時間＋特定の者に対する必要な行為についてのみ実地研修）。

【文献】
1) 難病情報センター 特定疾患医療受給者証所持者数．
　[http://www.nanbyou.or.jp/entry/1356#p01]

荒川順子

Q206
糖尿病患者のインスリン自己注射管理の方法は

在宅医療現場でインスリン自己注射管理はどのように実践されていますか？　また，新規インスリン導入はどのようにしたらよいですか？

point

▶ 在宅医療における自己注射管理では，生活環境や介護力を十分に考慮する必要がある。
▶ インスリン導入を検討する場合には，慎重に適応を判断するべきである。
▶ 在宅患者の生活環境や理解度，周囲の介護力に合わせ，最も簡単で安全な自己注射関連機器を選択する。

1 在宅インスリン管理に必要な心構え

日常診療において，すでにインスリン導入されている患者が，疾病等の理由により通院困難となり，在宅医療へ移行する例が散見される。このような場合，自己注射を含めた糖尿病管理全般を在宅医が引き継ぐことがほとんどであり，従来通りの管理を漫然と行っていると，管理に苦慮することも多い。

通院可能であったこれまでの生活と，通院困難な現在の生活の違いを十分に把握し，日々変化する患者1人ひとりの生活環境に合わせて，今後の在宅自己注射管理を適時見直すことが必要である。糖尿病患者や在宅患者が増加している現況から，今後こういった事例がさらに増加していくことが予想され，在宅医療チームによる管理が重要となってくる。

2 実臨床におけるインスリン自己注射管理

実際の在宅医療では，認知症や脳梗塞後等の併発疾患のため，食事摂取が不安定であることも少なくない。したがって，過度の高血糖や低血糖等のリスクを軽減するために，本人や家族らが血糖自己測定（self-monitoring of blood glucose：SMBG）可能であることが望ましい。また，管理が煩雑にならないよう，訪問看護等を利用した生活指導を導入することが望ましい。患者がショートステイやデイサービス等の介護サービスを利用している場合，施設によってはインスリン導入患者の対応が困難なこともあるため，事前に連携しておく必要がある。

在宅患者は糖尿病以外の併発疾患を有している場合が多く，シックデイ（糖尿病患者が発熱，下痢，嘔吐をきたし，または食欲不振のため食事ができていないとき）の危険性も高い。シックデイの際には，「医療機関へ必ず連絡する」「食事が摂れなくても，自己判断でインスリン注射を中断しない」「血糖測定を頻回に行う」「水分補給し脱水を防ぐ」「絶食しない」等の対応策を平素より指導する。

認知症患者の場合，症状の進行に伴い，今までできていた自己注射が十分に実施できなくなることがある。注射をしたかわからなくなり，複数回注射する，誤って多量のインスリンを注射するなどして，低血糖を起こす可能性があることも考慮しておく必要がある[1]。

血糖コントロール目標値は，日本糖尿病学会の「糖尿病治療ガイド」に準拠する[2]。

3 在宅医療における新規インスリン導入の考え方

在宅医療の現場でも，インスリン導入の適応[3]は，基本的に一般診療と同様に考える。しかし，独居患者や認知症患者等では，服薬管理ができていないことで血糖コントロールが不良となる症例もある。したがって，まず患者の生活を再度把握するべきである。在宅医療の現場では，薬剤アドヒアランス不良例がしばしば存在することも考慮し，安易にインスリンを導入することのないよう，慎重に適応を判断するべきである。

4 自己注射関連機器と管理料

現在，SMBG機器をはじめとしたインスリン自己注射関連機器には様々なものが普及しており，そのほとんどは「在宅自己注射指導管理料」と「血糖自己測定指導加算」により保険診療で賄うことができる。患者それぞれの生活環境や理解度，周囲の介護力に合わせ，最も簡単で安全な自己注射関連機器を選択する。管理料は，適正な注意および指導を行った上で，当該患者の医学管理を十分に行うとともに，各在宅療養の

方法，注意点，緊急時の措置に関する指導等を行い，併せて必要かつ十分な量の衛生材料または保険医療材料を支給した場合に算定する。

【文献】
1) 日本糖尿病療養指導士認定機構，編：糖尿病療養指導ガイドブック 2017. メディカルレビュー社，2017, p150-8, 216, 222.
2) 日本糖尿病学会，編：糖尿病治療ガイド 2016-2017. 文光堂，2016, p27, 97-8.
3) 日本糖尿病学会，編：糖尿病診療ガイドライン 2016. 南江堂，2016, p125.

谷本光生

Q207
医療行為でない行為とは

医療に関連した行為で，介護職が行ってもよい行為（いわゆる「医療行為でない行為」）とはどのようなものでしょうか？

point

▶ 2005年に介護職が行ってもよいと解される医療に関連した行為が明示された。
▶ これらの行為は質的に異なるものが記載されており，個々の行為には特徴がある。
▶ 介護職が行う場合，医療従事者との密接な連携のもとに行うことが推奨される。

1 介護職にもできる行為とは

2005年7月26日，厚生労働省から「医師法第17条，歯科医師第17条及び保健師助産師看護師法第31条の解釈について」（医政発第0726005号）が出された。この通知は表[1]の行為が「医師，看護師でなくても行える」内容である。つまり，介護職が行ってもよい行為と解される。これらの行為を「医療行為でない行為」と呼ぶことがある。筆者は簡潔に「医療関連行為」と呼称することにしている。これらを介護職が行う場合，医師の指示があることが前提である。

2005年というのは，介護保険制度が施行された5年後である。介護保険下で働く介護職が相当数に増

表 医師法第17条，歯科医師第17条及び保健師助産師看護師法第31条の解釈について

1. 水銀体温計・電子体温計により腋下で体温を計測すること，および耳式電子体温計により外耳道で体温を測定すること
2. 自動血圧測定器により血圧を測定すること
3. 新生児以外の者であって入院治療の必要がない者に対して，動脈血酸素飽和度を測定するため，パルスオキシメータを装着すること
4. 軽微な切り傷，擦り傷，やけど等について，専門的な判断や技術を必要としない処置をすること（汚物で汚れたガーゼの交換を含む）
5. ①皮膚への軟膏の塗布（褥瘡の処置を除く），②皮膚への湿布の貼付，③点眼薬の点眼，④一包化された内用薬の内服（舌下錠の使用も含む），⑤肛門からの坐薬挿入または鼻腔粘膜への薬剤噴霧を介助すること

その他に
① 爪そのものに異常がなく，爪の周囲の皮膚にも化膿や炎症がなく，かつ，糖尿病等の疾患に伴う専門的な管理が必要でない場合に，その爪を爪切りで切ることおよび爪ヤスリでやすりがけすること
② 重度の歯周病等がない場合の日常的な口腔内の刷掃・清拭において，歯ブラシや綿棒または巻き綿子などを用いて，歯，口腔粘膜，舌に付着している汚れを取り除き，清潔にすること
③ 耳垢を除去すること（耳垢塞栓の除去を除く）
④ ストマ装具のパウチにたまった排泄物を捨てること
⑤ 自己導尿を補助するため，カテーテルの準備，体位の保持などを行うこと
⑥ 市販のディスポーザブルグリセリン浣腸器を用いて浣腸すること

（文献1より引用）

え，また，介護職による介護が社会的に定着したために，厚生労働省としても，その可能な行為の範囲を明瞭にする必要からこの通知を出したと考えられる。

2 それぞれの行為の特徴

これらの行為は同列に論じられているように思われるかもしれないが，現実には質的に異なるものが記載されている。

たとえば，坐薬は強力な作用の薬物であり，しかも急性疾患のときに用いられることも多いため，経験を積んだ介護職でもその挿入は慎重に行うべきものである。また，坐薬の肛門への挿入は，技術的にも患者に苦痛を与えうる行為である。

一方,「パルスオキシメータによる酸素飽和度測定」は,行為そのものは簡単かつ安全性が高く苦痛はないが,「その行為が必要な患者は相当重篤」と言える.その意味では,慎重に行うべきことに理解が必要とされる.

また,「自己導尿を補助するため,カテーテルの準備,体位の保持などを行うこと」は,技能的に難しいものであり,一定の熟練を要する.しかし,在宅ケア現場では自己導尿が必要な患者は少なく,介護職が容易に経験を積めない(熟練するのが難しい)現実がある.

このように,それぞれの行為には特徴があり,介護職が行う場合には,医療従事者との密接な連携や指導のもとに行うことが推奨される.

【文献】
1) 厚生労働省:医師法第17条,歯科医師法第17条及び保健師助産師看護師法第31条の解釈について. 2005.
 [http://square.umin.ac.jp/jtta/government/mhlw/iryokoui.html]

和田忠志

Q208

ホームヘルパーが服薬介助できる薬は

実際の在宅現場でホームヘルパーはどこまで服薬を介助してよいものでしょうか?

point

▶法律や都道府県知事あての通達により,服薬介助の定義がなされている.
▶医療行為とみなされることは法律に抵触する.
▶服薬管理と服薬介助は根本的に異なり,ホームヘルパーにできるのは服薬介助である.

1 服薬介助の定義

厚生労働省老人保健福祉局老人福祉計画課長の通達では,服薬介助とは,「水の準備→配剤された薬をテーブルの上に出し,確認(飲み忘れないようにする)→本人が薬を飲むのを手伝う→後かたづけ,確認」と示されている[1].

しかし,実際はこれだけではない.ただし,医療行為とみなされることは法律に抵触する.2005年7月26日医政発第0726005号で厚生労働省医政局長から都道府県知事宛てに出された文書では,以下の通達がある[2].

・軽微な切り傷,擦り傷,やけど等について,専門的な判断や技術を必要としない処置をすること(汚物で汚れたガーゼの交換を含む.)
・患者の状態が以下の3条件を満たしていることを医師,歯科医師又は看護職員が確認し,これらの免許を有しない者による医薬品の使用の介助ができることを本人又は家族に伝えている場合に,事前の本人又は家族の具体的な依頼に基づき,医師の処方を受け,あらかじめ薬袋等により患者ごとに区分し授与された医薬品について,医師又は歯科医師の処方及び薬剤師の服薬指導の上,看護職員の保健指導・助言を遵守した医薬品の使用を介助すること.具体的には,皮膚への軟膏の塗布(褥瘡の処置を除く.),皮膚への湿布の貼付,点眼薬の点眼,一包化された内用薬の内服(舌下錠の使用も含む),肛門からの坐薬挿入又は鼻腔粘膜への薬剤噴霧を介助すること.
①患者が入院・入所して治療する必要がなく容態が安定していること.
②副作用の危険性や投薬量の調整等のため,医師又は看護職員による連続的な容態の経過観察が必要である場合ではないこと.
③内用薬については誤嚥の可能性,坐薬については肛門からの出血の可能性など,当該医薬品の使用の方法そのものについて専門的な配慮が必要な場合ではないこと.

2 実際の現場では

さらにつけ加えると,服薬管理と服薬介助は根本的に違う.薬剤師が薬を服用しやすくしたり(剤形選択),薬を管理・服用・使用するための工夫(一包化,カレンダー作成,箱などに整理するなど)を行ったり,薬により実際に期待する効果が得られているか,あるいは期待しない効果(副作用)が発現していないかモニタリングしたり,これらを処方医と情報共有し,次

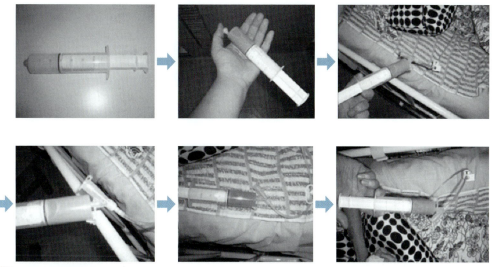

図　薬剤の簡易懸濁法

簡易懸濁法：55℃の微温湯（ポットの約90℃のお湯2：水道水1）に10分浸ける→崩壊（10分後約37℃になる）→閉塞なく投与が可能

（写真提供：薬局つばめファーマシー）

の処方に生かしていくのが服薬管理である。これに対し，服薬介助とは，患者が薬を服用・使用するのを支援・援助することである。したがって，介護現場でホームヘルパーが行う服薬介助とは，①薬の服用時点において調剤された薬を準備する，②準備した薬を患者が服用しやすいように手助けする，③患者が服用できたかどうか確認する，という一連の流れを患者のADLや認知の度合いにより介助（援助）し，確実にコンプライアンス通り服用（使用）できたか確認することである。

たとえば，服用時点で必要な薬剤を必要な数だけ薬袋から取り出し，PTP包装から薬剤を取り出す。一包化された薬の包装をカットし，薬を取り出しやすくする。薬を口中に入れるのを手助けする。あるいは，薬を服用するための水やオブラート，服薬ゼリー等を準備する。患者が確実に薬を嚥下できたか確認する。外用薬は，患者の手が届かないところに塗布したり，貼付したりする。インスリン等自己注射の単位の目盛りを合わせたり，ペンニードル等の針をデバイスに取りつけたり，使用後の針を廃棄用ボトルに入れたりすることも一連の介助にあたる。時には，簡易懸濁法を用いる場合に簡易懸濁ボトルに薬剤と55℃の湯を入れ，5〜10分後に投与できるように準備したり，医師や薬剤師の指導の上で実際に投与したりすることもある（図）。

【文献】
1）厚生労働省：訪問介護におけるサービス行為ごとの区分等について．2000．
[http://www.kaigoseido.net/kaigohoken/k_document/rokei10.htm]
2）厚生労働省：医師法第17条，歯科医師法第17条及び保健師助産師看護師法第31条の解釈について（医政発第0726005号）．2005．
[http://www.mhlw.go.jp/stf2/shingi2/2r9852000000g3ig-att/2r9852000000iiut.pdf]

萩田均司

Q209

「療養上の世話」と「診療の補助」とは

看護師の業務は，「療養上の世話」と「診療の補助」と聞いたのですが，訪問看護では，療養者は具体的にどのようなことを行ってもらえるのでしょうか？

point

▶看護師の業務は，「療養上の世話」と「診療の補助」に分類される。

▶訪問看護の実際では，「療養上の世話」と「診療の補助」業務が内容として重複し，一体的に提供されている。

▶訪問看護師が行う療養上の世話は，療養者の症状等の観察，環境整備，食事の世話，清拭および排泄の介助，生活指導などである。

1 「療養上の世話」と「診療の補助」の解釈

看護師の業務（図）は，保健師助産師看護師法で「傷病者若しくはじょく婦に対する療養上の世話又は診療の補助を行う」と2つの分類により示されている。しかし，「療養上の世話」と「診療の補助」は，内容として重複して存在している。訪問看護師においては「療養上の世話」と「診療の補助」を，療養者や家族，さらには提供する訪問看護師自身の安全を確保し，一体的にサービスとして提供している。

2000年には保健師助産師看護師法の一部改正により，看護師にも守秘義務規定が課せられるようになった。また，2003年「新たな看護のあり方に関する検討会報告書」では，①看護職は療養生活支援の専門家として的確な看護判断に基づく看護技術を提供すること，②「療養上の世話」には医師の指示は必要ないが，看護職は医師への相談の要否について適切に判断できる能力・専門性を養う必要があること，③看護職は医師の指示内容の適切性や自らの能力との整合性を判断し，必要に応じて疑義を申し立てること，などが示されている。

看護業務の範囲，すなわち「診療の補助」と「療養上の世話」の解釈についても，環境の変化や国民の意識の変化，そして医療システムや社会保障システムの変化を受けながら，様々な検討が進められている。

なお，看護業務に関する法的な解説（「療養上の世話」と「診療の補助」業務を含む）に関しては，☞「Q203」を参照して頂きたい。

一般に，「療養上の世話」といった看護師本来の業務を「絶対的看護行為」，看護師が診療の補助として行える行為を「相対的看護行為」（相対的医行為），医師のみが行える行為を「絶対的医行為」という区分がなされている。

「療養上の世話」といった看護師本来の業務を「絶対的看護行為」

看護師が「診療の補助」として行える行為を「相対的医行為（相対的看護行為）」

図 看護師の業務

2 療養上の世話

療養上の世話とは，療養者や家族の日常生活への支援として，療養者の苦痛を緩和し，ニーズを満たすことをめざして，看護職が直接的に療養者と家族を保護し支援することである。

具体的には，療養者の症状等の観察，環境整備，食事の世話，清拭および排泄の介助，生活指導，家族への療養上の指導，相談，健康管理などであり，看護師の主体的な判断と技術をもって行うものである。

3 診療の補助

診療の補助とは，医師の指示により看護職者の知識，技術で行うことができる医行為である。具体的には，褥瘡など創処置，皮下・筋肉・静脈注射，採血，腎・膀胱留置カテーテル，人工呼吸器，中心静脈栄養，経管栄養などの管理である。

【参考】
▶ 田村やよひ：私たちの拠りどころ 保健師助産師看護師法．第2版．日本看護協会出版会，2015．

髙砂裕子

Q210

家族が在宅で行える医行為とは（法的な解釈含む）

研修を受けた介護職が行ってはいけない医行為を，家族が行ってよいのはなぜでしょうか？　法律違反にならないのでしょうか？

point
- 家族ならば，どんな医行為でも行ってよいというわけではなく，一定の条件が必要となる。
- 家族は患者本人のみという特定の者を対象としている点で「業」とみなされない。
- 「医業」の解釈と，「違法性の阻却」という解釈で，家族の医行為は医師法違反ではないという判断になることが多い。

1 医行為の定義

☞「Q202の表」にある行為以外の医療的行為は医行為であり，介護職が行うことは認められていない。しかし，家族は表[1]以外の医療的行為を在宅で行っていることが多い。研修を受けて資格を得ている介護職よりも研修を受けていない家族のほうができる行為が多いというのも不思議なものである。本稿では，その点の法律的な解釈を述べる。

2 医師法第17条「医師でなければ医業をなしてはならない」の解釈

医業とは「医師の医学的判断及び技術をもってするのでなければ人体に危害を及ぼし，又は危害を及ぼすおそれのある行為（医行為）を反復継続する意思をもって行うこと（業）」[2]とある。「医行為」を「業」として行えば医師法第17条に抵触する。「医行為」でなければ抵触しないし，「業」でなければ抵触しない，ということになる。

ここで言う「業」とは，金銭などの報酬を得て行うことではなく，法律的には「（不特定の者を対象として）反復継続する意思を持って行う」ことを言う。介護職の場合，不特定の者を対象とする可能性があり，また，反復継続する可能性が高いために「業」となり，医師法違反となる。しかし，家族は患者本人のみという特定の者を対象としている点で「業」とみなされない。よって家族は，「医行為」を行っても「医業」ではないために，医師法第17条に抵触しないという解釈ができる。これが，家族が医行為を行っても許されることの解釈である。

表 医療従事者以外に許される行為の考え方

正当化されるための要件	具体的な考え方（痰の吸引の場合）
1. 目的の正当性	目的が患者の療養のため，健康維持のためなど
2. 手段の相当性：最も重要な要件	医師・看護師による患者の病状の把握 医師・看護師による療養環境の管理 「痰の吸引」に関する家族への教育 適正な「痰の吸引」の実施と医師・看護師による確認 緊急時の連絡・支援体制の確保
3. 法益衡量	行為が行われることでの侵襲と，行為が行われることで達成される効果との比較衡量
4. 法益侵害の相対的軽微性	行為による侵襲が比較的軽微であること 家族という特別な関係であること
5. 必要性・緊急性	早急に「痰の吸引」を行わなければならない状況が不定期に訪れるが，医療資格者がすべてに対応することが困難な現状にあり，「痰の吸引」を家族が行う必要性が認められること

（文献1より改変）

3 「違法性の阻却」という解釈

違法性の阻却の基本的な考え方は，ある行為が処罰に値するだけの侵害がある場合に，その行為が正当化される事情が存在するか否かの判断を行い，正当化される場合には違法ではないと判断されるという考え方である。法律の条文からの直接的な根拠なしに判断するため，具体的な個別の事例についてそれぞれ判断することが求められる。

家族による医行為は，「目的の正当性（患者の療養目的のために行うもの）」「手段の相当性（医師，看護師による管理，適切な教育，緊急時の支援体制の確保など）」「法益衡量（行為による侵襲の度合いと患者が得る生活の質の向上の比較）」「法益侵害の相対的軽微性（侵襲性が低く，家族という特別な関係にある）」「必要性・緊急性」という要件が揃えば，違法性が阻却される[2]。表に痰の吸引を例にとって，具体的な考え方を示した。痰の吸引自体は違法性があることも考えられるが，表の条件を満たした場合には違法ではないという判断に至るということである。

4 家族による医行為における注意点

家族の医行為はグレーゾーンであるのは確かである。様々な条件を整えることで，違法ではないと判断されるからといって，何をしてもよいというわけではないことは念を押しておく。家族が行ってもよい行為かどうか悩んだ際は，表の条件を当てはめて考えていく必要がある。

【文献】
1) 厚生労働省：看護師等によるALS患者の在宅療養支援に関する分科会（第6回）　資料1．[http://www.mhlw.go.jp/shingi/2003/04/s0415-2a.html]
2) 厚生労働省：医師法第17条，歯科医師法第17条及び保健師助産師看護師法第31条の解釈について（通知）．2005．[http://www.mhlw.go.jp/stf2/shingi2/2r9852000000g3ig-att/2r9852000000iiut.pdf]

洪　英在

Q211

家族が行う痰吸引の注意点は

吸引器を使用し介護していますが，十分に痰を吸引することができません。どのようにしたらよいでしょうか？

point

▶吸引器の圧力などの設定が的確であるか確認する。
▶吸引カテーテルの挿入方法や利用者の体位などが的確であるか確認する。
▶患者の痰の状態（固さなど）を把握し，場合により吸入器を使用することが必要である。

1 痰吸引の必要性

吸引器を使った痰の吸引は，医師，看護師，研修を行った介護者等が行う。しかし，在宅では訪問したときにしか痰吸引ができない。

そこで，患者のそばにおり，日常的に痰吸引ができる家族に指導し，実施してもらう場合が多々ある。患者の日々の状態を家族が把握し，医師や看護師が訪問した際に状態の報告をしてもらうことで，気道閉塞や肺炎などを未然に防ぐことができる。在宅での痰吸引は，患者の家族が一番うまくできるようになるであろう。

2 痰吸引の手順とその際の注意点
1 痰吸引の必要性

痰吸引の行為自体は患者にとって楽なことではない。患者と意思疎通が可能であれば，まず体調を伺い痰吸引する旨を伝える。その他，痰吸引を始める前におむつ交換など，できることは済ませておくことが望ましい。

患者の体位は，吸引時はファーラー位が望ましいが，患者にとって楽な姿勢（たとえばフラットな状態）で実施することも可能である。吸引時の刺激で嘔吐反射が起こる場合があるので，近くにガーグルベースンや風呂桶を用意できるとよい。

2 痰吸引（口腔，鼻腔，気管カニューレ）
（1）患者の体調

感染予防策（スタンダードプリコーション）としてマスクや手袋，エプロンなどを装着する。その後，吸引に入る前に，吸引器の圧力が医師や看護師から指示された設定になっているかを確認する。吸引ホースを折り曲げてからスイッチを入れ，圧力計で値が確認できる。吸引カテーテル挿入時は，利き手とは反対の手でカテーテルの根元を折り曲げて，口腔への挿入時に吸引がかからないようにする。患者への声かけも忘れずに行う。カテーテルを抜く際は，カテーテルを回転させながら抜くのがコツである。1回の吸引は数10秒程度にとどめ，患者の表情などを観察しながら吸引時間を見きわめる。

（2）口腔

口角と舌の側面を沿うようにカテーテルを挿入する。口の中を確認できるので見ながら行うとよい。

（3）鼻腔

カテーテルがどこまで入っているかわからず，ある程度感覚をつかむ必要がある。図のような鼻腔，口腔の仕組みを理解し，カテーテルを挿入することができれば，口腔からでは取り切れないような痰（分泌物）を鼻腔から吸引することで取り除くことができる。挿入時には，粘膜の損傷による出血が多くみられるので，左右の鼻腔を交互に行い，患者の状態を観察しな

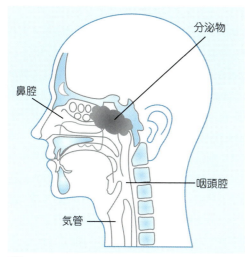

図 鼻腔・口腔の仕組み

表 痰吸引時に起こりうる合併症

1	気管，気管支粘膜などの損傷	8	嘔吐
2	低酸素症・低酸素血症	9	気管支攣縮（喘息発作）
3	不整脈・心停止	10	不快感・疼痛
4	徐脈・頻脈	11	肺炎
5	血圧変動・循環不全	12	無気肺
6	呼吸停止	13	頭蓋内合併症（頭蓋内圧上昇，脳内出血，脳浮腫増悪など）
7	咳嗽による疲労	14	気胸

（文献1より引用）

がら行うことが必要である。

3 吸引の合併症とその予防策

吸引には**表**[1]に示すような合併症を引き起こす可能性がある。本当に吸引が必要であるか否かアセスメントし，不必要な吸引の回数を減らすことで合併症の予防につながる。気管チューブが挿入されていない患者は鼻腔・口腔からの吸引とする。その場合，鼻腔粘膜の損傷や鼻腔・口腔の汚染物を気管内に押し込みやすく，感染のリスクがある。鼻腔からの吸引時には，鼻先を上に向けるとカテーテルの挿入が容易になり，鼻腔粘膜損傷の予防となる。

【文献】
1) 日本呼吸療法医学会　気管吸引ガイドライン改訂ワーキンググループ：人工呼吸. 2013;30(1):75-91.
気管吸引ガイドライン2013. [http://minds.jcqhc.or.jp/n/med/4/med0162/G0000596/0001]

塗木裕也

Q212
家族が行うインスリン注射の注意点は

本人が自己注射できなくなり，家族がインスリン注射をする場合の注意点を教えて下さい。また，針などの廃棄物はどのように処理したらよいですか？

point

▶家族が医療専門職ではないことを考慮し，家族の理解度に合わせた注射指導が重要である。

▶在宅患者では，患者自身が異常を訴えることができない場合があり，家族による血糖測定・記録が重要である。

▶廃棄物処理法上，インスリン注射に伴う在宅医療廃棄物は一般廃棄物であり，各自治体のルールに従って取り扱う。

1 家族の理解度に合わせた指導

在宅医療を行っているインスリン導入患者では，合併症や併発症の進行に伴い，これまでできていた自己注射が実施できなくなり，家族が注射しなければならないことがある。一般に，医療依存度の高い在宅患者では，インスリン注射に限らず，家族が医療行為に介入しなければならない場面が多く，家族や介護者への十分な指導・管理が必要とされる。ほとんどの家族にとって初めて経験する医療行為であり，個人差はあるが，「自分の行為によって患者が危機にさらされるかもしれない」という不安や躊躇，「早く手技を覚えなければならない」という焦りや緊張等がみられることが多い。家族や介護者が医療専門職ではないことも十分に考慮し，家族の理解度に合わせた指導が重要である。

2 家族が行うインスリン注射の注意点

家族や介護者がインスリン注射の必要性をある程度理解し，高血糖，低血糖，シックデイの場合の対処法について理解しようと取り組む姿勢がみられることが最低限必要である。患者自身が2型糖尿病で，かつ，家族が糖尿病治療として受け入れていない場合や，老老介護や認認介護等で認知機能の低下や視力障害が認められる場合，心理的状態（抑うつ，不安等）により注射手技の習得が困難で，それをサポートすることができる生活環境にない場合には，インスリン注射を避け，経口療法に切り替えるのも1つの手である（1型糖尿病では不可）。経口療法に切り替える際には，事前に患者のインスリン分泌能を再評価しておくことが望ましい（一般に2型糖尿病患者では，インスリン分泌能が1/4～1/5程度に低下するとインスリン依存性となり，インスリン治療が必須となる）。

在宅患者では，患者自身が低血糖症状等を訴えられない状態であることも多く，家族が異変に気づけないこともある。また，高齢患者では，低血糖による異常行動が認知症症状と間違われやすいため，血糖自己測定（self-monitoring of blood glucose：SMBG）手技の修得や家族・介護者への指導も重要である。介護サービスを利用している場合には，施設スタッフやケアマネジャーを含め，治療への理解・協力が得られるよう働きかける。インスリン注射やSMBG手技・記録，インスリン残薬の確認（指示された投与量で正しく注射できているか推測が可能）を定期的に行い，その都度，高血糖，低血糖，シックデイについての対応策を指導し，不安や疑問に思うことの相談に応じる。

在宅患者では，食事・運動療法が困難である場合も

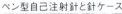

ペン型自己注射針と針ケース

針ケース付での排出が原則です。

　在宅医療で用いる注射針は，インスリン自己注射に代表されます。針は，直径0.2mmなどと細く，長さも5mm程度です。使用後は，針ケースがついていて，これを被せ，ねじることにより，針が外れ，針はケースから外れない安全な設計です。

　散逸・破損防止のため，プラ容器類（薬の空容器，牛乳パック，必ず商品名などのラベルをはがしたペットボトルなど）を利用します。これをポリ袋に入れ，さらに他の廃棄物と一緒にごみ用のポリ袋に入れて排出します。

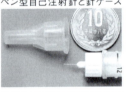

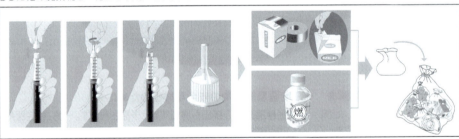

＜廃棄のポイント＞　※印は，市町村でごみの収集方法は異なりますのでご注意ください。
- 「鋭利なもの」の廃棄には堅牢な容器が適しています。しかし自己注射針は，針ケースに収めれば，上記のプラ容器類で代替が可能です。また，いわゆる100円ショップなどで適切な容器を見つけるのも一つの方法です。その他の空き容器，厚手のボール箱なども利用可能です。
- 牛乳パックなどに入れ，口をガムテープで閉じてください。
- ペットボトルは小型（350ml）が適します。500mlのものは，破裂防止のために孔を開けるか，切れ目をいれてください。
- 容器には，「中身が在宅医療廃棄物の自己注射針で燃やすもの」であることを明記するために，たとえば，燃 在 ◎マークのシールを貼る，手書きなどの方法も考えられます。※
- ビン，缶に入れてはいけません。リサイクルに回る危険が起きます。※
- 多くの調剤薬局では，自主的にインスリン自己注射の使用後の針の回収を行っています。インスリン薬液と一緒に廃棄用の薬の空容器などを受け取れるので，近くにあれば便利な排出方法です。
- 市町村の収集の際の自己注射針の針刺し事故は，最近5年間に2,045市町村で6件程度です。
- 在宅医療廃棄物での感染の可能性はありませんが，患者がB型肝炎，C型肝炎，エイズなどの感染症とわかっている場合で，家族が自己注射をする，使用後の注射針を廃棄する場合などは，針刺しが起きないように十分注意してください。この予防策の大前提はワクチン接種です。**B型肝炎ワクチンの接種を勧めます。詳しくは医師にご相談ください。**

図　インスリン自己注射関連廃棄物の処理方法　　　　　　　　　　　　　　　　（文献1より引用）

少なくないが，状況に合わせて，できる範囲での生活指導は行うべきである。

3 廃棄物の取り扱いについて

インスリン自己注射の際に生じる廃棄物のうち，注射針等の鋭利な物は医療関係者あるいは患者・家族らが医療機関へ持ち込み，感染性廃棄物として処理する。その他の非鋭利な物は，市町村が一般廃棄物として処理する方法が現段階で最も望ましいとされている（図）[1]。廃棄物処理法上は，在宅医療において生じる廃棄物（在宅医療廃棄物）は一般廃棄物であり，インスリン注射の際に生じる廃棄物も同様に扱う。したがって，各自治体で差異はあるものの，排出ルール（針ケース装着）が順守されれば家庭ごみとして廃棄することも可能である。

実際の在宅医療現場では，患者・家族が排出ルールを順守できない場合があるため，使用済み注射針は蓋つきの缶，ビン，ペットボトル等に入れて保管してもらい，使用済みインスリン製剤も含め，訪問時に医療機関にまとめて持ち帰り，感染性廃棄物として処理することも多い。

【文献】
1) 日本医師会：在宅医療廃棄物の取扱いガイド．2008．
[http://dl.med.or.jp/dl-med/teireikaiken/20110309_12.pdf]

谷本光生

Q213
家族による輸液（点滴）の管理の可否は

在宅医療における輸液（点滴）の管理は家族が行ってもよいのでしょうか？

A point
▶家族による医療行為は慣習的に行われており，在宅医療現場において，輸液（点滴）の見守りや，抜針までが家族によって行われることがある。
▶「針を刺す」などの侵襲的行為は，家族には認められないと解される（ただし，インスリン注射は家族が行うことがめずらしくない）。
▶家族が行う医療行為は，医療専門職に認められる「業としての医療行為」ではない。

1 慣習的に行われる家族による医療ケア

在宅医療では，医療的ケアが必要な場合も少なくなく，特に脱水に陥りやすい要介護高齢者に補液（点滴）を行うことも多い。家族がその管理を行うことには明瞭な規定はない。

家族による医療行為は慣習的に行われる。たとえば，小児科領域でも，親が子どもに坐薬を挿入することは当然と考えられており，小児科医は，家族に坐薬挿入の実技指導を行う。体温も本人や家族が計測することは当然とされ，小学校では「体温を測ってない子は，水泳はできない」などの指導がなされる。吸痰を家族が行うことは当然と思われており，どの医療機関でも家族に吸痰の指導を行う（過去，筋萎縮性側索硬化症患者に暫定的にホームヘルパーに吸引が容認されたときも，それは家族介護の過酷さの緩和措置であり，家族が吸痰を行うことが前提となっていた）。また，インスリン注射を家族が行うことには誰も異議を挟まず，どの医療機関でも家族に実技指導を行う。

2 家族にどこまで行うか

このように，「家族による医療行為」は社会の中で一定のコンセンサスがあるが，一方で，それらに対して明確な規定はない。基本的には，「針を刺す」などの侵襲的行為は，家族には認められないと解されよう。業としての医療行為は医療従事者のみに認められるが，これら家族の行為は業としての医療行為ではない。

そして，在宅医療現場では，通常，輸液の針を刺すことは医療従事者が行うが，①「輸液が円滑に行えているかどうかを家族が逐次観察すること」は広く行われる。時には，②「針を抜くことやその後止血をすること」を家族が行う。ただし，この場合，「留置針」を用いて輸液を行うことが望ましい。というのは，留置針の場合，金属製の鋭利な針は輸液開始時に既に除去されるからである。したがって，家族が抜針をするのは「プラスチック製の外筒（さや）」であり，抜針で患

者の身体を傷つけたり，家族がけがをする可能性がほとんどない。これら①，②の行為は，「在宅医療の家族介護」として，十分な理解力のある家族が安全にできると考えられており，実際に在宅医療現場で行われている。

これらを家族に行ってもらう場合，医療従事者は良識を持って実技指導を行うべきである。そして，家族は「意思に反して」あるいは「無理をして」これらを行うべきではない。一方，家族がこれらの行為を行えば，在宅患者への輸液が円滑に実施できることは確かである。

和田忠志

Q214
家族による胃瘻の管理は

胃瘻の管理は家族が行ってよいのですか？

point

▶胃瘻周囲の清潔を保つケア，胃瘻カテーテルを通しての栄養製剤の注入等に関しては，家族が行うことは差し支えない。
▶胃瘻カテーテルの交換や胃瘻の病的な状態への対応は医師が行う。
▶ただし，緊急性が高い場合は，家族が医師の指導のもとに行うことは差し支えないと考えられる。

1 胃瘻とは何か

患者が何らかの原因により自力で食物を飲み込めなくなったとき，胃に直接的に栄養製剤を注入し，生存を確保する方法を「経管栄養法」と呼ぶ。経管栄養法には，鼻から管を胃に通す方法（経鼻胃管による方法）と，「胃瘻」による方法が多く用いられる。そのほか，特殊な方法として食道瘻による方法，腸瘻による方法などがある。

胃瘻の造設とは，腹部に穴を開け，胃まで貫通させることを言う。その開けた穴のことを胃瘻と呼ぶ。現在は，開腹手術ではなく内視鏡を用いて造設する方法が一般的で，「経皮内視鏡的胃瘻造設術（percutaneous endoscopic gastrostomy：PEG）」と呼ばれる（図）。

この穴にチューブ（胃瘻カテーテル）を通し，そのカテーテルを通じて，液体またはゼリー状（半固形）の栄養製剤等を注入する。胃瘻による経管栄養は，経鼻胃管による方法に比較して，患者の苦痛が少なくかつ身体的にも負担が少ない方法であると考えられている。

2 胃瘻の管理

胃瘻の管理に関して政府の見解は明文化されていないが，慣習的に「瘻孔のケア」と「経管栄養の注入」は家族によって行われてきた歴史があり，家族が行って差し支えないと考えられる。

3 瘻孔のケアと経管栄養の注入

たとえば，「瘻孔周囲を洗浄して清潔を保持するケア」や，瘻孔周囲にガーゼ等を使用している場合には，その「ガーゼを交換するなどのケア」は，これまで慣習的に家族によって行われており，行うことは差し支

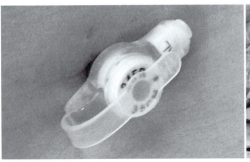
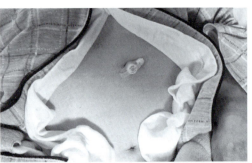

図 PEGによる胃瘻とそのカテーテルの例

えない。

また,「経管栄養の注入」や「注入に使用する器具を洗浄する」ことも,家族が行うことは差し支えない。また,「経管栄養食を家族が製作する」ことも差し支えない(東日本大震災時は,経管栄養製剤が不足したため,多くの家族が自家製の経管栄養食を作成し,注入した)。

4 胃瘻カテーテル交換は医師が行う

胃瘻カテーテルの交換は,医師が行う。特に,交換時に「胃瘻カテーテルが正しく胃内に留置されたかどうかを確認」するには専門的な技能が必要であるためである。

ただし,緊急の場合は,医師が家族に「瘻孔の維持のための挿入」を依頼することがある。たとえば,「何らかの原因で胃瘻のカテーテルが抜けてしまった」とき,瘻孔にカテーテル等を入れておかないと,瘻孔は自然治癒力により数時間で閉鎖してしまう。このため,医師がすぐに駆けつけてカテーテルを再挿入できないとき,「瘻孔を維持するために,医師が家族にカテーテルの挿入を依頼することがある」のである。

和田忠志

---

4 ❻ 在宅ならではの緩和ケアと管理のポイント

Q215
WHO緩和ケアの原則は

WHO緩和ケアの定義と押さえておくべきポイントについて教えて下さい。

point

▶緩和ケアはがんだけでなく,生命が脅かされるすべての疾患が対象となる。
▶患者が自分の境遇について悩んでいるとき,答えの出ない問いであっても一緒に答えを探していくという関係性や支援を行うプロセスが重要となる。

▶緩和ケアの目的は単に痛みを改善するだけではない。ケアを行った結果,QOLを改善することが目的である。

1 WHO緩和ケアのポイント

2002年に定められたWHO緩和ケアの定義は,表1,2[1)]に示されたものである。この中でのポイント(表1下線部の番号に対応)は,以下の通りである。

1 生命を脅かす疾患

緩和ケアの対象疾患はがんのみに限定されない。生命が脅かされるのであれば,その他の疾患も対象になることが明記されている。このことは,わが国の緩和ケア病棟が対象者をがんおよびエイズの終末期患者と限定していることと大きく隔たる部分である。今後,非がん患者の緩和ケアは大きな課題であるが,この実績の積み上げは緩和ケア病棟以外の場所,すなわち在宅が主軸となると考えられ,実績やエビデンスの集積が必須と考えられる。

2 患者とその家族に対して

緩和ケアの対象者は患者とその家族であることが明記されている。家族ケアは,緩和ケアにおける必須のケアである。家族の中では,キーパーソンと呼ばれる最も関わりの深い家族がケアの対象として認識されることが多いが,時にはそれ以外の家族が深く傷つき,最終末期時に在宅での最期に異論を唱えることも少なくない。このような場合は,傷ついた家族の感情に焦点を当て,共感しながら対応していくと穏やかになり,在宅看取りに同意することもある。また,離れて居住している家族も,情報通信技術(information and communication technology:ICT)等を利用して定期的に情報提供を行っていると,トラブルになることが少ない。

3 痛みやその他の身体的,心理的,社会的な問題,さらにはスピリチュアル(宗教的,哲学的な心や精神,霊魂,魂)な問題

ここでは,Saundersが指摘した「全人的疼痛」[2)]を緩和の対象とすることを明記している。身体的疼痛を適切な緩和医療で改善することは言うまでもないが,「なぜ私がこのような目に遭わなければならないのか」といったスピリチュアルな問いかけが生じた場合,答

表1 WHO 緩和ケアの定義（2002）

緩和ケアは，生命を脅かす疾患[1]による問題に直面する患者とその家族に対して[2]，痛みやその他の身体的，心理的，社会的な問題，さらにスピリチュアル（宗教的，哲学的なこころや精神，霊魂，魂）な問題[3]を早期に発見し，的確な評価と処置を行うことによって，苦痛を予防したり和らげることで，QOL（人生の質，生活の質）を改善する行為[4]である，としているのである。

（文献1より改変）

表2 WHO緩和ケア定義の補足

- 痛みやその他の苦痛な症状から解放する。
- 生命（人生）を尊重し，死ぬことをごく自然な過程であると認める。
- 死を早めたり，引き延ばしたりしない。
- 患者のためにケアの心理的，霊的側面を統合する。
- 死を迎えるまで患者が人生をできる限り積極的に生きていけるように支える。
- 患者の家族が，患者が病気のさなかや死別後に，生活に適応できるように支える。
- 患者と家族のニーズを満たすためにチームアプローチを適用し，必要とあらば死別後の家族らのカウンセリングも行う。
- QOL（人生の質，生活の質）を高めて，病気の過程に良い影響を与える。
- 病気の早い段階にも適用する。延命を目指すそのほかの治療（たとえば化学療法，放射線療法など）を行っている段階でも，それに加えて行ってよいものである。臨床上の様々な困難をより深く理解し管理するために必要な調査を含んでいる。

（文献1より改変）

えが出なくとも，その答えを一緒に探していくという関係性や支援を行うプロセスが重要となる。

4 QOL（人生の質，生活の質）を改善する行為

緩和ケアの目的は単に痛みを改善することだけではない。ケアを行った結果，QOLを改善することが目的として明記されている。もちろん，QOLは個人の主観に基づいた評価となる。身体的な緩和医療を行い，一見同等の医学的状態にすることができたとしても，患者や家族の主観によってQOLは変わっていく。QOLが高まるとすれば，「全人的疼痛」に対応する医療者，支援者の関わりに患者とその家族が満足，

あるいは納得することが重要と思われる。つまり，緩和ケアの本質は「死を看取ること」ではなく，「いかに関わるのか」にあり，様々なケアが不可分の関係性にあることを理解する必要がある[3]。

【文献】
1) WHO：WHO definition of palliative care.
〔http://www.who.int/cancer/palliative/definition/en/〕
2) Saunders CM, et al：The philosophy of terminal care. The Management of Terminal Disease, 1st ed. Cicely Saunders. Oxford University Press, 2006, p193-202.
3) 鈴木 央：治療. 2016；98(1)：40-5.

鈴木 央

Q216
在宅緩和ケアと緩和ケア病棟の連携調整は

緩和ケア期において在宅での療養を希望する患者がいるのですが，やはり入院させるほうが良策でしょうか？ 在宅で緩和ケアを行う場合の注意点を教えて下さい。

point

▶緩和ケア期において，在宅と入院で行える医療に大きな差はない。

▶緊急時の連絡先については，在宅ケアを支える医療機関・訪問看護ステーションで一次対応できるように調整する。

▶在宅側・入院受け入れ側の密な情報共有は患者・家族の安心・信頼につながり，在宅看取りの実現性も高くなる。

1 基本的認識

緩和ケア病棟は，地域の在宅医療を担う保険医療機関と連携し，緊急時に在宅での療養を行う患者が入院できる体制，24時間連絡を受ける体制の確保が求められている[1]。

全国の緩和ケア病棟の中には，いまだに入院待ちが

必要な施設がある。対象の在宅患者に数日以上の入院待ちを強いる状況から脱却できないとすれば，緩和ケア病棟と在宅との連携は諦めたほうがよいだろう。

緩和ケア期に在宅と入院で行える医療に大きな差はない。入院が優れているという病院医師の先入観があるとすれば，それが在宅の最大の阻害要因である。

以下，緩和ケア病棟が在宅緩和ケアへの連携を進める観点から要点をまとめた。

2 緩和ケア病棟案内時

緩和ケア病棟を希望する患者や家族は，病状や介護力の問題から在宅による療養を諦めている場合がある。入院したら最期まで退院できないと思い込んでいることもある。緩和ケア病棟案内の際に，医療的な予後の見通しとともに療養場所に関する希望を確認し，症状が安定したら在宅や地元への転院も可能であることを説明する。

3 緩和ケア病棟入院中の準備

①予後の短い患者は急速に悪化する場合も多く，在宅移行調整には通常以上のスピード感が求められる。医療的に在宅が可能と判断された段階（多くは緩和ケア病棟入院前）から準備は始まる。

②入院中も在宅を念頭に置いてケアの方法を考える。たとえば，最後までトイレで用を足したいという希望が強くても，在宅で介護力不足の場合は難しい。入院中に臥位で用が足せる練習をする。

③麻薬や胃瘻・ストーマ管理等が必要な場合には，病院内スタッフ（医師，看護師，薬剤師，リハビリスタッフ等）が在宅の連携先（在宅医，訪問看護師，ヘルパー）を対象に，麻薬持続皮下注の指導や胃瘻・ストーマケアの練習を行ったり，デジカメを用いた写真付きの手順書を作成したり，在宅の連携先へ情報提供を行う。

④患者・家族の気持ちは変動する。病状の変化があったときなどに適宜，在宅への希望を再確認する。家族のみで，あるいは訪問看護師等の助けがあればケアできること，点滴などをせずに過ごせることがわかれば，自然と在宅への希望が湧いてくる。

4 連携調整

1 緩和ケア病棟側の連携調整

①医療用麻薬の調整に長けた在宅医，がん患者の看護経験のある訪問看護師，ケアマネジャー等の地域の情報収集を行い，普段の交流を通して相手先の実力を知っておくことは連携調整員の重要な任務である。

②患者・家族の理解度の確認は重要である。病状や予後，急変の可能性について理解が得られていない場合は，在宅を支える医療者への信頼感を著しく失わせることになりかねない。連携調整担当者は，病状・予後の見通し・急変の可能性等の説明を明文化した文書が患者・家族に渡されていることを確認する。もし不備があるなら，この段階で関係者に依頼して整える。

③利用する在宅サービス等については，在宅を支える連携先と打ち合わせて進める。患者・家族によっては在宅サービスに過度な期待を抱く場合もあるので，在宅のメリットのみではなく，デメリットも含めた説明が必要である。たとえば，往診や訪問看護は依頼したらいつでもすぐに来てくれるわけではないし，必ずしも入院中と同じ医療やケアが受けられるわけではない。

2 在宅受け入れ側の連携調整

①患者・家族には，在宅で緊急事態に陥った際の対応に関する不安が常につきまとう。緊急時の連絡体制について，連携施設間で明確にしておく。緊急時の連絡先は，在宅ケアを支える医療機関・訪問看護ステーションで一次対応できるように調整する。「何かあったら緩和ケア病棟・病院に連絡」では在宅ケアを支える連携先と患者との信頼関係が構築できない。

②最近トータルヘルスプランナーやエキスパートケアマネジャー，エキスパート連携コーディネーター等，その地域の在宅マネジメントに長けた「スーパー連携調整員」の存在が注目されており，実際，在宅緩和ケアの成否を握る。在宅医療関連学会，公的研究費助成，地域の事業としてそのような存在を意図的に育てる試みが始まっている。

5 連携先との情報共有，協力体制

在宅緩和ケア開始後の情報交換・情報共有は大切である。症状コントロールや病態の再評価のために、緩和ケア病棟に短期入院が必要となる場合もある。情報共有が円滑であれば、患者・家族の安心・信頼につながる。夜間の緊急入院等はほとんど生じない。在宅看取りの実現性が高くなる。緩和ケア病棟での看取りも入院は数日以内のことが多く、ギリギリまで在宅療養が可能となる。

【文献】
1) 日本ホスピス緩和ケア協会：平成28年3月4日保医発0304第3号 緩和ケア病棟入院料の施設基準．
[http://www.hpcj.org/what/baseline.html]

谷水正人

Q217

がん性疼痛への対応は

がんの痛みには体の痛みだけではなく多面的なものがあると言いますが，どのような痛みがあり，在宅ではどういった対応をとる必要があるのか教えて下さい。

A point

▶がん患者の痛みは，身体的痛みだけではない。
▶全人的苦痛＝トータルペインを理解し，すべてに対応する必要がある。
▶「がんの痛み」に対応する場として，「在宅」はとても優れている。

1 がん患者を全人的な存在として考えること

がん患者は体の痛みだけでなく、多面的・多層的な痛みにさらされている。緩和ケアでは、痛みには4つの側面があるとされ、すべてが「全人的苦痛（トータルペイン）」につながるとされている。これは「セント・クリストファーホスピス」のシシリー・ソンダースが提唱した概念（）[1]であるが、これらの痛みを理解し、全人的ケアを提供することが必要である。

4つの痛みとは、以下の通りである。
① 身体的苦痛：痛み，息苦しさ，だるさ，思うように動けないこと
② 心理的苦痛：不安，うつ状態，恐れ，いらだち，怒り，孤独感
③ 社会的苦痛：仕事上の問題，経済的な問題，人間関係，家庭内の問題，相続問題
④ スピリチュアルペイン：人生の意味，罪の意識，苦しみの意味，死の恐怖

2 価値観の変化・死生観に対する悩み

上記4つの痛みがすべて生じるわけではないが（がん患者で体の痛みが出る割合は5～6割とされていて、最期まで体の痛みを伴わない場合もありうる）、それぞれの痛みが互いに関連して影響を及ぼし合うことは間違いない。これらのうち身体的苦痛に対しては、麻薬を使うといった医療的な要素が大きく関わるため医師や訪問看護師・訪問薬剤師の役割が大きくなる。

「思うように動けないこと」に関しては、訪問での緩和的リハビリを利用する。ベッド周りの環境を整え、補助具を利用してできるだけ自分で動けるようにすることは尊厳にも関わることであり、スピリチュアルペインを和らげることができる。ADLに関しては、訪問ヘルパーからの情報も有用である。心理的苦痛に対しては、医師よりも訪問時間が長く、また医師よりも敷居が低いという心理作用で訪問看護師が大きな役割を担うことが多いが、同居家族や優れたケアマネジャーもまた大切な存在であることは言うまでもない。

社会的苦痛、特に経済問題に対しては医療ソーシャルワーカー（medical social worker：MSW）や行政が関わることが多い。病院から在宅に移行する前に、様々な公的支援について相談するべきである。

たとえば、がんの脊椎転移による下肢の機能障害を合併し回復が望めない場合は、退院前に肢体不自由の身体障害認定の申請をする。

スピリチュアルペインに対しては自宅まで出向いてくれる宗教家もいるので、地域で日頃から交流を持つとよい。多職種で患者の状態に関する情報をリアルタイムで共有しておくことができるITツールの利用をお勧めする。

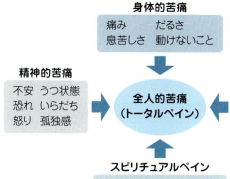

図 全人的苦痛　　（文献1より引用）

3　「がんの痛み」に対応する場としての「在宅」

　がんの痛みに苦しむ患者が，自宅に戻ると表情が柔和になり，使用するモルヒネの量が減ったり，持続皮下注射から解放されるといったケースは珍しくない。こうしたケースでは，身体的苦痛ととらえられていたものが心理的苦痛に修飾されていた可能性が高い。住み慣れた自宅や家族から引き離された入院生活では，不安や孤独感それに伴う恐れ・うつ症状といったものが身体的苦痛をさらに増強していた可能性がある。住み慣れた場に帰り，家族に囲まれて再び生活ができるという喜びだけで，痛みが軽減する。そうした意味では在宅緩和ケアは，病院医療では決して提供できないものを元来内包していると言える。

　家族に迷惑をかけるのではないかといった遠慮から，退院を口にできない患者は多いものである。在宅スタッフは本当の気持ちを引き出し，在宅医療につなげる努力を惜しんではならない。

【文献】
1) 国立がん研究センターがん対策情報センター：がん情報サービス. がんの療養と緩和ケア.
[http://ganjoho.jp/public/support/relaxation/palliative_care.html]

吉田大介

Q218
がん患者・家族への生命予後説明の仕方は

　在宅療養しているがん患者さんから，「私は，あとどれくらい生きられますか？」と尋ねられました。患者・家族への余命告知やいわゆる「悪い知らせ」を伝える方法と気をつけるべきポイントについて教えて下さい。

A point

▶多くの予後予測の指標が開発されているが，完全なものはない。
▶予後予測の説明前に，患者・家族が本当に余命を知りたいのか確かめる。
▶「悪い知らせ」を伝える方法，コミュニケーションスキルを身につける。

1　予後予測の指標について

　1990年代後半以降，イタリアで開発されたPalliative Prognostic Score (PaPScore) やわが国で開発されたPalliative Prognostic Index (PPI) の2つは，予後予測に関する代表的ツールとして位置づけられてきた。前者は30日生存を予測する指標，後者は生命予後が3週間未満であることを予測する指標と

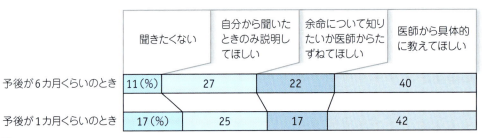

図 日本人が希望する余命告知 （文献1より改変）

されている。また，前者は主に在宅緩和ケアを受けている終末期がん患者を対象としているのに対して，後者は主に緩和ケア病棟入所中の患者を対象としている。

これらに対して2011年に英国で開発されたPrognosis in Palliative care Study predictor models(PiPS models)は，14日以下（日単位），15～55日（週単位），56日以上（月/年単位のいずれか）を予測するもので，緩和ケア病棟・在宅緩和ケアさらに緩和ケアチームの3つの環境の患者を対象としている。いずれも有用であるが，当然のことながら患者の生命予後を100％正確に予測できるものではない。

2 患者・家族は本当に，「余命があとどれくらいか」を知りたいのか？

日常の診療の中で，患者から突然，「あとどれくらいでしょうか？」といった質問を受けた経験は決して少なくないと思われる。こういった場合，慌ててしまって，思わず念頭にある期間を口にしてしまったことはないであろうか。日本人が希望する余命告知に関する研究では，余命について医師から聞きたくない割合が約10～20％と報告されている（図）[1]。すべての患者が余命の告知を希望しているわけではなく，中には，決して知りたくないという者がいることを知って

おく必要がある。

また，患者本人ではなく家族も「悪い知らせ」を決して受け取りたくない場合がある。家族だからといって安易に厳しい内容の告知をすると，それを契機に信頼関係が損なわれることがある。まずは，患者・家族が本当に余命を知りたいのか・なぜ知りたいのかを対話を通じて把握することが大切である。

3 余命を伝えるためのコミュニケーションスキルを身につける

患者あるいは家族が余命告知を望んでいると確認できた場合も，「あと6カ月」といった期限を切った言い方をすることは戒めるべきである。対話の中で得た楽しみにしているエピソード，たとえば「秋に，娘が結婚します」とか「来春，孫が小学校に上がるのが楽しみで」といった情報をもとに，まずは「その頃までお元気でいられるといいですね」といった言葉がけをする。もし，さらに生命予後について期間を尋ねられた場合でも，期間を区切らずある程度の幅を持たせるか，あるいは「桜の咲く頃まで大丈夫だといいですね」といった表現を用いるとよい。

事前に日時を指定して面談を設定する場合には，プライバシーの守られる環境が必要であることを伝え，場の設定をお願いする。キーパーソンの同席を望むかを確認しておく。途中で話を打ち切らないですむように当日の訪問計画を吟味し，十分な滞在時間をとれるようにしておく。

「悪い知らせの伝え方」のコミュニケーションスキルには，わが国で開発されたSHARE（表）がある。詳細は成書[2]を参照して頂きたい。

さらにSHAREを用いて，患者・医師・家族それぞれの役とオブザーバーを設定してのロール・プレイを

表 SHAREとは

Supportive environment	支持的な環境設定
How to deliver the bad news	悪い知らせの伝え方
Additional information	付加的な情報
Reassurance and **E**motional support	安心感と情緒的サポート

体験しておくことは，理解と実用に大変役に立つ．訪問スタッフの間で行うことを推奨する．

【文献】
1) Sanjo M, et al：Ann Oncol. 2007；18(9)：1539-47.
2) 内富庸介, 他：がん医療におけるコミュニケーション・スキル 悪い知らせをどう伝えるか. 医学書院, 2007.

吉田大介

Q219
がん患者への麻薬の投与方法は

在宅のがん患者さんが強い痛みを訴え出しました．麻薬の投与を始める際に，気をつけるべき点と投与方法について教えて下さい．

point

▶痛みの評価を正しく行う．
▶麻薬に対する誤解・偏見をなくし，副作用について説明する．
▶WHO方式がん疼痛治療法に基づき，自宅でも問題なく使用できることを説明する．

1 患者の痛みを認め，詳しく評価する

在宅医療の場合，医師は患者宅を診療の場として拝借する立場である．信頼関係が損なわれると，訪問を断られる．痛みの評価は，患者自身が痛みをどのように感じているかが一番大切である．つまり患者が痛いといったときは痛みが存在するのであり，その訴えを疑ってはならない．患者の痛みの訴えに真摯に対応しないことは，信頼関係を損ねる行為である．痛みの評価には，Numerical Rating Scale (NRS) を用いる．

次に痛みの性質を評価する．痛みには，体性痛，内臓痛，神経障害性疼痛がある．内臓痛にはオピオイドが効きやすい．内臓痛とは管腔臓器の炎症や閉塞，肝臓などの皮膜を持つ固形臓器の炎症や腫瘍による圧迫・被膜の伸展による痛みである．

次に痛みのパターンを評価する．痛みには持続痛と突出痛がある．突出痛とは，持続痛の有無や程度，鎮痛薬治療の有無にかかわらず発生する一過性の痛みの増強である．在宅では階段を上ったときや離れたトイレに行ったあとなどに，突出痛が生じることがある．在宅での療養環境を詳しく観察することは有用である．疼痛評価には，「疼痛の評価シート」（図1）[1)]を使用するとよい．

2 麻薬に対する誤解を解き，偏見をなくす

麻薬使用開始にあたって，患者が麻薬中毒のイメージに起因した恐れや偏見を抱いている場合がある．それらに関する代表的なQ＆Aを示す．

Q1 「麻薬を使うと中毒になりませんか？」
A1 「いいえ，なりません」
適正に使用した場合に中毒になる頻度は，0.2％以下とされている．

Q2 「麻薬を使うと寿命が縮みませんか？」
A2 「いいえ，そんなことはありません」
麻薬の使用量と予後には，相関関係がないとされている．

Q3 「麻薬を使うということは，末期ということですか？」
A3 「いいえ，違います」

痛みを止めるためにアスピリンや抗炎症薬が投与されてもその効果が小さいときは，医療用麻薬を徐々に加える．末期になったから投与開始をするということではない．

3 医療用麻薬に関する副作用を説明する

代表的な副作用として，便秘，吐き気，眠気がある．これらは薬物療法・時間の経過で改善できることを説明し，安心させる．幻覚・興奮といった副作用は，5％以下と稀である．がん患者は麻薬以外に多くの原因からせん妄を合併しやすいので，せん妄になってもすぐに麻薬を中止せず，他の原因を探ることが大切である．特にせん妄は，在宅療養継続を妨げる大きな誘因となるため，原因を取り除くことや向精神薬等の使用に十分な知識と経験を蓄えておくことは重要である．

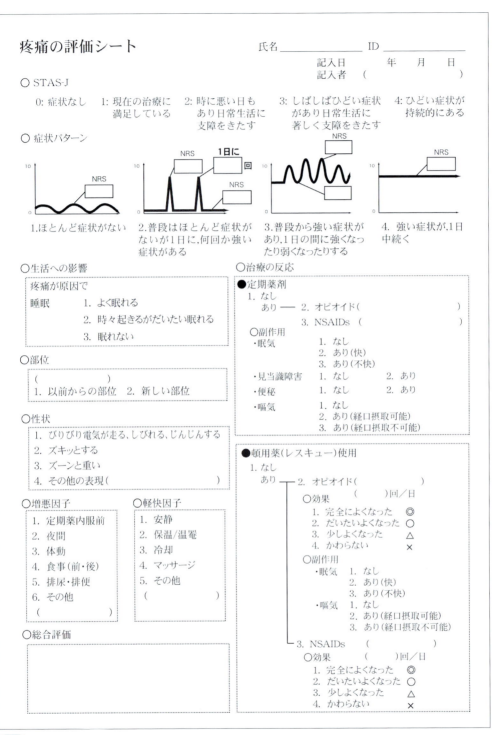

図1 疼痛の評価シート (文献1より引用)

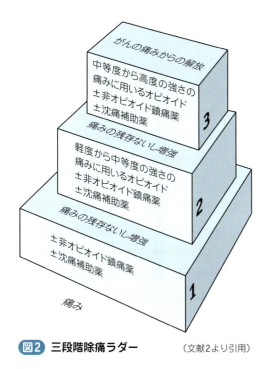

図2 三段階除痛ラダー　　　（文献2より引用）

表	鎮痛薬使用の5原則

- 経口的に（by mouth）
- 時刻を決めて規則正しく（by the clock）
- 除痛ラダーに沿って効力の順に（by the ladder）
- 患者ごとの個別的な量で（for the individual）
- その上で細かい配慮を（with attention to detail）

（文献2より引用）

うろたえた家族が，救急搬送を依頼してしまうケースもあるので，麻薬は食事等にかかわらず定時に使用し，勝手に減らしてはならないことを徹底しておく。また，オピオイドローテーション等で医療用麻薬が不要になった場合は，その廃棄を保険薬局に依頼することができる。

4 WHO方式がん疼痛治療法における「鎮痛薬の使用法」に習熟し，これに基づいた徐痛をすることは在宅でも同じである

　がんの痛みをとる場合に医療用麻薬は大変強力な武器となるが，「WHO方式がん疼痛治療法」の鎮痛薬リストには非オピオイドもあり，また鎮痛補助薬や神経ブロックなどの非薬物療法を「三段階徐痛ラダー」（図2）[2]の適用と並行して検討すべきとされている。表[2]に鎮痛薬使用の5原則を示す。

5 医療用麻薬は自宅でも問題なく使用できるが，注意が必要である

　現在，在宅治療では保険薬局で医療用麻薬が交付される場合がほとんどである。交付された麻薬を自宅で保管し使用することに何ら問題はないが，幼い子どもの手が届かないよう（使用済み貼付薬を含めて）十分気をつけるよう注意を促す。訪問薬剤師による在宅服薬指導を導入し，麻薬の適正な使用確認・患者の日常生活，嚥下状態，身体状態などのモニタリングを依頼する。たった一度の麻薬の飲み忘れ・貼付薬の貼り忘れが原因で，在宅患者が突然苦しみ出すことがある。

【文献】
1) がん対策のための戦略研究　緩和ケア普及のための地域プロジェクト．疼痛の評価シート．
   [http://gankanwa.umin.jp/pdf/tool04.pdf]
2) WHO編，武田文和訳：がんの痛みからの解放．第2版．金原出版，1996, p17.

吉田大介

Q220

非がん疾患の痛みへの対応は

整形外科疾患や糖尿病性神経障害に伴う痛みなど，がん以外の疾患による痛みに苦しむ患者さんにはどのような処置を施せばよいのでしょうか？

point

▶オピオイドの投与は必要最小限にする。
▶痛みの治療目標を「生活が可能なレベルの疼痛の残存」に設定する。
▶副作用による生活性が生じないよう留意する。

1 オピオイド投与（服用）時の注意点

　整形外科疾患による痛み，帯状疱疹や糖尿病性神経障害に伴う痛みなどの慢性疼痛は，患者のQOLを著

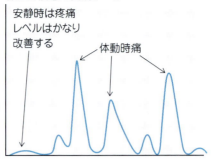

図 がんと非がん疾患の疼痛レベル

しく低下させることがある。非がん疾患の慢性疼痛の特性（特に関節筋の障害による痛み）として，体動時の痛みはしばしば表出されるが，安静時の疼痛はがん疼痛に比べてきわめて低いレベルにとどまることが少なくない（図）。そのため，痛みがほとんど出現していない時点で急速に血中濃度が高まるオピオイド（速放性製剤）が使用されると，耐性形成や耽溺性の問題も生じる可能性がありうることも常に留意すべきである[1]。

オピオイド投与（服用）にあたっての注意点を以下に示す[1]。

① NSAIDs，アセトアミノフェン，神経障害性疼痛治療薬の併用が必要か検討し，理学療法や神経ブロックなどの治療も集学的に行った上で，必要なオピオイドを最小限投与する。
② 痛みの治療目標を「疼痛の消失」とせず，生活が可能なレベルの疼痛の残存を許容する。
③ 非がん性疼痛は季節や環境によって疼痛レベルが変化する。細かく投与量を再検討し続ける。
④ 副作用（眠気やふらつき，嘔気，便秘等）が生活障害を生じないように留意する。

以上より，様々な他の治療を行った上で，まず投与されるべきオピオイドは徐放製剤であると考えられている。レスキュー的なオピオイドの投与については，十分なエビデンスは得られていない。しかし，がん医療と同様に生活局面において強い疼痛が予測される場合（トイレ歩行によって激痛が誘発される等）は，体動前にレスキュー使用を指導することありうると考えられる。これらは主治医が患者の生活状況と痛みを個別に十分考慮した上で行う必要がある。

2 非がん慢性疼痛に使用可能な薬剤

現在，非がん慢性疼痛に使用可能な薬剤はブプレノ

表 非がん性疼痛に適応のあるオピオイド

区分	薬品名		麻薬指定	その他
弱オピオイド	ブプレノルフィン塩酸塩	貼付薬・坐薬	麻薬指定なし	e-learningが必要 同意書が必要
	コデインリン酸塩	錠・散	1％剤は麻薬指定から除外	
	トラマドール	カプセル	麻薬指定なし	
	トラマドール塩酸塩/アセトアミノフェン合剤	錠	麻薬指定なし	
	ペンタゾシン	錠	麻薬指定なし	
強オピオイド	モルヒネ塩酸塩（徐放薬・水薬・坐薬を除く）	錠剤，散剤	麻薬	
	フェンタニル	貼付薬	麻薬	e-learningが必要 同意書が必要

（文献2より改変）

ルフィン塩酸塩，コデインリン酸塩，トラマドール塩酸塩，ペンタゾシン，モルヒネ塩酸塩，フェンタニル貼付薬であるが，ここではいくつかの薬剤のポイントを列挙する(表)[2]。

1 トラマドール塩酸塩

- 速放製剤(トラマール®カプセル)，徐放製剤(ワントラム®錠)，合剤(トラムセット®配合錠)がある。
- 少量(50～100mg/日)より開始。肝代謝。
- おおよそ効果は6時間持続(速放製剤および合剤)。
- 400mg/日程度で鎮痛限界，モルヒネ塩酸塩(オピオイド)の1/5程度の効果。
- 比較的副作用が少ない。麻薬指定なし。神経障害性疼痛改善作用も報告。

2 ブプレノルフィン塩酸塩貼付薬(ノルスパン®テープ)

- 使用するためにはウェブサイトからe-learningを受講し合格する必要がある。
- 5mgから開始し7日に1回貼付。3週間以上の間隔をあけて増量する(増量時に血中濃度が安定するまでに時間を要する)。20mgを超えないこと。肝代謝される。

3 フェンタニルクエン酸塩貼付薬(パッチ)

72時間(3日間)タイプと24時間(1日)タイプがあるが，薬物血中動態はほぼ同等。

初回血中濃度が安定するまで約9日間かかる。副作用は軽微(特に便秘等消化器系副作用が軽い)。体温が高まる(有熱時や入浴後)と吸収率が高まる。デュロテップ®MTパッチ4.2mg，フェントス®テープあたり60mgの経口モルヒネ塩酸塩(オピオイド)と換算する。

【文献】
1) 厚生労働省医薬食品局 監視指導・麻薬対策課：医療用麻薬による慢性疼痛の治療方針．医療用麻薬適正使用ガイダンス．2012, p9-12.
[http://www.mhlw.go.jp/bunya/iyakuhin/yakubuturanyou/dl/2012iryo_tekisei_guide.pdf]
2) 日本ペインクリニック学会非がん性慢性[疼]痛に対するオピオイド鎮痛薬処方ガイドライン作成ワーキンググループ，編：非がん性[疼]痛に対するオピオイド鎮痛薬処方ガイドライン．真興交易医書出版部, 2012, p37.

鈴木 央

Q221

がん性創傷の注意点は

乳癌などで，皮膚に露出した腫瘍が自壊し出血や悪臭を伴う場合があります。このような創傷の注意点と，ケアの方法について教えて下さい。

point

- ▶がん性創傷は痛み，滲出，出血，感染，悪臭を伴い，患者および家族にとって大きな精神的負担となる。
- ▶患者や創傷について適切な評価を行い，状態に合わせたケアを行う。
- ▶患者の苦痛や介護者の負担，経済的な側面に配慮し，在宅で継続可能な方法を指導する。

1 がん性創傷について

皮下に生じたがんが発育して皮膚を破り創傷を形成したものを，がん性創傷と呼ぶ[1]。体表臓器に発症するがん(皮膚癌，乳癌，頭頸部癌など)に多いが，リンパ節転移や皮膚転移も原因となりうる。体表のがんは，キノコ状に増大する一方，崩れて空洞部分を持ち，痛み，滲出，出血，感染，悪臭を伴い，患者および家族にとって大きな精神的負担となる。

2 評価のポイント

がん性創傷の部位によっては，たとえば頭頸部であれば嚥下ができず，栄養摂取に困難が生じたり，乳癌であれば上肢の可動域が制限されるなど，様々な機能の低下や日常生活への支障が出ることもある。これら

表1 がん性創傷の評価のポイント

1	がんの進行状況，全身状態，意識状態，予後
2	創傷の評価(部位，大きさ，数，痛み，出血，滲出液，臭気，外見)
3	患者の身体的苦痛，生活上の苦痛，社会的苦痛，スピリチュアルペインの状況
4	患者のセルフケア能力，家族状況，社会的状況，療養場所，経済状況

(文献2より引用)

表2 がん性創傷のケア：疼痛・出血，滲出液，臭気への対策例

疼痛・出血対策	非固着性ドレッシング材	モイスキンパッド®，メッシュケア®，メロリン®，デルマエイド®，メピレックス®トランスファー（必ず吸収パッド類を乗せる）
	止血効果のある薬剤やドレッシング材	サージセル®綿型，ボスミン®外用液，アルジサイト®Ag，カルトスタット®
滲出液対策	吸収力のあるパッド	モイスキンパッド®，メッシュケア®，尿とりパッド
	高吸収ドレッシング材	メピレックス®ボーダー，アクアセル®Agフォーム
	吸収力のある薬剤類	カデックス®軟膏，亜鉛華デンプン
	パウチング	瘻孔ケア用品の工夫
臭気対策	感染対策の薬剤	カデックス®軟膏，ユーパスタ®軟膏
	臭気を抑える薬剤	メトロニダゾール軟膏，クリンダマイシン軟膏
	消臭効果のある製品	デオール®消臭・除菌スプレー，オドレスシート®，デオドラント"ケア"シート
	シーリング	瘻孔ケア用品の工夫，フィルム材

（文献3より引用）

の状況もふまえて，少しでも快適に生活できるようにするには何が必要かを判断する（**表1**）[2]。

3 ケアのポイント

1 ケアの基本

清潔を維持するために洗浄し，創面を保護して愛護的なスキンケアを行うことが，感染予防につながり，ひいては滲出液や臭気などのトラブルを緩和する。

2 痛み・出血へのケア

感染による炎症の痛みには，局所だけでなく，全身的な感染管理が必要となる。処置による痛みを訴える場合には，処置前にレスキュードーズを使う。創面に被覆材が貼り付かないように濡らしながら剥がしたり，軟膏や非固着性パッド類を使うなど，工夫する。愛護的なケアは，痛みを緩和するとともに出血のリスクも減らす。

3 滲出液，臭気へのケア

悪臭は，腫瘍組織の壊死と嫌気性細菌の感染が原因であり，滲出液の管理，感染の管理が重要である。高温・多湿の状態では臭いが強くなるため，室温や湿度にも注意する。痛み・出血，滲出液，臭気対策例を**表2**[3]に示す。

ほかに，モーズ軟膏（塩化亜鉛を主成分とする軟膏製剤）[4]を創面に一定時間塗布した後除去し，これによって腫瘍の表面を乾燥させる方法がある。出血，滲出液，臭気のコントロールに効果的であるが，まだ標準化された方法ではなく，軟膏の塗布量や時間，施行間隔，周囲皮膚の保護などについて，経験を積んだ医師と看護師による実施と判断が必要である[2]。

4 その他

頻回の処置は患者の苦痛や介護者の負担となるため，できる限り簡便な方法を選択する。また，創傷管理が長期間に及ぶ場合は，安価な材料を選択するなど経済的な側面も配慮する必要がある。

【文献】
1) 蘆野吉和，他：がん患者の創傷管理．照林社，2007.
2) 青木和惠：プロフェッショナルがんナーシング．2015；5（3）：296-7.
3) 安達淑子：プロフェッショナルがんナーシング．2015；5（4）：381-3.
4) 医薬品情報21
   [http://www.drugsinfo.jp/2012/10/03-223000]

平 洋

Q222

自宅・介護施設での麻薬管理の注意点は

在宅緩和ケアにおいて医療用麻薬を使用することが多くありますが，自宅や介護施設での医療用麻薬の使用

や管理についてどのような点に注意したらよいでしょうか？

- ▶患者の苦痛をできる限り早く取り除くために、医療用麻薬を適切に使用することのできる環境づくりが重要である。
- ▶使用にあたっての相談や緊急の連絡等、患者や家族が医療従事者に連絡できる窓口を明らかにしておくことが望ましい。
- ▶介護施設であっても、患者に交付された医療用麻薬の保管・管理にあたり金庫を用いる必要はない。

1 地域での麻薬管理

地域の自宅および介護施設では、医療従事者の観察が行き届きにくい状況での服薬や薬剤管理となる。そのため、患者の日常生活動作や生活リズムに合わせた、確実で簡単な投与経路の選択を行う必要がある。レスキュー・ドーズは患者や家族が不安を感じずに過ごせるための数量を処方し、安全かつ確実に用いるための支援や環境づくりを行う。また、使用上の相談や緊急の連絡等、患者や家族が医療従事者に連絡できる窓口を明らかにしておくことが望ましい。

表1 自宅での麻薬管理の留意点

1. 他人に転用しないこと。誤って他人が服用してしまった場合は速やかに医師・看護師・薬剤師に連絡するよう伝えておく
2. 小児やペットの手が届かない場所に保管すること。特に使用済みの貼付剤は家庭内のごみ箱等でなく別に回収用の袋等を準備して入れておいてもらうよう指導する
3. 残薬が生じた場合に適切に処理すること。使用しなかった麻薬の返却について、交付を受けた麻薬診療施設（医療機関）または麻薬小売業者（保険調剤薬局）に持参するよう指導する

（文献1より作成）

2 自宅での麻薬管理の留意点

自宅での麻薬管理にあたっては、表1[1])の3点の説明が重要である。在宅医療では関係者間の情報の共有と十分な連携が重要であるが、特に医療用麻薬の管理においては、薬剤の種類・用量から自宅のどこに保管しているのかまで含めた、適切かつ具体的な情報共有が求められる。病状の変化（軽快、再入院、死亡等）により、医療用麻薬が不要となった場合は、できる限り当該麻薬の交付を受けた医療機関や薬局に持参するよう指導する。受け取った医療機関または薬局は、適切な廃棄等を行う。

3 介護施設での麻薬管理の留意点

患者の療養場所が介護施設であっても、医療用麻薬の保管・管理は基本的に自宅と同様である。医療用麻薬は痛みを緩和するために用いる薬剤であることに主眼をおき、過度の管理によって患者が痛みに苦しむことのないよう配慮する。介護施設での麻薬管理にあたって留意するべき5つのポイントを表2[1])に示す。特に、介護施設であっても患者に交付された医療用麻薬

表2 介護施設における麻薬管理の留意点

1. 患者に交付された医療用麻薬の保管・管理にあたり金庫を用いる必要はない
2. 施設内の患者の居室ではない部屋で施設職員が薬剤を一括管理しているような場合においても、医療用麻薬も同じ場所で保管・管理して差し支えない。他の施設利用者の薬剤と混同しないよう氏名を記入した紙片を付したり一包化包装には氏名を記入するなどして識別できるようにしておく
3. 医療用麻薬を患者の居室に保管する場合でも、金庫を設ける必要はない。ただし、他の施設利用者が不意に居室に入るおそれがあったり、患者自身の認知機能低下などにより誤用するおそれがある場合には居室以外の場所で施設職員が管理してもよい。その際、患者が痛みを訴える場合には速やかにレスキュー・ドーズを服用させることができる介護環境づくりができるよう指導する
4. 患者だけでなく施設職員にも用法や誤用の際の連絡方法などを伝えておく
5. 使用済みあるいは不要となった医療用麻薬の回収または廃棄についても施設職員に伝えておく

介護施設：介護老人保健施設、特別養護老人ホーム、介護付有料老人ホーム、グループホーム、ケアハウス、高齢者専用賃貸住宅、小規模多機能型居宅介護施設等（ショートステイ含む）

（文献1より作成）

の保管・管理にあたり金庫を用いる必要はないことは強調されるべきである。

わが国の介護施設での調査では，医療用麻薬を使用できる施設は23%，夜間に医療用麻薬を使用できる施設は7%ときわめて少ないという報告[2]がある。これからの介護施設での看取りと緩和ケアの充実に向けて，介護施設における医療用麻薬の適正使用がさらに推進される必要がある。

【文献】
1) 厚生労働省医薬食品局監視指導・麻薬対策課：医療用麻薬適正使用ガイダンス―がん疼痛治療における医療用麻薬の使用と管理のガイダンス．[http://www.mhlw.go.jp/bunya/iyakuhin/yakubuturanyou/dl/2012iryo_tekisei_guide.pdf]
2) 森本有里, 他：Palliative Care Res. 2015；10(1)：120-4.

清水政克

Q223
在宅における麻薬処方せんの発行の注意点は

在宅緩和ケアで医療用麻薬を院外処方する際に麻薬処方せんの発行が必要ですが，どのような点に注意をすればよいでしょうか？

point

▶都道府県知事から免許を受けた麻薬施用者のみが，麻薬処方せんを交付することができる。
▶保険薬局は，ファクシミリにより送信された麻薬処方せんの内容に基づき麻薬の調剤を開始することができる。
▶患者の病状等の事情により，患者・家族の依頼を受けた患者の看護にあたる看護師，介護にあたる者等に麻薬を手渡すことができる。

1 診療録（カルテ）への記載

都道府県知事から免許を受けた麻薬施用者のみが麻薬施用のための麻薬を記載した麻薬処方せんを交付することができる。麻薬施用者が麻薬を施用し，または患者等に交付したときは，診療録（カルテ）に，患者の氏名・性別・年齢・住所，病名および主症状，麻薬の品名および数量，施用または交付の年月日を記載する必要がある。麻薬注射剤の数量の記載については，単位をA（アンプル）で記載するのではなく，実際に施用した数量をmg単位で記載する。また，麻薬施用者であっても疾病の治療以外の目的で麻薬処方せんを交付することはできない[1]。

2 麻薬処方せんの発行

病院では院内独自の麻薬処方せんの様式が採用されていることが多いが，在宅患者の院外処方として医療用麻薬を処方する場合には通常の処方せんと同様の様式で麻薬処方せんを発行する（図）[1]。麻薬処方せんには，麻薬施用者自身が表に示す事項を記載する必要がある[1]。記載内容については不備がないように注意する。医療用麻薬の種類によって処方可能な最大日数が異なるため，処方日数に留意する。

麻薬処方せんの発行にあたって，医療用麻薬を家族，友人等へ譲り渡すことは，医学的に危険であるばかりでなく，譲り渡した患者自身が「麻薬及び向精神薬取締法」に違反することになるので，絶対にしないように患者・家族に十分に指導する。

3 院外薬局における医療用麻薬の交付

在宅患者では保険薬局において医療用麻薬が交付される場合がほとんどである。薬局は患者・家族等への交付までの待ち時間の短縮や負担の軽減を考慮して，ファクシミリにより送信された麻薬処方せんの内容に基づき麻薬の調剤を開始することができる。実際に麻薬処方せんを受領した際に，記載内容を確認した上で麻薬を交付する[1]。

患者の病状等の事情により，麻薬処方せんの交付を受けた患者や家族が麻薬を受領することが困難な場合には，患者・家族の依頼を受けた患者の看護にあたる看護師，介護にあたる者等に麻薬を手渡すことができる。交付後，患者が交付された麻薬を指示どおり服薬しているかどうかを患者または家族等を通じて随時確認する[1]。在宅医療の場においては，医師や看護師，介護者，薬剤師がともに密に連携し，これらの支援が

処　方　せ　ん

（この処方せんは、どの保険薬局でも有効です。）

公費負担者番号								保険者番号							
公費負担医療の受給者番号								被保険者証・被保険者手帳の記号・番号	○○○　○○○						

患者	氏　名		保険医療機関の所在地及び名称	東京都 ○○区 ○○○○ ○○病院
	生年月日	明 大 昭 平 ○○年○月○日 男・女	電話番号	03-○○○○-○○○○
	区　分	被保険者　　被扶養者	保険医氏名	○○○ ○○○　　㊞

麻薬施用者以外は麻薬を処方できない

交付年月日	平成 ○○年 ○月 ○日	処方せんの使用期間	平成 年 月 日	特に記載のある場合を除き、交付の日を含めて4日以内に保険薬局に提出すること

処　　方	変更不可	個々の処方薬について、後発医薬品（ジェネリック医薬品）への変更に差し支えがあると判断した場合には、「変更不可」欄に「レ」又は「×」を記載し、「保険医署名」欄に署名又は記名・押印すること。 ①オキシコンチン（20mg）　2錠 　　　　　1日2回　朝・夕 　　　　　12時間おき　14日分 ②ノバミン（5mg）　3錠 　　マグミット（250mg）　3錠 　　　　　1日3回　毎食後　14日分 ③オキノーム散（5mg）　1包 　　　　　疼痛時　20回分 以下余白

備　　考	保険医署名	「変更不可」欄に「レ」又は「×」を記載した場合は、署名又は記名・押印すること。
		患者住所　○○区 ○○○○ 麻薬施用者免許番号　□-□□□□□

患者の住所と麻薬施用者番号は必ず記載する

調剤済年月日	平成 年 月 日	公費負担者番号	
保険薬局の所在地及び名称保険薬剤師氏名	㊞	公費負担医療の受給者番号	

備考　1.「処方」欄には、薬名、分量、用法及び用量を記載すること。
　　　2. この用紙は、日本工業規格 A 列5番を標準とすること。
　　　3. 医療の給付及び公費負担医療に関する費用の請求に関する省令（昭和51年厚生省令第36号）第1条の公費負担医療については、「保険医療機関」とあるのは「公費負担医療の担当医療機関」と、「保険医氏名」とあるのは「公費負担医療の担当医氏名」と読み替えるものとすること。

図 麻薬処方せんの記載例

表 麻薬処方せんに記載するべき内容

1. 患者の氏名，年齢（または生年月日）
2. 患者の住所
3. 麻薬の品名，分量，用法，用量（投薬日数を含む）
4. 処方せんの使用期間（有効期間）
5. 処方せん発行年月日
6. 麻薬施用者の記名押印または署名，免許番号
7. 麻薬診療施設の名称，所在地

ただし，院内処方せんの場合は2，4，7の記載を省略することができる。

（文献1より作成）

より的確なものとなるよう努めることが重要である。

【文献】
1) 厚生労働省医薬食品局監視指導・麻薬対策課：医療用麻薬適正使用ガイダンス―がん疼痛治療における医療用麻薬の使用と管理のガイダンス．
[http://www.mhlw.go.jp/bunya/iyakuhin/yakubuturanyou/dl/2012iryo_tekisei_guide.pdf]

清水政克

Q224
自宅用オピオイド注入PCAポンプ（施錠式）の管理方法

在宅医療で，オピオイド注入PCAポンプ（施錠式）を用いて疼痛や呼吸困難の症状緩和を図る際，どんな点に注意して管理したらよいでしょうか？

- ▶ 自己調節鎮痛法（patient-controlled analgesia：PCA）は，患者が痛みを感じたとき，PCAポンプを用い，患者自身の判断で皮下や静脈内に鎮痛薬を注入投与する方法である。
- ▶ PCAポンプは，鎮痛薬をボーラス投与するためのスイッチ（PCAボタン）が装備されている持続注入機で，①持続投与量，②レスキュー投与量（レスキュードーズ），③ロックアウト時間の3つのモードが設定され，施錠式で安全に使用できる。
- ▶ 持続皮下注入法が簡便で安全性に優れており，オピオイドとしてモルヒネ注射薬，オキシコドン注射薬，フェンタニル注射薬があるが，安価で1％と4％製剤のあるモルヒネ注射薬が第一選択である。

1 オピオイド注入PCAポンプを使用した症例

フェンタニル貼付薬からモルヒネ持続皮下注にスイッチした症例を紹介する。

70歳代男性。直腸癌術後再発・肝転移で，黄疸が増悪傾向。嘔気あり，食事はほとんど摂れず。腹部痛に対しフェンタニル貼付薬2mgが投与されていたが，疼痛コントロール不十分のため，モルヒネ持続皮下注入にオピオイド・スイッチした。0.5％モルヒネ注0.1mL/時（0.5mg/時，12mg/日），レスキュー1回1時間量・15分あけて何回でも可として，午前中に投与を開始した。疼痛評価をしながら，夕方再訪問時0.15mL/時（0.75mg/時，18mg/日）に，翌朝再訪問時0.2mL/時（1.0mg/時，24mg/日）に増量し，疼痛コントロール良好となった。

2 初回投与量を設定する

初めてオピオイドを投与する場合は，0.5％モルヒネ注（5mg/mL）を，投与速度0.1mL/時（0.5mg/時，12mg/日），レスキュー投与量1回0.1mL（0.5mg＝持続投与量の1時間ぶん），ロックアウトタイム（レスキュー投与が可能な最低投与間隔）15分で開始する。痛みを評価しながら0.05mL/時（0.25mg/時，6mg/日）ずつ増量する。持続皮下注入にオピオイド・スイッチする場合は，オピオイド鎮痛力価換算比（図）[1]を参考とし，経口モルヒネ換算で60mg以上の場合は一度にではなく1/3～1/2量ずつスイッチする（表）。

腎機能障害がある場合は，オキシコドン注射薬，腸閉塞がある場合はフェンタニル注射薬を用いることもできるが，持続皮下注入法の場合は高用量投与に限界がある。

3 ポンプの種類を使いわける

在宅で使用できるPCAポンプは，シリンジ型PCAポンプ（テルモ社，約30万円），リザーバー型PCAポンプ（スミスメディカル社，JMS社，約60万円）である。投与量を増量調節する段階では10mLシリンジを使用できる低容量タイプのシリンジ型が，至適投与量が決定している場合には高容量タイプのリザーバー型が適している。

4 針の留置，皮下投与量，穿刺部位を管理する

24～27Gプラスチック静脈留置針もしくは金属翼状針を用い，前胸部，腹部，大腿部等体動があってもずれにくい部位に，皮膚のしわの方向に穿刺すると針固定の安定性が保たれやすい。穿刺部の発赤・硬結が見わけられるように透明の被覆材を用いて固定する。

皮下投与量（持続注入量＋レスキュー投与量）が1時間1.0mL以上になると，皮膚が硬結し吸収されにくくなる。高用量投与が必要な場合には濃度の高い薬液に代える必要がある。

穿刺部に発赤・硬結・痒みがみられた場合は，針を抜き，穿刺部を変更する。金属翼状針のプラスチック静脈留置針への変更，投与薬剤に少量のステロイド（例：デキサメタゾン0.5～1mg/日）の混合で改善す

（モルヒネ製剤）
アンペック®坐薬
40mg／日

‖

（オキシコドン製剤）
経口オキシコンチン®
40mg／日

＝

経口モルヒネ
60mg／日

＝

（フェンタニル製剤）
デュロテップ®MTパッチ
4.2mg／3日
フェントス®テープ
2mg／日

‖ ‖ ‖

オキシコンチン®注
30mg／日

モルヒネ注
20〜30mg／日

フェンタニル®注
0.6mg／日

図 オピオイド鎮痛力価換算比（あくまでも目安）
（文献1より改変）

表 モルヒネ持続皮下注の処方例（PCAポンプ50mLカセット使用時）

・0.5％モルヒネ（1％モルヒネ2倍希釈）

生食10mL＋1％モルヒネ10mL（モルヒネ100mg／10mL：プレペノン®1A）
総量：100mg／20mL
濃度：5mg／mL，0.5mg／0.1mL
（例）速度0.1mL／時，0.5mg／時，12mg／日（2.4mL／日）
皮下総投与量が1.0mL／時⇒120mg／日（24.0mL／日）で約1日分

・1％モルヒネ（1％モルヒネ原液）

1％モルヒネ50mL（プレペノン®5A）
総量：500mg／50mL
濃度：10mg／mL，1mg／0.1mL
（例）速度0.1mL／時，1mg／時，24mg／日（2.4mL／日）
皮下総投与量が1.0mL／時⇒240mg／日（24.0mL／日）で約2日分

・2％モルヒネ生食（4％モルヒネ2倍希釈）

生食25mL＋4％モルヒネ25mL（モルヒネ1000mg／25mL：4％モルヒネ5A）
総量：1000mg／50mL
濃度：20mg／mL，2mg／0.1mL
（例）速度0.1mL／時，2mg／時，48mg／日（2.4mL／日）
皮下総投与量が1.0mL／時⇒480mg／日（24.0mL／日）で約2日分

・4％モルヒネ（4％モルヒネ原液）

4％モルヒネ50mL（モルヒネ2000mg／50mL：4％モルヒネ10A）
総量：2000mg／50mL
濃度：40mg／mL，4mg／0.1mL
（例）速度0.1mL／時，4mg／時，96mg／日（2.4mL／日）
皮下総投与量が1.0mL／時⇒960mg／日（24.0mL／日）で約2日分

ることもある。風呂に入る場合はレスキュー投与してから針を抜き，刺入部を透明の被覆材で覆う。入浴後は，別の場所から穿刺する。

5 PCAポンプのアラームが鳴る状況を知って防止対策し，患者が困らないようにする

①ルート閉塞時：ルートを体に絡ませないよう指導する。皮膚発赤があると薬剤の吸収が不安定となって閉塞アラームが鳴ることがあるので，刺し替える。

②注射液の残量が少ないとき：残量をこまめに確認し，早めに再セットする。

③電池切れ：電池交換日を設定し，あらかじめ電池交換をする（週1回程度）。

【文献】
1) 日本緩和医療学会：がん疼痛の評価と治療. 緩和ケア研修会開催ハンドブック. 2016.
[http://www.jspm-peace.jp/data/v3_a/M3_201612.pdf]

【参考】
▶ 粕田晴之：Patient-Controlled Analgesiaと持続皮下注入. 症例で身につくがん疼痛治療薬. 山口重樹, 他, 編. 羊土社, 2014, p437-45.
▶ 粕田晴之, 監修：こうすればうまくいく！在宅PCAの手引き. 中外医学社, 2013.
▶ 粕田晴之, 監修：こうすればうまくいく！在宅緩和ケアハンドブック. 改訂2版. 中外医学社, 2012, p140-47.

粕田晴之

在宅における疾病管理

Q225

在宅で認知症の人と関わるための視点やポイントは

「診断がついており，処方も行っている」認知症患者について，在宅医療では医師として患者・家族とどのように関わったらよいのでしょうか？ いくつかの視点やポイントを教えて下さい。

point

▶「病の軌跡（illness trajectory）」や一般的な自然歴を意識して予後や変化の予測を立てる。

▶医療者や家族の視点だけではなく，患者の世界観を理解してケアに役立てる。

▶問題を心理・社会面でとらえて「生活を支える」ケアのための社会資源のマップをつくっておく。

1 「病の軌跡（illness trajectory）」や一般的な自然歴を共有する

アルツハイマー型認知症であれば，近似記憶の障害や遂行機能の障害から始まり，発症後平均して10年ほどで死に至る。海外の文献では5年や7年というデータもあるが，これは診断のタイミングや事前指示をふまえた合併症の影響もあろうかと思われ，わが国では当てはめにくい印象を持つ（図）[1]。

自然歴の論文は豊富で，見当識障害は時間→場所→人の順に進む，物盗られ妄想は認知症の進行とともに2～3年で消失する，発症から7年ほどで重度の状態となること等が明らかになっている。また重度になるとおよそ1年半で半数が感染症や摂食障害で亡くなるという非常に予後の厳しい状態となる。まずはこれらの経過を家族や多職種と随時共有し，予後や変化を予測することは重要なケアと言える。

2 患者の世界観を理解し，伝えることもケア

「認知症の人と家族の会」のホームページ[2]に「認知症をよく理解するための9大法則・1原則」があり，たとえば第2法則では「症状の出現強度に関する法則」として，より身近な家族に対して症状が強く出ることが紹介されている。たまに経験するが，認知症患者は身近な人（たとえばお嫁さん）には安心し油断するため症状が強く出る一方，初対面や久しぶりに会う人（たとえば遠方の娘）には緊張して，綻びが目立たないように気張って接するため，症状が出にくいことがある。その他の法則で，患者の不安感や自尊心についても述べられている。

こういった世界観や感情を理解し，時に翻訳し，時に翻訳できずにともに悩むことも介護者を支えるための在宅ケアの中心となる。また，これまでの人生や生き方を知ることも同様に患者理解に役立つ。

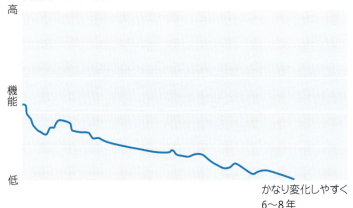

図　認知症患者等機能障害の進行

（文献1より改変）

3 心理・社会面で問題をとらえ，その解決のための地域資源を把握する

認知症の心理面や社会面の課題，特に本人の不安や家族の苦悩を理解し，専門職との連携や介護サービスの調整，社会資源の活用といった対応が広く望まれる。また本人に残された能力を，交流や社会への「活動と参加」といった側面で維持することも重要なケアとなる。近年ではそういったケアを支えるための様々な制度・システムやフォーマル・インフォーマルサービスが開発されており，その資源マップをつくり，ケアを媒介することも大切な役割となる。

【文献】
1) Murray SA, et al：BMJ. 2005；330(7498)：1007-11.
2) 認知症の人と家族の会．[http://www.alzheimer.or.jp/]

松井善典

Q226
皮下埋め込み式ポート管理の注意点は

患者の右前胸部に皮下埋め込み式ポート（ポート）が設置されていますが，どのように管理したらよいのでしょうか？

point

- ▶輸液等で，ポートを使用している場合には特に感染予防が，ポートを使用していない場合は閉塞予防が管理上の留意点。
- ▶ポートの感染管理では，フーバー針刺入部の管理を特に念頭に置くべきである。
- ▶閉塞予防のためには定期的なヘパリン生理食塩液の充填が必要である。

1 皮下埋め込み式静脈用ポートの合併症

造設時の合併症として，出血，動脈穿刺，気胸，空気塞栓等がある。造設後の合併症は感染（カテーテル感染症，ポート感染症，敗血症等），閉塞（塞栓，カテーテルピンチオフ），ポート破損，ポート露出，カテーテル血栓，カテーテル断裂，カテーテル先迷入，ポート上皮膚欠損等があり，特に頻度が多いのが感染と閉塞である。

2 ポートに関する感染管理
1 感染予防

感染予防で特に大事なことはポート造設時の感染対策であり，ついでポート刺入部の管理である（表）。カテーテル感染症の多くは，カテーテル刺入部から起こり，ポートではフーバー針刺入部から起こる可能性が高いため，持続的に針を刺入している場合（中心静脈輸液，薬液注入等）では，針先が固定され，刺入部の観察が可能となるドレッシングの工夫が必要である。その他，輸液セットは一体型で閉鎖型とし，開放型三方活栓は使用しない。

2 感染が起こった場合の対応
(1) ポート感染

ポートを使う必要がない場合はポートを摘出する。使う必要がある場合は，抗菌薬の全身投与，ポート部の消毒，必要に応じてドレナージを行い，これで改善しない場合にはポートを摘出する必要がある。

(2) カテーテル感染の疑いがある場合

ポートを使う必要がない場合にはポートを摘出する。ポートを使う必要がある場合には，カテーテルと末梢から血液を採取し培養を行う。カテーテルからの培養が末梢からの培養より2時間以上早く陽性になれば，カテーテル感染症と診断される[1)2)]。この場合は，適切な抗菌薬の全身投与で，投与後48～72時間後でも菌血症が改善されなければ，ポートを摘出する。なお，抗菌薬の投与は最低10～14日かそれ以上必要とされる[3)]。

3 ポートの閉塞予防
1 ポートを頻回に使っている場合

8時間以内の場合には生理食塩水の注入でよい。24時間以内であれば10mLの生理食塩液を注入後に10単位/mLヘパリンを5mL注入する。

2 ポートを使っていない場合

24時間以上であれば100単位/mLのヘパリン生理食塩液5mLをフラッシュする。長期間未使用の場合には4週間ごとのフラッシュを行う[4)]。それ以上長い

表 皮下埋込み式ポートの管理の要点

	手順	要点
使用開始時	皮膚清拭	穿刺予定部を清拭綿で清拭し皮脂をとる
	皮膚消毒	穿刺予定部を含めやや広範囲（被覆される範囲）に消毒する。消毒には0.5％クロルヘキシジンアルコールを用いるが，アレルギーがある場合にはポビドンヨードを用いる
		皮膚消毒から穿刺・被覆までの手順においては患者の顔を患側に向けないようあらかじめ説明しておく
		消毒薬が乾燥するのを待って（約30秒）から以下の作業を行う
	フーバー針穿刺	清潔な手袋をはめ，ポートの両端を指で挟み込み，セプタムの中央部を穿刺する
		針はセプタムに直角に当て，リザーバーの底に達するまで穿刺する。なお，穿刺する部位は毎回同じ場所にならないように配慮する
	血液の逆流の確認	10mL注射器を接続し血液の逆流を確認する
	生理食塩液注入	10mL以上の注射器[*1]で生理食塩液をパルシングフラッシュ法で注入しながら，抵抗の有無，皮下への薬液のもれの有無を確認する
	フーバー針被覆	フーバー針の刺入部が見えるようフィルムドレッシング剤で覆う
	フーバー針固定	フーバー針の接続チューブを（引っ張られても針先が移動しないよう）皮膚に固定する
使用中	輸液セットの交換	輸液セットは24時間注入の場合には原則1週間に1回交換
		輸液セットは間歇的注入の場合にはその都度交換
		輸液セットは一体型で閉鎖式として開放型三方活栓は使用しない
		輸液セットのフィルターは感染予防としては必ずしも必要ではない
		脂肪乳剤，輸血，血液製剤を使用した場合は，終了時交換
	被覆剤の交換	被覆剤の交換は原則1週間ごと
		切り込みガーゼなどを利用した場合には2日ごと交換
		刺入部に滲出液があったり，被覆剤が一部剝がれている場合には交換が必要
	シャワー利用時	被覆部分が湿ったり，被覆剤が一部剝がれている場合には交換が必要
	フーバー針交換	原則1週間ごと
使用終了時	フーバー針抜針	10mL注射器で生理食塩液・ヘパリン生理食塩液を注入後に抜針
		抜針後8時間以内で再度使用する場合には生理食塩液でもよい
		抜針後24時間以内で再度利用する場合には10単位/mLヘパリン生理食塩液を注入
		抜針後24時間以上で再度利用する場合には100単位/mLヘパリン生理食塩液を注入
未使用時	ヘパリン生理食塩液注入	原則的には4週ごと100単位/mLヘパリン生理食塩液5mLを注入

＊1：10mL以下の注射器では注入圧が高くなり，カテーテルを破損する可能性がある。

注入間隔のエビデンスはないが，1000単位/mLのヘパリンで，6週間ごとでは大丈夫であったというレポートがある[5]。

❸ 脂肪製剤，血液製剤をポートから使用した場合

これらの製剤は通常末梢静脈から使用するべきであるが，ポートを利用した場合には，単独投与とし，使用直後に生理食塩液で必ずフラッシュし，使用した輸液セットは交換する。

4 在宅医療で皮下埋め込み式ポートは必要か

在宅医療に移行する際に，経口摂取ができなくなることを懸念して，皮下埋め込み式ポートが設置されることがあるが，多くの場合必要はなく（皮下注で対応可能であり），むしろポート設置時の苦痛や合併症のデメリットが大きいこと，ポート管理のために維持費（フーバー針やヘパリン生理食塩液の費用は診療報酬で算定できず）がかかることを念頭に置き判断するべきである。

【文献】
1) Schiffer CA, et al：J Clin Oncol. 2013；31(10)：1357-70.
2) Pittiruti M, et al：Clin Nutr. 2009；28(4)：365-77.
3) Bishop L, et al：Int J Lab Hematol. 2007；29(4)：261-78.
4) Department Health of Queensland Goverment：Queensland Health Guideline Totally implantable central venous access ports.
 [https://www.health.qld.gov.au/publications/linical-practice/guidelines-procedures/diseases-infection/governance/icare-port-guideline.pdf]
5) Palese A, et al：Eur J Oncol Nurs. 2014；18(1)：66-71.

蘆野吉和

Q227
在宅輸血の注意点は

在宅輸血はどのような場合に行うものなのでしょうか？ 施行条件や，施行にあたっての注意点などがあれば教えて下さい。

point

▶在宅輸血は本質的には移植である。QOL向上と重篤な輸血合併症のリスクとベネフィットを考慮。本人および家族の明確な意思，理解，協力が得られることが必要。

▶輸血計画および同意書の作成が必要。事故および合併症発生時の手順を明確にした，院内および訪問看護ステーションで使用する簡便な輸血マニュアルの作成および教育を行う。

▶適切な輸血保管，配送，照合，実施，記録，および綿密な報告，連絡，相談が求められる。患者間違えを起こさないために，システムが安定して運用されコンセンサスが得られるまでは患者1人に限り行うほうがよい。

1 在宅輸血の目的

身体的制限があり通院困難な患者の在宅輸血は，緩和的治療として有用なアプローチである。QOLの向上の一貫としてリスクとベネフィットに十分に配慮することが重要である。

2 在宅輸血の適応

・過去に一度は病院で輸血の既往があり，かつ重篤な合併症をきたしたことがないこと。
・輸血後の発熱があっても，薬物療法で管理が容易であった経験が過去にあること。
・入院したり来院したりするにあたって，身体的に制限があり通院困難であること。
・患者が覚醒しており，協調的であり，（特に介護施設や小児において）医師が異常と判断するような身体症状を適切に知らせることができる体制であること。
・患者に明らかな心血管的要素（不安定狭心症・うっ血性心不全など）がなく，輸血の際の状態の変化が医学的に安定しており，予測可能であること。
・血管確保が容易であること。
・詳細な血液型や不規則抗体［同種抗体，自己抗体など（輸血関連性のものも含む）］が明らかに同定されていること。不規則抗体が検出された場合は，

必ず血液学の専門医のコンサルテーションを受け，在宅輸血が可能かどうか対診することが望ましい。
・以下の場合は特に病院での輸血が望ましい：緊急時の急速輸血，急性消化管出血，重篤な輸血合併症の既往。
・病態適応：血球破壊，血球産生不良，腎不全・肝不全に伴う貧血による，生活に困難を生じる呼吸苦，不眠，食思不振をはじめとする苦痛症状の緩和，血小板減少に伴う出血による苦痛症状の緩和。
・扱う製剤：主に濃厚赤血球・濃厚血小板など。
・代替治療：エリスロポエチン（erythropoietin：EPO）やトロンボポエチン（thrombopoietin：TPO）や鉄剤の投与を含む輸血以外の治療について十分に配慮する。
・赤血球輸血のイメージ：成人において目標7g/dLを切らない，7〜9g/dLの間に落ち着かせる（一般に1単位の濃厚赤血球はHb濃度を1g/dL上昇させる）。
・血小板輸血のイメージ：成人において出血傾向がなく安定している場合，1万を下回らない。10単位の濃厚血小板はPltを3〜6万上昇させる。血小板の半減期は10日前後。維持するには2〜3日ごとの投与が望ましい。

3 在宅輸血の意思確認

・患者（または家族）意思の確認：なぜ輸血が望ましいか。
・輸血による症状改善の有益性と稀に起こる予期しない適合不全と稀ではあるが致死的となりうる輸血合併症の存在の理解。
・アナフィラキシー，予期しない不適合，拒絶反応〔輸血関連性移植片対宿主反応（graft versus host disease：GVHD）〕，血液汚染による細菌感染症，輸血関連性急性肺損傷（transfusion related acute lung injury：TRALI），溶血反応，心不全増悪，病原体（HBV，HCV，HIV，HTLV-1，vCJD）〕への感染，輸血による同種免疫（主にHLA Class Ⅰ）獲得，血小板減少症，クエン酸中毒，高カリウム血症など
・病態を理解した上で輸血を明確に希望するかの確

認。
・輸血は拒否できることへの理解。

4 在宅輸血の準備

輸血は移植。患者を間違えて血液型が不適合の製剤を輸血することは致死的な合併症を引き起こすなど，決してあってはならないことである。そのため，以下の点について留意する。
・適切な輸血計画と実施手順書の作成・院内教育と周知・安全な確認と実施体制。
・検査会社との協働。
・血液供給機関との連携。
実際の留意点は以下の通り。
・不適合輸血を防ぐ血液型〔ABO，Rh（D）〕の確認およびクロスマッチの採取保管，不規則抗体スクリーニング，輸血合併症を含む既往歴の確認，感染症のサーベイランス。
・輸血する内容の確認・発注・届いた製剤の保管〔輸血保存専用（2〜6℃）の冷蔵庫での濃厚赤血球保存・室温保存（20〜24℃）された濃厚血小板の振とう器での管理〕。
・濃厚赤血球輸血の場合，輸血ロットのサンプルと本人血液とのクロスマッチの実施（表試験・裏試験）と適合確認，報告伝票の保管。
・輸血計画と手順書，同意書の作成，院内での輸血教育とスタッフ全員が輸血を認識すること。輸血は移植であり，患者の取り違えが致死的な事象につながるため，慣れないうちは同時期に輸血が複数の患者となることをなるべく避け，院内で振り返りができるよう配慮する。

5 在宅輸血の実施

・ルートの確保とアナフィラキシー時のレスキューのためのエピネフリンなどの準備の確認。
・可能であれば，患者の血液型および適合輸血について患者および家族も含め一瞬でわかるプレートなどの作成および配置。
・輸血内容の適合確認のダブルチェック（必ず医師を含む複数の人間で確認を行い，クロスマッチ報告書などに署名するなどして記録を残すとよい）および輸血計画に基づいた前処置（場合により抗

ヒスタミン薬，ステロイド薬などを投与），投与スピードの設定（専用の輸血ポンプと輸血セットを使用することが望ましい）。
- 投与開始時の医師の治療実施と輸血中の看護師などの滞在観察（この点は柔軟に行う）。
- 投与終了時の訪問看護師などによる終了処置と医師報告および実施記載．および緊急時連絡先の明示。
- 診療録への記載。

6 在宅輸血実施後の一般的な合併症の留意事項

- 輸血による心不全症状に留意［血管内ボリュームが増すため前負荷が増し，心不全症状が増悪する可能性に留意（利尿薬の投与について考慮）］，腎不全患者での輸血での古い保存血液の高K負荷に留意（採取5日以内の新鮮な濃厚赤血球の使用が望ましい）。
- 合併症症状：高熱，呼吸苦，喘鳴，浮腫（口唇，口腔，顔面など），皮膚瘙痒，極端な倦怠感，肉眼的血尿（ヘモグロビン尿を含む），疼痛（四肢痛，胸痛，体幹痛，腰痛），原因不明の出血，黄疸（皮膚・眼球結膜の黄染），不整脈症状。
- 上記症状が出た場合は，速やかに対応を行う（輸血の前には，この点について他医療機関との連携も併せて必ず患者および家族の意思確認を行う）。

7 いつ在宅輸血をやめるか

- 輸血による重篤な合併症が憂慮されるとき。
- 病状が不安定で病院での輸血が望ましいとき。
- 輸血による症状の改善を含む生活改善が見込めないとき。
- 家族や本人が明確に輸血を希望しないとき。

【参考】
- Guidelines for Home Transfusion. SCOTIA PROVINCIAL BLOOD COORDINATING PROGRAM. Version 2.0, 2014.
- 日本輸血・細胞治療学会：小規模医療機関（在宅を含む）における輸血ガイド，2017.

戸谷 剛

Q228
在宅での人工呼吸器の注意点は

在宅医療の場における人工呼吸器の目的，方法，注意点について，非侵襲的侵襲的陽圧換気療法（NPPV）と気管切開下陽圧換気療法（TPPV）について教えて下さい。

point

▶ 在宅人工呼吸療法は慢性呼吸器疾患や神経筋疾患の呼吸不全の治療に用いられ，非侵襲的陽圧換気療法（non-invasive positive pressure ventilation：NPPV）と気管切開下陽圧換気療法（tracheostomy positive pressure ventilation：TPPV）がある。

▶ NPPVとは上気道から陽圧を用いて換気する方法で，気管内挿管チューブや気管切開チューブを使用しないものを指す。

▶ 在宅人工呼吸療法には患者・家族に十分説明を行った上での意思決定支援・共有体制が必須である。

1 在宅人工呼吸療法

在宅人工呼吸器は慢性呼吸器疾患や神経筋疾患に伴う呼吸不全の治療に用いられる。マスクを使用して陽圧により気道確保するNPPV[1]とTPPVがある。痰が喀出可能で誤嚥の可能性の少ない症例には，気管切開を行わない，低侵襲のNPPVが選択される。1998年にNPPVが保険適用されて以来，呼吸器，マスクやオキシメーターの発達に伴い，在宅NPPV患者が増加している。TPPVは確実な人工換気が保証でき，誤嚥を防止しやすく，喀痰吸引の効率も良いが，発声や会話がしにくく，感染しやすい。TPPVは筋ジストロフィーや筋萎縮性側索硬化症（amyotrophic lateral sclerosis：ALS）といった神経筋疾患等に多く適用される。

人工呼吸は生命維持に直結するため，治療方針決定には意思確認が必須であるが，患者の病状から意思確認が困難な場合も少なくない。NPPVから挿管下人工呼吸への移行や中止要件にはコンセンサスがなく，患者・家族に十分な説明の上での意思決定の支援・共

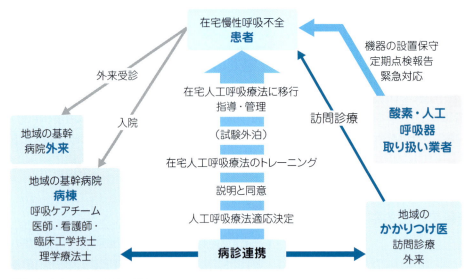

図 在宅人工呼吸療法の流れ

有体制が必要であり，それは治療アドヒアランスの維持・向上にもつながる．在宅人工呼吸療法の流れを図に示す．在宅人工呼吸療法患者を支える多職種の立場については別稿（「Q91」）の在宅酸素療法の図を参考にして頂きたい．

2 NPPV

慢性在宅NPPVは慢性閉塞性肺疾患（chronic obstructive pulmonary disease：COPD）(26%)，肺結核後遺症(23%)，神経筋疾患(18%)，脊椎後側弯症(5%)に実施されている．NPPVは高CO_2血症患者に対して主に睡眠中に使用され，血液ガス所見（非使用時も），自覚症状や健康関連QOL，生命予後の改善と急性増悪や入院の減少が報告された．

早朝の頭痛，傾眠，呼吸困難の増強，浮腫などの右心不全徴候，在宅酸素療法中にも増悪を繰り返す症例にはNPPVを検討する．長期在宅酸素療法中にはSpO_2計測による睡眠中の低換気の評価が推奨される．NPPVは間欠的な換気補助が可能で，段階的な離脱や，排痰，口腔ケア，会話や食事も可能である．NPPVは自発呼吸停止例，興奮・非協力等のマスク装着不能例，ショック等で禁忌となる．高CO_2血症を伴う安定期COPDにNPPVと呼吸リハビリテーション併用の有効性が報告された．左室駆出率45%以下の慢性心不全患者のチェーンストークス呼吸に対する adaptive servo ventilation（ASV）は差し控える．

在宅では小型，静音で操作性が良く，停電時にも対応する電池駆動可能な機器が使用される．マスクはアドヒアランスに影響するため慎重に選択する．在宅の慢性期用機器でリークが目立つ場合には回路に加湿器を加える．上気道の乾燥は不快なだけではなく，分泌物による上気道閉塞の危険があるので，適切に対処する．排痰能力低下例では気道クリーニングが必須で，排痰を促す専用機器を使用する．NPPVは急性呼吸不全にも気管内挿管より早期から用いられ，挿管に伴う死亡や肺炎を避けうる．NPPVは呼吸筋疲労と呼吸仕事量を軽減するため，人生最終段階での呼吸困難緩和にも使用できる．

3 TPPV

在宅TPPVでは気管内吸引，気管チューブ交換，切開創処置などの気道ケアが必要で，ケアチームの構築が必須である．気管内吸引は本人や介護者が行う．感染予防のために口腔内清拭を徹底する必要がある．

【文献】
1）日本呼吸器学会NPPVガイドライン作成委員会，編：NPPV（非侵襲的陽圧換気療法）ガイドライン．改訂第2版．南江堂，2015．[http://fa.jrs.or.jp/guidelines/NPPVGL.pdf]

千田一嘉

Q229
気管切開を行っている患者の注意点は

癌末期の症例，呼吸器疾患の症例，神経疾患の症例，人工呼吸器を使用した症例で気管切開を行っている場合，どのように気管切開管理を行えばよいでしょうか？

point

▶ 永久気管孔の場合，気管孔を清潔に保ち，異物が入らないように注意する。
▶ 気管カニューレには多くの種類があるため，その特徴を理解する。
▶ 緊急時のために日頃，介護者とともに気管カニューレ交換を行う。

1 在宅医療における気管切開管理

在宅医療における気管切開管理は，頭頸部腫瘍の術後患者，長期間の人工呼吸管理が必要な患者，嚥下障害にて誤嚥しやすい患者，痰喀出の困難な患者に対して行われることが多い。気管切開管理においては，まず，気管カニューレを使用しているか否か，気管カニューレを使用している場合，人工呼吸器を使用しているか否かによって管理内容が異なる。

2 永久気管孔

永久気管孔を形成され，自発呼吸がある患者では，主に気管孔周囲の感染，炎症に注意して管理を行えばよい。永久気管孔でない気管孔の場合は気管孔の創部が感染を生じやすい。また，気管孔が縮小しやすい傾向にあるため，気管カニューレのサイズに注意が必要である。

3 気管カニューレについて

気管カニューレは，「カフ」の有無，「カフ上部吸引ライン」の有無，および「内筒」の有無（単管か複管）によって表に示すように大きく6種類に分類される。これ以外にも「側孔付き」「スピーチライン付き」など用途に応じて多くの種類が利用可能となっている。「カフ」は，唾液や吐物の誤嚥を防ぎ，人工呼吸管理の場合にはエアリークの防止に役立つ。「カフ上部吸引ライン」は，気管内へ流入してきた唾液や吐物を吸引・除去し，誤嚥性肺炎の発症防止に役立つ。

4 気管カニューレの交換

通常は2週間に1回の交換で十分だが，痰などの分泌量，汚染の度合いにより1～4週ごとに交換している。在宅で長期間，気管カニューレの交換を行っていると，しだいに気管孔が狭小化または拡大化することがあるので適宜，サイズ（太さ）を調整する必要がある。

5 カフの管理

通常は空気の漏れがなく誤嚥しない最低のカフ圧が理想的である。実際には，介護者がパイロットバルーン（圧確認用バルーン）が適度に膨れる状態を習得できるまで指導する必要がある。カフ圧が高すぎると，カフと気管粘膜との接触部分に壊死を生じたり，食道の機能的狭窄を生じることがある。これらの障害を防止するために，カフの圧を定期的に減圧することが推奨されている。

6 急変時に対応できるよう家族の協力を

気管切開管理は呼吸に直接関係するため生命予後に大きく関与するが，在宅医療では，管理を行うのは介護を行う家族が中心になる。呼吸に関する急変時に医療者が呼ばれても間に合うことは少ないので，まずはそばにいる介護者がすぐに対応できる環境づくりが必要である。緊急時に家族が気管カニューレの交換をできるように，気管カニューレの交換時には，普段より家族に声をかけ一緒に行うことが大切である。

表　気管カニューレの分類

カフ付き	カフ上部吸引ライン付き	単管
		複管
	カフ上部吸引ラインなし	単管
		複管
カフなし		単管
		複管

田村 学

Q230
ストーマ（人工肛門）ケアの注意点は

在宅でストーマの患者を診る場合に注意するべきこと，合併症への対処について教えて下さい。

point

- ▶ 在宅患者でストーマ管理を行っている場合には，適切な装具を定期的に交換していれば大きなトラブルとなることは少ない。
- ▶ 在宅医療移行後に起きるストーマトラブルとして，ストーマ周囲のびらん，潰瘍形成などのスキントラブル，ストーマ傍ヘルニア，ストーマ脱出，ストーマ皮膚粘膜移植，ストーマ周囲静脈瘤などが挙げられる。
- ▶ いずれも，早期に対応することによって大きなトラブルになることは少ないが，装具が在宅では手に入りにくいことも多いため，地域のストーマ外来などと連携して対応する。

表1 訪問診療時に必要な情報

1	ストーマに対する気持ち・認識
2	ストーマに関する確認内容 ①病名，術式，ストーマの種類 ②病気治療の方針，内容 ③ストーマの合併症
3	ストーマケアに関する確認内容 ①ストーマ装具，用品の入手方法 ②装具の交換頻度 ③キーパーソン
4	身体障害者福祉法の適応状況

表2 訪問時の観察ポイント

1	ストーマに対する気持ち，認識の確認
2	ストーマ合併症
3	ストーマ周囲の皮膚の観察
4	排泄物の性状，量
5	全身状態
6	ADL，視力，認知症の有無
7	オストメイトまたは家族が行うケアの方法
8	介護力
9	経済力

1 在宅におけるストーマケアの特徴

在宅ケアでは，ストーマ造設手術後退院したばかりの患者から数十年経過した患者まで幅広く関わることになり，それぞれで対応が変わってくる。

既に何らかの指導を受けてきた患者がほとんどであり，今まで行っていたことを否定しないことが大切である。ケアに家族が介入していない場合，本人ができなくなったときにケアが困難になり，患者本人・介護者の考えによってケア方法が影響されやすい。在宅ではケア用品が十分に手に入らないことも多い。退院時にストーマケアに必要な情報をしっかり受け取ることが大切である（表1）。

2 ストーマケアの注意点

訪問時にストーマの状態などをしっかり観察する（表2）。在宅でのストーマトラブルで一番多いのはスキントラブルであり，一時的に下痢になったり，不適切な装具の装着により便や尿が漏れ，ストーマ周囲にびらんや潰瘍を形成することがある。この場合には，よく洗浄してびらんや潰瘍の部位にドレッシング材を貼って皮膚を保護し，その上から装具を貼るとよい。同時に，便などが漏れる原因について検討し，装具を変更するなど適切に対応する。入院中は問題のなかった患者でも，退院後に体重が増えたり，やせたりすることで装具が合わなくなることもあるため，適切な装具を紹介する。ただ，診療所ではストーマ用品が手に入りにくく，専門のスタッフもいないため，地域のストーマ外来と連携することが大切となる。

晩期の合併症としてストーマ傍ヘルニアやストーマ脱出を見ることも多い。

ストーマ傍ヘルニアは，腸管が通る腹壁の部分に起こるヘルニアである。体重増加や腹水など，腹腔内圧の上昇により発生しやすくなる。小さなヘルニアでは特に問題はないが，大きく膨隆した場合には装具のサイズが合わなくなり，漏れなどが起きる。そのため装具を変更したり，装着方法を変更するなどの指導が必要となってくる。痛みや排便困難症状などが出て，患

者や介護者にとって負担になる場合には，再造設も考慮する。

ストーマ脱出は，高齢者など腹壁が弱い場合や腸管の固定が行われていない場合に起こる。腹圧が減少すると自然に腹腔内に戻るため，脱出腸管が短い場合はそのまま経過を見てもよいが，長時間腹腔内に出ていると腸管粘膜がダメージを受け，出血などを起こすため，水分を含んだガーゼなどで保護することも大切である。出血が続いたり，QOLに影響が及ぶような場合には手術を考える。

岡田晋吾

Q231

腎瘻・膀胱瘻の注意点は

腎瘻・膀胱瘻について簡単な説明とともに在宅管理における注意点について教えて下さい。

point

▶腎瘻・膀胱瘻は下部尿路通過障害を含む急性腎後性腎不全に対する救急処置として重要である。
▶手術侵襲を軽減するため超音波下，透視下に局所麻酔で膀胱瘻・腎瘻造設を行うのが通例である。そのため，カテーテル交換は透視下で行われる。しかし在宅管理のためにブラインドで交換を行う。在宅管理のためにカテーテルを14Frサイズ以上に太くする必要がある。
▶在宅管理ではカテーテルが自然抜去しないことに最大の注意を払うことが重要である。

1 腎瘻・膀胱瘻の増設

前立腺肥大症などで尿道よりカテーテルが挿入できないときに局所麻酔でエコーガイド下に膀胱瘻造設がなされる。また尿管閉塞など急性腎後性腎不全をきたしたときは局所麻酔で透視下，エコーガイド下に腎瘻造設術がなされる。このときマレコー型カテーテルあるいはピッグテイル型カテーテルが使用されるが，これらのカテーテル交換には透視が必要になることがあり，ADLが不良な患者の在宅での管理には適切ではない。在宅においてブラインドでカテーテル交換を行うときは少なくとも14Frサイズ以上の太さが必要とされる。そのため場合によっては，瘻孔を拡張する必要があることを施術した医療機関では認識すべきである。

2 在宅での腎瘻・膀胱瘻カテーテルの種類および管理上の注意点

腎瘻・膀胱瘻のためのカテーテルは尿をよく引くために3孔式で先端が短く，またバルーンが横長楕円形に膨らむカテーテルがよく使用される（図）。

オールシリコン製であるので交換は約4週間に1度でよい。また交換に際しては，挿入できないことも予想してあらかじめ新しいカテーテルにキシロカイン（リドカイン®ゼリー）あるいは潤滑油をつけて用意し，交換を素早く行うべきである。なおバルーン固定だけでは自然抜去の危険性があるため，周囲の腹壁の絆創膏固定，腎瘻の場合は，ガーゼ枕を敷いて絆創膏

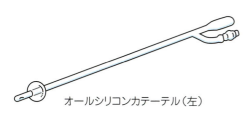
オールシリコンカテーテル（左）

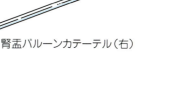
腎盂バルーンカテーテル（右）

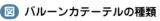
図 バルーンカテーテルの種類

左：オールシリコンカテーテル。4週間に1回の交換が可能。
右：腎盂バルーンカテーテル。腎瘻の時に用いるため，バルーンより先端の部分が短く三孔式になっているので膀胱が萎縮しているときも便利。

固定，あるいはバルーンが十分に膨らませることができないならば2本の絹糸で十字固定を行うのも一手段と考える。

入浴などに際しては，膀胱瘻のようにある程度の時間閉鎖しても差し支えない場合は，DIBキャップを使用すると便利である。

もし挿入が困難となった場合は現在より細いバルーンカテーテルあるいはネラトンカテーテルを挿入して固定し，施術した病院あるいは近くの総合病院に相談するのがよい。

最も怖いのはカテーテルが自然抜去し，瘻孔が閉鎖することであるので，本人および家族に注意深く観察してもらうことも必要である。

なお，コスト面で在宅では腎盂バルーンカテーテルなどの特殊なものは一般のカテーテルでしか算定できないことに注意すべきである。

【参考】
▶ 市丸直嗣，他：日医師会誌．2007；136（特別号2）：328-9．

大橋輝久

Q232

在宅でのPEG設置，チューブ交換の注意点は

胃瘻カテーテル（チューブ）交換時の留意点について教えて下さい。特に経皮内視鏡的胃瘻造設術（percutaneous endoscopic gastrostomy：PEG）設置直後では異なるのでしょうか？

point

▶ 胃瘻カテーテル交換時には，新しいカテーテルが間違いなく胃内に挿入されていることを確認する必要がある。
▶ その確認は，画像診断等によって行われ，最も確実な方法は内視鏡による「直接確認」であり，腹腔内への迷入を否定しなければならない。
▶ PEG設置後の初回交換は，特に留意が必要である。

表1 内視鏡を用いた胃瘻カテーテル交換で行う2つの操作

| 1 | 用手的交換の後，内視鏡で「確認」のみ行う |
| 2 | 内視鏡で内部ストッパーを「異物回収」する |

表2 内視鏡確認には「2つ」ある

| 1. 直接確認 | 内部ストッパーを確認 |
| 2. 間接確認 | 胃粘膜を確認 |

1 胃瘻カテーテル交換後の確認方法

胃瘻カテーテル（チューブ）交換後の確認方法には，内視鏡を用いて新しいカテーテルが胃内に留置されていることを直接確認する直接確認法と，X線などで間接的に確認する間接確認法がある。しかし，最も確実な方法は，内視鏡によって胃内に内部ストッパーが留置されていることを確認することである。とりわけ，PEG設置後（胃瘻造設術後）初回の交換には，細心の注意が必要である。

2 内視鏡による胃瘻カテーテル交換とは

「内視鏡を用いた胃瘻カテーテル（チューブ）交換」と言った場合，それは大きく2つにわけられる（表1）。すなわち，①用手的に交換し，内視鏡は確認だけに用いる方法，と②胃瘻カテーテルの交換そのものに内視鏡を用いる方法である。

後述する特殊な事情下の場合以外は，①の内視鏡を確認だけに用いる方法が行われるが，内視鏡の使い方にも直接確認と間接確認がある。つまり，内視鏡確認イコール直接確認ではないということである。

3 内視鏡確認はすべて直接確認であるわけではない

内視鏡確認の内視鏡挿入部位が，通常の経口（あるいは経鼻）である場合，基本的に直接確認（内部ストッパーが胃内に存在していることを確認）となる。

しかし，内視鏡を経胃瘻カテーテル的に挿入した場合は，必ずしも直接確認とはならない（表2）。経胃瘻カテーテル的内視鏡検査の場合の直接確認とは，内視鏡を反転させて内部ストッパーそのものが胃内にきち

んと存在することを証明したときのみを指す。胃の粘膜が観察されたことだけをもって直接確認とすることはできない。内部ストッパーが胃内に到達せず，瘻孔内でリリースされた誤挿入であっても，胃の粘膜だけは観察しうるので，これは間接確認に「格下げ」となる。

4 内視鏡による直接確認だけがすべてではない

そうは言いながら，胃瘻カテーテル（チューブ）交換後の確認は，内視鏡による直接確認がすべてではない。

「内部ストッパーが胃内に到達せず，瘻孔内でリリースされた誤挿入」の可能性は常に念頭に置いておく必要はあるが，これは別の方法でも除外することはできる。挿入した胃瘻カテーテルが，「軽く2cm可動し，回転する」という胃瘻ケアの基本を確認すれば，そうならないときにだけ，「瘻孔内でリリースされた誤挿入」を疑い，内視鏡による直接確認に回せばよいのである。すべて内視鏡による直接確認でなければならないという硬直した考えでは，医療費の高騰をまねきかねない。通常は，スカイブルー法[1]などの間接確認をスタンダードとすべきであろう。

5 PEG設置後の初回交換

ただし，PEG設置後（胃瘻造設術後）初回の交換は，基本的には内視鏡を用いるほうが無難である。なぜなら，それが正しく造られた胃瘻であるという保証はないからである。胃と腹壁の間に大腸や腸間膜を挟み込んだ「胃結腸瘻[2]」，癒着が不十分な胃瘻，瘻孔が長く屈曲した胃瘻，などは初回交換のときに初めて判明することが少なくなく，そういった際にレスキューができるのは，内視鏡を用いた交換だけなのである。ガイドワイヤーを内視鏡で把持して正しい部位にカテーテルを誘導するのは，内視鏡医の腕の見せ所である。特に，胃瘻造設後1カ月以内のまだ瘻孔が未成熟な時期，胃と腹壁の癒着が不十分な時期にチューブ交換を余儀なくされた場合は，瘻孔に負荷をかけない，造設と同様の方法で内視鏡を駆使して行われなければならない。

【文献】
1) Suzuki Y, et al：Intern Med. 2009；48(24)：2077-81.
2) 京井優典, 他：ENDOSC FORUM digest dis. 1998；14(1)：38-41.

小川滋彦

Q233
経皮経食道胃管挿入術（PTEG）の注意点は

胃以外，たとえば食道や小腸への経管栄養というのはあるのでしょうか？ また，その場合の注意点があれば教えて下さい。

point

▶経皮経食道胃管挿入術（PTEG）は，食道瘻ではあるが，あくまでも胃またはそれ以遠への経管栄養である。食道への栄養投与は原則として推奨されない。
▶小腸への経管栄養には，胃瘻を介する方法と，小腸を直接穿刺して腸瘻を造設する場合があるが，いずれも管理が難しい。
▶小腸への経管栄養は，ポンプを用いた持続投与が原則であり，また腸瘻はスキンケアが難しい，上部小腸で吸収されるべき栄養素の欠乏をきたしうる，などの留意点がある。

1 経管栄養法の特長

まず，各経管栄養法の特長と選択を示す（表）[1]。この中で，食道瘻と表記しているものは，一般には経皮経食道胃管挿入術（percutaneous trans-esophageal gastro-tubing：PTEG）[2]を指し，あくまでも胃管であることに注意されたい。もちろん，胃切除症例などが良い適応なので，胃全摘の場合は小腸への投与となる。

いろいろな方法が提示されているが，第一選択は胃内投与であることを忘れてはならない。なぜなら，胃は経管栄養の投与先として最も柔軟性があり，ボーラス投与に対しても忍容性のある臓器だからである。

表 各経管栄養法の特長と選択

持続か間欠か	総称	分類	対象	目的	長所	短所
持続的留置	瘻管法		嚥下障害・頭頸部癌など	長期的栄養	咽喉頭に違和感がない	手術のリスク
		胃瘻	胃が普通に使える症例		ボーラス投与が可能	胃食道逆流のリスク
		腸瘻	胃食道逆流症例や胃切除症例		胃食道逆流が少ない	投与時間が長い
		食道瘻	胃切除症例		瘻孔周囲炎が少ない	
間欠的留置	経鼻胃管法		嚥下障害・術後症例	短期的栄養	手術が不要	違和感・気管内誤挿入リスク
	経鼻胃管法		炎症性腸疾患・短腸症候群	night-feeding	必要時に自分で挿入	違和感
	経口法	口腔-食道	意識清明で咽頭反射のない嚥下障害	間欠的栄養	下痢が少ない・嚥下訓練	煩雑・食道咽頭逆流のリスク
		口腔-胃	同上	同上	嚥下訓練を兼ねる	煩雑・胃食道逆流のリスク

(文献1より引用)

2 食道への投与について

意識が清明で咽頭反射の乏しい患者に対し，嚥下訓練も同時に兼ねたい場合は，間欠的口腔食道経管栄養法（intermittent oro-esophageal tube feeding：OE法）がある[3]。栄養剤の食道注入は，胃内投与よりも下痢が生じにくいとされ，懸念される食道咽頭逆流もWallenberg症候群の患者に限ってはきたしにくいと言われている。しかし，一般的には胃食道逆流とそれに続く食道咽頭逆流が誤嚥性肺炎の一因と考えられるので，通常，食道投与は推奨されない。

先に述べたように，食道瘻であるPTEGですら，栄養投与は胃または小腸である。

3 小腸への投与経路について

小腸への栄養投与には，①経鼻，②経食道瘻（PTEGを介する），③経胃瘻，④腸瘻，の4つがある。このうち，①と②はルートが長く，管が細いため，詰まりやすいので管理に注意が必要である。③の胃瘻を介して小腸に管を留置する場合は，通常の胃瘻カテーテルの内腔に細い管を通す方法と，胃瘻から直接太い管を小腸まで挿入する2つの方法があるが，前者では管が詰まりやすいので管理が難しい。いずれのルートでも，ボーラス投与は禁忌で，長時間かけての滴下で投与する必要がある。さらに，上部小腸から吸収

されるべき栄養素の欠乏をきたす可能性がある。たとえば，銅欠乏性貧血は鉄欠乏性貧血とまったく同じパターンをとることを知っておかなければならない。

4 腸瘻の留意点

小腸を直接穿刺して造設する腸瘻は，ルートが短く，胃瘻で使用するカテーテルを流用できるので便利ではあるが，以下の特有の問題点があるので知っておきたい。①小腸穿刺に非常に高い技術が必要，②小腸を腹壁に固定するので，腸閉塞の原因となりうる，③瘻孔からの漏れが，アルカリ性の腸液なので皮膚障害が高度である，④カテーテルの内部ストッパーの形状によっては口側の腸管を閉塞する可能性がある（特にバルーン型カテーテルの場合），などである。

【文献】
1) 小川滋彦：各種経管栄養法の適応とPEGの在宅管理．在宅医学．日本在宅医学会テキスト編集委員会，編．メディカルレビュー社，2008, p109-14.
2) 大石英人，他：PTEGの適応と在宅管理．在宅医学．日本在宅医学会テキスト編集委員会，編．メディカルレビュー社，2008, p115.
3) 藤島一郎：嚥下障害患者の栄養法．内服薬 経管投与ハンドブック．倉田なおみ．じほう，2001, p37-48.

小川滋彦

Q234

褥瘡処置の注意点は

在宅での褥瘡処置を行うにあたって，どのような点に気をつければよいでしょうか？ 特に，深い褥瘡の処置を行う場合の方法を教えて下さい。

point

▶治療にあたっては，体圧管理，栄養管理，局所治療をバランスよく行うことが必要となる。

▶局所治療では，感染コントロールを十分に行い，湿潤環境を保つことがポイントとなる。深い褥瘡や感染を伴う褥瘡の場合には，地域の専門医と連携して行い，介護力が十分でない場合には入院治療を考慮することも大切である。

▶在宅医療を支えるチームで患者の状態，療養環境に関する情報を共有して，褥瘡の予防，治療を計画的に行うことが求められる。

1 褥瘡処置の原則

褥瘡治療の原則はwound bed preparation（創床環境調整）とmoist wound healing（湿潤療法）である。wound bed preparationは，創傷が治癒するための環境をつくることを意味し，創傷治癒を阻害する因子（壊死組織，感染，過剰な滲出液など）をコントロールすることを言う。特に壊死組織の除去と感染管理は，深い褥瘡の治療においては重要である。消毒を漫然と行うよりは洗浄を十分に行うことが，創床環境を整えるために必要である。

moist wound healingは，創を適度な湿潤環境に保つことによって創面からの浸出液に含まれる炎症細胞の活動性を維持したり，創傷治癒に必要な因子を逃がすことなく利用することで早期の治癒に導くという考え方であり，現在では創傷治療の原則となっている。湿潤環境を維持するためにドレッシング材を用いることが多いが，保険適用となる使用期間は2～3週間となっており，注意が必要である。そのため，在宅ではいわゆるラップ療法を用いることもある。

2 深い褥瘡の処置における注意点

深い褥瘡の治療の場合には，壊死組織の除去と感染管理が重要となる。これがうまくいかない場合には骨髄炎などを起こし，敗血症となる場合もあるため，創を評価することが大切である。 創の評価としてDESIGN-R®を用いると，情報の共有が容易となる（図）[1]。黒色壊死の付着した褥瘡を見た場合には全身的に発熱がないか，壊死組織の周囲の皮膚に感染徴候（発赤，疼痛，腫脹，熱感）がないかを観察する。高熱があり，皮下膿瘍形成や骨髄炎などの可能性が少しでもあれば，専門医に連絡をして指示に従ったほうがよい。

抗菌薬の投与などで感染がコントロール可能と判断された場合には，壊死組織の除去を行う。壊死組織が硬い場合には除去が難しく，無理にメスやハサミを使用すると，思わぬ出血をきたすこともある。そのため壊死組織を浸軟させて柔らかくなったところで除去を始めたほうがよい。浸軟させる方法として，壊死組織の表層にメスでジグザグ状に浅く切り込みを入れてゲーベンクリーム，ワセリンを塗布する方法をよく用いている。壊死組織が柔らかくなってきたらメスやハサミで少しずつ除去していくが，抗血栓薬などを内服している患者も多いため，注意が必要である。

出血が少しでもあればその時点で終了して，日を改めて再度行うようにしている。黒色壊死が除去されれば黄色壊死が残り，滲出液が多くなってくる。適宜除去し，十分に洗浄を行いながら滲出液のコントロールを行う。滲出液を吸収し，消毒効果も持つことからこの時期にイソジンシュガーパスタ®を用いることもあるが，肉芽の増生を妨げることにもなるので注意が必要である。

肉芽が出てきたら，創に対して十分に洗浄を行うとともに湿潤環境を保つことが大切である。湿潤環境を保つ方法として，①ドレッシング材を用いる方法，②ポリウレタンフィルムに穴をあけて尿取りパッドなどをあてる方法，③ラップ療法などがある[2]。また肉芽を増生させる目的で薬剤を使用することも多い。在宅での処置においては，急激に悪化することもあるため，創を定期的に評価して情報を共有することが重要と考える。

DESIGN-R® 褥瘡経過評価用

カルテ番号（　　　　　）
患者氏名（　　　　　　　　）

| | | | | | 月日 | / | / | / | / | / | / |

Depth **深さ**　創内の一番深い部分で評価し，改善に伴い創底が浅くなった場合，これと相応の深さとして評価する											
d	0	皮膚損傷・発赤なし	D	3	皮下組織までの損傷						
	1	持続する発赤		4	皮下組織を越える損傷						
				5	関節腔，体腔に至る損傷						
	2	真皮までの損傷		U	深さ判定が不能の場合						

Exudate **滲出液**											
e	0	なし	E	6	多量：1日2回以上のドレッシング交換を要する						
	1	少量：毎日のドレッシング交換を要しない									
	3	中等量：1日1回のドレッシング交換を要する									

Size **大きさ**　皮膚損傷範囲を測定：[長径 (cm) ×長径と直交する最大径 (cm)] *³											
s	0	皮膚損傷なし	S	15	100以上						
	3	4未満									
	6	4以上16未満									
	8	16以上36未満									
	9	36以上64未満									
	12	64以上100未満									

Inflammation／Infection **炎症／感染**											
i	0	局所の炎症徴候なし	I	3	局所の明らかな感染徴候あり（炎症徴候，膿，悪臭など）						
	1	局所の炎症徴候あり（創周囲の発赤，腫脹，熱感，疼痛）		9	全身的影響あり（発熱など）						

Granulation **肉芽組織**											
g	0	治癒あるいは創が浅いため肉芽形成の評価ができない	G	4	良性肉芽が創面の10％以上50％未満を占める						
	1	良性肉芽が創面の90％以上を占める		5	良性肉芽が創面の10％未満を占める						
	3	良性肉芽が創面の50％以上90％未満を占める		6	良性肉芽が全く形成されていない						

Necrotic tissue **壊死組織**　混在している場合は全体的に多い病態をもって評価する											
n	0	壊死組織なし	N	3	柔らかい壊死組織あり						
				6	硬く厚い密着した壊死組織あり						

Pocket **ポケット**　毎回同じ体位で，ポケット全周（潰瘍面も含め）[長径 (cm) ×短径 *¹ (cm)] から潰瘍の大きさを差し引いたもの											
p	0	ポケットなし	P	6	4未満						
				9	4以上16未満						
				12	16以上36未満						
				24	36以上						

部位 [仙骨部，坐骨部，大転子部，踵骨部，その他（　　　　　）]　　　合計 *²

＊1："短径"とは"長径と直交する最大径"である
＊2：深さ（Depth：d, D）の得点は合計に加えない
＊3：持続する発赤の場合も皮膚損傷に準じて評価する

© 日本褥瘡学会／2013

図 DESIGN-R® 褥瘡経過評価用　　　（文献1より引用）

【文献】
1) 日本褥瘡学会：DESIGN-R 褥瘡経過評価用.
[http://www.jspu.org/jpn/member/pdf/design-r.pdf]
2) 岡田晋吾，編著：創がわかれば誰でもできる褥瘡ケア. 照林社,
2010, p99-119.

岡田晋吾

第5章

終末期医療

5　❶在宅看取り

Q235
不審死として警察沙汰や検死になることを心配する家族への対応は

自宅で亡くなると「不審死で警察沙汰や検死になるのではないか」と心配する家族がありますが，その対応について教えて下さい。

point

- ▶継続診療を受ける患者に関しては，診療の場が自宅であっても医師は当該患者の死亡に際し，死亡診断書を記載できる。
- ▶異状死体を認めたとき，医師は警察署に届け出る義務がある。救急隊も明らかに死亡している人を認めたときは警察に通報するのが通例である。
- ▶「まったく医療を受けていない患者」が死亡した場合，検死になることが多い。

1　死亡診断および死体検案

継続診療を受ける患者が継続診療中の傷病で死亡したとき，診療の場が自宅であっても医師は死亡診断書を記載できる。

「不審死」という言葉は一般的な用語であり，医学用語・法律用語としては，「異状死体」という言葉を用いる。実は，医師は死体に遭遇した場合，継続診療中の患者でなくても死体検案を行い，死体検案書を記載できる。また，死体検案において異状死体と認めた場合，24時間以内に警察署に届け出ることになっている。異状死体とは，一言で言えば他殺あるいは自殺の可能性がある死体である。死体検案によって異状死体でないと判断した場合，警察署に届け出る必要はない。

しかし，現在この「異状死体届出義務」の考え方がやや拡張的に用いられており，「継続診療していない者の遺体に遭遇した」とき，医師は「念のため」警察署に届け出るのが趨勢である。そのため，まったく医療を受けていない者が自宅で死亡した場合，基本的には検死になると考えてよい。

2　継続診療について

こうした事情があるため，「自宅で死亡すると検死になるのでは」と心配する患者・家族がいることは理解できよう。その場合，基本的には医療機関に継続受診をしてもらうことが最も良い方法である。外来診療でも在宅医療でも，継続診療を受けている患者が死亡したとき，診療している医師が当該傷病経過のなかで死亡を確認すれば，問題なく死亡診断書を記載できる。したがって，現在訪問診療を受けている患者は，死亡時にかかりつけ医が確認すれば，死亡診断書を書いてもらえると期待してよい。外来診療を受けていても，原則的には同じである。

しかし，一般に死亡に至る道程では，患者はしだいに衰弱し，死亡直前には通院不能なことが多いため，「外来診療を受けていて死亡する」よりは，「自宅や介護施設で在宅医療を受けていて死亡する」「病院に入院して死亡する」ほうが圧倒的に多いと考えられる。

3　継続診療をしている医師に死亡診断をしてもらうための留意点

以上のように，「継続診療している医師が死亡診断書を記載できる」ことがポイントである。その意味で，患者・家族は，検死にならないことを希望する限りにおいて，「継続診療している医師が死亡を確認できる」ように配慮する必要がある。

たとえば，自宅療養患者の死期が迫ったとき，家族が救急車を呼ぶなどして「かかりつけ医とは別の医師に受診するように手配する」と，かかりつけ医が死亡診断できなくなってしまう。このときには，検死になってしまう可能性がある。土壇場になってもなんとか助けたいという家族の気持ちは理解できる。しかし，経過の中で近い将来死亡することが明らかな患者の場合，救急車を呼ぶなどして別の医師に受診するのではなく，かかりつけ医との連携を密にしてその経過に対応することが良策である。

和田忠志

Q236

異状死体の可能性があるとして遺体が警察署に搬送された場合の対応は

自宅で患者が死亡し，遺体が警察署に搬送された場合の対応について教えて下さい。

point

- ▶医師が異状死体を診て24時間以内に所轄警察署に届け出たとき，また救急隊が明らかに死亡している人を搬送できず警察に通報した場合に警察対応となる。
- ▶自宅での死亡者を見て救急隊が警察に対応を求めた場合，あるいは搬送されてきた患者を診て救急病院の医師が警察に対応を求めた場合，警察署に遺体が搬送される場合がある。
- ▶上記の場合でも，かかりつけ医が遺体を調べた上で継続診療の中での死亡と判断する場合，死亡診断書を記載することができる。

1 患者死亡時に警察対応となる場合について

医師は，異状死体を認めたときに24時間以内に所轄警察署に届け出る義務がある。救急隊は，明らかに死亡している人を認めた場合，通常，警察に通報する。

2 救急隊や救急病院の医師は警察署に連絡することがめずらしくない

自宅療養中の患者の死期が迫ったとき，家族などが救急車を呼ぶことがある。救急隊が自宅にかけつけた段階で既に死亡が明確な場合，救急隊は蘇生を断念し，警察に連絡する。この場合，警察官が自宅を訪れ遺体を調べる。この段階でかかりつけ医に円滑に連絡ができ，かかりつけ医が自宅を訪れて自然な経過と判断し警察官に説明すれば，死亡診断書を記載できる。しかし，このときにかかりつけ医が立ち会うことができない場合，警察は，検死のために遺体を警察署に搬送することがある。

家族などが救急車を呼び，救急隊が自宅にかけつけ，救急病院に搬送し，救急病院に着いたときに既に死亡している場合，救急病院医師は，継続診療の中での死亡と判断できず，（異状死体と判断して）警察に連絡することがある。この場合も，この段階でかかりつけ医に円滑に連絡ができ，かかりつけ医が病院を訪れて傷病経過の中での死亡と判断すれば，死亡診断書を記載できる。しかし，このときにかかりつけ医が診ることができない場合，警察は，検死のために遺体を警察署に搬送することがある。

3 警察署に遺体が搬送されたとき

警察署に遺体を搬送後，通常，警察は遺体が異状死体でないことを調べ，その上で警察協力医が死体検案書を記載することになる。搬送遺体が異状死体でないことを調べる過程で，かかりつけ医に連絡をとり傷病の経過について聴取する。この段階でも，かかりつけ医が警察署に赴き，異状死体でなく自然な傷病経過と判断し，警察官に説明の上，死亡診断書を記載することができる。筆者はそのようにして遺体を引き取ってきた経験もある。

4 かかりつけ医との連携が重要

これまで述べてきたように，かかりつけ医が家族と密に連絡をとっており，死亡後可及的速やかに死亡を確認できれば，かかりつけ医が死亡診断書を記載できるということである。患者・家族が自宅での最期を希望する場合，病状が差し迫ったときに救急車を呼ばずにかかりつけ医に連絡することが手順の王道と言える。

そのためには，かかりつけ医と家族との信頼関係が蓄積されていること，患者死亡時に家族が円滑にかかりつけ医に連絡がとれることがその秘訣と言える。

和田忠志

Q237

虐待と疑われることを心配する家族への対応は

在宅現場で「虐待していたと疑われませんか？」と心配する家族への対応について，教えて下さい。

point

- ▶虐待の有無を明瞭にすることが本質ではなく，グレーゾーンを含めて「支援の必要性」を認識することが重要である。
- ▶虐待行為を指摘したり対話することが，良い支援とは言えない場合がある。
- ▶多くの事例において生活支援を粘り強く行うことが重要である。

1 虐待事例支援に重要な視点

本稿では，「虐待していたと疑われませんか？」と心配する家族のうち，問題のない事例について言及しない。特定の支援を必要としないからである。本稿では，支援が必要な例について述べる。

重要な視点は「加害者を援助する」ということである。加害者を含め，家族全体を支援する考え方が重要である。「虐待事例への支援」というと特別な手法が必要と考える支援者が多い。しかし，圧倒的多数の事例で，通常の支援方法，すなわち介護保険活用などによる「生活支援」が有効なことを強調したい。

2 グレーゾーンの認識

虐待があるかないか，はっきりしない「グレーゾーン」事例が多い。「はなはだしきもの」「明らかに虐待される側に不利益なもの」をもって虐待とするが，一方で，「グレーゾーン」事例を支援者が認識することに意義がある。「そこに何らかの(家庭内の)軋轢がありそうだ」という認識が重要である。それらを「支援の対象」とみなすことで，幅広い虐待事例の裾野に対応できる。したがって，虐待であるかないかを明確に家族に告げる必要はないことも多い。

3 家族の歴史を察知する

虐待行為は，家族の歴史に根ざすことが多い。たとえば，夫から暴力を受けてきた妻が，夫が認知症になったときに熱心に介護する気になれない，あるいは復讐に近い行為を行うこともある。このような事例でも，家族は「虐待していたと疑われませんか？」と心配する可能性がある。

このような事例は根が深く，基本的には話し合いや説得によって加害者の行動を変容させることは困難である。つまり，「虐待の事実を指摘すること」にはほとんど有効性がない。しかし，「家族の歴史を理解すること・察知すること」は有意義である。

そして，長期的視野で，「加害者を含めた家族全体への多職種による支援」を構築したい。年余にわたる粘り強い支援で，家族全体がしだいに癒され，虐待状況が緩和することもめずらしくない。

4 加害者に自覚がないことはめずらしくない

支援者が虐待を認識する場合において，加害者や被害者の自覚は問わない。「加害者が故意で行っていない場合」でも「被害者が虐待されている自覚がない場合」でも，第三者から見て被害がはなはだしいときには虐待とみなすほうがよい。千葉県松戸市での調査では，「加害者が虐待をしている自覚がない虐待」事例は，有効回答数のほぼ半数に上った[1]。被害者が，家族による虐待行為を家庭の恥部だと考えて秘匿する例もめずらしくない。

被害者が強制されているか自発的に行っているかも問わない。たとえば，経済的虐待には，被害者が「自発的に金銭を与える」形態もある。息子に「金銭に困っている」と言われ，母親が金銭を渡す場合などである。供与が頻回で多額の場合や，被害者が認知症で話し合いの主導権を持っていない場合，あるいは金銭を供与したために被害者が生活に困窮する場合は虐待とみなし，支援を行う必要があるだろう。

【文献】
1) 松戸市高齢者虐待防止ネットワーク：松戸市高齢者虐待防止ネットワーク平成16年度事業報告書．

和田忠志

Q238

自宅で看取りができるか心配する家族への対応は

「本当に自宅で看取ることができるでしょうか」と心

配する家族への対応について教えて下さい。

- ▶在宅医療導入時は，自宅で看取りを行うかどうかについて，本人や家族と話し合ったり，合意する必要はなく，「まず在宅療養を開始する」ことに主眼を置くだけでよい。
- ▶本人や家族が，支援を受けながら自宅療養を体験するプロセスの中で自信を深めていくことで，自宅看取りが可能となる素地が醸成される。
- ▶がんの場合と非がんの場合では，家族支援の留意点に多少の違いがある。

1 意思決定支援

「これから生命の限界に達するであろう家族を見届ける」ことを想像するだけで，多くの人は気が遠くなる思いがするであろう。それにあたり，筆者は，本人や家族が自宅での療養を望む限りにおいて，「まず在宅療養を開始する」ことを勧めている。まずは，在宅療養における介護を「体験する」ことが重要だからである。

「本当に自宅で看取ることができるでしょうか」という不安は次のようなものである。在宅療養を始めたばかりのときは，患者も家族も①疾患や障害がどう経過していくのか，②経過の中で在宅療養での様々な問題がどう解決されるか，を知らないために不安なのである。この不安との対峙は医療従事者の重要な仕事である。なぜなら，その不安を除去できるか否かによって，自宅で看取ることができるかどうかが決まると言っても過言ではないからである。

一方，経験を積んだ医師や看護師などの専門職は，①と②を知っている。そして，看護師などが日常的なケアの中で，療養中の問題点を1つひとつ丁寧に解決していく中で，患者・家族は，①と②を体験的に知っていくことができる。そうして初めてどのような療養生活が可能かを自覚し，自宅療養をしながら「何をしたいのか」という真の希望を語れるようになっていくのである。

これが「意思決定支援」である。つまり，意思決定にはプロセスが必要であり，体験を蓄積することで思いが明確になり，意思表示が可能になっていくのである。既に述べたように，その境地に患者・家族が達するためには，専門職のたゆまぬ支援の蓄積が必要である。このようにして，「本当に自宅で看取ることができるでしょうか」と心配していた家族が，「やれそうだ」という実感を手にできるのである。

2 がんの場合

がん患者では，「疼痛コントロールの手法が定式化されている」という点では，非がん疾患の緩和ケアより有利である（表）。また，末期がん患者の場合，予後（今後の経過）が確定的であるため，患者も家族も「いったん腹を決めたら」，気持ちのゆるぎなく在宅療養に専念することが可能である。また，短期決戦であるため，家族介護者も「一気に走りきることができる」点でも有利である。

患者も家族も，在宅療養を初めて開始するときには，清水の舞台から飛び降りるような気持ちで開始する。その葛藤の強い時期である「在宅医療開始当初」に，「最期まで自宅で療養するかどうか」という問いを医療従事者から切り出す必要はない。さらなる心理的負担を与えるからである。むしろ，在宅療養を開始してみて患者や家族が療養生活に慣れ，医師や看護師に支えられて在宅介護に対する実感をしっかり持てば，既に述べたように「最期まで自宅で介護する」ことを容易に決断できるようになりえる。したがって，「最期まで自宅で介護する」ことを話題にするのは，在宅医療開始当初ではなくしばらくして「機が熟してから」でも遅くはない。

表 緩和ケアのプロセス

	がんの緩和ケア	非がんの緩和ケア
予後	明確	不明確
介護の期間	短い	長い
家族の受容を促す時間的ゆとり	短い	長い
家族の疲弊	疲弊せず乗り切れることが多い	しばしば疲弊しがち

3 非がんの場合

非がん疾患の緩和ケアは長期戦である。非がん疾患の在宅医療（慢性期医療）そのものが，「非がん疾患の緩和ケア」であると言っても過言ではない。

しだいに衰弱していく本人のプロセスを，家族は長い時間の経過でみていくことができ，長い経過の中で死に対する「家族の受容」を促すことができる点で，非がん疾患の緩和ケアは有利である。一方で，長期戦であるがゆえに家族の疲弊に留意し，長期経過の中で家族を支援し，休息させる手法を持つ必要がある。

和田忠志

Q239
必要な準備や届出について家族に尋ねられた場合の対応は

家族から「看取りに向けて，どのような準備や届出が必要でしょうか？」と尋ねられたとき，どのように答えるとよいでしょうか？

point

- ▶最期まで本人の意思を尊重する。そのための手順をふむ。
- ▶同時に，残される家族の意思を尊重する。生きていくのは家族だからである。
- ▶葬儀社や行政，NPO等相談窓口に前もって相談できる道筋をつくっておく。

1 家族の苦渋を思いやる

家族から「看取りに向けて，必要な準備や届出は？」と尋ねられたときは，まず家族の思いに気持ちを馳せる。父や母，夫や妻，時にはわが子の死に直面して苦闘・苦悩しているときに，死後のことを口にする家族の苦渋を思いやることが大切である。その上で，親身になって家族と一緒に最期のときの準備を整えていくことは，死の準備教育の面でも大きな意味を持つ。

2 本人の意思を尊重する

まず何よりも，本人の意思を尊重したい。在宅で過ごしたいという本人の意思に沿って在宅ケアが行われた結果としての看取りであるので，最期まで本人の意思を尊重することが重要である。最期のときについて本人が話したり，書いたりして残したもの（事前指定書等）がないか，を家族に尋ねる。元気なときに，あるいは病気になってから意識がしっかりしているときに家族と話し合ったことはないか，また，本人が書きとどめたエンディングノートなどはないかを確認する。

もちろん，日々の介護の営みの中でじっくりと語り合うことができればそれに越したことはない（また時には医師や看護師が「葬儀のことは話し合っていますか？」などと尋ねて，背中を押してあげることも大事だろう）。

3 家族の思いも大切に

死を見つめながら過ごす本人だけでなく，その本人と日々向き合って生きている家族の思いにも心を配りたい。患者本人を看取り，その後を生きていくのはほかならぬ家族だからである。そのためにも，本人の苦痛を取り除き，本人と一緒に家族（または付き添う友人等）の精神的・肉体的苦痛に目を向け，心を配ることも私たちの役割であると考える。

4 相談できる道筋を持っておく

家族は，介護の毎日の中で死へ向けての準備の一環として，葬儀や各種の届出書類の準備等を行わなければならない。前もって葬儀社や行政，NPO等に相談するのがよいと思われるが，そんなことは気が引けると思う家族も多いので，場合によっては医療者（医師や看護師）やケアマネジャー等が，「亡くなるときや亡くなったあとのことは考えていますか？」と尋ねることも必要かもしれない。

ただし，あくまでも患者，家族との信頼関係が十分できている場合にのみ，そのような相談は成り立つと思われる。原則的には，本人や家族から尋ねられたときに，きちんと答えられるようにしておきたい。少なくとも，相談できる窓口を我々自身も持っておくとよいだろう。

【参考】
▶ 日本ホスピス・在宅ケア研究会, 編：そこが知りたい！在宅療養Q&A 実践と多職種連携を深めるために. 診断と治療社, 2014.

二ノ坂保喜

Q240
在宅における家族による看取りとは

在宅では家族の一員を他の家族が看取る，という形になります。「家族が（家族を）看取る」ことの意味を，医療者としてどのように考えればよいでしょうか？

point

▶ 看取りは本来，身内，家族の大切な役割であり，医師，看護師の役割はそれを支えることである。
▶ 大切な時間を家族で過ごすことが，その後に生きる家族を支える。
▶ 看取りを通してコミュニティとのつながりを考えてみることが重要。

1 看取りとは，家族にとって何か？

看取りは本来，身内や家族の大切な役割であると考える。

人が生まれ，生き，病を得て，そして死んでいく，という営みまでを含めて人生，つまり「人が生きる」ということであろう。人生は死までを含めて完成するもの，と言うことができるかもしれない。家族や友人，地域の人たち，会社の仲間といった人たちとの関係性も，その人の生きてきた大切な軸のひとつである。

ただし近年では，高齢化，少子化，核家族化といった社会構造の変化に伴い，施設での死も必然的に多くなっている。必ずしも家族，親族，友人たちによる看取りばかりでなく，施設スタッフや医師，看護師による「看取り」も増えている。在宅医としても，死に至る最期の時期を支えながらともに過ごすという体験の共有から，看取りを自分自身が担うという当事者意識の芽生えを自覚するときもある。

2 良き死の条件とは？

筆者は30年にわたる在宅ホスピスの経験から多くのことを学んだが，そのひとつとして表の「良き死の条件」がある。

在宅ホスピスでは，精一杯の人生を生き，家族や友人たちとの良い関係性を保ってきた人々と出会うことが多い。このような出会いは在宅ホスピスに取り組む医療者の人生にとっても幸いなことである。

しかし，これらの条件のうち表の1，2，5は，医療者が関わる以前の問題である。医療者が関わるのは，せいぜい3と4，つまり悔いのない介護ができるようチームで支えること，穏やかな最期を迎えられるよう症状コントロールを精一杯行うことではなかろうか。在宅ホスピスの体制を整え，患者・家族の苦痛・苦悩を少しでも軽減し，穏やかな最期をめざす。しかし，本人のそれまでの人生，家族との関係性については基本的に医療者が関わることのできない部分である。

3 コミュニティにおける看取りの文化へ

終末期のケアが十分に行われると，家族は自然と看取りについて考える（受け入れる）ようになり，それが自分たちの大切な役割だと思うようになる。そうすると，呼吸が止まりそうになって慌てて「先生，呼吸が止まりそうです。すぐ来て下さい」と夜中にコールする必要もなくなる。「看取る」という覚悟さえあれば，死は自然に訪れるものだからである。看取りという大切な時間を家族だけで過ごすのは非常に重要な体験だと思う（ただし実際にはまだ「最期のときに医者がいるべきだ」「医者が駆けつけるべきだ」と考える医者や家族も多い）。

前述のように，人生の主体者として生きてきた本人，良好な関係性の中でともに生きてきた家族であれ

表 良き死の条件

1. その人が精一杯生きた人生であるか？
2. 家族や周囲の人たちとの関係性は良好だったか？
3. 悔いのない介護ができたか？
4. 最期が穏やかだったか？
5. 思い出を残すことができたか？

ば，多くの場合，自然に納得が生まれてくる。そしてこのような看取りを通して，家族の中でいのちのつながり，いのちのリレーが成立し，地域の中での看取りの文化へと広がっていくのではないだろうか。

二ノ坂保喜

表　平穏死の要件

1. 高齢者である（平均寿命を超えている）
2. 一定期間内に自然に死を迎えると推測される
3. 食事を自力で摂取できない，また意思表示ができない状態が続いている
4. 臨床経験豊富な医師2人以上による上記判断
5. 自然な看取りが本人の意思に反していないこと

（文献1より改変）

Q241
平穏死（いわゆる老衰死）とは

平穏死とは何でしょうか？　「老衰による死」と考えてよいのでしょうか？

point

▶ 平穏死とは，老化による自然な死のプロセス（いわゆる老衰死）である。
▶ 同時に，がんを対象とした緩和ケアの発達により，老衰死を含む，より広範な疾患についても平穏死を考えるべきである。
▶ 尊厳死，安楽死，自然死等についても自分の問題として普段から考えておきたい。

1　平穏死とは？

平穏死とは，文字通り「平穏に最期を迎える」ことであるが，似たような言葉に，自然死，尊厳死，安楽死等がある。ここでは「『平穏死』のすすめ」で平穏死を世に知らしめた石飛幸三氏による定義（表）[1]を中心に，幅広く平穏死について考えたい。

昔は多くの人が平穏死であり，しかも自宅で最期を迎えていた。

1976年を境に，在宅で亡くなる人と病院で亡くなる人の割合が逆転した。筆者が大学で医学を学んでいた頃である。それまでは多くの人が自宅で亡くなっていたのである。しかし，自宅で亡くなったからといって，皆が断末魔の苦しみを経験したわけではない。つい40年前までは，病院で亡くなる人よりも自宅で死を迎える人が多かったのである。しかも，多くの人が穏やかな最期，つまり平穏死を迎えていたと思われる。

2　なぜ平穏死が難しくなったのか？

では現在，平穏死が難しくなった理由は何か。

第一の理由は，病院医療の発達であろう。病院医療は，患者を病院という場所に集め，医師や看護師といった医療専門職，および検査・治療機械を集約的に配置して検査や治療を行う場所である。そして，この40～50年の間に，医療技術は格段に進歩した。その結果，多くの病気が克服され，人々は健康を手に入れ，長生きできるようになった。結果として，人々の中にも「病院信仰」が生まれ，病気は病院で必ず治るもの，という思いが広まった。現代の医療は最後まで病気と戦い続け，死は医療の敗北であると考えるようとなったのである。

医療の発達によって人は長生きできるようになった（ただし厳密には，医療の発達が長寿に寄与する割合はわずかで，多くは栄養の改善や衛生環境の改善といった社会の変化のほうがずっと大きく寄与しているのである）。

その一方で，人々の生活から死が遠ざけられ，忌むべきものと考えられるようになった。死と向き合い，命の一面としての死を受け止める覚悟が人々の中から消えていったのではないだろうか？

3　「老衰」という死亡原因

厚生労働省の「平成28年版　死亡診断書（死体検案書）記入マニュアル」によると，「死因としての『老衰』は，高齢者で他に記載すべき死亡の原因がない，いわゆる自然死の場合のみ用います。ただし，老衰から他の病態を併発して死亡した場合は，医学的因果関係に従って記入することになります」となっている[2]。つまり，下記のような図式になる。

・直接死因:誤嚥性肺炎
・直接死因(誤嚥性肺炎)の原因:老衰

筆者は,以前は「老衰」という病名をできるだけ避けていたが,最近では上記の要件を満たす,つまり老いによる衰弱で亡くなる場合には,むしろ積極的に「老衰」という死因を記入することがしばしばある。高齢社会,超高齢社会になると,このような死が増えてくると思われる。そしてそれは社会全体としても幸せなことではないだろうか。

【文献】
1) 石飛幸三:「平穏死」という選択. 幻冬舎, 2012.
2) 厚生労働省:平成28年版 死亡診断書(死体検案書)記入マニュアル. 2016.
 [http://www.mhlw.go.jp/toukei/manual/dl/manual_h28.pdf]

二ノ坂保喜

Q242

「平穏死」の法的解釈は

法律が「平穏死」に対して与えている影響について教えて下さい。

point

▶「平穏死」とは老衰に対して医療を施すことの意味を問う,法的な主張である。
▶現在のわが国には,とにかく命を延ばすことが正しいとされている風潮がある。
▶国民が医療の意味を考えなければならない時が来ている。

1 平穏死とは

「平穏死」というのは,老衰という自然の摂理に対する医療の意味を問う,法的な主張である。自然死は本来穏やかである。それなのに現代の我々は自然に逆らって,たかだか人間が考えた科学で,医学で,自然の仕組みを変えようとしていたのである。命が消える平穏な最終章,神の恩寵(おんちょう)を乱していたのである。

2 延命治療が広がった背景

現在のように延命治療が広がった最大の原因は,命を救うことが医療の使命だと信じ,それを旗印に,世界一の高齢社会が来た今も「とにかく命は延ばさなければならない」との考えに固執してきた医療のあり方にある。法律もそれを助長していた。何も医療をしないことは不作為の殺人だ,と思わせる法律がわが国にはある(刑法第218条,第219条)。

誰にも訪れる命の終焉に抗い,もう水分も栄養も受けつけないのに,無理に点滴で水分栄養を入れなければならないのだろうか。胃瘻という方法があれば,命を延ばせるからと言って本人を苦しめてよいのだろうか。

最期に体はもう生きることを終える。食べなくなる。無理に食べさせると誤嚥する。肺炎を起こす。本人は苦しむので救急車を呼んで病院に送る。肺炎を治しても食べられないことに変わりはない。

このままでは死んでしまう。何か医療をしなければと焦る。胃瘻をつける。本人は胃瘻をつけられて,ただ口だけ開けて,魂を抜かれて手足が拘縮していく。誰がこんな最期を望んだであろう。これはいったい誰の人生なのだろう。こんな倒錯した文化が人類史上にあっただろうか。

従来,人間はいずれ来る死を自然の摂理として受け入れてきた。しかし物質文明が進み,体の部品を修理する技術が進歩し長生きできるようになると,もっと生きたい,もっと生かしたい,親と離れたくない,健康保険証さえあればどこでも誰でも医療を受けられる,意味があろうとなかろうと医療を施しておけば自分は責められない,という考えや自己保身,無責任な依存体質が我々を迷わせていた。

その上,がんを体から切り離すしかないと考えた。しかし,がんも生きてきた結果である。老衰の一形態である。治せないものがある。治す意味がないのかもしれない。それは受け入れるべきなのだ。不老不死,人間の欲望には限りがない。我々は肝心な医療の意味を見失いそうだ。

3 本来の姿を取り戻すために

我々は親から命を受け継いで,子にそれを伝えていく生き物である。しかも単なる生き物ではない。最期の迎え方を通して生き方を学ぶ人間である。どう生き

357

てどう終えるか，それが時代の文化を示す。医療は人のためになってこそ医療である。国民は医療の意味を考えなければならない時が来ている。法は国民のためにある。国民の考えがまとまれば法はそれに従う。

筆者は特別養護老人ホームで自然な最期を送る人々を看取って，「ああ，この人もそうだった」「この人もそうだった」と次々と平穏死を見させて頂いている。1回しかない人生である。生きている今が大切なのだ。しっかり生きて，「ああ，これでよかった」と思って最期を迎えたいものである。

【参考】
▶ 黒田和夫：「平穏死」に関する刑法上の考察．「平穏死」という選択．石飛幸三．幻冬舎ルネッサンス，2012，p145-69．

石飛幸三

Q243

平穏死（いわゆる老衰死）を支える工夫は

在宅において平穏な死を支えるには，どのような工夫が可能でしょうか？

point

▶ 人間の自然な死のプロセスを理解することが重要。
▶ 「最期のときに誰にそばにいてほしいか」「どこで最期を迎えたいか」など，患者の意思決定を支える。
▶ 死後のグリーフケアとして，遺族への電話や手紙による働きかけ，あるいは遺族の集まりなどは有用だと考えられる。

1 自分自身の問題として

「☞Q241」で述べた通り，平穏死とは「肉体的にも精神的にも苦痛がなく，穏やかに亡くなること」を指す。平穏に死を迎えること，看取ることを本人，家族が納得しており，死に至る過程において，そこから逸脱しないことが必須であろう。そのためには本人と家族が，人間の自然な死のプロセスを理解，納得することが必要である。

老衰が進行すると栄養や水分が摂れなくなるが，栄養や水分が摂れないから死ぬのではなく，体が死に至る段階を迎えているため栄養や水分が摂れなくなるのである。口からあるいは経鼻胃管や胃瘻，また経静脈的に水分や栄養を強制的に注入しても，消化管やその他の臓器がそれを消化吸収できなくなっていく。しかし，それは決して本人にとって苦痛ではなく，枯れるように亡くなることは本人の苦痛を軽減するということを家族が十分理解できるよう，繰り返し親身になって説明する必要がある。

死に場所については，「どこで死にたいか？」という形の問いではなく，「死ぬときに誰にそばにいてほしいか？」という問いであるべきであろう。家庭，在宅での死を望むのは，そこが長年慣れ親しんだ場所であるという理由だけでなく，ともに人生を歩んできた妻や子どもたち家族がいつもそばにいるからである。

2 家族・介護者の立場から

死に至るプロセスについて，時には本人よりも家族がこのプロセスを納得しがたい場合がある。徐々に食事や水分すら摂取できなくなり，衰弱していく家族（親など）をじっと見つめていることに，見殺しにするような罪悪感すら抱くことがあるようだ。それを受け入れた上で，以下のような介護・看護技術によって，できるだけ普段の暮らしができるように支えていきたい。

清拭・洗髪・入浴，排泄介助，食事介助等は，心地よく生存するための最低限の支えであり技術である。音楽，アロマ，芸術等はその人の魂の部分に触れて，スピリチュアルケアとしての役割を担うのではなかろうか。傾聴（親身になって話を聴くこと）は，技術というよりも相手を人間として尊重することである。傾聴を通して我々ケア提供者のケアの質の向上にも必然的につながっていく。技術は生活のために，生活の中にあるものであろう。中でも，しだいに身体的に自由が利かなくなってくると，技術に込められたケア提供者の温かな手，丁寧なケアは，患者にとって真の癒しとなるだろう。

3 死後のグリーフケア

十分な事前準備のもとに看取りが行われても，やは

り親しい人との死別は残された人にとってはつらいものである。死別の悲しみ，悲嘆をケアし，立ち直りを促す働きをグリーフ（悲嘆）ケアと呼ぶ。本人の中で，または家族や友人との関わりや医療・看護関係者の働きかけの中で，グリーフケアは行われていくと考えられる。

多くのホスピスや在宅ケアにおいて，たとえば患者の死後数週間して様子をうかがう手紙を送ったり，定期的に遺族の会の集まりを開催したりすることがある。筆者のクリニックでは，毎月遺族の集まりを開催している。同じようなつらい経験をした者同士の語り合いは，悲嘆の癒しにつながっていくようだ。

二ノ坂保喜

Q244

在宅緩和ケアにおける本人や家族への説明，本人や家族の心構えとは

患者の死を前にした家族に対しては，どのような説明が適切でしょうか？　また，家族の心構えとして，どのような助言ができるでしょうか？

point

▶本人，家族の不安に親身になって耳を傾け，共感する。
▶死から目をそらさず，医学観点からみた死への過程を理解してもらう。
▶最期まで寄り添うことを伝え，実行する。

1 死に至るプロセスについて共有する

死に至るプロセス（過程）について，医学的観点から説明を行うことは重要である。医療者が「あと数日」と思っているとき，家族のほとんどはあと数週間かそれ以上と思っている。もっと生きていてほしいという期待だけではなく，医学的な理解が不足しているためであるからやむをえない。また中には，死から目をそらしたいという無意識の動機が働いているかもしれな

い。いずれにしても，できるだけ正しい理解，特に症状の進行や予後予測について理解を共有するための努力をしたいものである。毎日，患者（家族からは夫であり，妻であり，親であるのだが……）の姿を見ている家族は，きちんとした説明があれば，十分に病状を理解できる。むしろ我々は，家族の経験と思いから学ぶことが多いように思う。

一般的な医学的観点からの説明と同時に，患者本人がどのような経過をたどると"私（医療者本人）が"思っているか，についてもできるだけ具体的に話すことが必要だろう。統計的データに基づく予測ではなく，「これから○○さんはこのような経過をたどっていくと考えている」ということを丁寧に伝える。

2 人生の物語の観点から

ケア提供者は，老いて病気になってから患者や家族と付き合うことになるのだが，家族は元気で生き生きとしていた頃の患者を思い浮かべながらケアにあたっている。元気な頃の患者が，現在の（病を得ている，老いている）患者の中，家族の中に生き生きと生きている。そのことをいつも思い浮かべながら，患者自身，家族との関係性を含めた人生の物語を聞き出し，耳を傾ける。できるだけ家族の立場に寄り添い，親身になって話を聞く心がけが必要であろう。

表　終末期の分類

終末期	生命予後	患者に対する主なケア	家族に対する主なケア
終末期前期	数カ月	・症状マネジメント ・身辺整理への配慮	・病名・病状告知に関するケア ・死の受容への援助
終末期中期	数週間	・日常生活の援助 ・スピリチュアルケア	・予期悲嘆への配慮 ・延命と苦痛緩和の葛藤に配慮
終末期後期	数日	・持続皮下注への切り替え ・せん妄への対応	・蘇生術についての話し合い
死亡直前期	数時間	・人格を持った人として接すること	・死亡直前の症状の説明

（文献1より改変）

予後についての具体的な伝え方としては、「月単位」「週単位」「日単位」で予測を伝えるのが妥当と考えている。実際問題として、「あと何日」という予測は不確実である。家族もある程度の幅をもった予後予測のほうが、受け入れやすいと思う。同時に、それぞれの予後予測に応じた対応を具体的に家族と一緒に考えていく（表）[1]。

【文献】
1) 淀川キリスト教病院ホスピス，編：緩和ケアマニュアル．第5版．最新医学社，2007, p23.

二ノ坂保喜

Q245

在宅での看取りへの立ち会いを行う当事者とそれぞれの役割

看取りに立ち会う医療者の役割とはどのようなものでしょうか？

point

▶看取りの当事者はあくまでも家族であることをわきまえる。

▶その上で、家族が悔いのない介護・看取りができるよう支える。

▶本人－家族－医療者のトライアングルの関係性を構築する。

1 家族の役割・意義

「☞Q240」で述べた通り看取りは家族の役割であり、それを通して家族や地域社会（コミュニティ）の文化も継承されていく。したがって、一般的には家族や親族が患者を看取り、それを医療者が支える、あるいは看取りの場に立ち会う、という表現が適切であると思われる。平穏な最期の場合は、できるだけ家族による看取りを重視したい。

とはいっても、家族だけでの看取りは、これまで看取り経験のほとんどない家族にとっては重荷であろ

う。医師や看護師の適切な助言は役に立つ。ただし、生きて死ぬのは本人であり、その後も生き抜いていくのは家族であることを忘れず、本人、家族の思いを大切にしていきたい。

2 医療者の役割

患者本人だけでなく、家族もまたある意味で当事者である。人の死を看取るという、人生における重大なイベントを経験するのだが、それは自分の生き死ににも大きく関わってくるような一大イベントである。それを支えるのが、医師であり、看護師である。

看取りの場に立ち会うのは、基本的には家族、医師および看護師である。

3 家族-本人-医療者のトライアングル

死を見つめている患者本人、それを見つめている家族という構図は緊張を強いられるものだろう。もちろんそれまでの本人の生き方や関係性によって、大きく異なってくるものではある。医療者の役割は、患者の症状を和らげ、死へ向かう道筋、これから起こること、および残された時間を家族に伝えることだけではない。家族－本人－医療者の間に三角形を想像してみよう。家族と本人だけでは支えられないものが、三角形のもう1つの頂点に医療者が位置することで支えになれるのである（米沢 慧氏の"ファミリー・トライアングル"）。

看取りに立ち会う医療者には、家族と同じ立場でどっぷりと関係の中に浸かるのではなく、しっかりと寄り添いながら少しだけ距離を取って伴走する、というような姿勢が望まれる。

二ノ坂保喜

Q246

終末期の段階（臨床経過）とは

終末期を迎えたときに医療者が心がけておきたいこととして、どのようなことがあるでしょうか？

point

- 多くの家族にとって看取りは初めての経験であり，不安は大きい。
- 老衰死においては，自然な経過をたどって死に至るというプロセスを家族が理解することが重要である。
- 家族の不安を，日々のケア，説明，立ち居振る舞いで少しずつ軽減していくことが医療者の務めである。

1 これからどうなっていくのだろう

家族にとっては，看取りはおそらく初めての，またはきわめて稀な体験と言えるだろう。不安でいっぱいのスタートなのである。

患者本人の様子は，日ごとに変化していくようになる。1週間くらい前からだんだんと眠る時間が長くなっていく。声をかけても目が覚めず，眠っていることが多くなる。時には「せん妄」といって夢か現実かわからないようになり，つじつまの合わないことを言うこともある。脳へ行く酸素が少なくなったり，肝臓や腎臓の働きが低下したりすると，脳の働きが衰えてくる。しかし，時に意識がはっきりすることもあり，そのときには十分に対応できるので，できるだけ声をかけるように勧める。

数日前になってくると，声をかけても反応しなくなり，目を覚ますことが少なくなる。大まかな一般的な経過としてこのようであることを理解しておくと，家族の不安は軽減する。

2 人は「死にゆく力」を持っている

死に至るまでの経過の中で家族は「自分たちにできることはないのだろうか」と思い悩んでいる。筆者は次のように考えており，家族にも説明している。

「在宅で過ごす意味は，患者本人が過ごした思い出のある場所で，生活や苦楽をともにしてきた家族と一緒に過ごす，ということにある，この時間，空間を大切にすることは家族にしかできない。人は「死にゆく力」を持っており，家族は「見送る力」を持っていると私は信じている」と。

家族は，多くの不安を抱えながら介護にあたっている。その不安を，日々のケア，説明，立ち居振る舞いで少しずつ軽減していくのが，在宅ケアチームの存在意義である。できれば，これから起こる様々なことをパンフレット等にして家族に手渡すことも意味があるかもしれない。図[1]のような冊子をインターネットでダウンロードすることも可能であるが，できれば自院

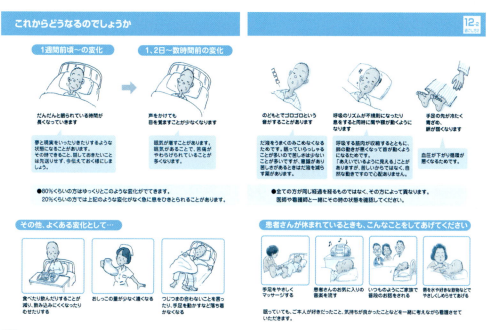

図 看取りの手順が説明されている冊子の例

（文献1より転載）

で，あるいは自分たちで製作して利用できるとより意味が深まるだろう．

【文献】
1) 緩和ケア普及のための地域プロジェクト：これからの過ごし方について．
[http://gankanwa.umin.jp/pdf/mitori02.pdf]

二ノ坂保喜

Q247
在宅看取りの手順は

看取りには正しい手順はあるのでしょうか？ あらかじめ準備しておくべきことはあるでしょうか？

point

▶看取りの場所を決め，患者と家族が過ごす最期のときを大切にする．
▶看取りに関わる諸々の手続きの手順を話し合っておく．
▶予期せぬ事態が起こりうることを念頭に置いておく．

1 看取りの場所を決める

まず最期の場所を決めることが必要である．このまま在宅でいくのか，あるいはホスピスか，病院か，施設かを十分に考え，患者・家族と話し合って決める．

もちろん，最期までその選択は自由であること，どの時点でも変更可能であることを繰り返し確認する．中には，がん末期の家族のケアに疲れ，医師には入院を言い出せずに苦しんでいる家族もいるかもしれない．そんなときには医師や看護師の側から入院を勧めることがある．それによって「家族は最期になって患者を見捨てた」「在宅ケアを最期まで完遂できなかった」という罪悪感を抱かずにすむかもしれない．

2 前もって家族と看取りの手順を話し合う

在宅看取りを家族がケアチームとともに了解したら，それへ向けて日々のケアが行われる．しかし，それは「死」に向かっていくという特別なプロセスや重苦しい日々ではなく，これまで通りの生活を続けながら，結果として看取りに至るというものでありたい．できればまず，家族と看取りの手順を話し合う．「これから体がどうなっていくのか」または「意識レベルが徐々に下がっていき，食事を摂れなくなっていく．しかし特に老衰の場合，本人はそのことに苦痛を感じなくなっていく」といったことを話す．

以下，筆者が実際に経験した一例をもとに注意点を挙げる．ある患者の予後があと数日となったとき，再度家族と話し合った．遅い時間で，息子も仕事から帰って来ていた．これまでの家族の労をねぎらいながら，臨終の際の話をしているとき，息子から「それで，いつ救急車を呼べばよいのですか？」との質問があった．家族や親族の中には，「最期は救急車」という固定観念が抜けきれない人もいることを念頭に置いておくとよい．もちろん「救急車を呼ばないように」と繰り返し言っておくが，それでもあわてて呼んでしまうことがある．それを責めない．

予期せぬ問題も起こりうる．急な吐血や痙攣，呼吸困難等，家族が想像しなかった病状の変化が起こると，あわててパニックに陥る家族もある．あるいは突然来訪した遠くの親戚の横車（なぜ入院させないんだ等）や，息子が心マッサージを行ったり（これは実際に筆者が現場に駆けつけたときに行われていた）することもある．

体の衰弱，意識レベルの低下，食欲の低下等を医療者と一緒に日々見つめながら過ごしていると，多くの場合，自然に患者の衰え，死へのプロセスを理解していくものであるが，やはり事前にきちんと説明しておくと家族も納得しやすいだろう．

3 「家族のとき」を大切に

在宅で最期の時期を過ごす意味のひとつは，家族と一緒の時間を過ごすということである．しだいに弱っていく家族を日々見守りながら，思い出を語り合い，時間を共有することは，亡くなっていく人，見送る人にとって重要な時間である．悔いのない時間を過ごせるように，症状を和らげ，苦しみを少しでも軽くすることが我々の役割であろう．「家族のとき」を大切に

したい。

二ノ坂保喜

Q248
在宅における死亡診断の手順は

在宅における死亡診断を巡ってトラブルになった事例もあると聞きます。どのような点に留意すればよいのでしょうか？

point

▶ほとんどは通常の死亡診断書を発行する。
▶診療中の疾患以外による死亡の場合のみ，死体検案書を発行する。
▶上記のごく一部で，死体に異状がみられた場合のみ所轄警察署に届ける。

1 意思確認，準備教育はできているか

これまで述べてきたように，本人の意思確認と尊重，家族の意思確認，死への準備教育，看取り（死亡）に至るまでの事前の準備等が行われている場合は，死亡診断の手順は，医療者と家族などの意識を共有しながら問題なく行われるだろう。

2 死亡診断

在宅では病院と違って，心電図モニターの画面を見ながら波形がフラットになるのを確認するわけではないので，いわゆる「死の三兆候」（呼吸停止，心停止，瞳孔散大）を確認する必要がある。呼吸が止まっていること，（頸動脈触知および心臓聴診で）心拍が停止していること，瞳孔が散大していることを確認する。在宅では，医師が呼吸停止の現場に立ち会うことは少なく，多くの場合，家族が呼吸，心停止を確認した後，看護師，医師に連絡が来る。その場合でも上記三兆候をきちんと確認して，死亡診断をする。

死亡したことを伝えるときは，「残念ですが，お亡くなりになりました」などの穏やかで，本人，家族への思いを込めた言葉で伝えたい。

3 死亡時刻と，遺族への説明

死亡時刻に関しては，筆者はできるだけ家族が看取った時間を聞き取り，その時間を死亡時刻とする。ただし，家族が動転していたり，亡くなったことを受け入れにくい場合には，ゆっくりと時間をかけて診察し，診察の結果を家族に話し，医師が死亡診断した時刻を死亡時刻とすることがある。

遺族への説明は，患者・家族と医師・看護師たちとの関係性にもよるが，死亡時刻，死亡の原因とともに，本人・家族に対してねぎらいの言葉をかけるようにしたい。これまでともに闘ってきた，あるいは亡くなる患者を支えてきた仲間としての思いを込めて。

4 死亡診断書と死体検案書

2004年度から，臨床研修の到達目標に「診断書，死亡診断書，死体検案書その他の証明書を作成し，管理できる」ことが挙げられるようになった。医師は死亡診断書・検案書の区別とそれぞれの書き方，手続きの方法などを学んでいると思う。厚生労働省の最新版である「平成28年度版 死亡診断書（死体検案書）記入マニュアル」を参考にまとめてみる。

死亡した患者について診療継続中であり，死亡原因がその疾患によると医師が判断した場合は，「死亡診断書」を発行する。これが一般的な形で，大多数である。中には，死亡24時間以内に診察をしていなければ検案書または警察に届け出る，と考えている者もいるが，それは間違いである。自宅で亡くなった場合，これまで診てきた病気による死亡と医師が判断できれば，経過時間や日数に関係なく，警察への届出なしでも医師が死亡診断書を書くことができる。死亡原因が診療中の疾患ではないと考えられる場合は，「死体検案書」を発行する。その際，死体に「異状」があると判断した場合は，所轄警察署への届出が必要となる（図）[1]。

【文献】
1) 厚生労働省：平成28年版 死亡診断書（死体検案書）記入マニュアル．
[http://www.mhlw.go.jp/toukei/manual/dl/manual_h28.pdf]

二ノ坂保喜

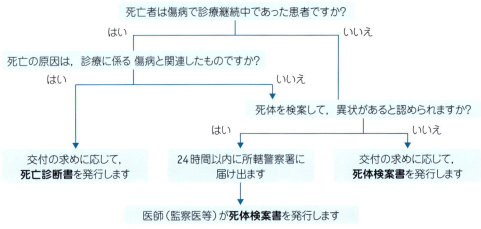

図 死亡診断書と死体検案書の使いわけ　　　　　　　　　　　　（文献1より引用）

Q249

宗教者との連携とは

在宅で看取る場合，宗教者に関わってほしいこともあります。医療と宗教者の連携について，どのように考えればよいのでしょうか？

point

- ▶欧米のキリスト教文化圏とは異なる日本人の死生観がある。
- ▶看取りは医療ではなく地域文化である。
- ▶東日本大震災がきっかけになり，臨床宗教師認定制度がつくられた。

1 在宅看取りから日本人の死生観を通して宗教性を考える

在宅医療の目的は，在宅で療養し看取ることである。人の終末期と看取りを大きく区分すれば，高齢者の死で石飛幸三氏の提起した「平穏な死」と，とりわけがん死で比較的若い「不条理な死」に直面する場合である。

「看取る」という具体的な過程を論じる前に，日本人の死生観に一言触れておきたい。在宅ホスピスケアの先駆者である鈴木壮一氏の考えを紹介させて頂く。

日本人の死生観は，第一には身内の人に包まれて，家族に手を握られながら死にたい。第二には，自然の摂理に従うこと。わが国という風土から四季の移ろい，もののあわれを感得する心境を大切にしたい[1]。ここに日本人の死をめぐって，身内（御先祖）や自然との関わりの中に，日本人に共通する基層文化とも言える「宗教性」が存在することがわかると思う。こうした日本人の死生観から在宅療養の看取りを考えると，比較的若い世代の不条理な死に対して，宗教家の役割が少しずつ見えてくるのではないだろうか。私は日本人でのターミナルケアには，仏教の役割が大きいと考えていた。

2 両者の歩みよりはどのように努力してきたか

医療者と宗教者との連携は，わが国の現状からは多くの困難があった。欧米のキリスト教文化圏とわが国では，宗教との関係は大きく違うからである。わが国の近代化の明治維新は，西洋化の名のもとにわが国に1000年にわたって培われた歴史と文化を否定した。医学もその例に漏れず，医は人の心を癒す根本を忘れ，科学の名のもとにわが国の宗教や宗教性を否定してしまった。そして仏教は葬式仏教に閉じ込められ，人間の生きる苦悩との関わりは薄くなってしまった。

医療と仏教の隔絶がある中，まず医療・医師の側から，末期がん患者への絶望から，西洋的なスピリチュアルケアを経て宗教（宗教性）に救いを求める声が大きくなってきた。その1つの大きな運動として，

表　ビハーラの三つの理念

1	限りある生命の，その限りの短さを知らされた人が，静かに自身を見つめ，また見守られる場である
2	利用者本人の願いを軸に看取りと医療が行われる場である．そのために十分な医療行為が可能な医療機関に直結している必要がある
3	願われた生命の尊さに気づかされた人が集う，仏教を基礎とした小さな共同体である（ただし利用者本人やその家族がいかなる信仰を持っていても自由である）

（文献4より引用）

1984年12月，当時「ゆきぐに大和総合病院」の院長であった筆者と同志の斉藤芳雄先生が提起し，日野原重明先生を世話人代表として「医療と宗教を考える会」がつくられた．

広く賛同者が集い，遠藤周作，中川米造，中野東禅，アルフォンス・デーケン，早川一光の各氏などに世話人になって頂いた．また名誉顧問には延暦寺天台座主山田恵諦師に就いて頂いた．この会は6年間毎月，東京であらゆるジャンルから講師をまねき勉強会を開催した[2)3)]．こうした運動の中で，長岡西病院のビハーラ緩和ケア病棟がつくられた（表）[4)]．現在は新潟県で「医の心を考える会」として，お寺さんとともに市民活動を続けている．

この会の目的は，こうした活動を通して市民の力を借りて医師と宗教者の意識を変えることであった．

3　臨床宗教師はいかにして生まれたか ——臨終の場から求められて

臨床宗教師認定制度（図）[5)]は，2011年3月11日の東日本大震災の落とし子である．しかし，その下地としては全国的にいくつかの萌芽はできていた．その中で最も具体的にその実現に貢献した人は，故・岡部健氏である．氏は外科医としての病院を辞してからは，在宅ターミナルケアを推進し，2000人もの看取りを在宅医師として経験した．死に直面する現場から，医師と患者の悲鳴ともいえる声として早くから「臨床宗教師」の必要性を世に問うていた．なお先生は在宅医療で死と直面する中で，病院医療への批判的立場から次のように述べている．「病院は死を敵に回し，悪者扱いにし，死そのものを語ることをタブーとし，地域や家族から死を取り上げてしまった．……看取りは医療ではなく地域文化である」[6)]．

岡部健先生は2012年，自らも癌で亡くなった．そして大震災の衝撃によって，認定制度が東北大学・文学研究科に生まれることになり，研修を終了した僧侶のうち数名が臨床現場で新しい境地，新しい職場づくりに頑張っている．同時に研修プログラムを持つ大学も8大学に増え，2018年3月に第1回の認定臨床宗教師が誕生した．

【文献】
1) 鈴木壮一：ひとはなぜ、人の死を看とるのか．人間と歴史社, 2011.
2) 医療と宗教を考える会：「医療と宗教を考える」シンポジウムⅠ 生命・こころ・文化．考古堂書店, 1988.

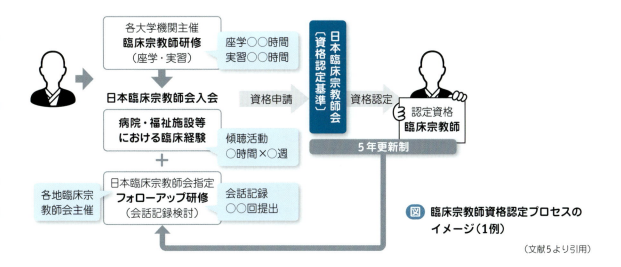

図　臨床宗教師資格認定プロセスのイメージ（1例）

（文献5より引用）

3）医療と宗教を考える会：「医療と宗教を考える」シンポジウムⅡ 生命・こころ・文化. 考古堂書店, 1989.
4）医療の心を考える会, 他：長岡発ビハーラ・ターミナルケア20年！日本的ターミナルケアを問う. 考古堂書店, 2014.
5）東北大学実践宗教学寄附講座：東北大学実践宗教学寄附講座ニュースレター 第9号. 2016.
6）奥野修司：看取り先生の遺言. 文藝春秋, 2013.

黒岩卓夫

5 ❷ 場面や状況別の対応のコツ

Q250
意思決定への支援の方法は

意思決定支援は何を目的としてどのように行うのでしょうか？

point

▶意思決定支援の目的は，患者自身に自ら望む医療・ケアを明らかにすること，つまり自律尊重である。
▶事前指示書をつくることで，意思決定能力をなくしたときに望まない治療や処置を回避することができる。
▶意思決定支援の潮流は事前指示書（advance directive：AD）から事前医療・ケア計画（advance care planning：ACP）へと変わりつつある。

1 事前指示書（AD）

医療の現場においては，人工呼吸器，延命措置，輸液，胃瘻による栄養など，生死に関わる決定を迫られる。本人が意思表示できない場合に，その決定は家族や医療者や専門家にゆだねられる。しかし，本人が死去したあとに，家族や医療者にその選択が適切であったかどうかの苦悩が起こる。そうしたことを回避するために事前指示書（advance directive：AD）は有用である。日本尊厳死協会のリビング・ウィルはわが国の代表的なADであるが，裏付けとなる法整備がまだされていないことが問題である。

2 意思決定の手続き

ADは終末期の延命治療に関する患者本人の自律的な意思決定を尊重するものであるが，治療・ケアに関する患者の意思表示としては限界がある。また，患者と家族との間での希望する治療について話し合いの不在，本人の代わりに医療・ケアの決定を行う代理人の負担の大きさ，いったん作成されると患者の状況の変化が反映されることがあまりない，といった欠点が指摘されている。

3 事前医療・ケア計画（ACP）

上記のADの限界を越えるため，患者の希望や価値観に沿った，将来の医療・ケアを具体化することを目標とした事前医療・ケア計画（advance care planning：ACP）が重視されることとなった（表）[1]。一般には，患者本人，家族，そして医療・ケア提供者の「話し合いのプロセス」と解釈されている。

意思決定支援は在宅療養の当初から話し合いを始め

表　ADとACDの違い

	advance directive		advance care planning
定義	・法的効力をもつ書類ないしは口頭での指示		・話し合いとその記録 ・意思決定のプロセス
作成者	・患者本人（法律家や指名された代理人とともに）		・患者，家族，代理人，医療者による共同意思決定
回数	・1回〜		・複数回
内容	・患者が意思決定能力を喪失した際の治療内容についての選好 ・代行判断者の氏名		・将来の治療についての意見や希望 ・患者の価値観や信念 ・代行判断者の指名
保管	・患者本人		・患者または代理人 ・医療機関

（文献1より改変）

て記録に残しておくことが大事である。話し合う内容は，意思表示ができなくなった場合に備えて，受けたい，あるいは受けたくない医療・ケア，患者の代わりに医療・ケアの決定をする者の指名，希望する看取りの場所，患者の大事にしたいことなど，あらゆる内容を含む[1]。

4 終末期医療の決定プロセスに関するガイドライン

1 患者の意思決定の確認ができる場合

インフォームドコンセントに基づく患者の意思決定が基本である。

ただし，治療方針の決定に際し，患者と医療従事者とが十分な話し合いを行い，患者が意思決定を行い，その合意内容を文書にまとめておくものとする。時間の経過，病状の変化，医学的評価の変更に応じて，また患者の意思が変化するものであることに留意して，その都度説明し，患者の意思の再確認を行うことが必要である。このプロセスにおいて，患者が拒まない限り，決定内容を家族にも知らせることが望ましい。

2 患者の意思決定の確認ができない場合

患者の意思を推定できる場合には，それを尊重（事前指示，推定意思）する。患者の意思を推定できない場合には，何が最善であるかについて話し合い，最善の方針をとる（最善利益基準）。

【文献】
1) 大関令奈：緩和ケア．2012；22(5)：403-6．

満岡 聰

Q251

老衰のとらえ方は

在宅医療における老衰のとらえ方について教えて下さい。

point

▶老衰は加齢に伴う身体的衰弱である。

▶特定の侵襲が人体に加えられたとき，年齢が高いほど死亡率が高くなる。在宅医療現場において，医療従事者や介護する家族は，高齢患者が年を経るにしたがって虚弱になっていくことを体験することから，老衰の存在を体験的に知ることができる。

▶在宅医療においては，特定の生命に関わる疾患が身体診察で把握できず，緩徐に衰弱して死亡した患者に対して，医師が死亡診断名として「老衰」を用いることがある。

1 身体機能の低下としての老衰

健康長寿の方法について先駆的に記載した『年齢の嘘』[1]〔原著"Successful Aging"(1998)〕には，重症のやけどである第三度熱傷に関して次の記載がある。「第三度熱傷に起因する死亡の確率は，加齢とともに大幅に上昇する。たとえば，三十五〜四十九歳の年齢層では，体表面積の三十五％に火傷を負うと，半数が死に至る。六十一〜七十四歳の年齢層になると，体表面積のわずか十五％に火傷を負っただけで，やはり半数が命を落とす。七十五歳以上になると，体表面積のわずか十％に火傷を負っただけで，同様に半数が亡くなってしまう」。このように，成人したのち，特定の侵襲が人体に加えられたとき，年齢が高いほど死亡率が高い。つまり，加齢によって身体的耐容性が低下し，少ない侵襲で死亡する確率が高くなる。

要介護高齢者を診療する在宅医療現場においては，医療従事者や介護している家族は，通常，「患者が年を経るにしたがって身体機能が低下し虚弱になっていく」ことを体験する。すなわち，「老衰の存在」を体験的に知ることができる。

2 在宅医療における死亡診断名としての「老衰」

在宅医療現場において，特定の生命に関わる疾患が把握できず，（経口摂取が困難となり）緩徐に衰弱した患者において，医師が「老衰」という死亡診断名を用いることがある。この場合，「老衰」は正しい診断ではないかもしれない。たとえば，遺体を解剖したら，あるいはCT検査を実施したら，がんなどの「生命に関わった疾患」が見つかる可能性があるからである。

医師の中には，「必ず死因たる傷病名があるはずで

ある」という認識から，死亡診断名に「老衰」と記載しないという考えの医師もいる．しかし，上に述べたように，高齢であればあるほど少ない侵襲で死亡する．すなわち，「気候の変動」や「微小な傷病」でも食欲低下をきたして死亡しうるため，死因たる傷病が特定困難なこともありうるのである．

在宅医療現場では，自宅に最期までいることを望む患者に対して，（病院で行うような画像診断などを用いずに）身体診察を行いながら最期を見届けることはめずらしくない．そして，診察上，生命に関わる重大な疾患を特定できず，緩徐に衰弱して最期を迎えた患者に対して「老衰」という診断名を用いることは，「臨床的な診断」としては1つの手法と考えられる．なお，厚生労働省のマニュアルでも死亡診断に「老衰」と記載することは可能とされている[2]．

【文献】
1) ジョン・W・ローウェ，他，関根和彦，訳：年齢の嘘．日経BP社，2000．
2) 厚生労働省：平成29年度版死亡診断書（死体検案書）記入マニュアル．
[http://www.mhlw.go.jp/toukei/manual/]

和田忠志

Q252
慢性呼吸不全への対応は

在宅医療の場で，人生最終段階にある慢性呼吸不全患者においてよくみられる病態と，ケアの方針，その実践法，さらに看取り方についてもお教え下さい．

point

▶人生最終段階にある慢性呼吸不全患者の病態は呼吸器病の急性増悪と区別しにくいことが多く，注意を要する．

▶慢性呼吸不全患者の軌跡に合わせたアドバンス・ケア・プランニング（advance care planning：ACP）の会話を双方向で継続できる体制が肝要である．

▶呼吸困難の緩和には呼吸リハビリテーションが中心

の包括ケア体制構築が，看取りの場では積極的なモルヒネ使用が課題である．

1 人生最終段階にある慢性呼吸不全患者の病態

慢性呼吸不全患者が人生最終段階（end-of-life：EOL）に至って回復の見込みがないか，それとも抗菌薬・ステロイドや機械的な換気補助の効果が見込まれる急性増悪の過程にあるかを正確に判断することは困難である．慢性呼吸不全患者の多くは診断時から急性増悪と寛解を繰り返しながら，徐々に臓器機能も身体機能も低下し，EOLに至る．EOLの慢性呼吸不全患者の主症状は強い呼吸困難で，ADL低下と長期臥床をきたし，不安・抑うつにつながる．咳・痰，不眠，疲労，せん妄，疼痛，食欲低下，羸痩（るい痩），脱水等も伴う．EOLの診断は肺機能のみでなく，全人的な評価としての諸臓器の予備能力，身体機能，精神状態や社会的なサポート体制も勘案する必要がある[1]．

2 慢性呼吸不全患者の軌跡とACP

慢性呼吸不全患者の増悪と寛解を階段状に繰り返しEOLに至る軌跡を支えるためには，将来の意思決定能力の低下に備え，医療・ケア従事者が十分に情報提供した上で，意思決定を支援・共有する双方向のコミュニケーションとその過程であるACPが継続できる体制構築が必要である．ACPは患者自身の価値観や意向を確認し，人工呼吸などの治療・ケアの選択だけでなく，「症状緩和最優先」か「延命至上主義」かといった医療・ケア全体の目標を明確にすること（リビングウィルの策定支援・共有の会話）と，意思決定ができないときに代理で意思を決定する医療代理人を指名することである．

3 呼吸困難の緩和と看取り

呼吸困難は日常生活を制限し，生活の質（QOL）を低下させるが，主観的な感覚で，重症度や臨床検査値とは乖離する場合がある．患者視点に立脚したコミュニケーションが重要で，自己効力感を強化して健康を維持・向上する行動変容に導くセルフマネジメント教育が土台で，呼吸リハビリテーションが中心となる，診断時からEOLまで一貫し包括ケア体制（図）[2]の構

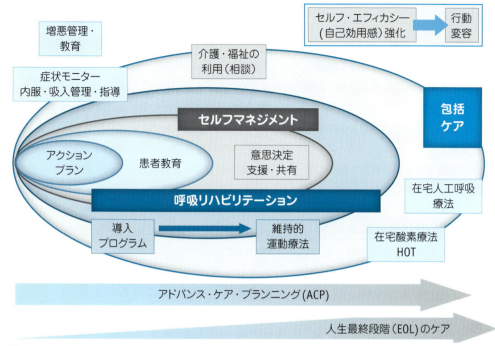

図 COPDの包括ケア（integrated care）

慢性呼吸不全の例としてCOPDが挙げられ，上記はその包括ケアの概念図。自己効力感を強化して健康を維持・向上する行動変容に導くセルフマネジメント教育が土台で，呼吸リハビリテーションが中心となる，診断時から人生最終段階まで一貫して継続的なEOLケアを内包する包括ケア体制構築が課題である

(文献2より改変)

築が課題である。有効な呼吸法と短時間作用型の気管支拡張剤の吸入法の習得から，継続的な薬物療法を含めた呼吸リハビリテーションに加え，段階的に在宅酸素療法や非侵襲的陽圧換気（non-invasive positive pressure ventilation：NPPV）などが上乗せされる。

EOLの進行により，このような集学的な治療でも呼吸困難が解消されない場合には，モルヒネ投与も考慮される。従来，呼吸抑制をきたすモルヒネは慢性呼吸不全患者には禁忌であったが，近年欧米ではモルヒネの呼吸抑制作用でEOLの慢性閉塞性肺疾患（chronic obstructive pulmonary disease：COPD）患者の非効率な換気が是正され，呼吸困難が緩和された報告がある。

EOLの慢性呼吸不全患者の呼吸困難の緩和にモルヒネを少量経口投与で開始し，呼吸数を観察しながら投与量を調節する。呼吸数が著減しても呼吸困難が残存する際には，患者の意思決定を支援・共有しながら，輸液や栄養補給の調節や鎮静について考慮し，看取りの体制に移行する。患者の意思確認が困難な際には，家族の意向も十分ふまえ，チーム全体で患者にとって最善のケアは何かを議論し，ケアを提供する。

【文献】
1) 日本呼吸ケアリハビリテーション学会呼吸リハビリテーション委員会，他，編：呼吸リハビリテーションマニュアル―患者教育の考え方と実践．照林社，2007．
2) Spruit MA, et al：Am J Respir Crit Care Med. 2013；188(8)：e13-64.

千田一嘉

Q253

神経筋難病への対応は

神経筋難病とは神経細胞や筋肉細胞の障害に基づく病態で，進行すると在宅医療の適応となりますが，専門医でない訪問診療医はどのように対応したらよいでしょうか？

point

- ▶診断が重要で，進行し在宅医療の適応となる時期には「難病の患者に対する医療等に関する法律」の適応となることが多い。
- ▶治療しても進行する疾患であり，疾患別の病期理解と対処法が必要である。
- ▶進行した時期の在宅療養では予後を考え，難病の緩和ケア的観点からの対応も必要である。

1 障害者総合支援法の対象となる難病

2015年1月1日から持続可能な社会制度として，「難病の患者に対する医療等に関する法律（難病法）」が施行された。2017年4月からは指定難病が330疾患に拡大され，重症度等が基準を満たすと医療費助成が受けられる[1)2)]。指定難病中の神経難病割合（図1）[3)]は高く，指定難病に関しては，概要，原因，症状，治療，予後が示されている。専門医でない訪問診療医が神経難病を診る場合，指定難病の専門医に副主治医となってもらい，治療の助言を得るのも1つの方法である。また，指定難病でない神経筋難病も，進行し重症化すると身体障害者福祉法等による医療費助成が受けられる。

2 在宅で診る代表的な神経難病の経過例

1 パーキンソン病（Parkinson's disease：PD）[4)]

発症は50～65歳に多く，一側上肢の振戦から始まり，2～3年で両側振戦，やがてすべての動作が緩慢となる。治療開始後7～8年で歩行障害等日常生活に障害が出現し，約10年で歩行困難となる。症状が進行し在宅で診る時期には，on and offが出現。発症17年目以降，嚥下障害，呼吸障害が出現し，生存率が有意に低下する（図2）[5)]。

2 筋萎縮性側索硬化症（amyotrophic lateral sclerosis：ALS）[6)]

約5％が家族性で，発症は60～70歳代が多く，四肢，嚥下筋等の一部の筋力低下から始まり，やがて全身に進行すると歩行障害，嚥下障害，呼吸障害と進行し，最後は呼吸筋が働かなくなり，人工呼吸器までは20～48カ月。発病から死亡までの期間は約2～5年（図3）[5)]。

3 障害への対応と緩和ケア医療

どの疾患も進行すると歩行障害，嚥下障害，呼吸障害と進行し，緩和ケア医療が必要となる。

1 歩行障害

杖歩行・装具，歩行車，電動車いす，リクライニング車いすと補助具を変え，寝たきりへと変遷する。疾患によって原因が異なるため進行速度が違う。

2 嚥下障害

口腔ケア，嚥下リハビリテーション，食事形態の工夫等を行い，喀痰吸引が必要となる。進行すれば経鼻胃管，胃瘻造設が必要となる。

3 呼吸障害

肺理学療法等リハビリテーションを行い，進行したら非侵襲的陽圧人工呼吸器（NPPV），気管切開下陽圧人工呼吸器（TPPV）と，本人の意思決定に沿って治療を進める。

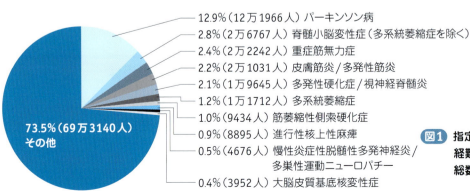

図1 指定難病中の主な神経難病割合（指定難病総数94万3460人）

（文献3より作成）

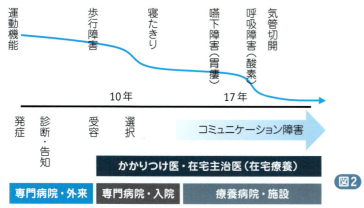

図2 パーキンソン病の経過（例）
（文献5より引用）

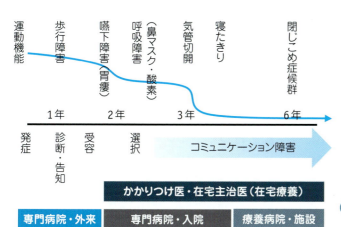

図3 筋萎縮性側索硬化症の経過（例）
（文献5より引用）

神経筋難病患者は発症したときから進行性のため，身体的，精神的，社会的，スピリチュアルに苦痛を伴う．そのため，難病の終末期を含む緩和ケア教育も各方面で始まっている[7]．

【文献】
1) 難病医学研究財団：難病情報センター．
 [http://www.nanbyou.or.jp/]
2) 厚生労働省：障害者総合支援法の対象疾病（難病等）．
 [http://www.mhlw.go.jp/stf/seisakunitsuite/bunya/hukushi_kaigo/shougaishahukushi/hani/index.html]
3) 厚生労働省：平成27年度衛生行政報告例．2015．
4) 厚生労働科学研究費補助金難治性疾患克服研究事業神経変性疾患に関する調査研究班：パーキンソン病と関連疾患（進行性核上性麻痺 大脳皮質基底核変性症）の療養の手引き．
5) 外山博一，大窪隆一：第9回在宅を支える多職種交流会講演，2017．
6) 「筋萎縮性側索硬化症診療ガイドライン」作成委員会，編：筋萎縮性側索硬化症診療ガイドライン2013．日本神経学会，監修．南江堂，2013，p126．

7) 荻野美恵子：ALSの緩和ケア―告知から終末期まで―．
 [http://www.als.gr.jp/staff/seminar/seminar49/seminar49_02.html]

外山博一

Q254

小児難病への対応は

重い障害を持ち，医療依存度の高い小児が地域で暮らすようになりました．小児の難病等の在宅医療においては，どう対応していけばよいでしょうか？

▶気管切開，経管栄養，人工呼吸器等の医療デバイスの管理と，家族らが行う医療的ケアについて把握し

ておく。
▶関節拘縮の予防，肺理学療法，外出支援，コミュニケーション支援等リハビリテーションの視点は重要である。
▶医療，介護，療育，保育，教育，行政等の多職種連携により，ライフステージに寄り添う支援が必要である。

1 増える医療的ケア児

小児医療の進歩により，多くの生命が救われる一方で，救命されたが経管栄養，気管切開，人工呼吸器等の医療的ケアが必要な子ども（医療的ケア児）が増えてきている。通常は病院の中で行われてきた医療が，在宅でも普通に行われるようになってきたが，医療的ケア児が利用できる社会資源は少なく，家族に多大な負担がかかっているのが現状である。

2 医療的ケア

気管切開，経管栄養，人工呼吸器等の医療デバイスについては，在宅療養指導管理料を算定する医療機関が，気管カニューレや経管栄養に必要な物品の供給と指導，人工呼吸器や酸素濃縮器等のレンタルの対応を行う。小児は専門医療機関への受診を継続することが多いので，どの医療機関で指導管理を行うか，役割分担をする必要がある。

実際に日々の医療的ケアを行うのは家族である。それを訪問看護と在宅医が支えるという視点で関わる。その家庭なりのやり方があるので，基本的には家庭のやり方を踏襲することも多い。家族らが行う医療的ケアについて把握しておき，緊急時には，普段子どもの傍らにいる人が気管カニューレの交換を行える，バッグを押して換気できるように指導していく。

3 リハビリテーション

リハビリテーションを導入し，体調を安定と社会参加をめざす。寝たきりの子どもが多いので，関節拘縮の予防，肺理学療法は欠かせない。脳性麻痺等の子どもは緊張が強いため体が変形することが多く，内服治療等と並行して，リラックスできるような姿勢保持（ポジショニング）を行う。外出の際は，様々な装備や物品を持参しなければならないため，人工呼吸器，

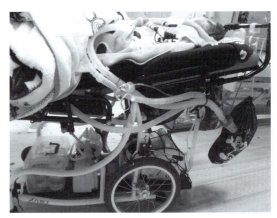

図 外出用車椅子
人工呼吸器をつけた子どもの車椅子には，人工呼吸器，吸引器等が搭載できるようになっている。

吸引器等を搭載して外出できる車椅子を導入する（図）。また，子どもの意思伝達を可能にするコミュニケーション機器も必要に応じて準備していく。

4 育ちとライフステージに配慮した支援

どんなに重い障害があっても，子どもは成長し，ゆっくりではあるが発達していく。そのため，医療，介護等の職種に加えて，療育，保育，教育等の育ちに関わる人達も共に支援する。子どもの人生の途上において，肺炎で入院する，学校に入学する，修学旅行に行く等，本人に関わるイベントがあるばかりでなく，次のきょうだいが生まれる，母親が入院する等，様々なイベントが起こりうる。多職種連携によって，ライフステージに寄り添う支援を行っていく。

髙橋昭彦

Q255

小児の看取りへの対応は

小児の在宅での看取りはまだ一般的とは言えないのが現状です。在宅で子どもの看取りに関わる際には，どのように対応していけばよいでしょうか？

point

- 病状と今後起こりうることについて，本人・家族がどのように理解しているのかを把握する。
- 特に悪性疾患の場合は，限られた時間の中で子ども・家族との関係性の構築と症状緩和を同時に行うことが多い。
- 子どもを看取る親の気持ちは計り知れない。寄り添いつつ学ぶ姿勢で関わる。

1 少ない小児の在宅看取り

わが国では死亡する子どもは年間約5000人と非常に少なく，そのほとんどは病院で亡くなる。在宅で亡くなる子どもは，親が最期まで家で過ごすことを希望している場合に限られる。

2 病状の理解と説明

病院からの情報提供書や退院前カンファレンスを通じて必要な医療情報を得ておく。その情報を得た上で，現在の病状，今後起こりうること，予後等について，どのような希望があるか本人と家族の考えを聴き，今後の方針を立てていく。家族が本人への告知を希望しない場合もあるので，慎重な対応が必要となる。

たとえ最期まで自宅で過ごす方針であっても，意識障害，呼吸障害等，病状が変化するときは，家族の気持ちが揺れることもあるので，状況に応じて繰り返して確認していく。なお，在宅で看取るということは，救急車を呼ばずに，在宅医や訪問看護に連絡をして，在宅医が死亡診断をするということを繰り返し伝えていく。

3 関係構築と症状緩和

在宅医は，在宅医療を開始するときに子ども・家族と初めて出会うことが多い。そのため，限られた時間の中で子ども・家族と「仲良くなる」ことを心がける。年齢に応じて，食べ物，動物，アニメ等，様々な話題を通じて関係性を構築していく。

関係性の構築と並行して，必要に応じて医療麻薬や在宅酸素療法等により症状緩和を行う。点滴については，過度な点滴は浮腫や分泌物増加など身体に負担がかかるため推奨されないが，家族の希望がある場合は適量の皮下点滴を用いることがある。皮下点滴は生理食塩液や維持輸液を体幹部の皮下から持続でゆっくりと入れるやり方で，体への負担が少ない。

4 親の気持ち

子どもが親より先に逝くことを，「逆縁」と言う。親にとっては，認めがたく，受け入れがたい現実であり，泣きたいときは我慢しなくてよいと伝えている。在宅で子どもの看取りを行ったあとは，当院では極力自宅を訪問している。脳腫瘍の息子を自宅で看取ったある母親は「今でも，息子が病院と家のどちらで亡くなるほうが良かったのかわからない。でも，息子らしく過ごすことができたので，家で良かったと思っている。」と述べている。親の気持ちは計り知れない。

5 デスカンファレンス

子どもの死は，関わる人たちにとっても辛い体験である。図は，脳腫瘍で亡くなった子どものデスカンファレンスの様子である。逝去後およそ1カ月後，家族以外の関係者に呼びかけたところ，病院の医師，看護師，在宅医，訪問看護師，薬剤師，相談員，さらに学校の教諭も参加した。それぞれの関わりの中で子どもと家族の様子を共有し，病院側は自宅での様子を，在宅側は入院中の様子を知ることができた。

6 医師に必要な姿勢

唯一無二の存在である子どもを看取る親の気持ちは計り知れない。在宅緩和ケアに関わる人たちは，子どもと家族に寄り添いつつ学ぶ姿勢で関わることが大切

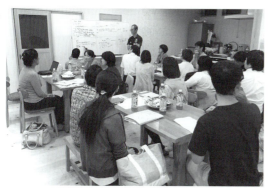
図　小児のデスカンファレンスの様子

である。

髙橋昭彦

Q256
グリーフケアへの対応は

大切な方が亡くなった遺族にどのように関わっていけばよいでしょうか？

point

- ▶人生は「自分が書いた物語（ナラティブ）」であり，家族が悲嘆を意味づけすることで「新たな物語」をスタートすることができる。
- ▶遺族の傍らで物語の聞き手として悲嘆の意味づけを援助していくことが大切。
- ▶複雑性悲嘆や危険因子を見逃さない。

1 グリーフ（悲嘆）ワークとグリーフケア

Holmesらは「死別は人生の中で耐えることのできるもののうち最もストレスの強い体験である」と報告している。グリーフは喪失体験に伴って生じる人の苦悩の一部で，様々な症状と向き合いながら（表1）[1]遺族は新たな生き方を見つけていく。故人との絆を保ちながらも故人のいない世界に適応していく作業をグリーフワークと言い，それに対する支援をグリーフケアと言う。

2 グリーフワークの概要

グリーフワークのプロセスには段階モデル，位相モデル，課題モデル，二重過程モデルなど複数のモデルがある。

グリーフワークには決まった経過というものはなく，適応していくまで個別の経過をたどる。悲しみや痛みを伴う感情等多くの症状に対して時間をかけ，少しずつ故人のいない世界に適応していく。通常の経過だと適応までには6～12カ月程度の時間がかかると言われるが，決まった期間はなく，症状が完全になくなるわけではない。また，休暇や故人の誕生日，記念日等で生活の機能が低下することもある。しかし，最終的にはグリーフからの学びを人生に取り込んで適応していく。

3 グリーフケアのポイント──ナラティブ・セラピー[2]

グリーフは大切な人との別れを自覚したときから始まるものである。したがってグリーフケアも死別前から始めることが重要である。ロバート・ニーメヤーは，「人間には，生まれながらにしてどんな経験にも『ストーリー性』を求める習性があり，起承転結のあるストーリーを構成しようとする」と書いている。人生を「自分が書いた物語（ナラティブ）」とした場合にグリーフの経験は非常に大きなイベントであり，当初考えていたストーリーから変化させなければならない。ニーメヤーは「人は語ることでグリーフの意味づけをする」と表現している。グリーフ体験を誰かに語ることで自身を納得させ周囲も理解しながらグリーフに意味づけをし，「新たなナラティブの出発」に書き換えていく。

多くの遺族は親族や信頼できる友人等周囲のサポートによりグリーフの意味づけを行っていくが，中には専門的な援助が必要な人もいる。医療従事者は通常のグリーフケアにおいて必須の存在ではない。しかし，グリーフワークを行っている人の傍らで新たなナラティブの聞き手として，グリーフの表現として現れる様々な感情や行動などを正常なものとして，ともに受けとめ，その気持ちを察して，その人に寄り添い，支えていくことが大切である。

4 複雑性悲嘆

複雑性悲嘆はDSM-5において診断基準が示されている。グリーフを経験した遺族の中で複雑性悲嘆を認めるのは10～20％程度と言われている。診断された場合は認知行動療法や薬物治療等により専門的な治療が追加されることとなるが，複雑性悲嘆に進展するリスク（表2）[3,4]を知っておくことが重要である。

【文献】
1) 川野健治：ストレス科学．2009；24(1)：24-32.

表1 グリーフの症状

心理的	悲しみ，怒り，罪悪感，ショック，思慕，嫉妬
肉体的	頭痛，めまい，疲労，息切れ，震え
認知的	信じられない，集中できない，霧がかかったようで現実と思えない，故人を感じる
行動的	涙が止まらない，引きこもる，故人を探す，落ち着かない，過活動，睡眠障害
スピリチュアル	虚無感，生きている意味がわからない

（文献1より作成）

表2 複雑性悲嘆のリスク要因

同定されたリスク	リスクとなる可能性がある
・高齢＞61歳 ・女性 ・低所得者 ・人種 ・精神疾患の既往 ・配偶者，子ども，または若い人の死 ・愛する人の予期しない，または暴力的な死	・犯罪による死 ・確認できない死 ・自死 ・故人との複雑な関係（アンビバレントな関係，依存的関係など） ・多発的喪失 ・長期の闘病

（文献3より作成）

2）ロバート・A・ニーメヤー：〈大切なもの〉を失ったあなたに．春秋社，2006．
3）UptoDate®：Complicated grief in adults：Epidemiology, clinical features, assessment, and diagnosis
4）日本緩和医療学会，編：専門家をめざす人のための緩和医療学．南江堂，2014．

榎原 剛

第6章

様々な療養環境・
条件における
在宅医療

6　❶ 療養環境

Q257

自宅以外での在宅医療の注意点は

自宅以外の介護施設などでも在宅医療が可能と聞きます。この介護施設とはどのようなものですか？　また，その在宅医療での注意点はどのようなものですか？

- ▶老人介護施設は制度設計が比較的複雑であるが，老人福祉法，高齢者住まい法，介護保険法によって規定されているものにわけると理解しやすい。
- ▶介護保険施設以外のすべての居住系サービス事業所に対して，医師は訪問診療と往診を実施できる。
- ▶老人介護施設においては，スタッフの力量を知り，良好な関係を築くことが重要である。

1 老人介護施設の分類

介護施設の種類は非常に複雑であるが，次のように分類すると理解しやすい。まず，老人福祉法に定めるもの，高齢者住まい法に定めるものを認識すれば，あとはすべて介護保険法である（表1）。

❶ 老人福祉法に規定されるもの

まず，「老人ホーム」は老人福祉法で規定されている。老人ホームは，特別養護老人ホーム，養護老人ホーム，軽費老人ホーム，有料老人ホームの4つである。軽費老人ホームの通称が「ケアハウス」である。

❷ 高齢者住まい法に規定されるもの

「サービス付き高齢者向け住宅」は，国土交通省・厚生労働省が所管する「高齢者の居住の安定確保に関する法律」（高齢者住まい法）の2011年の改正でできた制度で，基本的に個室，バリアフリーで，医療・介護との密接な連携でケアを提供する施設である。そして，「老人ホーム」「サービス付き高齢者向け住宅」以外は，すべて介護保険法で定められるものと認識してよい。

❸ 介護保険法に規定されるもの

介護保険法に規定されている介護施設は多数で多彩である。その中でも特殊なものである「介護保険施設」と「特定施設」について解説する。

（1）介護保険施設

介護保険施設は，介護保険上の「施設サービス」を提供する事業所である。つまり，介護保険施設以外は，介護保険上は，「居宅でのサービス」として認識される。

3つしかないので「介護保険3施設」と呼ばれる。これは，介護老人福祉施設（特別養護老人ホームで介護保険の給付認可を受けたもの），介護老人保健施設，介護療養型医療施設（療養病床のうち介護保険給付のもの）の3つである。

（2）特定施設

介護保険で定められる施設で特殊なものに特定施設がある。特定施設は，他の法律で規定された施設が都

表1　老人介護施設の分類

	根拠法	施設の種類
老人ホーム	老人福祉法	特別養護老人ホーム，養護老人ホーム，軽費老人ホーム（ケアハウス），有料老人ホーム
サービス付き高齢者向け住宅	高齢者の居住の安定確保に関する法律（高齢者住まい法）	サービス付き高齢者向け住宅
その他の居住系サービス事業所	介護保険法	介護保険法が本来の根拠法であるもの 介護老人保健施設 小規模多機能型居宅介護，認知症対応型共同生活介護，地域密着型特定施設入居者生活介護，地域密着型介護老人福祉施設入所者生活介護，看護小規模多機能型居宅介護の給付を受ける事業所 他法で定められた施設に介護保険給付を行うもの 特定施設，介護老人福祉施設，介護療養型医療施設

表2 介護施設における在宅医療の留意点

- 施設職員と良好な関係をつくること：日常の状態を把握している看護師や介護職との意思疎通をよくしておくことが大切（専門用語を避けてわかりやすい言葉を使う，質問等には丁寧に答える，怒らない）であることは施設に限らず居宅での多職種連携と同様
- 施設では利用者家族と面談の機会が少なく，初診時などはできるだけ面談の機会を持つようにする。急変時の希望なども聞いておくとよい。入院時などの際には緊急の場合には電話で家族と意思確認することもある。機会を見つけて年に1度くらいは面談の機会を持つようにする
- 施設の医療・介護の方針についての理解も必要

（文献1より改変）

道府県に届け出て，「介護保険上の特定施設入居者生活介護の給付基準を満たすことで成立する施設」である。特定施設の指定を受けることができる施設として，軽費老人ホーム，有料老人ホーム，サービス付き高齢者向け住宅がある。これらの施設は，必ずしも特定施設を取得しなくても運営できる（その場合，外部からの訪問看護を実施できる）。特定施設には看護師の設置が必要で，月当たりの定額制で給付される。このため，外部からの訪問看護は実施できない。

2 自宅以外での在宅医療について

医師は，介護保険施設以外のすべての居住系サービス事業所に対して訪問診療と往診を実施することができる。介護施設での在宅医療の注意点を表2[1)]に挙げる。

【文献】
1) 苛原 実：居住系施設等との連携．平成27年度在宅医療関連講師人材養成事業研修会．2016．
[http://www.mhlw.go.jp/file/06-Seisakujouhou-10800000-Iseikyoku/0000151014.pdf]

和田忠志

Q258
老人福祉法規定の居住系サービス事業所と老人ホームとは

超高齢化社会の進展とともに，介護保険法と併せて老人福祉法の役割がますます重要となっています。老人福祉法に基づく居住系サービスにはどのようなものがあるのでしょうか？

point

▶ 老人福祉法では，高齢者が敬愛され，生きがいを持てる健全で安らかな生活が保障されることを老人福祉の基本理念としている。
▶ 居住系の老人福祉施設として，特別養護老人ホーム，養護老人ホーム，軽費老人ホームがある。
▶ 有料老人ホームは民間シルバーサービスのひとつで，高齢者に「住居」と「サービス」を継続的に提供することを目的としている。

1 老人福祉法と居住系サービス

1963年（昭和38年）に制定された老人福祉法は，高齢者の福祉を図ることを目的としており，そこでは「老人福祉施設」を定義している。その中の居住系のサービスには，特別養護老人ホーム，養護老人ホーム，軽費老人ホームがある（図，表）[1)]。同法では有料老人ホームについても規定しているが，老人福祉施設ではない。

2 老人福祉施設としての居住系サービス
1 特別養護老人ホーム

特別養護老人ホームは，老人福祉法制定時に新設された施設であるが，2000年からは介護保険制度の介護老人福祉施設としての契約による利用が原則とな

図 老人福祉法における居住系サービス

表 高齢者向け住まいの概要

	①特別養護老人ホーム	②養護老人ホーム	③軽費老人ホーム	④有料老人ホーム	⑤サービス付き高齢者向け住宅	⑥認知症高齢者グループホーム
根拠法	・老人福祉法第20条の5	・老人福祉法第20条の4	・社会福祉法第65条 ・老人福祉法第20条の6	・老人福祉法第29条	・高齢者住まい法第5条	・老人福祉法第5条の2第6項
基本的性格	要介護高齢者のための生活施設	環境的，経済的に困窮した高齢者の入所施設	低所得高齢者のための住居	高齢者のための住居	高齢者のための住居	認知症高齢者のための共同生活住居
定義	入所者を養護することを目的とする施設	入居者を養護し，その者が自立した生活を営み，社会的活動に参加するために必要な指導及び訓練その他の援助を行うことを目的とする施設	無料又は低額な料金で，食事の提供その他日常生活上必要な便宜を供与することを目的とする施設	老人を入居させ，a.入浴，排せつ又は食事の介護，b.食事の提供，c.洗濯，掃除等の家事，d.健康管理のいずれかをする事業を行う施設	状況把握サービス，生活相談サービス等の福祉サービスを提供する住宅	入浴，排せつ，食事等の介護その他の日常生活の世話及び機能訓練を行う共同生活の住居
利用できる介護保険	・介護福祉施設サービス	・特定施設入居者生活介護・訪問介護，通所介護等の居宅サービス				・認知症対応型共同生活介護
主な設置主体	・地方公共団体 ・社会福祉法人	・地方公共団体 ・社会福祉法人	・地方公共団体・社会福祉法人 ・知事許可を受けた法人	・限定なし（営利法人中心）	・限定なし（営利法人中心）	・限定なし（営利法人中心）
対象者	65歳以上の者であって，身体上又は精神上著し障害があるために常時介護を必要とし，かつ，居宅においてこれを受けことが困難な者	65歳以上の者であって，環境上及び経済的理由により居宅において養護を受けることが困難な者	身体機能の低下等により自立した生活を営むことについて不安であると認められる者であって，家族による援助を受けることが困難な60歳以上の者	老人 ※老人福祉法上，老人に関する定義がないため解釈においては社会通念による	次のいずれかに該当する単身／夫婦世帯 ・60歳以上の者 ・要介護／要支援認定を受けている60歳未満の者	要介護者／要支援者であって認知症である者（その者の認知症の原因となる疾患が急性の状態にある者を除く。）
1人当たり面積	10.65m²	10.65m²	21.6m²（単身） 31.9m²（夫婦）など	13㎡（参考値）	25m²など	7.43m²
件数*	8935件 （2014.10）	953件 （2012.10）	2182件 （2012.10）	9581件 （2014.7）	4932件 （2014.9.30）	1万2597件 （2014.10）
定員数*	53万8900人 （2014.10）	6万5113人 （2012.10）	9万1474人 （2012.10）	38万7666人 （2014.7）	15万8579戸 （2014.9.30）	18万4500人 （2014.10）

＊：①・⑥→介護給付費実態調査（「定員数」の値については利用者数），②・③→社会福祉施設等調査（基本票），④→厚生労働省老健局調べ，⑤→サービス付き高齢者向け住宅情報提供システム調べ　　　　（文献1より改変）

り，それまで行われていた入所措置は介護保険法の適用が困難な場合に限られることとなった。老人福祉法では，65歳以上の者であって，身体上または精神上著しい障害があるため常時の介護を必要とし，かつ，居宅においてこれを受けることが困難な者が，やむをえない事由により，介護保険法に規定する介護老人福祉施設に入所することが著しく困難であると認めるときは，その者を入所させ，養護すると規定されている。「やむをえない事由」とは，本人が家族等から虐待または無視を受けている場合，認知症その他の理由により意思能力が乏しく，かつ，本人を代理する家族等がいない場合などが該当する。

2 養護老人ホーム

養護老人ホームは，65歳以上の者であって，環境上の理由および経済的理由により居宅において養護を受けることが困難な者を入所させ，養護するとともに，その者が自立した日常生活を営み，社会的活動に参加するために必要な指導および訓練，その他の援助を行うことを目的とする施設である。市町村による措置によって入所する。この施設は入院治療や介護が必要な者は対象とならないが，入所していて介護が必要になった場合には，施設自体が介護保険の指定を受け「特定施設入居者生活介護」を提供することができる。

3 軽費老人ホーム

軽費老人ホームは，無料または低額な料金で，高齢者を入所させ，食事の提供をはじめ，日常生活上必要な便宜を供与することを目的とする施設である。身の回りのことができる程度の健康状態である60歳以上の者であって，家族による援助を受けることが困難な者が契約により入所している。入所者が要介護状態等となった場合には，その心身の状況，置かれている環境等に応じ，居宅サービス等を利用することができる。

3 福祉施設ではない有料老人ホーム

有料老人ホームは，高齢者を入居させ，入浴，排泄もしくは食事の介護，食事の提供またはその他の日常生活上必要な便宜の供与をする事業施設であって，老人福祉施設，認知症対応型老人共同生活援助事業を行う住居，その他厚生労働省令で定める施設でないものを言う。高齢者に「住居」を提供し，入居者に家事や介護等の「サービス」を継続的に提供することを目的としている。

設置主体は多くが株式会社等の民間企業であるが，社会福祉法人等の非営利団体や財団法人なども設置している。有料老人ホームは，①介護付有料老人ホーム（一般型特定施設入居者生活介護），②介護付有料老人ホーム（外部サービス利用型特定施設入居者生活介護），③住宅型有料老人ホーム，④健康型有料老人ホームの4つに区分されている[2]。

【文献】
1) 厚生労働省老健局高齢者支援課：厚生労働省（老健局）の取組について. 2015, p4.
[http://www.mlit.go.jp/common/001086654.pdf]
2) 厚生労働省：有料老人ホームの設置運営標準指導指針について 有料老人ホームの類型, p1.
[http://www.mhlw.go.jp/file/06-Seisakujouhou-12300000-Roukenkyoku0000083169.pdf]

山口光治

Q259
介護保険施設（介護保険上の施設サービス）とは

介護保険法に基づく施設サービスには2種類ありますが，どのような人が利用対象で，どのようなサービスが提供されるのでしょうか？

point

▶介護老人福祉施設（特別養護老人ホーム）は，老人福祉法と介護保険法により規定された生活の場である。
▶介護老人保健施設は，介護と機能訓練を重視し，在宅復帰を視野に入れたものである。
▶入所者の自己負担は，介護報酬の1割または2割（所得による），居住費，食費，日常生活費等である。

1 生活の場としての介護老人福祉施設

介護老人福祉施設は，老人福祉法に規定する特別養護老人ホームのうち，入所定員が30人以上で，都道府県知事が介護保険の給付対象となる施設介護サービスを提供できる施設として指定したものを指す（表）[1]。施設サービス計画（ケアプラン）に基づき，可能な限り居宅における生活への復帰を念頭に置いて，入浴，排泄，食事等の介護，相談および援助，社会生活上の便宜の供与，その他の日常生活上の世話，機能訓練，健康管理および療養上の世話を行うことにより，入所者がその有する能力に応じ，自立した日常生活を営むことができるようにすることをめざすものである。

この施設は，社会福祉法の中で第一種社会福祉事業に位置づけられ，国，地方公共団体または社会福祉法人が経営することを原則としている。

入所対象者は常時介護が必要で在宅生活が困難であ

表 介護保険3施設の概要

			介護老人福祉施設 （特別養護老人ホーム）	介護老人保健施設	介護療養型医療施設＊＊
基本的性格			要介護高齢者のための生活施設	要介護高齢者にリハビリ等を提供し在宅復帰を目指す施設	医療の必要な要介護高齢者の長期療養施設
定義			65歳以上の者であって，身体上又は精神上著しい障害があるために常時の介護を必要とし，かつ，居宅においてこれを受けることが困難なものを入所させ，養護することを目的とする施設 【老人福祉法第20条の5】	要介護者に対し，施設サービス計画に基づいて，看護，医学的管理の下における介護及び機能訓練その他必要な医療並びに日常生活上の世話を行うことを目的とする施設	療養病床等を有する病院又は診療所であって，当該療養病床等に入院する要介護者に対し，施設サービス計画に基づいて，療養上の管理，看護，医学的管理の下における介護その他の世話及び機能訓練その他必要な医療を行うことを目的とする施設
介護保険法上の類型			介護老人福祉施設 【介護保険法第8条第26項】	介護老人保健施設 【介護保険法第8条第27項】	介護療養型医療施設 【旧・介護保険法第8条第26項】
主な設置主体			地方公共団体 社会福祉法人	地方公共団体 医療法人	地方公共団体 医療法人
居室 面積・ 定員数	従来型	面積／人	10.65m²以上	8m²以上	6.4m²以上
		定員数	原則個室	4人以下	4人以下
	ユニット型	面積／人	10.65m²以上		
		定員数	原則個室		
医師の配置基準			必要数（非常勤可）	常勤1以上 100:1以上	3以上 48:1以上
施設数（2013.10）＊			7865件	3994件	1575件
利用者数（2013.10）＊			51万6800人	34万9900人	7万300人

（注）「介護老人福祉施設」には，地域密着型介護老人福祉施設を含む
＊：介護給付費実態調査（10月審査分）による
＊＊：2017年度末で廃止（6年間は経過措置期間あり）

（文献1より引用）

り，原則として要介護3以上の認定を受けている者である。しかし，要介護1，2であっても特例的に入所が認められる場合がある。要介護者本人，または家族が入所を希望する施設と直接的に契約を交わすことにより利用できる。ただし，やむを得ない事由により介護保険法に規定する介護老人福祉施設に入所することが著しく困難であると認めるときは，市町村の措置により入所させ，養護することもある。

入所者の費用負担は，要介護度に応じた介護報酬の1割（所得によっては2割）の自己負担と日常生活費（理美容費，日常生活用品費，教養娯楽費等），居住費，食費である。居住費は，多床室，従来型個室，ユニット型準個室，ユニット型個室などによって異なる。今日では居住環境を重視し，1ユニットを10人以下と

して個室と共同生活室を設けたユニット型指定介護老人福祉施設が多くつくられている。

2 機能訓練を重視した介護老人保健施設

介護老人保健施設は，施設サービス計画に基づいて，看護，医学的管理のもとにおける介護および機能訓練，その他必要な医療，ならびに日常生活上の世話を行うことにより，入所者がその有する能力に応じ，自立した日常生活を営むことができるようにするとともに，その者の居宅における生活への復帰をめざす施設である。事業者は，地方公共団体，社会福祉法人，医療法人であり，都道府県知事から開設許可を受けて実施する。

入所対象者は要介護と認定された者であり，入院治

療が必要ではない病状が安定期にある者となっている。また，居宅における生活への復帰をめざす施設であるため，定期的に入所者の在宅復帰が可能かどうかを協議していく。要介護者本人，または家族が入所を希望する施設と直接的に契約を交わすことにより利用できる。

入所者の費用負担は，要介護度に応じた介護報酬の1割（所得によっては2割）の自己負担と日常生活費，居住費，食費である。

3 介護療養型医療施設から介護医療院へ

介護療養型医療施設は，慢性期の医療・介護ニーズに対応するための療養病床であり，2017年度末で設置期限を迎えることとなっていたが経過措置期間を6年間延長された。

介護療養型医療施設は，医療法に基づいて長期療養のための医療を提供する施設であり，介護保険の施設サービスとして営まれてきた。医療ニーズをもつ要介護と認定された者に対して，施設サービス計画に基づいて，療養上の管理，看護，医学的管理のもと日常生活の世話や機能訓練等が行われている。入所を希望する施設と直接的に契約を交わすことにより利用できる。

入所者の費用負担は，要介護度に応じた介護報酬の1割（所得によっては2割）の自己負担と日常生活費，居住費，食費である。

国は，さらに増加が見込まれる慢性期の医療・介護ニーズへの対応のため，日常的な医学管理が必要な重介護者の受入れや看取り・ターミナル等の機能と，生活施設としての機能を兼ね備えた，新たな介護保険施設として「介護医療院」を創設することとした。この施設は，介護保険法上の介護保険施設だが，医療法上は医療提供施設として法的に位置づけられるものである。

【文献】
1) 厚生労働省：社会保障審議会介護給付費分科会第100回（H26.4.28）資料. 施設・居住系サービスについて. 2014, p1. [http://www.mhlw.go.jp/file/05-Shingikai-12601000-Seisakutoukatsukan-Sanjikanshitsu_Shakaihoshoutantou/0000044903.pdf]

山口光治

Q260

介護保険上の居宅サービスに位置づけられるもの（特定施設入居者生活介護事業所など）とは

自宅以外の介護施設などでも在宅医療が可能と聞きます。介護施設なのに「居宅サービス」という位置づけと聞きますが，これはどのようなものですか？

A point

▶「居宅サービス」は介護保険上の概念である。

▶「介護保険施設」以外での介護施設のサービスは，介護保険上は，「居宅でのサービス」として認識される。

▶「居宅でのサービス」を提供する介護施設の入居者に対して，医師の訪問診療は可能である。

1 居住系サービス事業所における位置づけ

「居宅サービス」は介護保険上の概念である。介護保険施設〔介護老人福祉施設（特別養護老人ホームで介護保険の給付認可を受けたもの），介護老人保健施設，介護療養型医療施設（療養病床のうち介護保険給付のもの）〕（☞「Q257」参照）以外は，介護保険上は「居宅でのサービス」として認識される。つまり，上記の3施設に対する給付以外のすべての人的サービスは，居宅サービスに位置づけられている。

居宅サービスには，①特定施設入居者生活介護，および②小規模多機能型居宅介護，認知症対応型共同生活介護，地域密着型特定施設入居者生活介護，地域密着型介護老人福祉施設入所者生活介護，看護小規模多機能型居宅介護が該当する。また，③軽費老人ホーム，有料老人ホーム，サービス付き高齢者向け住宅に対しては，定められた制約のもとに介護保険の居宅サービスを導入できる。

■ 上記①について

これは介護保険上の特定施設に対する給付である。特定施設とは，他の法律で規定された施設が「特定施設入居者生活介護の給付基準を満たすことで成立する

様々な療養環境・条件における在宅医療

表 介護保険居宅サービスに位置づけられる居住系サービス事業所

	基本的性格	設置主体	医療体制	訪問診療
特定施設	要介護・支援者の生活の場	営利法人中心	配置看護師	可能
グループホーム	認知症高齢者の共同生活の場	営利法人中心	訪問看護と連携	可能
ケアハウス	自治体から助成のある低所得者も入居可能な住宅	地方公共団体 社会福祉法人	なし	可能
サービス付き高齢者向け住宅	居室の基準を満たし、安否確認・生活相談サービスが付いた住宅	営利法人中心	なし	可能

(文献1より改変)

施設」である（☞「Q257」参照）。

2 上記②について

これらはそれぞれの給付形態に規定された居住系サービス事業所に対する給付である。すべて介護保険によって規定されている。

3 上記③について

これらはすべて介護保険上の居住系サービス事業所ではない。つまり、介護保険以外の法律で定められている居住系サービス事業所である。しかし、一定の制約のもとに介護保険の居宅サービスを導入することができる。軽費老人ホーム、有料老人ホームは、老人福祉法に定められる老人ホームである。そして、特定施設でない軽費老人ホーム、有料老人ホームでは外部から訪問看護を実施できる。サービス付き高齢者向け住宅は、本質的にはアパートであるから、介護サービスや訪問看護（特定施設でない限り）を外部から実施できる。

2 訪問看護サービスの給付方法の違い

居住系サービス事業所が「特定施設」を取得している場合、そこに訪問看護を行うことはできない。つまり、特定施設を取得していない軽費老人ホーム、有料老人ホーム、サービス付き高齢者向け住宅において、介護保険の「居宅サービス」としての訪問看護を、外部の事業所から受けることができる。

3 訪問診療と往診

上記①、②の給付を受ける居住系サービス事業所、③に挙げた居住系サービス事業所について、医師の訪問診療、往診は、患者自宅同様に実施可能である。

苛原の表が簡潔でわかりやすいので、挙げておく（表）[1]。

【文献】
1) 苛原 実：居住系施設等との連携, 平成27年度在宅医療関連講師人材育成事業研修会, 2016.

和田忠志

Q261

地域密着型サービス、サービス付き高齢者向け住宅とは

自宅以外の介護施設などでも在宅医療が可能と聞きます。地域密着型サービスに属するもの、サービス付き高齢者向け住宅とはどのようなものですか？

point

▶「地域密着型サービス」は、介護保険上の概念である。当該市町村に住む人だけが利用できる高齢者介護施設でのサービスである。

▶「サービス付き高齢者向け住宅」は、高齢者住まい法による制度である。基本的に個室、バリアフリーで、医療・介護との密接な連携でケアを提供する。

▶「地域密着型サービスを提供する介護施設」や「サービス付き高齢者向け住宅」の入居者に対して、医師による訪問診療は可能である。

1 地域密着型サービス

「地域密着型サービス」は、当該市町村に住む人だけが利用できる施設である。

通常の介護保険における事業所指定は都道府県が行うが，地域密着型の場合は，市町村が指定を行う。①小規模多機能型居宅介護の給付を受ける事業所，②認知症対応型共同生活介護の給付を受ける事業所，③地域密着型特定施設入居者生活介護の給付を受ける事業所，④地域密着型介護老人福祉施設入所者生活介護の給付を受ける事業所，⑤看護小規模多機能型居宅介護の給付を受ける事業所がこれに該当する。

①小規模多機能型居宅介護

訪問・通所・泊まりの3つの機能を持つ事業所で行われるケアである。

②認知症対応型共同生活介護

いわゆる「グループホーム」の活動を指す。グループホームとは，活動能力のある認知症患者数人（5～9人程度）が介護者とともに生活し，料理，洗濯，掃除，その他の作業などを介護者と行い，「残った機能」を発揮しながら過ごす施設である。

③地域密着型特定施設入居者生活介護

特定施設入居者生活介護は，特定施設に対する給付の名称である（☞「Q260」参照）。地域密着型特定施設入居者生活介護は，定員29人以下の有料老人ホームに適用される。入居者は要介護者およびその配偶者のみである。このような特定施設を「介護専用型特定施設」と呼ぶ。

④地域密着型介護老人福祉施設入所者生活介護

介護老人福祉施設は，介護保険給付を受ける特別養護老人ホームに対する名称である（☞「Q257」参照）。定員29人以下の特別養護老人ホームに適用される。

⑤看護小規模多機能型居宅介護

2012年に新設されたサービス給付であり，当初は「複合型サービス」と呼ばれていたが，名称が変更された。小規模多機能型居宅介護と訪問看護の機能を有したサービスである。利用者の状態に応じた通い・泊まり・訪問（介護・看護）サービスを柔軟に提供する。

2 サービス付き高齢者向け住宅

「高齢者の居住の安定確保に関する法律」を根拠法とする。

国土交通省と厚生労働省の双方が管轄する「高齢者の居住の安定確保に関する法律」（高齢者住まい法）が2011年に改正されてできた制度である。それまでの

表 サービス付き高齢者向け住宅

定義	居室の広さ（原則25m²以上）が定められ，バリアフリー化等が施された住宅に，安否確認・生活相談サービスが付いたシニア向けの住宅。必要に応じて食事提供，訪問介護などを受けることができる
介護体制	ケアプランに沿って，外部からの介護サービスを受けることができる，24時間切れ目のない介護サービスではない
医療体制	看護師等はいない
医療アクセス	訪問診療，訪問看護は通常の居宅と同様に提供できる
特徴	重度介護となると，生活維持は困難となる
その他	デイサービスやヘルパーステーション，居宅支援事業所を併設するところが多い

（文献1より改変）

「高齢者円滑入居賃貸住宅（高円賃）」「高齢者専用賃貸住宅（高専賃）」「高齢者向け優良賃貸住宅（高優賃）」の3つを一本化する形で，「サービス付き高齢者向け住宅」制度が創設された（表）[1]。建物の構造は，基本的に個室，バリアフリーで，医療・介護との密接な連携でケアを提供することが建前である。

【文献】
1) 苛原 実：居住系施設等との連携. 平成28年度在宅医療関連講師人材養成事業研修会.
[http://www.mhlw.go.jp/file/06-Seisakujouhou-10800000-Iseikyoku/0000151014.pdf]

和田忠志

Q262

特定の法に基づかない介護サービスとは

介護保険制度により様々な介護サービスが整備されてきました。どのように高齢者や介護者のニーズに応えてサービスや制度がつくられてきたのでしょうか？また，今後新たなニーズにどのように応えていけばよいのでしょうか？

point
- 人々の「必要と求め」から新たな支援のあり方が生まれる。
- 小規模多機能型居宅介護や認知症対応型通所介護などは,地域の先駆的な取り組みから始まった。
- 生活ニーズに応え介護を提供するにあたり,高齢者の人権の尊重と社会正義の実現は大前提である。

1 ニーズがあってサービスがある

現在,当たり前のように整備されている福祉や介護サービスなどは,人々の生活の中での必要性(ニーズ)から生まれ,先駆的・開拓的な実践から制度化されてきていることがわかる。つまり,「はじめにサービスありき」ではなく「はじめにニーズありき」なのである。このことは,ニーズオリエンテッド・アプローチ(needs-oriented approach)と言われている。たとえば,訪問介護(ホームヘルパー)事業は長野県上田市がわが国の発祥の地で,1955年(昭和30年)頃より「家庭養護婦派遣事業」としてスタートし,全国へ波及していった。地域住民にとっての必要性から試行され,制度化されている。

人々のニーズをもとに新たなサービスをつくることや,今あるサービスをニーズに合ったものへと改善していくという基本的なアプローチは,時代や社会が変化し生活ニーズが多様化してきている今日においても,なお必要とされる(図)。

2 地域における取り組みから

高齢者への介護に関する地域での取り組みを宅老所の事例から見てみたい。

福岡県にある宅老所よりあい[1]は,1991年,ある高齢女性の居場所づくりのために,寺院の一角を借りて始まった。認知症高齢者の居場所づくりと介護者の休養をめざした取り組みが,地域の必要性から始まったのである。この取り組みが広く全国に知れわたる中で,高齢者や障害者,子どもが一緒に過ごす「富山型デイサービス」[2]が富山県でスタートするなど,各地で地域の生活ニーズをふまえた開拓的実践が加速していった。

このような地域実践が介護保険サービスに影響を与えたことは言うまでもなく,利用者主体のサービスを提供するという理念はもちろん,地域密着型サービスの小規模多機能型居宅介護や認知症対応型通所介護など,地域の実情に応じた柔軟な介護サービスへ大きく貢献している。

3 一方で,高齢者への虐待や搾取につながるサービスも

地域住民の生活ニーズに応える取り組みは,その大前提として「高齢者の尊厳を保持し,その有する能力に応じ自立した日常生活を営むことができる」(介護保険法第1条)ように努め,相手の弱みにつけ込んだ劣悪なケアにより人権を侵害することはあってはならない。

しかし,家族が要介護高齢者の介護に限界を感じ,介護保険施設に預けたいと思っても,空きがなくすぐに施設へ入所することが困難な現状がある。そのときに,無届けであろうがすぐに預かってくれる施設があることは,家族にしてみるとありがたい。だが,無届けゆえに施設設備やサービス内容,職員配置,経営などに関して何ら基準がなく,行政等から監査や指導が行われないなど,ケアの質が低い場合もある。民間の無届け介護施設で,入所者が身体的虐待を受け,拘束されていた問題も起きており,有料老人ホームとして

図 needs-oriented approachのイメージ

の届出をさせ，行政が関与できるようにするなどの対応が行われている。高齢者と家族の「必要と求め」に応じサービスを提供することは必要であるが，その際に高齢者や家族の人権を尊重すること，虐待や暴力，差別などがないよう社会正義を大原則にしておかねばならない。

【文献】
1) 宅老所よりあい．
 [http://yoriainomori.com/]
2) 富山型デイサービス．
 [http://www.toyama-kyosei.jp/service/]

〈山口光治〉

6　❷ 施設介護における困難事例

Q263
医療にかからせないネグレクトへの対応は

患者家族などの判断によって，患者に適切に医療を受けさせない状況に対して，どのように対応すればよいのでしょうか？

 以下，事例を挙げて解説する。

医療者から寄せられたこんな悩みについて考えてみよう。「家族の判断で，適切に医療にかからせないような状況がよくみられます。また，高齢者介護施設では，施設管理者などが『高齢者だから医療にかからせるのはかわいそう。このまま静かにみていきましょう』というような説明を家族に言って説得し，医療を受けさせないこともあります。そういうことが，なんとなくまかり通っており，また，必ずしも医療従事者が，そのような状況に適切に対応できているとは言えません」。

解説

❶ 重要なのは「看取りの意思確認」の仕方

まず，このような状況を「医療ネグレクト」と呼んでよいかどうかは問題であるが，根底にある論点は，本人の意向の確認が行われないままに，家族あるいは施設長がパターナリズム的に，今後の方針をすべて決めてしまっていることである。この医療者からの質問からすると，医師は医学の専門家として当該患者に対して，まだある程度の医療は必要と考えているであろうと見受けられる。

特に，「看取り」に際しては，高齢者介護施設の管理者が「このまま静かにみていきましょう」と，自身の価値観を家族に押し付けている可能性があり，「看取りの意思確認」の仕方に問題がある。

❷ 倫理的論点からの考察

このケースにおいては，以下の倫理的論点について考察が必要である。

(1) 本人には自己決定できる意思決定能力はあるのか？

本人に意思決定能力があれば，「看取りの意思確認」は本人の意向に沿って行われるのが原則である。高齢や認知症を理由に，「自分では決められないだろう」と先入観を持ち，総合的に無能力と判断してはいけない。そのためには，「意思決定能力」を適切に評価する必要がある。また，意思決定能力が不十分な場合でも，本人の意向をできる限り尊重できるように，意思決定の支援（＝shared decision making）をすることが重要である。

(2) 家族は代理判断者として適切か？

「高齢者本人に意思決定能力がない」と適切に評価された場合には，家族などによる代理判断が行われる。しかし，家族なら誰でもよいということにはならない。患者本人の自己決定の権利を尊重するためには，本人が指名した代理判断者（＝proxy）が，より理想的である。また，原則として，医療・ケア提供者は，代理判断者になれない。適切な代理判断者とは，①患者の性格・価値観・人生観等について十分に知り，その意思を的確に推定できる，②患者の病状・治療内容・予後等について，十分な情報と正確な認識を持っている，③患者の立場に立った上で，真摯な考慮ができる者である。

(3) 家族の代理判断は適切か？

家族の代理判断は常に適切とは限らない。「家族の決定は，本人の意思・意向を反映しているか？」，もしかしたら「家族自身の願望・都合ではないのか？」という，これら2つの区別について，じっくり考える必

要がある。後者は「家族による自己決定」になり，法的にも許容されていない。

しかし，家族が代理判断をしなければ臨床現場は立ちいかない。そこで，家族等が「倫理的に適切な代理判断の手順」を踏んで決定することになる。その適切な手順とは，①事前指示の尊重，②代行判断（本人意思を適切に推定），③最善の利益判断，となる。わが国をはじめとする世界各国の終末期医療のガイドラインも，この代理判断の手順を採用しているものが多い。

(4)「命」に関わる決定を非医師の施設管理者がしてもよいのか？

終末期医療（＝看取り）に関する指示は，医学的アセスメントを適切に実施してから医師の責任で実施する必要がある。なぜなら「○○という治療をする」という指示と同様に，DNAR（do not attempt resuscitation，蘇生不要）指示のような「○○という治療をしない」という指示も医療的指示であり，非医師の施設管理者はオーダーを出すことはできない。

(5)「看取りの意思確認」の手続き（プロセス）は公正か？

「看取りの意思確認」の手続きを公正にするためには，①協働的意思決定プロセス，②透明性，③中立性に留意する必要がある。そして，多職種のメンバーが，それぞれの立場からアドバイスや意思決定支援を行い，「本人のために皆で考える」姿勢が大切である。

(6)医学的アセスメントは十分か？

医学的状況は変化するので，「そのとき」の医学的状況を明確にし，医師が中心となって評価することが重要である。また，「看取りの意思確認書」が既にあっても，もう一度立ち止まって，本人の病状について，「看取ってもよい病態かどうか」を再評価する必要がある。

(7)「看取りの意思確認」には，医師によるDNAR指示が必要ではないのか？

「看取る」とは，心肺停止になっても蘇生術をしないことであり，人の命に関わる重大な判断である。そして前述のごとく「○○という治療をする」という指示同様，「○○という治療をしない」という指示にあたっては，医師によるオーダーが必要である。したがって厳密には，「看取りの意思確認」のあとには，医師による「DNAR（蘇生不要）指示」が必要である。

3 可能な限り患者本人の意思を尊重

以上の論点について，それぞれのケースの特徴に応じて考察し，判断して頂きたい。本人に意思決定能力がある場合には，できる限り本人の意向を尊重する姿勢をとること。そして，本人に意思決定能力がない場合には，適切な代理判断者（家族）を中心として，多職種の関係者が対話をし，適切な代理判断の手順を踏んで，看取りを含めた今後の方針を決定することが重要である。詳細は文献[1]を参照して頂きたい。

【文献】
1) 箕岡真子：正しい看取りの意思確認．ワールドプランニング，2015.

箕岡真子

Q264

施設での主治医選択の自由は

介護施設への入所に伴い，半強制的に主治医が変更となるケースが多いですが，患者がかかりつけ医の継続を希望する場合も変更は必須なのでしょうか？

A 以下，事例を挙げて解説する。

医療者から寄せられたこんな悩みについて考えてみよう。「介護施設に入ると，『元の主治医にかかることはできない』と通告され，主治医変更を余儀なくされる例が非常に多くあります。介護施設に入所する立場の患者は，断ると介護施設に入れなくなるという恐れから，これを拒否することは通常ありません。しかし，本来，かかりつけ医にかかりたいと患者が希望し，かかりつけ医が当該患者を継続診療する意思を示す場合，このような施設の対応は人権の観点から問題があると思われます。こういう状況に対する対応の仕方を教えて頂ければ幸いです」。

解説

1 重要なのは，直観ではなく論理的思考によって判断すること

なぜ元のかかりつけ医にかかることはできないのかについて，施設側は，本人・かかりつけ医だけでなく，

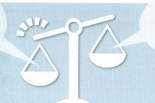

図 「元のかかりつけ医にかかること」によるメリットと「施設の専属医にかかること」によるメリット

誰もが納得する理由を説明する必要があるだろう。

実際，このような事例では「患者の価値観」「かかりつけ医の価値観」「施設側の価値観」が微妙に対立し，倫理的ジレンマを引き起こしていることが多い。そのような場合には，経験に基づく直感や直観で判断すると，感情的な判断になってしまいがちであるので，これらの意見の相違を，倫理的価値の対立としてとらえ，それらを比較衡量し，論理的な思考のプロセスを踏むとよい。

2 「かかりつけ医にかかれないことのデメリット」と「施設の専属医にかかることのメリット」を比較衡量する

適切な判断を下すためには，「かかりつけ医にかかれないことのデメリット」と「施設の専属医にかかることのメリット」を比較衡量することが必要になる（図）。その際，本人の「最善の利益」を中心に据えながら考えると，偏りのない中立的な立場で判断することができる。

(1) 元のかかりつけ医にかかれないことのデメリット

元のかかりつけ医にかかれないことのデメリットとして，主に以下の2点が考えられる。

ⅰ）本人の意向「元のかかりつけ医にかかりたい」に反する。ⅱ）今までの長きにわたる信頼関係が，施設入所という一事をもって断ち切られるため，かかりつけ医の心情的苦悩になる。また，元のかかりつけ医にかかれないことのデメリットについては，「患者の視点」だけでなく，「かかりつけ医」の視点についても，考慮する必要がある。

①患者の視点

患者の視点については，「元のかかりつけ医にかかりたい」という本人の意向に反しており，自己決定権に対する配慮がないと言える。「なぜ，元のかかりつけ医にかかりたいのか」という理由について十分に患者本人の話を傾聴し，それに対する配慮および具体的な対応が必要である。

施設に入所する高齢者は，自ら望んで入所しているわけではない場合も多い。今までの生活・人間関係・周囲の環境，さらには自分自身のことを理解してくれていたかかりつけ医までをも失って，入所せざるをえない状況がある場合が多い。したがって，施設側は，こういった入所を余儀なくされる高齢者の心の苦しみに配慮する必要がある。介護施設は，とかく「入所する患者は自分たちのやり方や方針に従うのが当然」といったように，質問者が指摘したような態度をとっている施設も残念ながら存在する。「高齢者の尊厳への配慮」という視点からは憂うべき事態である。

②かかりつけ医の視点

かかりつけ医の視点については，今まで，その患者と長きにわたる信頼関係を築いてきた主治医の心情や，患者に対する思い入れに配慮する必要がある。かかりつけ医に対して，患者自身が「今まで，自分の病気について一番よく理解してくれていた。今まで，自分の考え方や価値観・人生観についてわかってくれていた。自分の生活や家族関係などについても理解してくれていた」と思っていることが多く，また，かかりつけ医自身も，そう考えている場合が多い。こういった今までの長きにわたる信頼関係が，施設入所という一事をもって中断されるかかりつけ医の気持ちへの配慮も必要である。

長年にわたる信頼関係を一瞬で断ち切られる口惜しさ・寂しさ・苦悩。特に今まで，その患者を大切に思い，理解し，一生懸命尽くしてきた場合にはことさらである。これは多くのかかりつけ医が経験し，共感できる感情であろう。したがって，施設側も，これまで

の長きにわたる患者とかかりつけ医の信頼関係に対して，十分配慮する姿勢を持つことが重要である。

(2) 施設の専属医にかかることのメリット

施設の専属医にかかることのメリットとして，主に以下の3点が考えられる。

- 施設入所中における生活の面にも配慮することができる
- 施設のスタッフと施設専属医の意思疎通が簡便
- 今後の長い施設での生活を見据えたとき，新たな信頼関係構築のスタートが切れる

かかりつけ医は，施設の専属医と十分に引き継ぎをし，患者本人に不利益を与えないように今後の診療を継続するよう頼んでおくことが重要である。

患者は，新たな環境に入って不安があるので，引き継ぎの間はかかりつけ医が関与するなどの工夫も必要である。しかし，新たな環境に慣れていくことも，今後の生活のためには重要なことであり，円滑な移行のために，かかりつけ医，施設スタッフ，施設の専属医がコミュニケーションを十分にとり，患者の不安や混乱に対処することが望まれる。

3 三者がそれぞれの立場から最善を尽くす

人は望むと望まないとにかかわらず，ずっと同じ状況にいることはできない。それが人生である。施設入所も本人にとって大変大きな生活，いや人生の変化である。しかし，新しい環境に入っていかなければならないときには，それに慣れたり，馴染んでいかなければならないし，関係者はそれをサポートする必要がある。施設側も，新しい環境に入る患者本人や，それまで長期にわたって信頼関係を構築してきたかかりつけ医の思いに対して十分に配慮すべきであり，入所者の弱みに付け込んで，すべて施設側のコントロール下に置けると慢心してはならない。

また，かかりつけ医は，施設入所後も，患者本人が求めるときには，今までの信頼関係に基づいて，新しい環境下においても患者ができるだけ幸せに暮らせるように，いつでもアドバイス・支援する気持ちを持ち続けることが大切であろう。

箕岡真子

Q265

患者紹介業者の課題は

「在宅患者を紹介する」と言う営業マンが来院しました。合法的な事業なのでしょうか？

 以下，事例を挙げて解説する。

A 医院に営業マンが来院した事例

在宅医療を行う医師のもとに経営コンサルティングを行う営業マンが訪れた。営業マンは，「在宅患者を医師に紹介する」営業を目的としていた。会社が医師に在宅患者を紹介し，紹介報酬として毎月1万5000円を医師が支払う契約形態であった。医師は在宅患者を急速に増やす必要を感じなかったため，この申し出を断った。

解説

1 患者紹介ビジネスとは

患者紹介ビジネスとは，患者を医療機関に紹介する対価として利益供与を要求する行為である。以前から，患者を紹介する際にリベートを要求する例は知られていたが，在宅医療現場，特に居住系サービス事業所入居者に対して行われる実態が報道され，注目された。診療報酬の財源の大部分は保険料および税金であり，公益的な運用が必要である。紹介ビジネスはその中間搾取にあたり，問題が大きい。

筆者らは，本件について全国調査を実施した[1]。全国1万3012箇所の在宅療養支援診療所に調査票を送付し，2541箇所の診療所管理者（医師）から回答を得た（回収率19.5％）。紹介業者から接触を受けた経験の有無について回答した者は2508人で「接触を受けたことがある」は1184人（47.2％），「接触を受けたことがない」は1324人（52.8％）であった。紹介を受けた経験の有無について回答した者は2495人であった。「紹介を受けたことがある」は945人（37.9％），「紹介を受けたことがない」は1550人（62.1％）であった。患者紹介ビジネスが広範な接触を行っている実態が明らかになった。

2 討論経過

本件は2013年2月20日の参議院予算委員会，同

年11月13日の参議院厚生労働委員会でも取り上げられた。並行して中央社会保険医療協議会（中医協）でも審議された。同年10月30日の中医協総会で，厚生労働省が把握した紹介ビジネスが，有料老人ホーム9箇所，認知症高齢者グループホーム4箇所，サービス付き高齢者向け住宅3箇所，経費老人ホーム1箇所，特別養護老人ホーム1箇所，不明2箇所と報告され，その現場の多くが居住系サービス事業所であることが示された。高額な診療報酬がある「月2回以上の訪問診療」を入居条件とする施設もあった。

厚生労働省は，「保険医療機関及び保険医療養担当規則（療養担当規則）」を改正し，2014年4月から，紹介料等の利益提供を医療機関が行うことを禁止した。一方，2013年10月30日の中医協総会で，鈴木邦彦（日本医師会常任理事）は「紹介業者も規制しないと問題は解決しない」と述べた。

3 地域連携の推進を

新田國夫（全国在宅療養支援診療所連絡会）は，「紹介ビジネスを防ぐには，我々や地区の医師会など職能団体としての自浄作用は当然必要だ。しかし，一般開業医の矜持に解決策を求めるだけでなく，医療や介護に関わる様々な職種が連携することこそが，健全な在宅医療推進の条件となる」「地域のシステムががっちり機能していれば，良からぬ業者が暗躍する機会はないはずだ」と述べた[2]。

【文献】
1) 大島伸一, 他：被災地の再生を考慮した在宅医療の構築に関する研究.
　[http://www.ncgg.go.jp/zaitakusuishin/zaitaku/documents/06_3.pdf]
2) 新田國夫：患者紹介ビジネス 地域の連携, 強化し防ごう. 朝日新聞. 2013年9月14日

和田忠志

---

6 ❸ 介護力について

Q266
独居者の在宅療養への対応は

在宅現場で「虐待していたと疑われませんか？」と心配する家族への対応について，教えて下さい。

point

▶独居者支援においては，支援者選択が重要である。
▶経済力を評価し，必要に応じ資産の活用を提案する。
▶支援の重要なポイントは「病状の安定化」「安全の確保」である。

1 独居での在宅療養支援

ADLが自立に近い者であれば，独居でも在宅療養はあまり問題がない。しかし，身体的虚弱，認知能力低下などで自力生活する能力が乏しくなったときには，在宅療養が困難となる。それでも自宅で療養したい人への支援について述べる。

独居者支援においてケアマネジャーなどの「支援者の選択」は重要である。というのは，経験の乏しい支援者の場合，自分の力量を越えてしまうと，「この利用者は在宅生活は無理」と判断してしまい，独居で頑張ろうとする人に対して施設入所や入院を勧めてしまうことがめずらしくないからである。独居者支援には，独居者を含めた社会的困難事例に経験豊富な支援者を選択することが重要である。

2 経済的な課題

ADLが低下してから独居で自宅にいられるかどうかは介護力に依存する。介護をどれだけ得られるかは経済力に依存する。経済力が乏しい高齢者の独居生活支援は容易ではないが，医療保険のほか，介護保険制度，障害福祉制度，年金保険制度，生活保護制度を基本とし，認知症の場合には，必要に応じて成年後見制度などを利用する。

通常，公的サービスのみで独居生活を維持することは困難である。ある程度の自己資金を使用することが望ましい。現在の高齢者は高度経済成長を生きた世代であり，貧しい場合もあるが，多額の現金や固定資産を持つ人も多い。ただし，これらを自分の医療や介護にうまく利用できるかどうかは別問題である。自宅療養継続を希望する場合，経済力のあることは圧倒的に有利であり，資産の有効活用を提案したい。

ADLが低くても病状が安定しており，1日2回程

度の食事が提供され，排泄・保清の世話がなされれば独居生活は可能である。経済力のある人が，家政婦などを利用して24時間介護を受けるのは良い方法である。介護保険では，定期巡回・随時対応型訪問介護看護を利用するのがよい。

3 医療従事者としての対応

1 病状の安定化

独居生活者支援の基本は生活支援である。しかし，病状が安定していないと独居生活は困難である。生命に関わらなくても，たびたび急性増悪や苦痛があると本人や支援者が不安になり，独居生活が困難になりうる。医療従事者の役割は，できる限り病状を安定化させ入院を回避することにある。対症療法も積極的に行う。

2 安全の確保

(1) 緊急通報システム等

独居生活者が在宅療養を断念する大きな要素のひとつは，「身体的な不具合（傷病）が生じたときに誰も助けてくれない」という恐怖感である。①24時間連絡がとれる医療システム（在宅療養支援診療所や訪問看護ステーション），②緊急通報システム，③それらを本人が利用できないほど衰弱した場合に早期発見してもらえるシステム整備で，恐怖感が軽減するとともに本人の生命を保護しうる。③に関しては，1日に最低1回は他者の目を入れるマネジメントを行うことが望ましい。

(2) 外傷等予防

外傷等も独居生活継続の大きな支障になる。骨折等を契機に独居生活が不可能になる事例が多い。「外傷等を受傷しにくい家屋をつくる」ことが重要である。ベッドの導入，手すりなどの設置，屋内家具の配置，食事場所やトイレへの移動導線の適切な設定などにより，転倒しにくい環境を整備する。

(3) 入浴死亡事故防止

「介助入浴」での死亡事故はほとんどない。入浴死亡事故は，比較的動作の能力が保たれている高齢者が単独で入浴するときに生じる。「比較的動作の能力が保たれている高齢者」に対する留意が重要である。具体的には，「比較的動作の能力が保たれていても虚弱な高齢者は介助入浴（見守りでもよい）させる」に尽きる。

和田忠志

Q267
認認介護への対応は

いわゆる「認認介護事例」の支援の仕方について教えて下さい。

point

▶2人で一世帯を構成している場合，2人分を合わせるとかなりの量の介護保険サービスなどを導入できる。
▶家屋内の環境整備や服薬管理などには，専門職が関わることが望ましい。
▶認認介護世帯は健康な介護者がいる場合よりは在宅療養に困難が多いが，独居老人世帯に比べれば有利な点が多く，互いの残存能力を生かして生活できる。

1 2人世帯が多い老老・認認介護

わが国は，複数世代が同居する大家族はほとんど存在しなくなり，子どもが独立したあとは夫婦のみで過ごす世帯が多い。長期生存する高齢者が多いことから，夫婦2人が生存しADLが低下しても，ともに生活する例が多い。このほか，老老介護世帯には，きょうだいが暮らす例，超高齢の親と70歳代などの子どもが同居する例などがある。いずれの場合も，老老介護・認認介護世帯は，2人世帯が圧倒的多数である。そこで，本稿では2人世帯を想定して記載する。

2 社会資源の活用

2人世帯への支援で特筆すべきは，「介護保険や障害福祉制度が個人給付」であるため，2人合わせると世帯で多額の給付を得られることである。たとえば，夫婦ともに要介護4であれば，60万円を超える介護保険支給限度基準額を世帯内で使用できる。要介護4・5の場合，障害者自立支援法による給付も加えて受けられることもあるため，使用可能なサービスの限度枠はより大きくなりうる。そして，どちらかがパー

キンソン病などの神経難病等である場合，訪問看護や訪問リハビリテーションが医療保険で利用できるため，さらに枠が大きくなりうる。褥瘡などがある場合に，特別訪問看護指示書を医師が発行すると同様の効果が期待できる。こういう面で独居世帯と異なり，自己負担額さえ払えれば（あるいは生活保護受給世帯であれば）潤沢な公的サービスが利用できる。

3 療養環境整備

認認介護世帯では，清潔で安全な屋内環境を維持することが困難な場合が多い。療養環境整備においては，ケアマネジャーのみならず訪問看護師に関わってもらい，清潔の維持，ベッドの導入，屋内家具の配置，食事場所やトイレへの移動導線の適切な設定，医療器具の設置場所の考案などを行う。

4 服薬管理

正確な服薬は認認介護世帯では困難なことが多い。多くの例で，薬剤師の訪問指導（訪問薬剤管理指導・居宅療養管理指導）導入が望ましい。訪問薬剤師には，服薬カレンダーに代表される「服薬を円滑にするツール」等を用いてもらう。

5 多職種連携のポイント

1 危険回避

病状の急性増悪，転倒事故などをいかに早期発見するかは重要な課題である。認認介護世帯は，世帯内のリスク管理においては，もう1人が（高度に認知症が進んでいなければ）見守り可能な点で独居より有利である。とはいえ，危機的状況を必ずしも適切に把握できるとは限らない。そのため，老老介護世帯には，必ず1日に1回程度は，他者の目を入れるようなマネジメントを行うことが望ましい。

2 残存能力の活用

認認介護世帯においては，どちらか一方でもある程度の残存能力があれば，曲がりなりにも家庭介護を続けられることが多い。

特記すべきは，認知症のある家族は介護力がないと言われるが，「見守る」ことはできるということである。筆者は「認知症の配偶者が在宅患者を看取った例」を複数経験している。認知症の人は時間の感覚が失わ

れているため，倦まずたゆまず配偶者に寄り添うことができる（not doing, but being）。認知力の保たれた家族介護者は，時間に追われて行うべき作業があるため患者のそばにずっと寄り添うことは簡単ではないが，認知症の配偶者はそれができるのである。

和田忠志

Q268

精神障害者の介護に困っている家族への対応は

在宅で精神障害者の介護に困っている家族への対応を教えて下さい。

Ⓐ point

▶ 「精神障害」の診断を受けることが，支援制度活用のために重要である。

▶ かかりつけ医が定期的な訪問診療を行うだけでも，支援は大きく前進することが多い。

▶ 障害者自立支援法のサービス，自立支援医療，精神障害者保健福祉手帳，などを活用しながら，本人および家族を支援する。

1 在宅療養現場の現状

いわゆる「ひきこもり」の若年障害者に関する相談を受ける在宅医療従事者は多いであろう。たとえば，高齢の在宅患者を診ていると，ある日，同じ家屋内に「ひきこもり」の若年障害者がいることに気づくこともある。家族の苦悩は大きい。

統合失調症の事例が多いため，同疾患を念頭に置き，このような障害者への対応と家族支援について在宅医療の立場から記載する。

2 精神医学的診断

このような「ひきこもり」の状態になっている若年障害者には，過去に精神医学的な診断を受けた経験のある例も少なくない。もし診断がついていないのであ

れば，精神科医師の診断を受けることが重要である。なぜなら，支援制度のサービスを受けるにあたり，「精神障害である」という医学的診断が必須条件だからである。

受診につなげることは必ずしも容易ではない。もし訪問で診てくれる精神科医がいれば，その医師に診療してもらうことが理想である。地域の在宅医で積極的にこのような患者を診る医師では，統合失調症の診断をしてくれる場合もある。いったん診断が明確になれば，その後の支援につなげることができる。精神医療に継続的につなぐことができれば理想的であるが，かかりつけ医が定期的な訪問診療を行うだけでも，支援は大きく前進する。

3 公的な支援の活用

障害者自立支援法による障害福祉サービス，および，自立支援医療による医療費助成は，精神障害者保健福祉手帳の有無にかかわらず受けることができる。これらは，精神保健指定医（または精神障害の診断・治療に習熟した医師）の診断により行われる。これらは，本人支援であるとともに，取りも直さず家族支援である。

1 障害者自立支援法のサービス

家族支援において，中核をなす支援制度である。介護保険制度に類似している点が多い。訪問サービスやショートステイ，グループホーム利用などのサービスが受けられる。「障害程度区分認定」により給付されるサービス料が異なる点も，介護保険に類似する。

市町村により提供されるサービスの内容は異なる。介護保険制度ほど明確なケアマネジャー制度はなく，相談支援事業所の相談員（ケアマネジメント従事者）と相談し，サービスを計画的に利用することが望ましい。

これらのサービスを活用することで，少しずつ患者の活動範囲を自宅外に広げていくことができることがある。障害が比較的軽い場合は，生活訓練や就労支援等も利用できる。

2 自立支援医療

医療費自己負担を軽減する制度である。診療および訪問看護は，自立支援医療で利用可能である。なお，この制度は，都道府県または政令指定都市が指定した「指定自立支援医療機関」（病院・診療所，保険薬局，訪問看護ステーション）のみで利用できる。いわゆる「ひきこもり」の事例では，特に訪問看護ステーションの活用が有益である。

3 精神障害者保健福祉手帳

精神障害者保健福祉手帳は，一定程度の精神障害の状態にあることを認定するものである。どの地域でも行われているサービスには，公共料金等の割引・減免，税金の控除・減免，生活福祉資金の貸付等がある。その他，市町村によってより幅広いサービスが提供されていることもあるので，役所に相談して頂きたい。

和田忠志

Q269

助けが必要な状態となっているお嫁さんの介護への対応は

在宅で義理の親の介護をするお嫁さんへの支援にあたり，大切なことは何でしょうか？

point

▶介護者の支援は，その思いを聴くことから始まる。
▶介護者に寄り添いながら，介護者とともに高齢者の意向をふまえてこれからのことを考える。
▶介護サービスの利用とともに，夫や家族の嫁に対する理解と協力を促す。

1 介護者の介護への思いを聴く

介護者が高齢者にとってどのような続柄であっても，専門職が介護者の支援をするにあたり大切なことは，介護者が今行っている介護に対してどのような思いを持ち，どのような気持ちを抱いているかを誠実に「聴く」ことである。特に，嫁という立場性から義理の親や夫との関係性，夫と結婚してから介護を必要とするまでの家族関係の歴史，また，介護を担うまで就労していたとすれば，それに対する思いなども聴き，今の気持ちをありのままに受け止めていくことが大切になる。そして，今行っている介護の善し悪しではな

く，介護の辛さや不安，不満などを感じているという事実を理解しようという姿勢で向き合い，支援関係を築いていく。

2 介護者に寄り添い，ともに歩む

高齢者を介護している介護者への支援は，レスパイトケアと言われる。支援者と介護者が出会う初期段階（インテーク）を経て，信頼関係を構築しながら具体的な介護サービスなどの社会資源を活用していくこととなり，次のような支援過程で進めていく。

まずは，介護者がどのような状況の中で介護にあたっているのかについて，面接を通して情報を収集していく。たとえば，要介護高齢者の心身の状態や介護の必要性，介護環境である部屋や家屋の状況，介護者自身の心身の状態や介護力，同居家族や親戚等の状況など多方面にわたる情報が必要となる。そして，集まった情報を整理，分析する中で，介護者である嫁への支援の必要性（ニーズ）と必要な支援内容を検討する。

その検討結果をもとに，要介護高齢者と介護者である嫁を支えるための介護計画を策定していく。その際には，支援者から見た支援の必要性と当事者の求めに折り合いをつけ，フォーマルなサービス（介護保険制度等）とインフォーマルなサポート（家族や近隣住民の協力，介護者の会などの当事者グループ等の活用）を組み合わせ，要介護高齢者や介護者とともに策定していくことが重要となる。

3 嫁による介護への支援の視点

介護者が嫁であることによる課題として，家族から「嫁」に対して夫の親の介護を期待する社会規範の存在がみられることがあり，このような社会規範を一方では嫁自身も保持し「社会規範による自己拘束」[1]と言える情況が指摘されている。介護保険が利用制度として浸透している現在，その指摘が当てはまるかはわからないが，人々の規範意識の中に「嫁が親の世話をするべき」「私は嫁だから介護をしなくてはならない」という意識が残っていることは考えられる。介護者である嫁の支援にあたっては，フォーマルなサービスの利用を促すとともに，嫁の介護に対する夫の理解や分担・協力，家族や親戚の理解など，インフォーマルな人々への関わりも重要になる。

また，介護されている義理の親においても，介護者である嫁が気持ちよく介護できるような感謝の言葉，たとえば「ありがとう」の一言を投げかけることで助けられ上手になることができる。感謝の言葉は伝えて初めて生きてくるのである。

【文献】
1) 安河内恵子：社保障研．1994；29(4)：397-410．

山口光治

Q270
心身が疲弊している様子の男性介護者への対応は

長寿命化が進む中，男性による介護も増加し，時に痛ましい事件に至る事例も散見されます。男性介護にはどのような特殊性があるのでしょうか？

point

▶「男らしさ」に縛られている男性介護者を解放していく。
▶支援する側は男性介護者からの相談を待つのではなく，積極的にアウトリーチしていく。
▶男性介護者自身が，介護に困ったら他者の力を借りる「受援力」を高める。

1 介護者が男性であることの特徴とは

男性介護者には「夫」または「息子」の場合が考えられ，年齢や世代による価値観等の違い，心身の状態，就労の必要性など置かれている状況は個別に違い，一括りでとらえることはできない。しかし，男性介護者の多くに共通して，わが国における男性性に対する社会の見方や規範などによる影響がみられる。

たとえば，「男は弱音を吐いてはいけない」「男のくせに」「男だから泣くな」「男なら人に頼らず自分で解決しろ」など，「男らしさ」に対する見えない人々の意識，社会規範の存在がある。最近では子育てをする男性を「イクメン」と呼ぶようになり，男女共同参画社

会をめざす動きが加速しているが，その理念が高齢者介護まで含め，人々の意識の中に浸透するまでには至っていない。特に男性自身が「男らしさ」の社会規範の影響を受け，それに拘束され，弱音や愚痴を語らず，悩んでいても自ら相談しに来ない場合も多く，1人ですべてを背負い込んで疲弊してしまう場合も多い。

2 男性介護者を支える

男性介護者を支えるためには，まず，男性介護者の存在を地域のネットワークを通して把握し，相談に来るように促すとともに，積極的にアウトリーチし，こちらからつながろうと働きかけることが求められる。具体的には，介護サービスの利用者で男性介護者がいたら声をかけ，いつでも遠慮せずに相談してほしいことや，他者の力を借りることは恥ずかしいことではないというメッセージを日頃から発信していく。また，男性介護者の会などの当事者の集いを企画し，参加を促すなどの工夫も必要である。

男性介護者への支援にあたっては，信頼関係を築くことが基本だが，そのためには介護者の気持ちを誠実に聴き，介護についての語りを促し，この男性にとっての介護の意味，たとえばどのような思いで介護をし，どうなってほしいと願っているのかなど，受け止めることから始めていく。介護への思いを理解し，ともに歩んでくれる人の存在が必要となる。そして，要介護者や介護者の状況などを幅広くアセスメントし，支援の必要性と本人の求めに対して介護サービスなどの社会資源を活用し，具体的な支援を進めていく。

3 人間は1人で生きてはいない

夫は「夫婦」として妻の介護に向き合い，息子は「親子」という関係の中で親の介護に向き合っている。ともに「関係を生きている」し，「関係の中で生きている」と言える。介護している男性は，夫婦や親子という関係の中で介護をしているが，その関係のみで家族以外の他者とつながろうとせず，孤立しがちな人も見受けられる。夫婦や親子という関係は大切であるが，人間は1人で生きてはおらず，様々な人に支えられて存在していることを改めて気づいてもらい，近隣や友人，介護サービス事業者など，多くの他者の力を借りてもよいのだということを理解してもらえるように働きかけていく。

最近，援助を自ら受けようとする力を「受援力」と呼ぶようになっているが，男性介護者には特に必要と思われる。「困った時はお互いさま」であり，支えられたり支えたりしながら息の長い介護を営める社会にしていかねばならない。

山口光治

Q271
小児の介護への対応は

小児在宅医療において，介護のほとんどを担う母親の負担が課題となっています。小児の介護への対応についてはどのように考えればよいのでしょうか。

point

▶医療的ケアを必要としている子どもをゆだねられる介護サービスはきわめて不足していることを知っておく。
▶母親が1日に必要とされる仕事量を把握し，介護回数や手順のアレンジなどにより介護負担を軽減する。
▶子どもが安全に楽しく過ごせるレスパイトケアを確保する。

1 医療的ケア児を預けられる介護サービスはほとんどない

子どもの退院に際し，多くは母親が主介護者となるが，医療的ケア児を受け入れる保育園はほとんどないため，就労していた母親は仕事を辞めざるをえない。

退院後は過酷な介護が待っている。医療的ケア児の場合，痰の吸引を随時行い，栄養の注入，薬の注入，水分の補給，さらにアラーム対応や体位変換など，片時も離れられない介護が続く。3時間以上続けて寝たことがない母親も少なくない。

近年，障害児を預かる児童発達支援（就学前），放課後等デイサービス（就学中）が普及してきているが，医療的ケア児を預かるところは少ない。特に人工呼吸

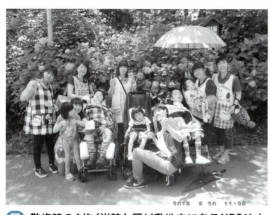

図 散歩時の1枚（当院と同じ敷地内にあるNPO法人うりずんの日中預かりの様子）

器をつけた子どもの場合，特別支援学校では「訪問学級」といって，教諭が自宅を週3日訪問して120分程度の授業を行うことを勧める。通学を希望すると，授業に母親が同伴することが条件となることが多く，子どもから離れられない状況は何年にもわたって続く。

2 母親の仕事量を把握し，ケアをアレンジする

まず，母親の仕事量を把握する。たとえば，上に保育園に通う2人のきょうだいがいて，退院する医療的ケア児（本児）が生後10カ月とする。本児の経管栄養が1日5回，1回1時間かかる場合，それぞれの前後に準備と片付けが必要となる。また，本児の痰の吸引が随時必要で，さらにきょうだいの保育園の送り迎えがあり，日々の炊事や洗濯などの家事をする。これは母親1人で賄える仕事量ではない。そこで，経管栄養の回数を4回に減らす，ケアを簡略化する，人手を入れるなどして負担軽減をめざす。

3 子どもが安全に楽しく過ごせるレスパイトケアを確保する

母親が個別にきょうだいたちに向き合う時間と休息のひとときを確保するには，レスパイトケア（預かりサービス）が必要である。レスパイトケアに求められるのは安全・安心のケアであるが，それと同じくらい子どもにとって楽しいことが大切である（図）。子どもが楽しく過ごしていると，親は罪悪感を抱かずに預けることができる。また，子どもはリラックスできると体調も安定していく。

では，そのような施設をどのように探すのか。障害児・者の相談支援を担う障害者相談支援専門員や，地域の保健師に問い合わせてみるとよい。もし，身近に相談できる人がいない場合は，2014年に設立された「全国重症心身障がい児デイサービス・ネットワーク」に問い合わせると，各地にある医療的ケア児の預かりを担う事業所の情報が得られる。このような事業所が近くにない場合，在宅医療を担う診療所等が，児童発達支援，放課後等デイサービスなどの事業所を自ら立ち上げたり，地域の事業所と連携してその地域の介護力をアップしていくことが求められる。

髙橋昭彦

第7章

処遇困難例

Q272
認知症高齢者の暴言・暴力への対応は

認知症患者が暴言を吐き，時に暴力に及ぶときは，どのように対応したらよいですか？

 以下，事例を挙げて解説する。

82歳男性Aさんの事例

Aさんは元大工で，元来寡黙で頑固な性格である。高血圧の加療歴あり。3年前，脳梗塞で軽度の顔面を含む左不全片麻痺を発症したが回復し，屋内の杖歩行は可能となった。要介護1の認定が下りていたがサービス利用はなく，妻（75歳）に対しては健常時から指示的であった。外来の主治医の前ではおとなしく従順で，妻が車椅子を押して来院していた。ある日の外来主治医に担当のケアマネジャーF氏から連絡があった。「奥さんから介護に疲れたと連絡がありました。深夜に急に奥さんに〈男を連れ込みやがって許さねえ！〉と杖を投げつけて怒り出したのです」。

急いでケアマネジャーF氏経由で妻に連絡し，妻から話を聞くと，「主人は以前の退院後から左側から少し食べ物をこぼしがちでした。最近，歯がしみるとは言っていたのですが，食べなくなってしまって……。怒り出したのも急で，少し熱っぽいみたいです。でも最近，誰かが部屋にいると言い出しました。昨日は元気がなくなったかと思うと，テーブルに置いていた，市長さんの名前の書かれた介護認定更新依頼の書類を見て，いきなり私に食ってかかったんです。今まで一生懸命，夫に尽くしてきたのに，男がいるなどと言われ……もう疲れました」。妻は憔悴した表情で話した。

翌日の昼，自宅に往診に行くと，ベッドに不機嫌な表情のA氏が座っていた。昨日もごそごそと独り言を言って，眠っていないとのことだった。

1 主治医が最初に行ったこと

理学所見上，新たな片麻痺の増悪はないようだが，37.8℃，99/65mmHgといつになく血圧が低下し，脈拍100回/分と頻脈傾向であった。口腔の診察をすると，今まで注意しなかった左の下顎に，視診でそれとわかる齲蝕と歯肉炎を確認した。どこかにらむように表情が硬く，部屋の隅を指して「そこの男が市長に成りすまして母ちゃんをさらっていく」と小声で話した。主治医は落ち着いて，「男の人には，診察なので，少し待っていてもらいますね。Aさん，虫歯が痛いでしょう。治療してもらいましょう。痛み止めの内服と，今日は応急処置で点滴を少ししましょう。ところで，別の診察をしますが，今Aさんはどこにいますか？」と聞いたところ，返事があいまいで，脱水から惹起されたせん妄状態と推定した。

2 その次の段階で主治医が行ったこと

応急的に電解質液を補液し，さっそく歯科医院に訪問治療を依頼し，齲蝕の応急処置を受けた。歯痛は軽減し，食事も摂れはじめて少し落ち着いたかに見えたが，その後も「自宅に白いスーツの男がいる」と言っては妻を責め立てるため，連携病院認知症外来医師に相談し，ごく少量のリスペリドン錠0.5mgを1日おきに内服させる案を実行してみることにした。

3日後，若干落ち着いたように見え，幻覚によるものと思われる発言もなくなったが，動作は緩慢になり，起き上がりに今までになく時間がかかるようになった。1週後，認知症外来に受診させたところ，見当識と短期記憶が低下し，長谷川式簡易知能評価スケール改訂版（Hasegawa dementia rating scale-revised：HDS-R）15点，健側手足の筋強剛所見とその後のMIBG（metaiodobenzylguanidine：メタヨードベンジルグアニジン）心筋シンチグラフィの異常所見が新たに指摘され，レビー小体型認知症の合併と診断され，L-ドパ製剤の追加が行われた。

解説
1 素早い応急処置と落ち着いた診療が奏効

本症例では，外来かかりつけ医がケアマネジャーからの連絡で，麻痺側の口腔ケアの不十分さから生じる摂食不良，脱水を契機にせん妄状態に至ったと判断し，全身状態の再チェックを行い，早期の応急処置によって初期の改善を見た。暴言や暴行の契機となる行動に留意し，落ち着いて診療にあたりつつ，患者にとって落ち着いた対応で患者の恐怖感の軽減に努めることで，専門医との連携で次のステージにつなぐことができている。

2 単一の病名に振り回されない

プライマリケア医はいたずらに単一の新規の変性疾患の病名に振り回されることなく，その立場で全身状態のスクリーニングからケアを行うことで十分役割を果たすことができる。

中澤健一郎，藤田拓司

Q273

家族介護者の疲弊への対応は

家族介護者の疲れが目立っているようです。どのように対応すればよいでしょうか。

 以下，事例を挙げて解説する。

89歳女性Aさんの事例

Aさんはアルツハイマー型認知症と診断されていた。また，30年来の糖尿病があるとのことだった。足腰は比較的元気で屋内はほぼ自立に近いADL（activities of daily living）だが，物忘れがかなり進行しており，家族が促したり指示したりしないとできないことが多い状態である。

Aさんは娘夫婦と同居しており，主に娘が世話をしていた。娘Bさんは67歳だが，60歳時に自動車運転中に起きた交通事故後遺症で右眼を失明し，右下肢もやや不自由であった。このため，Bさんは日常生活に多少不自由がありながらも，Aさんを献身的に世話していた。

これまで主治医のC医師から何度か介護保険の申請を勧められていたが，「自分が面倒をみられるうちは自分で看たい」と，介護保険を利用していなかった。Aさんは既に自力での通院は困難になっていたため，C医師の訪問診療を定期的に受け，糖尿病治療薬と抗認知症薬の投与を受けていた。

ある日，C医師の外来をBさんが訪れた。数カ月前からAさんが怒りっぽくなり，ささいなことをきっかけに急に怒り出し，Bさんに対して攻撃的な言動をすることがしばしばあったとのことであった。さらに，ここ1週間，Aさんは夜間ほとんど眠れず，「家じゅうの引き出しを開けて，荷物を整理しているような行動をする」ということであった。そして，日中はAさんは眠ってしまい，食事も1日に1食か2食しか摂ってくれないという。もともとBさんは，自分の体も不自由な中で介護をしてきただけに，ここ1週間はほとんど眠れないため，非常に疲れてしまっていた。このため，夫に勧められてC医師のもとに相談に来たのだった。

1 C医師が最初に行ったこと

C医師は，Bさんが相談に訪れたその日に往診を実施した。

このような夜間不眠や「せん妄状態」は，身体疾患によっても生じうるとのことで，血圧や体温などを慎重にチェックし，血液検査を実施した。

次にC医師は，再度介護保険の申請をBさんに勧めた。介護保険が申請時にさかのぼって給付されることから，すぐにデイサービスを週2回程度開始することを提案した。「ショートステイと言って，ご本人を何日か預かってくれるようなサービスもあるのですが，急に環境を変えてしまうと，Aさんの精神症状がますます強くなってしまうかもしれないので，まずは，"昼間に起こす（眠らない）"効果も期待してデイサービスをやってみましょう」と説明した。また，デイサービスに行かない日もできるだけ日中は本人に刺激を与えて，覚醒させるように指導した。

またC医師は，眠前に少量の鎮静剤と睡眠リズムを整える薬物を処方した。「鎮静剤をこのような症状に対して使うことは必ずしも推奨されていないのですが，今回は，娘さんもぎりぎりのところで持ちこたえている状態なので，ご本人の眠りのリズムが改善するまでの短期間，少し鎮静作用のある薬を使って，ご本人が夜間にうまく休息をとれるように試みたいと思います」とC医師は説明した。

2 その次の段階でC医師が行ったこと

C医師はその後，Aさんに週2回程度の訪問診察を行いながら治療した。2週間程度して，夜間の不眠がある程度改善し，食事も3食とれるようになってきた。また，夜間眠れるためか，Bさんに対して怒ることも少なくなっていた。C医師は「ご本人の表情もよ

くなりましたね。鎮静剤をしだいに減らしていきたいと思います」と話した。

また，C医師は介護について次のように話した。

「Bさんが苦労して介護をしていることがわかっていたので，これからはデイサービスを定期的に利用するとともに，Bさんが疲れたときや，何か所用があるときは，2～3泊のショートステイを利用してはいかがでしょうか。それから，糖尿病もあることですから，訪問看護も週1回程度お受けになるとよいと思います。看護師はBさんに療養上のいろんなアドバイスをくれると思います。また，訪問看護師は，いろいろな状態変化を早めに察知して私どもに教えてくれることも多いので，治療を早く開始できるということもあります」

解説

1 高齢者の在宅療養の支援には，家族の支援は決定的に重要

在宅療養は家族介護力に依存する。また，非がん疾患の患者の場合，介護は年余にわたるため，その長い経過の中で，家族が疲弊する場面が訪れることはめずらしくない。もともと耐えられるぎりぎりの状態で家族が介護を続けているとき，患者のADLの低下，認知症の進行，急性疾患の発生，上記のような精神症状の増悪などを契機に，家族介護が破たんすることはめずらしくない。このような家族疲弊による在宅療養の断念は，極力回避したい。

2 家族が自主的に助けを求めてくれるとは限らない

今回は，家族が自主的にC医師の外来を訪れて相談したため，C医師が問題を知ることができた。しかし，家族が医師などに遠慮して「相談せずに耐えている」こともめずらしくない。このような場合，家族介護が破たんして在宅療養を断念する前に，家族の疲弊を早期にキャッチし，支援者は対応を開始したい。

医師は訪問頻度（診察頻度）も多くなく，また，家族にとっては医師に「相談するのは敷居が高い」ことが多く，医師は問題に気づくまでに時間がかかることも多い。特に医療に付随する問題の場合，看護師は早期に問題を把握することが多い。医師は，看護師を含めた在宅ケアスタッフからの情報を収集するように努力したい。

3 介護保険を含めた介護サービスの活用と多職種連携で多くが解決できる

家族介護の疲弊に対しては，介護保険のサービスおよび多職種連携で，多くの場合，対応できる。特に，一時的に介護者から患者を引き離す「ショートステイの利用」は有益である。このような家族休息のためのケアを「レスパイトケア」と呼ぶ。ただし，認知症のある患者などでは，急に生活環境を変化させると精神症状が一時的により重くなることがありうることに留意したい。

和田忠志

Q274

障害（精神障害，知的障害）をもつ家族による介護の注意点は

介護を担当している患者家族に精神障害があるとのことです。どのような点に気をつければよいでしょうか？

 以下，事例を挙げて解説する。

85歳女性Aさんの事例

Aさんは，関節リウマチで在宅療養を行っていた。娘と2人暮らしをしており，生活保護受給者である。娘は統合失調症であったが，症状は安定しており，家事全般および母親である患者の介護まで行っていた。患者はここ2年間通院が困難になっており，娘が代理受診を行い投薬を受けていた。

ある日，生活保護担当者が患者宅を訪れたところ，非常に衰弱していることに気づき，近隣の開業医に相談した。開業医が往診したところ，患者は少なくとも数日間食事を摂取していないことが判明した。在宅医療での治療は困難と判断し病院に転送したが，数日後に死亡した。

娘によく話を聞いたところ，毎日母親の分も食事を準備したが，そのたびに母親に「私は食べたくない。あなた1人で食べて」と言われ，ここ数日は毎回1人

で食事をしていたとのことであった。

解説

1 本事例の概要

精神障害を持ちながらも素直で勤勉な娘が，けなげにも親の介護を行っていた事例である。娘はその能力の限り母親の世話をしていたが，その身体的危機を見破れず，適時に医療につなげられなかった。結果的に介護等放棄（ネグレクト）のような形になってしまった残念な事例である。患者本人は要介護認定を受けておらず，娘も自立生活を行っていた。それゆえこの家庭には，生活保護のケースワーカーは定期的に訪問をしていたものの，介護保険や自立支援制度による訪問サービスの支援者が定期的に入っていなかった。このため，支援者が早期に危機的状況を見破れなかったと言える。

2 障害者が介護している事例の特性とは

在宅療養患者において，比較的軽症の精神障害や知的障害を持っている子どもが家事をこなしたり，患者（子どもからすれば親）を介護している事例が散見される。このような子どもの場合，障害は持っていても，家事や簡単な介護であればできることが多く，それらに従事していることはめずらしくない。このような事例においては，支援者は「家族の介護力が潤沢ではない」ことをあらかじめ見抜いて，早期に支援を開始したい。

3 介護者の能力の限界を超えたときに介護等放棄などが発生する

親が自立生活に近い能力を持っているうちはほとんど問題にならないが，しだいに親に認知症や身体機能低下が発生し介護が必要になってくると，子どもの対応能力の限界を超え，介護等放棄あるいは何らかの虐待などが発生しうる。支援者は，「家庭内に脆弱性がある」ことをあらかじめ看破し，子どもの能力が限界に達しないうちに適切な支援の手を差し伸べることが理想である。

和田忠志

Q275

居住系サービスでの療養環境の課題は

患者家族が施設内看取りを希望する場合，かかりつけ医としてどのような点に注意すればよいでしょうか？

A 以下，事例を挙げて解説する。

90歳女性，独居生活者Aさんの事例

Aさんはアルツハイマー型認知症があり，かかりつけ医が診療を行っていた。黄疸を発症し近隣病院に入院，肝胆道系腫瘍と診断され，胆道ステントを留置し退院した。この間に廃用が進み，ベッド上の生活となった。単独自宅療養は困難となったため，娘の自宅近くのサービス付き高齢者向け住宅（サ高住）に入所を決め，引き続きかかりつけ医が訪問診療を行うことになった。

入居7カ月後，栄養状態が悪化し，下腿浮腫と胸水が出現した。娘は緩和ケアの方針をよく理解し，サ高住での看取り医療を希望した。施設スタッフを交えたケアカンファレンスで看取りの方針を複数回共有したが，施設管理者側は看取りに消極的であった。

入居12カ月後，臨終期に介護職が動転して救急車を要請した。娘から連絡を受けた医師が施設に出向いて救急隊に事情を説明し，施設において死亡確認を行った。

解説

1 本事例の概要

サービス付き高齢者向け住宅において，治癒不能がんの患者・家族が緩和ケア的対応を希望した事例である。施設管理者が施設内看取りに消極的であり，結果的に臨終期に救急車が要請された。かかりつけ医が出向いて救急隊と話し合うことで，施設内看取りにこぎつけた事例である。このような環境においてかかりつけ医の取るべき対応について述べる。

2 施設の医療対応の力量の見きわめ方

本人・家族およびかかりつけ医の側で，あらかじめ施設の医療・介護の方針を確認しておくことが推奨される。「どのような医療処置ならば行ってもよい」と考えるかは，施設によってまちまちである。また，「急

変時事前指示書」を利用者ないしは家族に記載してもらっているかも確認したい。また，介護職が痰の吸引をできる施設かを確認したい。施設によっては諸々の医療処置ができないところもある。

また，患者状態が変化した際の電話での問い合わせ内容で，施設力量を推し量ることができる。連絡時に既にバイタルサインが取れており，現病歴などの把握ができていれば一定の力量があると言える。

3 施設内看取りの道程への支援

居住系サービス事業所が施設内看取りに積極的でないことはめずらしくない。本事例では，家族とかかりつけ医の熱意と臨機応変な対応で看取りにこぎつけたが，施設管理者が看取りに抵抗感を持つとき，看取りのケアは事実上不可能なことが多い。一方，看取り未経験でも施設管理者に理解があれば，かかりつけ医が施設を支援していくことで看取りを実現できることが多い。

施設職員にとって，看取りへの道程は不安なものであり，当初は「どのようなことが起こりうるか」「どのように対処すればよいか」について，都度相談に応じていく必要がある。施設職員が，当初は「恐いので，自分の担当時間帯には死亡してほしくない」と考えても，経験を積むうちに「最期のときは自分がそばにいて差し上げたい」と考えるようになることが理想である。そのためにも，医師による「看取りの道程への支援」が重要である。

【参考】
▶ 苛原 実：居住系施設等との連携．平成28年度在宅医療関連講師人材養成事業研修会．
[http://www.mhlw.go.jp/file/06-Seisakujouhou-10800000-Iseikyoku/0000151014.pdf]

和田忠志，苛原 実

Q276

虐待への対応は

在宅現場での虐待への対応について教えて下さい。

point

▶ 高齢者虐待防止法と障害者虐待防止法には「養護者支援」が記されている。
▶ 被害者救済に目が行きがちであるが，加害者こそ支援を必要としており，加害者を含めた家庭全体の支援が本質的な対応である。
▶「虐待」というと対応に特殊な技能が必要と考えがちであるが，介護保険や福祉制度を用いた「通常の生活支援を誠実に行う」ことが支援の王道である。

1 虐待関係法規

わが国には，虐待について4つの関係法規がある。「児童虐待の防止等に関する法律（児童虐待防止法）」「配偶者からの暴力の防止及び被害者の保護等に関する法律（DV防止法）」「高齢者虐待の防止，高齢者の養護者に対する支援等に関する法律（高齢者虐待防止法）」「障害者虐待の防止，障害者の養護者に対する支援等に関する法律（障害者虐待防止法）」である。高齢者と障害者の法律名には「養護者支援」が記されている。加害者の育児・介護負担等が虐待の背景にあること，養護者支援が重要との認識がうかがえる。

法律上の概念としては，DVとは「身体的虐待」である。児童虐待とは「身体的虐待」「心理的虐待」「性的虐待」「介護等放棄」である。さらに，高齢者虐待と障害者虐待はこの4つに「経済的虐待」を加えたものである。

2 虐待の概念

1 身体的虐待（physical abuse）

外傷や熱傷等を生じうる行為はすべて該当する。「身体を束縛する」「閉じ込める」や「向精神薬等などで活動を封じる」も該当する。

2 心理的虐待（psychological abuse）

「暴言」が代表的である。「拒絶する」「無視する」も該当する。「親しい人に会わせない」「やりたいこと（活動など）をさせない」も該当する。

3 性的虐待（sexual abuse）

「意思に反して性行為を迫る（させる）」「無理に体に触れる」「わいせつな言葉をかける（言わせる）」などを

指す。(高齢者施設などで介護者多忙による)「下半身を露出したまま放置する」も該当する。

4 介護等放棄(neglect)

「食事や水分を適切に与えない」「不潔な住環境で生活させる」「長時間放置する」などを示す。「医療を適切に受けさせない」も該当する。

5 経済的虐待(financial abuse/exploitation)

「金銭を不当に搾取する」「生活に必要な金銭を渡さない(使わせない)」「資産などを(本人の適切な承諾なしに)使用する」などを指す。

6 セルフ・ネグレクト(self-neglect)

以上5つの法律に定められている虐待の概念のほかに、法律には記載されていないが、最近「セルフ・ネグレクト」を虐待と認知し、支援すべきという考えが高齢者虐待領域では広まっている。セルフ・ネグレクトとは「劣悪な環境や不潔な環境に自らを置く行為」(いわゆる「ゴミ屋敷」等)である。高齢者・障害者で孤立生活者が陥りやすい。独立した死亡因子で、支援の必要性が指摘されている。

3 居宅虐待事例への対応の概要

1 「加害者を援助する」「家庭全体を支援する」考え方

加害者は、育児・介護による疲弊、貧困、身体や精神の障害等に苦しんでいる場合が多い。加害者を含めて家庭全体を支援するのが虐待対応の王道である。特に、介護保険、障害福祉制度、生活保護等による「生活支援」が重要である。

2 分離

生命に関わりうる深刻な状況の被害者は、病院、福祉施設などで保護する(一次分離)。さらに解決の見通しが立たないとき、永久的な分離(二次分離)を行う。特に、児童の虐待においては迅速な分離が必要な場合がある。

3 成年後見制度の活用

認知症高齢者や障害者に対する経済的虐待では、成年後見制度の活用が特に重要である。

和田忠志

Q277

施設介護者(養介護施設従事者等)による虐待(高齢者,障害者・児)への対応は

施設介護者による虐待のニュースが後を絶ちませんが、対応や防止策はどのようになっているのでしょうか?

point

▶対象者と虐待の種別は、家族による虐待の場合と同様である。

▶高齢者、障害者・児に対する虐待については、都道府県への報告と事実の公表が法律で定められている。

▶高齢者、障害者施設における通報者に対しては、「虚偽であるものおよび過失によるものを除き」解雇等の不利益処分を禁じる規定がある。

1 虐待に対する法律

高齢者と障害者・児に対する虐待への法律の適用は表[1]の通りである。対象者と虐待の種別は、家族による虐待の場合と同様である。

施設職員の虐待者については、法律で限定して列挙されている。高齢者については、老人福祉法や介護保険法で定められた養介護施設および養介護事業、ならびにこれらの業務に従事する者を対象としている。療養型以外の医療施設は含まれない。障害者については、障害者総合支援法第5条第12項の障害者支援施設および国立重度知的障害者総合施設のぞみの園等の、障害者福祉施設として障害者総合支援法で定める事業、その他厚生労働省令で定める障害福祉サービス事業業、ならびにこれらの業務に従事する者を対象としている。障害児については、障害者虐待防止法と児童福祉法により、障害児通所支援事業所、障害児入所施設等、障害児相談支援事業所が対象となる。

2 通報・通告があった際の対応

通報・通告に対して、市町村や都道府県が、それぞれの法律に基づき、事実の確認と虐待の有無の判断を行い、法律に定められた監督権限を適切に行使するこ

表 虐待の発生場所における虐待防止法制の法別・年齢別整理

所在場所＼年齢	在宅（養護者・保護者）	福祉施設・事業					
		障害者総合支援法		介護保険法等	児童福祉法		
		障害福祉サービス事業所（入所系，日中系，訪問系，GH[注]等含む）	相談支援事業所	高齢者施設等（入所系，通所系，訪問系，居住系等含む）	障害児通所支援事業所	障害児入所施設等*3	障害児相談支援事業所
18歳未満	児童虐待防止法・被虐待者支援（都道府県）*1			—	障害者虐待防止法（省令）・適切な権限行使（都道府県・市町村）	児童福祉法・適切な権限行使（都道府県）*4	障害者虐待防止法（省令）・適切な権限行使（都道府県・市町村）
18歳以上65歳未満	障害者虐待防止法・被虐待者支援（市町村）	障害者虐待防止法・適切な権限行使（都道府県市町村）	障害者虐待防止法・適切な権限行使（都道府県市町村）	—　【特定疾病40歳以上】	（20歳まで）*2	【20歳まで】	—
					—	—	—
65歳以上	障害者虐待防止法　高齢者虐待防止法・被虐待者支援（市町村）			高齢者虐待防止法・適切な権限行使（都道府県・市町村）	—	—	—

＊1：養護者への支援は，被虐待者が18歳未満の場合でも必要に応じて障害者虐待防止法も適用される。なお，配偶者から暴力を受けている場合は，配偶者からの暴力の防止および被害者の保護に関する法律の対象にもなる。

＊2：放課後等デイサービスのみ

＊3：小規模住居型児童養育事業，里親，乳児院，児童養護施設，障害児入所施設，情緒障害児短期治療施設，児童自立支援施設，指定発達支援医療機関等（児童福祉法第33条の10）

＊4：児者一体で運営されている施設においては，児童福祉法に基づく給付を受けている場合は児童福祉法，障害者総合支援法に基づく給付を受けている場合は障害者虐待防止法の対象になる

[注]GH：グループホーム

（文献1より引用）

とが必要となる。

高齢者および障害者については，都道府県への報告と事実の公表が法律で定められている。

通報者に対しては，「虚偽であるものおよび過失によるものを除き」解雇等の不利益処分を禁じる規定がある。従事者による通報が機能するためには，虐待があると考えたことに一応の合理性があれば過失は存在しないと解されている。

【文献】
1）厚生労働省：市町村・都道府県における障害者虐待の防止と対応（自治体向けマニュアル）. 2016, p7.

[http://www.mhlw.go.jp/file/06-Seisakujouhou-12200000-Shakaiengokyokushougaihokenfukushibu/0000121008.pdf]

滝沢 香

Q278

家族（養護者）による虐待（児童，高齢者，障害者）への対応は

虐待は，児童に限らず高齢者・障害者に対するものまで社会問題となっていますが，法律や行政上区別はあ

るのでしょうか？

▶児童・高齢者・障害者に対する家族による虐待については，それぞれ法律が制定されている。

▶通報があれば，早急に被虐待者の安否を確認する必要がある。
▶虐待を行った養護者への支援や指導により，虐待の解消や予防にあたることが重要である。

表　高齢者虐待防止法，障害者虐待防止法，児童虐待防止法の比較表

	高齢者虐待防止法	障害者虐待防止法	児童虐待防止法
	高齢者虐待の防止，高齢者の養護者に対する支援等に関する法律	障害者虐待の防止，障害者の養護者に対する支援等に関する法律	児童虐待の防止等に関する法律
	2006年4月施行，2011年6月改正	2012年10月施行	2000年5月施行，2012年8月改正
対象	高齢者：65歳以上のもの	障害者：身体障害，知的障害，精神障害（発達障害含む）その他心身の機能の障害がある者　*障害者手帳未取得者を含む	児童：18歳に満たないもの
虐待の主体	養護者：高齢者を現に養護する者	養護者：障害者を現に養護する者	保護者：親権を行う者，現に監護する者
虐待種別	身体的虐待，心理的虐待，ネグレクト，性的虐待，経済的虐待	身体的虐待，心理的虐待，ネグレクト，性的虐待，経済的虐待	身体的虐待，性的虐待，ネグレクト，心理的虐待
対応責務	市町村 地域包括支援センター	市町村（市町村障害者虐待防止センター） （都道府県障害者権利擁護センターは，使用者と養介護施設従事者による虐待のみ）	都道府県（児童相談所） 市町村
本人への対応	高齢者への相談，指導，助言（第6条）	障害者への相談，指導，助言（第32条第2項第2号）	虐待を受けた児童などに対する支援（第13条第2項）
本人意思尊重との関係　通報	通報の段階に意思尊重の規定なし	通報の段階に意思尊重の規定なし	通報の段階にも尊重の規定なく，虐待対応の基本方針でも意思の尊重は謳われていない
本人意思尊重との関係　対応	虐待対応の基本方針において，高齢者の意思の尊重が謳われている	自立生活への支援（第41条）	
虐待をした者への対応	養護者への支援は法律名に明記 養護者への相談，指導，助言（第6条，第14条）	養護者への支援は法律名に明記 養護者への相談，指導，助言（第14条，第32条第2項第2号）	虐待を行った保護者に対する指導（第11条）
強制的な権限行使	成年後見の首長申立（第9条2項） 老人福祉法による措置（第9条第2項，第10条） 立入調査（第11条） 警察への援助要請（第12条） 面会制限（第13条）	身体障害者福祉法，知的障害者福祉法による措置（第9条第2項） 成年後見の首長申立（第9条第3項） 立入調査（第11条第1項） 警察署長に対する援助要請（第12条） 面会の制限（第13条）	児童相談所長による一時保護（第8条第2項） 立入調査，再出頭要求，臨検，捜索等（第9条） 警察署長への援助要請（第10条） 面会・通信制限（第12条第1項） 家族による親権喪失制度の運用（第15条） 家裁による里親委託・児童福祉施設への入所承認（第12条第3項）

（文献1より改変）

1 虐待の種類

家族などによる児童・高齢者・障害者に対する虐待については，それぞれ法律が制定されている。対象となる者，虐待者の範囲，虐待の種類，対応する部署，通告・通報があった場合の虐待者・本人への対応等は表[1]の通りである。

虐待の種類は，①身体的虐待（身体に外傷が生じ，生じるおそれのある暴行。ただし，障害者については身体拘束が虐待にあたることを法律で明示している），②ネグレクト（衰弱させるような著しい減食，長時間放置，同居人による虐待を放置すること），③心理的虐待（著しい暴言，著しい拒絶的対応，その他心理的外傷を与える言動），④性的虐待（わいせつ行為をする，わいせつ行為をさせる），⑤財産的虐待（養護者，親族が高齢者の財産を不当に処分すること，その他不当に利益を得ること）がある。児童は，⑤については規定がない（施設職員等による虐待については，「Q277」参照）。

2 通報時の対応と虐待解消，予防への取り組み

対応部署は，通報・届出（高齢者・障害者），通告（児童）に対して，まず，早期に被虐待者の安否を確認することが必要となる。そして，事実の確認を経て，虐待の有無を判断する。一時保護措置等の法律上の規定に基づいて，被虐待者を虐待者から分離することが必要な場合には，そのための権限を行使する。分離した場合には，必要に応じて面会や通信（児童のみ）の制限の措置を講じる。

分離をしない場合であっても，対応部署では，被虐待者への支援や相談，指導，助言を行うとともに，虐待を行った養護者への支援や保護者への指導を行い，虐待の解消や予防にあたることが必要である。

【文献】
1) 東京都福祉保健局：高齢者虐待事例分析検討委員会報告書．2013, p65.
[http://www.fukushihoken.metro.tokyo.jp/kourei/ninchi/gyakutaihoukokusyo.files/zenbun.pdf]

滝沢 香

Q279

第三者による搾取（認知症高齢者，知的障害者等）への対応は

認知症高齢者や知的障害者等を狙った財産の搾取が問題となっています。財産的虐待とも言われる被害に対し，行政はどのように取り組んでいるのでしょうか？

point

▶悪質リフォーム詐欺やキャッチセールス等の消費者被害に対しては「財産上の不当取引」として法律上の規定が設けられている。

▶本件に関しては市町村が積極的に関わることが求められている。

▶成年後見制度を利用していなかった場合は，健常者と同様の救済を図る。

1 財産的虐待（第三者による搾取）の法律上の規定

認知症高齢者や知的障害者等が悪質なリフォーム詐欺やキャッチセールス等の消費者被害に遭いやすい事態などを反映し，高齢者虐待防止法および障害者虐待防止法では，家族や施設等以外の者による財産上の被害について「財産上の不当取引」として規定を設けている。

養護者や親族，施設従事者，障害者における使用者以外の者から，高齢者・障害者が財産上の取引によって被害を被っているような場合，市町村が積極的に関わることが求められている（図）[1]。市町村における具体的な関わり方としては，被害に遭ったり，遭っているかもしれない高齢者・障害者の相談に応じ，困っていることが何か，それがどのような原因によるものなのかなど，問題点の整理をする。そして，消費生活センターなどの関係機関を紹介する。その際，紹介先の相談担当者に本人の認知症や障害特性を理解してもらうための情報収集も必要となる。市町村の相談窓口には，高齢者や障害者の福祉や権利の擁護について専門的知識や経験を有している職員を配置することが求められる。

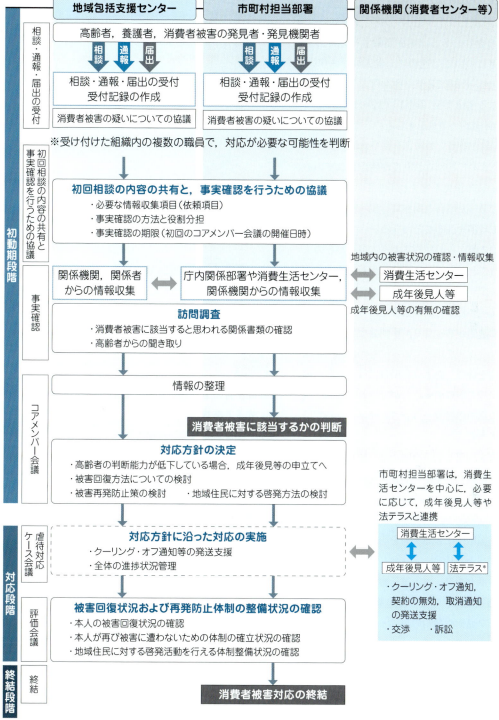

図 第三者による財産上の不当取引による被害（消費者被害）への対応の流れ【高齢者】

*法テラス：日本司法支援センターの愛称。国が設立した法的トラブル解決の総合案内所として2006年に設立。
〔http://www.houterasu.or.jp/〕

（文献1より引用）

2 被害を受けた場合の救済

市町村長は、財産上の不当取引の被害を受けている、または受けるおそれのある認知症高齢者や知的障害者、精神障害者について、適切に、老人福祉法第32条、知的障害者福祉法第28条、精神保健及び精神障害者福祉に関する法律第51条の11の2の規定によって、成年後見開始審判の請求をするものとなっている。

高齢者・障害者が財産上の被害を受けた場合、その被害を回復するために特別な法制度が用意されているわけではなく、成年後見制度を利用していない限り、健常人が被害にあった場合と同様に、民法や消費者契約法等によって救済を図ることになる。

契約を締結する際、その契約によって自らがどのような義務を負うことになるかについて判断する能力がなかったことを証明した場合は、契約の無効を主張できる。また、契約の相手方が事業者であって、そのセールストークに虚偽があったり、不利益な事実を告げていなかったり、退去を求めているにもかかわらず居座ることで契約を締結したような場合には、消費者契約法によって契約を取り消すことができる。取引と契約からの期間によってはクーリング・オフによる解除ができる場合もある。

成年後見制度を利用している場合は、認知症高齢者や知的障害者等が行った契約を消費者契約法等により取り消すための要件や行為当時の意思無能力を証明することなく、その契約を一方的に取り消すことができ、財産上の不当取引による被害を防止することが容易になる[2]。

なお、消費生活センターは、第三者による財産上の不当取引による被害解決のために、事実の確認の上、クーリング・オフ通知や契約の無効・取消書面の送付の支援、業者との交渉や弁護士への相談につなげる等の対応を行う。

消費者被害が解決したあとも同様の被害に遭わないためには、地域での福祉関係者による継続的な支援が必要となる場合もある。

2017年6月2日に公布された改正民法では、意思能力を欠く状態で行われた法律行為は無効とする規定が設けられた。（施行期間は2020年4月）

【文献】

1) 日本社会福祉士会：市町村・地域包括支援センター・都道府県のための　養護者による高齢者虐待対応の手引き．第2版．2012, p149. [http://www.jacsw.or.jp/01_csw/07_josei/2010/files/hokokusho/tebiki.pdf]
2) 日本社会福祉士会：市町村・地域包括支援センター・都道府県のための　養護者による高齢者虐待対応の手引き．2011, p148-51. [http://www.dochoju.jp/soudan/pdf/taiou_no_tebiki2.pdf]

〈滝沢 香〉

Q280
「死にたい」と言う患者への対応は

在宅医療で、「死にたい」と訴える人、「早くお迎えが来るように」と望む人に遭遇します。どのように対応するのがよいでしょうか？

point

▶ 高齢者の生活史や境遇を理解しようと努めることが先決である。
▶ 介護保険制度や障害福祉制度などを使用して生活支援を行うことが基本となる。
▶ 支援者から高齢者への支援のみならず、可能な限り高齢者から若者へ知恵や技術を提供できることが望ましい。

1 訴えの背景

在宅ケア専門職は、「死にたい」と訴える人、「早くお迎えが来るように」「朝、目が覚めませんように」と祈る人に遭遇する。この苦悩は、人生の歴史に起因するものが多く、容易に解決できない場合も多いが、私たちが支援者としてなしうることを考えてみたい。ただし、本稿では、うつ病などで医学的対応が必要な患者の薬物療法などについては割愛し、その対応の詳細は成書にゆずりたい。

1 孤独に起因する不安

高齢になると、同世代の友人や親族が死亡し、生き残った寂しさを感じる人は少なくない。子どもがいない人ではなおさらである。また、長生きをすると子を失うことがあるが、その運命は孤独感を助長する。そ

れゆえ「人生をともに過ごした親しかった人が早くお迎えに来るように」祈るのである。若年時に戦地に赴いた人では，「自分が生き残った負い目」を感じる場合も少なくない。

❷ 人生の意味に対する痛み

多くの人にとって子孫繁栄は生きた証である。そのため，孫ができる前に子を失った人は「自分は何のために生きたのか」という感覚を持つことがある。その感覚は主婦として生きた女性で顕著なように思える。と言うのも，職業人として生きた人の場合は「仕事を通じて世に尽くした過去」が救いだからである。

高齢となり活動性が低下すると，「自分は役に立たない」という自己に対する「無価値感」のような感情を持つ人は少なくない。子に介護を受ける患者では，「子のお荷物では」という負い目の感情を持ち，「早く死んで子を解放したい」と語る人もいる。子に対してだけではない。国や社会に対して権利意識の強い患者もいる半面，「自分は国のお荷物ではないか」「国のお世話になりたくない」という意識の人も珍しくない。様々な福祉制度を「あえて利用しない」人もいる。

2 生活支援

対応としては，介護保険制度や障害福祉制度などを使用して生活支援を行うことが基本となる。ありきたりの対応のようであるが，この生活支援こそが重要なのである。この支援には，「あなたを見捨てていない」というメッセージの意味があり，支援者が真摯な対応を行うことは不安の軽減に資する。できれば患者と相性の良い人が継続的に関わり，親しくなるプロセスを踏むことが理想である。「自宅に定期的に来てくれる人がおり，その人と会うことが楽しみになる」ことは，患者の苦悩の一部を緩和する。

3 高齢者から学ぶ

虚弱な高齢者への支援においては「支援者が一方的に支援する」関係になりがちである。すなわち，「相互的な関係」を構築することの難しさがある。その意味で，高齢者に役割を持ってもらうこと，とりわけ若い世代が高齢者から学ぶ機会を設けることが重要である[1]。たとえば，多湖らの認知症患者と学童の交流などはそのひとつであり，高齢者に人生の意味と生きがいを与える[2]。筆者らも，特別な知識・技能を持つ人に対しては，学生や支援者がその人から学ぶ機会をつくるように努力してきた。

4 本人と家族の歴史を察する

本人と家族の歴史に関心を持ちたい。患家に何があるか，特に居室に何があるかに注目したい。家族の写真は重要である。その他，表彰状や記念品などには意味がある。他者にも見えるように飾ってあるものを話題にすることは，少なくとも有害ではない。

何らかの事情で家族と別れざるをえず，単独で生きる高齢者がいる。その人の居室には，「配偶者や子どもと写った写真」があることが珍しくない。その人にとって「人生の幸福だったときの姿」をそこに見ることができる。何らかの家族関係のトラブルを経て現状を迎えている人も多いが，過去に家族関係が良好であっても，1人生き残った人の場合は同様の痛みを持つ。このような事情を理解しつつ関わることは，わずかでも苦悩の軽減に資すると信じる。

【文献】
1) 惣万佳代子：笑顔の大家族このゆびとーまれ―「富山型」デイサービスの日々．水書坊，2002．
2) 多湖光宗，監修：少子高齢化も安心！幼老統合ケア―"高齢者福祉"と"子育て"をつなぐケアの実践と相乗効果．幼老統合ケア研究会，編．黎明書房，2006．

和田忠志

Q281

患者が望まない入院（精神科）への対応は

認知症は精神科の疾患であるから，精神科に入院して治療するほうがよいと考えています。またケアマネジャーからもそのように勧められています。どうしたらよいでしょうか？

▶認知症をはじめ，処遇困難例の在宅医療の課題を精神科への入院によって解決させることもあるが，医

療の課題か生活支援（介護）の課題かをよく検討する必要がある。
▶せん妄など精神症状が強い場合に，症状コントロールを目的に短期に入院適応と判断することは妥当である。
▶介護力の低下から，長期療養を目的とした精神病床への入院選択は避けるべきである。

1 精神症状の原因を考える

在宅医療を継続していく上で，生活障害の程度に応じた介護力が大切である。特に精神症状は接し方やケアの方法などで改善することも多いが，薬物に頼ることによって，逆に副反応で精神症状が増悪している場合も少なくない。また，便秘や脱水によって行動障害が目立つこともあり，医療的視点が重要であることは言うまでもない。

一方で，慢性硬膜下血腫，正常圧水頭症，甲状腺機能低下症などが精神症状の原因となっていることもあり，適切な加療によって症状の治癒が期待できる。正確な診断が重要で，診断，治療目的の入院は大切であり，精神科における入院加療を否定するものではない。しかし，治癒が期待できないと判断された場合は，生活を優先的にケアしていくことが妥当と考えられる。

2 精神科での加療の現状

精神病床と位置づけられる病床は，一般病院における精神病床を含め約30万床あり，うち約5万床が認知症病床と位置づけられ，認知症患者に配慮した専門的加療を行っている。地域医療計画における「5疾病・5事業・在宅医療」の中では，アルツハイマー型認知症等が精神疾患とみなされ，その対応が検討されている。したがって，認知症は制度上においても精神疾患として扱われていることとなる（図）[1]。

一方で，認知症は第二号被保険者としても介護保険の対象とされていることから介護保険での対応が期待されており，医療としての関わりについては，今後さらに整理が求められる。

3 わが国の精神科病床の特殊性

OECD（経済協力開発機構）諸国では，病院から地域へと医療の場を移行させる「脱施設化」が進められている。ところが，わが国には精神科病床が多く，10万人当たり269床で，これはOECD諸国平均68床の約4倍であり，世界的に見ても突出した数字となっている。この事実は，精神病床への入院患者の多くが，本来であれば地域での療養生活が可能であることを示すものである。療養者自身も当たり前の暮らしを

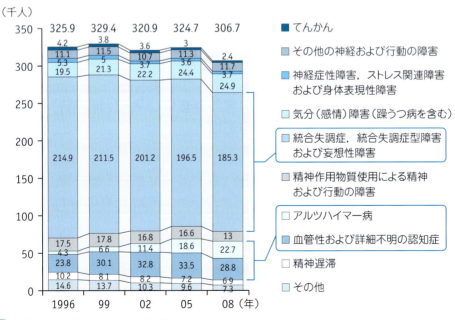

図 精神病床入院患者の疾病別内訳　　　　　　　　　　　　　　　　　　　　（文献1より引用）

望むはずで，いっそうの地域支援が求められている。したがって，精神病床の多くが，慢性疾患の長期療養患者が利用する，いわゆる社会的入院として利用されているとみなしてもよいのではないだろうか。特に，認知症に基づく周辺症状は入院によっていっそう重度化するとの考え方が一般的になりつつある中で，精神科への入院については慎重にその適応を考えるべきだと思われる。

また，身体的抑制が制限される中で薬物で抑制することに対しては，「薬物ロック」として厳しい目が向けられている。ところが現場では，徘徊抑制を目的とした薬物コントロールを希望する介護者やケアマネジャーと出会うこともあり，介護負担の軽減を図るために精神科病床への入院で解決する場面も見受けられるのは残念なことである。

【文献】
1) 厚生労働省社会・援護局障害保健福祉部精神・障害保健課：医療計画（精神疾患）について（平成24年4月27日説明会資料より）．[http://www.mhlw.go.jp/seisakunitsuite/bunya/kenkou_iryou/iryou/iryou_keikaku/dl/shiryou_a-3.pdf]

太田秀樹

Q282
患者が望まない入院（急性期病院）への対応は

「病院で辛い治療をしながら召されるのは嫌だ」と本人は言っていたのですが，結局病院で最期を迎えました。このままここで息を引き取るのかと思うと，怖くなって救急車を呼んでしまいましたが……。

point
- ▶在宅で最期まで暮らしたと願っていても，望まない形で救急搬送され在宅医療が中断されることがある。
- ▶患者，介護者，家族，医療者それぞれに課題があると言えるが，コミュニケーションの重要性が改めて問われる。
- ▶医学的に回復の期待があれば入院加療の判断も重要

であり，また，患者の気持ちのゆらぎにも十分な配慮が求められる。

1 最期まで在宅で

虚弱化と同時に認知機能の低下があるなどで，もはや入院加療に意義が薄いという家族の判断のもとで在宅医療を希望する症例も増えてきた。また，がんなどで命に限りがあると医師に判断され，自らの願いで在宅医療を行う場合もある。

地域包括ケアシステムとは，自宅に限らず高齢者施設やグループホームなど，暮らしの場で行う医療も在宅医療としてとらえている。それぞれ療養の環境は異なるものの住み慣れた場所で最期まで暮らせるようにする仕組みであり，患者が望まない入院加療の回避が求められる。ただし，看取りまで希望していたからといっても，入院による積極的加療で一時的な回復が期待できる病態への対応は，関わる医師の経験や医療理念によってその判断は異なるものと思われる（図）。

2 介護力低下への対応

脱水など，補液で容易に回復する病態でも，十分な介護力が得られないと入院による加療が必要となることは多い。施設入所でも同じ状況である。しかし，たとえば皮下輸液として管理の負担を軽減するなど，処置方法の工夫で療養を継続できる場合もある。また，訪問看護師が医療的ケアをきめ細かく支援することで，介護者の不安を拭い去り，入院を回避できることも少なくない。補液に限らず，外傷の処置などでも同様である。一時的に介護負担が大きくなったときは，介護保険認定の区分変更申請を行うなど生活支援を厚くすることが可能で，ケアマネジャーの力量が問われると言える。

3 家族や介護者とのコミュニケーション

在宅で最期まで療養したいと願った症例が，家族の希望で入院となることもある。一方で，何かあったときは入院したいと希望した症例でも，最期まで在宅療養を継続できることもある。看取り医療を経験したことがない家族や介護職は，人の死に対して漠然とした大きな不安を抱えているもので，臨終期に生じる様々な徴候に気が動転して，救急車を要請することは決し

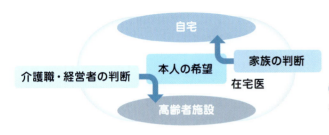

図 望まれない入院を回避するために
本人の希望を，家族，施設関係者，在宅医が協力して支える
（太田秀樹資料）

て稀ではない。医療者と家族，介護者とのコミュニケーションは非常に大切で，電話で様子を尋ねるだけでも信頼関係を深めることができる。訪問看護師は，家族や介護者にとってより身近な存在であり，小さな不安でも気楽に尋ねられる関係性を構築しておくと，「最期は病院で」と希望していた家族でも看取りまで関わることができる場合もある[1]。

4 看取りに協力的でない高齢者施設

運営方針として看取りに消極的な施設もあり，その背景は複雑であるが，安らかな看取りを体験することで職員の姿勢が変わることもある。しっかりとした終末期医療を提供することに対する，医療・介護専門職としての責任はいっそう大きいと言える。

5 療養者自身の心の変化

苦痛などの症状のコントロールは，最期まで在宅で療養していく上での前提条件であるが，家族への遠慮や，いざというときの医療支援に不安があるなどで希望が変化することもある。人工呼吸器による呼吸管理を拒否していた筋萎縮性側索硬化症の患者が呼吸器を装着する，人工栄養管理を拒否していたが家族の希望で胃瘻を増設する，などといったことは実際に生じている。医学的妥当性を根拠とするだけでなく，患者，家族の希望を汲む姿勢が大切である。

【文献】
1) 荒井康之：訪問診療開始当初の療養場所の希望と，最終的な療養場所の分析：第21回日本緩和医療学会学術大会，2016.

太田秀樹

Q283
患者が望まない入院（緩和ケア病棟）の課題，問題点は

緩和ケア病棟への望まれない入院の課題あるいは問題点は何でしょうか？

point

本人が望まない緩和ケア病棟への入院はできれば避けたい。入院が強いられる要因としては，以下のような場合が考えられる。
▶緩和ケア病棟の入院受け入れ態勢が整っていない場合。
▶在宅医療スタッフの緩和ケアに関わる技能が未熟である場合。
▶人間の問題・社会の問題が緩和ケア病棟という場にしわ寄せされる場合。

1 緩和ケア病棟の位置づけ

私たちが病院に入院するのは体調が悪いときである。入院して治療を受けて，良くなって自宅へ戻りまた社会生活を営む。不幸にして不治となり死が避けられないとき，多くの人は自分の時間や社会との関係性を大切にしたいと思う。その希望をどこまで支えられるかが医療者の力量である。

緩和ケア病棟は，特殊な世界である。がん制御のための積極的な治療の可能性が1つずつ消され，生還の可能性が絶たれた後に，症状コントロールなど新たな難問に直面した患者にとって，緩和ケア病棟は一筋の光である。緩和ケア病棟は症状緩和の専門的治療の場，在宅療養患者の急変時対応の場としては急性期医

療に位置づけられる。数多の治療を経た結果の選択として（数多の消去法の末に），緩和ケア病棟は選ばれる。他方で，緩和ケア病棟は人生最後の穏やかな療養を支える終の棲家として，積極的な選択の結果として選ばれる場所でもある。非がんの緩和ケアへの議論の広がりが期待されている所以である。緩和ケア病棟は急性期医療か慢性期医療か，消去法の末の選択か積極的選択か，一律に規定される問題ではないがそこに「望まれぬ形での入院」が入り込む余地が生じている。

2 本人が望んでいないのに緩和ケア病棟に入院を強いられている場合

望まない入院の発生理由として，大きく以下の4点が挙げられる。

1 入院の既得権化

緩和ケア病棟が不足していた時代には，緩和ケア病棟に入院するために数週，時には数カ月の入院待ちが発生するという状況があった。今も緩和ケア病棟の中には数日以上の入院待ちが生じている施設もある。そのような場合，入院することが既得権化し，いったん入院すると，本人が退院を希望しても「1回退院するともう2度と再び入れないよ」と家族に退院を反対されることになる。

人格の尊重・療養の質という観点から見ると，緩和ケア病棟は在宅緩和ケアに劣る場合が多いが，今は緩和ケア病棟と在宅緩和ケアとの連携のあり方が模索されている段階である。緩和ケア病棟への入院待ちの解消，これだけで解決するのであるが……。

2 在宅医療スタッフの人員・力量不足

在宅医療スタッフのマンパワー不足・力量不足の場合は家族も不安をぬぐいきれず，ある段階で，早めの入院対応ということもある。ケアマネジャーの力量不足のために，患者本人には自宅で過ごせる能力・体力がまだ残っているのに，些細な身体的トラブルを契機にケアマネジャーがギブアップして，緩和ケア病棟を強硬に勧められるというような残念な事態も発生している。医療スタッフに課せられた課題である。

3 入院医療態勢の整備

最近，都市圏以外の地域では入院医療資源に余裕が生じてきており，入院のハードルが下がっている。一部では，入院患者数確保の対策として緩和ケア病棟の設置が検討されていると聞く。本人が望んでいない入院が助長されないことを願う。

4 家族の希望

本人が必ずしも入院を希望していない，あるいは本人はまだ在宅で過ごしたいと思っている時期であるにもかかわらず，家族の希望で入院となることがある。多くは老老世帯や単身世帯，核家族化等による介護力の不足という社会的問題の裏返しである。家族関係，夫婦関係の問題で，介護者によるネグレクトとなることもある。元来何も問題を抱えていない"幸せ家族"などは存在しないが，人生の終末期というクリティカルな事件を契機として，普段は隠されていた家族・家庭の問題が顕在化してくる。緩和ケア病棟という場で，人間関係修復のドラマや家庭崩壊のドラマが展開する。医療スタッフとしては立ち入りがたい領域であるが，医療スタッフが関係修復のプロデューサー役を果たせることも時にはある。人間は生きてきたように死んでいく。ホームドラマの奥は深い。

谷水正人

第8章

各種指示書・書類の
書き方のコツと
ピットフォール

Q284

死亡診断書の書き方は

在宅医療における死亡診断書の書き方について教えて下さい。

point

- ▶ 自宅で死亡すると検死になるとの誤解があるが、医師が継続診療している限りにおいて、医師は死亡診断書を記載できる。
- ▶ 医師は24時間以内に診療をした患者については、再度診察することなく死亡診断書を記載できる。
- ▶ 継続診療をしている患者が診療を受けている傷病で死亡したときには、死後24時間以上経過していても、医師は死亡診断書を記載できる。

1 死亡診断書と死体検案書

死亡診断書の記載法に関しては、在宅医療であるからといって特段の定めはない。なお、厚生労働省から記載マニュアルが公開され毎年更新されており、ダウンロード可能である[1]。

医師は次の2つの場合には、死亡診断書ではなく死体検案書を書くことになっている。
①診療継続中の患者以外の者が死亡した場合
②診療継続中の患者が、診療を受けている傷病と関連しない病因により死亡した場合

上記、①、②において、死体を検案して異状があると認められた場合、24時間以内に所轄警察署に届け出ることになっている。

「自宅で死亡すると検死になるのでは」と心配をする本人・家族があるが、継続診療を受ける患者に関しては、医師は、診療の場が自宅であっても死亡診断書を記載できる。

2 いわゆる「24時間ルール」

医師は、24時間以内に診察した患者については再度診察することなく死亡診断書を記載できる（しかし、実際の運用としては、24時間以内に診察をした患者についても再度診察した上で死亡診断書を記載する医師が圧倒的多数である）。

また、継続診療をしている患者が診療を受けている傷病で死亡したときには、死後24時間以上経過していても、医師は死亡診断書を記載できる（ただし、この場合も良識の範囲があり、長期間診療していない患者に関しては診療継続中としないほうがよい）。

3 死亡時刻に関して

医師が診療中に死亡した場合は、死亡時刻は明確である。しかし、医師が死亡したあとに遺体を見たときは、「医師が遺体で死亡を確認した時刻」ではなく、「死亡の推定時刻」を記載する。「○月○日午後2時5分（推定）」という記載でもよいし、「○月○日午後2時頃（推定）」「○月○日午後2〜3時頃（推定）」のような記載でもよい。

4 死亡の場所に関して

死亡場所に関しては、住民票などの住所地とは関係なく、死亡した場所を記載する。老人ホームとは、老人福祉法に定める特別養護老人ホーム、養護老人ホーム、軽費老人ホーム（ケアハウス）、有料老人ホームのことである。自宅の場合は「自宅」とする。なお、親族の家、友人の家も自宅と記載して差し支えない。たとえば、息子が親を引き取って介護した場合や、親しい友人・知人が患者を自分の家に引き取って介護した場合も自宅として差し支えない。グループホーム（認知症対応型協同生活介護の事業所）、サービス付き高齢者向け住宅も「自宅」とする。

5 機能を強化した在宅療養支援診療所における連携での看取り

連携医が看取りを行う場合、当該連携医にとって初めて診る患者であるとき、継続診療かどうかについて明文化された規定はない。しかし、大規模病院の当直医が初めて診る患者の死亡を確認することはめずらしくない。同様に、「1つの同じ医療チーム」として機能するとき、チームをかかりつけ医機能とみなし、死亡診断書を記載することは差し支えないと考えられる。

【文献】
1) 厚生労働省：平成29年度版死亡診断書（死体検案書）記入マニュ

アル.2017.
[http://www.mhlw.go.jp/toukei/manual/dl/manual_h29.pdf]

和田忠志

Q285
主治医意見書の書き方は

介護保険認定審査会にも参加していないので，どのように主治医意見書を書いてよいのかわかりません。書き方を教えて下さい。

▶区市町村から主治医意見書の依頼が来たら速やかに提出する。
▶認定調査員の調査書との整合性を書類審査するので，できるだけ病状をわかりやすく記述する。
▶40歳以上65歳未満の第2号被保険者については，介護を必要とさせている原因となっている特定疾病（16疾病）を必ず記入する。

1 主治医意見書の書き方のコツ

主治医意見書の書き方のコツを，以下に列挙する。
①主治医意見書が介護サービス計画作成に利用されることに同意する場合は「同意する」に✓印を，同意しない場合には「同意しない」に✓印をつける。
②診断名は，生活機能低下の直接原因となっている症病名を，40歳以上65歳未満の第2号被保険者については介護を必要とさせている原因となっている特定疾病（16疾病）を必ず記入する（表）[1]。がん末期で主治医が必要と認めれば，通常要介護2以上でなければレンタルできない介護ベッドを，要支援でもレンタルできる特例があるので，「末期」と明記する。
③生活機能低下の直接の原因となっている疾病，または特定疾病の経過および投薬内容を含む治療内容については，これまでにどのような経過で疾病により生活機能低下が発生したのか，要点を簡潔に記入する。

表　特定疾病の選定基準の考え方

1 特定疾病とは

特定疾病とは，心身の病的加齢現象との医学的関係があると考えられる疾病であって次のいずれの要件をも満たすものについて総合的に勘案し，加齢に伴って生ずる心身の変化に起因し要介護状態の原因である心身の障害を生じさせると認められる疾病である

1）65歳以上の高齢者に多く発生しているが，40歳以上65歳未満の年齢層においても発生が認められる等，罹患率や有病率（類似の指標を含む）等について加齢との関係が認められる疾病であって，その医学的概念を明確に定義できるもの
2）3〜6カ月以上継続して要介護状態または要支援状態となる割合が高いと考えられる疾病

2 特定疾病の範囲

特定疾病については，その範囲を明確にするとともに，介護保険制度における要介護認定の際の運用を容易にする観点から，個別疾病名を列記している（介護保険法施行令第二条）

1. がん【がん末期】
（医師が一般に認められている医学的知見に基づき回復の見込みがない状態に至ったと判断したものに限る）
2. 関節リウマチ*
3. 筋萎縮性側索硬化症
4. 後縦靱帯骨化症
5. 骨折を伴う骨粗鬆症
6. 初老期における認知症
7. 進行性核上性麻痺，大脳皮質基底核変性症及びパーキンソン病*
【パーキンソン病関連疾患】
8. 脊髄小脳変性症
9. 脊柱管狭窄症
10. 早老症
11. 多系統萎縮症*
12. 糖尿病性神経障害，糖尿病性腎症及び糖尿病性網膜症
13. 脳血管疾患
14. 閉塞性動脈硬化症
15. 慢性閉塞性肺疾患
16. 両側の膝関節または股関節に著しい変形を伴う変形性関節症

*：2006年4月に追加，見直しがなされたもの　（文献1より引用）

④特別な医療については，認定調査員は医療の専門家ではないので，特に漏れなく記入する。
⑤障害および認知症高齢者の日常生活自立度，認知症の中核症状，周辺症状，その他の精神神経症状，身体の状態，生活機能とサービスに関する意見については，実際に歩かせてみる等の丁寧な診察，介護者等からの聞き取りをした上で，

419

主治医意見書

記入日 平成 　　年 　　月 　　日

申 請 者	（ふりがな） ○○○○ ○○○○ ○○ ○○	男・**女**	〒 　　－
	明・大・㊒ ○年 ○月 ○日生（**72**歳）		連絡先 　　　（ 　　）

上記の申請者に関する意見は以下の通りです。
主治医として、本意見書が介護サービス計画作成に利用されることに ☑同意する。 □同意しない。
医師氏名 　　○○ ○○
医療機関名 　　○○○○ ○○○○　　　　　　　　　電話○○○○（○○）○○○○
医療機関所在地 　○○○○○○○○○○　　　　　　　FAX ○○○○（○○）○○○○

（1） 最終診察日	平成 　　○○年 　　○○月 　　○○日
（2） 意見書作成回数	□初回 ☑2回目以上
（3） 他科受診の有無	□有 ☑無 （有の場合）→□内科 □精神科 □外科 □整形外科 □脳神経外科 □皮膚科 □泌尿器科 　　□婦人科 □眼科 □耳鼻咽喉科 □リハビリテーション科 □歯科 □その他（ 　　　　　　）

1．傷病に関する意見

（1）診断名（特定疾病または生活機能低下の直接の原因となっている傷病名については1.に記入）及び発症年月日

1. 筋萎縮性側索硬化症（ALS）　　　　発症年月日　（昭和・㊡）○○年 ○○月 ○○日頃 ）
2. 　※病名を略号で書かないように　　発症年月日　（昭和・平成　　年　　　月　　　日頃 ）
3. 　　　　　　　　　　　　　　　　　発症年月日　（昭和・平成　　年　　　月　　　日頃 ）

（2）症状としての安定性　　　　　　　　　　□安定　☑不安定　□不明
（「不安定」とした場合、具体的な状況を記入）進行性の頭痛の為

（3）生活機能低下の直接の原因となっている傷病または特定疾病の経過及び投薬内容を含む治療内容
〔最近（概ね6ヶ月以内）介護に影響のあったもの 及び 特定疾病についてはその診断の根拠等について記入〕

平成○○年○月頃よりろれつが回らない等の症状あり，翌○○年○月A病院神経内科にて筋萎縮性側索硬化症の診断，治療開始となる。次第に経口摂取不可となり，○○年○月胃瘻造設，経管栄養開始となる。
ラコールNF配合経腸用半固形900g 1日3回胃瘻から注入
リルテック50 2T 1日2回 朝夕食後

※病状がわかるように記述

2．特別な医療 （過去14日間以内に受けた医療のすべてにチェック）

処置内容	☑点滴の管理 □中心静脈栄養 □透析 □ストーマの処置 □酸素療法 □レスピレーター □気管切開の処置 □疼痛の看護 ☑経管栄養
特別な対応	□モニター測定（血圧、心拍、酸素飽和度等） □褥瘡の処置
失禁への対応	□カテーテル（コンドームカテーテル、留置カテーテル 等）

3．心身の状態に関する意見

（1）日常生活の自立度等について
・障害高齢者の日常生活自立度（寝たきり度） □自立 □J1 □J2 □A1 □A2 ☑B1 □B2 □C1 □C2
・認知症高齢者の日常生活自立度 ☑自立 □Ⅰ □Ⅱa □Ⅱb □Ⅲa □Ⅲb □Ⅳ □M

（2）認知症の中核症状（認知症以外の疾患で同様の症状を認める場合を含む）
・短期記憶 ☑問題なし □問題あり
・日常の意思決定を行うための認知能力 ☑自立 □いくらか困難 □見守りが必要 □判断できない
・自分の意思の伝達能力 ☑伝えられる □いくらか困難 □具体的要求に限られる □伝えられない

（3）認知症の周辺症状 （該当する項目全てチェック：認知症以外の疾患で同様の症状を認める場合を含む）
☑無 □有 → □幻視・幻聴 □妄想 □昼夜逆転 □暴言 □暴行 □介護への抵抗 □徘徊
　　　　　　 □火の不始末 □不潔行為 □異食行動 □性的問題行動 □その他（ 　　　　　）

（4）その他の精神・神経症状
☑無 □有 〔症状名： 　　　　　　専門医受診の有無 □有 （ 　　　） □無〕

㊒ **主治医意見書の書き方の例**

（5）身体の状態

利き腕（☑右 □左） 身長＝ 150 cm 体重＝ 44 kg（過去6ヶ月の体重の変化 □増加 □維持 ☑減少 ）

□四肢欠損 （部位：＿＿＿＿＿＿＿＿＿＿＿＿＿＿＿＿＿＿＿）

□麻痺 □右上肢（程度：□軽 □中 □重） 左上肢（程度：□軽 □中 □重）

□右下肢（程度：□軽 □中 □重） 左下肢（程度：□軽 □中 □重）

□その他（部位： 程度：□軽 □中 □重）

☑筋力の低下 （部位： 両上腕　　顔面 ＿＿＿＿＿＿＿＿ 程度：□軽 □中 ☑重）

□関節の拘縮 （部位：＿＿＿＿＿＿＿＿＿＿＿＿＿＿＿＿ 程度：□軽 □中 □重）

□関節の痛み （部位：＿＿＿＿＿＿＿＿＿＿＿＿＿＿＿＿ 程度：□軽 □中 □重）

□失調・不随意運動 ・上肢 □右 □左 ・下肢 □右 □左 ・体幹 □右 □左

□褥瘡 （部位：＿＿＿＿＿＿＿＿＿＿＿＿＿＿＿＿ 程度：□軽 □中 □重）

□その他の皮膚疾患（部位：＿＿＿＿＿＿＿＿＿＿＿＿＿＿＿＿ 程度：□軽 □中 □重）

４．生活機能とサービスに関する意見

（1）移動

屋外歩行 □自立 □介助があればしている ☑していない

車いすの使用 □用いていない □主に自分で操作している ☑主に他人が操作している

歩行補助具・装具の使用（複数選択可） ☑用いていない □屋外で使用 □屋内で使用

（2）栄養・食生活

食事行為 □自立ないし何とか自分で食べられる ☑全面介助

現在の栄養状態 ☑良好 □不良

→ 栄養・食生活上の留意点（ 経管栄養のカロリーコントロール必要 ＿＿＿＿＿ ）

（3）現在あるかまたは今後発生の可能性の高い状態とその対処方針

□尿失禁 □転倒・骨折 □移動能力の低下 □褥瘡 ☑心肺機能の低下 □閉じこもり □意欲低下 □徘徊

☑低栄養 ☑摂食・嚥下機能低下 □脱水 □易感染性 □がん等による疼痛 □その他（ ）

→ 対処方針（ いずれ呼吸機能低下するため，気管切開，人工呼吸器等の装着について検討が必要 ）

（4）サービス利用による生活機能の維持・改善の見通し

□期待できる ☑期待できない □不明

（5）医学的管理の必要性（特に必要性の高いものには下線を引いて下さい。予防給付により提供されるサービスを含みます。）

☑訪問診療 ☑訪問看護 □看護職員の訪問による相談・支援 ☑訪問歯科診療

☑訪問薬剤管理指導 ☑訪問リハビリテーション □短期入所療養介護 ☑訪問歯科衛生指導

☑訪問栄養食事指導 □通所リハビリテーション □その他の医療系サービス（ ）

（6）サービス提供時における医学的観点からの留意事項

・血圧 ☑特になし □あり（ ） ・移動 □特になし ☑あり（ 徐々に困難となる ）

・摂食 □特になし ☑あり（ 経管栄養 ） ・運動 ☑特になし □あり（ ）

・嚥下 □特になし ☑あり（ 喀痰吸引が必要 ） ・その他（ ）

（7）感染症の有無（有の場合は具体的に記入して下さい）

☑無 □有（ ） □不明

５．特記すべき事項

要介護認定及び介護サービス計画作成時に必要な医学的なご意見等を記載して下さい。なお、専門医等に別途意見を求めた場合はその内容、結果も記載して下さい。（情報提供書や身体障害者申請診断書の写し等を添付して頂いても結構です。

進行を少しでも遅らせるようにラジカットの点滴を実施しているが，経口摂取不可となり胃瘻造設し，経管栄養を実施している。頻回に喀痰吸引が必要な状態である。肺炎予防の為，口腔ケアが大切で訪問歯科診療や歯科衛生指導が必要である。

※医療的処置がわかるように記述

両上肢機能は全廃の為，着替え，排泄，入浴は全介助状態である。両下肢機能はやや低下しているが，介助があれば室内歩行は可能であるが，車イスを利用する事の方が多い。

※日常生活自立度がわかるように記述

長谷川式簡易知能評価スケール改訂版（Hasegawa dementia rating scale-revised：HDS-R），MMSE等の簡易知能検査を参考にして記入する。

⑥特記すべき事項については，認定調査員の調査項目と主治医意見書の記載項目に一致しない部分も多いため，できれば調査項目を熟知した上で，この欄に申請者の生活機能低下により困っている介護の手間や頻度等の具体的な内容を記入する。

⑦普段から速やかに主治医意見書を記入し，提出することが大切だが，特に初回申請や区分変更申請の場合は，家族や介護者が困って申請していることが多いので，より速やかに提出することが望まれる。

具体的な主治医意見書の書き方は図を参照していただきたい。

【文献】
1）厚生労働省：特定疾病の選定基準の考え方．
[http://www.mhlw.go.jp/topics/kaigo/nintei/gaiyo3.html]

大石明宣

Q286
かかりつけ医の訪問看護指示書とは

かかりつけ医でなければ訪問看護指示書は書けないのでしょうか？

point

- かかりつけ医とは，単なるパーソナルドクター（personal doctor）ではなく，全人的ケアを提供するプライマリケアドクター（primary care doctor）を意味する。
- 訪問看護指示書を書く医師は，在宅で療養を行っている患者の診療を担う医師（以下，主治医）である。主治医の専門科は問わない。
- 訪問看護指示書を書く主治医は，かかりつけ医とし

て機能しなければならない。覚悟を持って書いてほしい。

1 患者中心性とかかりつけ医

米国医学研究所（Institute of Medicine）は医療目標として，有効性・効率性・安全性・適時性・公正性・患者中心性の6つを掲げている[1]。中でも患者中心性は21世紀に確立した新しい医療目標であり，世界一の超高齢・多死社会を迎えたわが国の医療を語る上でキーワードとなる。

患者中心性を実現するには，これまでの病院完結型医療を地域完結型医療に変換し，住み慣れた地域を療養場所として患者が選択できるよう整備する必要がある。地域包括ケアシステムとは，「住まい・医療・介護・介護予防・生活支援が一体的に提供される地域の包括的な支援・サービス提供体制」と定義され，ここでは医療が他のサービスと連携し，患者の生活の一部として機能することが求められている。地域包括ケアシステムの核となるのは，常に患者の状態とニーズを把握し，マネジメントを行うかかりつけ医である。

2 かかりつけ医の訪問看護指示書

訪問看護は在宅ケアの要であり，質の良い在宅ケア

表 かかりつけ医の機能

1. 包括的ケア	予防から治療まで，急性期から慢性期まで，そして身体的・精神的・社会的・スピリチュアルケアを含む全人的ケアをチームアプローチを用いて提供すること。
2. 患者中心のケア	患者の文化的背景・個別的ニード・意向・価値観を理解・尊重し，患者・家族と共同でケアにあたること。
3. ケアのコーディネート	専門医療機関・病院・在宅ケア・コミュニティサービスを含むすべてのヘルスケアサービスと連携しケアの調整を行うこと。
4. アクセスのしやすさ	待ち時間の短縮・診療時間の工夫・診療時間外の対応などを行い，ケアへのアクセスをできるだけ確保すること。
5. 質と安全性	エビデンスに基づいたケア・臨床意思決定支援ツール・パフォーマンスの検証・集団衛生マネジメントを通して安全で質の高いケアを提供すること。

（文献2より改変）

を提供するには訪問看護を上手に利用することが不可欠である。訪問看護を行うには，主治医の訪問看護指示書が必要であり，身近なかかりつけ医がこれを書くのが理想である。しかし，わが国には医療のフリーアクセスという独自の仕組みがあり，すべての患者が自分の住む地域にかかりつけ医を持っているわけではない。そのような場合，専門医（たとえば癌治療主治医）が訪問看護指示書を書くか，または専門医とは別に地域にかかりつけ医を新たに見つけて訪問看護指示書を書いてもらうことになる。

わが国の現行制度ではどちらも正当であり，訪問看護指示書を書く主治医の専門科は問わない。いずれの方法においても大切なことは，訪問看護指示書を書く医師がかかりつけ医として機能することである。米国におけるかかりつけ医機能強化への取り組み（patient-centered medical home）を参考にして，かかりつけ医としての機能を表[2]に示した。

【文献】
1) Institute of Medicine：Crossing the quality chasm：A new health system for the 21st century. National Academies Press, 2001.
2) Agency for Healthcare Research and Quality：The patient-centered medical home resource center. [http://pcmh.ahrq.gov/]

伊藤大樹

Q287

訪問看護指示書の書き方は

主治医として，在宅療養者に訪問看護が必要と判断しました。訪問看護を依頼するにあたり，訪問看護指示書を作成する必要があります。どのように書けばよいでしょうか？

point

▶訪問看護を利用する場合，訪問看護指示書を作成する必要がある。
▶訪問看護指示書の有効期間は，1カ月から最長6カ月までであり，療養者の状況により作成する。

▶訪問看護指示書は，主治医と訪問看護師が療養者の情報を共有する文書である。

1 訪問看護指示書の作成

主治医が訪問看護を必要と判断した利用者については，訪問看護指示の文書（指示書）を交付する。これには参考様式が示されている（図1）[1]。

2箇所以上の訪問看護ステーションから訪問する場合，主治医は各ステーションに指示書を交付する必要がある。訪問看護指示料は，1人の利用者につき月1回（1箇所）のみ算定できる。

1 訪問看護指示書（共通）（図1）

様式は介護保険，医療保険共通である。指示有効期間は指示日から最長6カ月までである。

2 精神科訪問看護指示書（医療保険）（図2）[1]

精神科訪問看護基本療養費を算定する訪問看護に交付する。精神科を標榜する医師が指示書を交付する。指示有効期間は指示日から最長6カ月までである。

3 特別訪問看護指示書（医療保険）（図3）[1]

訪問看護指示書を交付する利用者の急性増悪，終末期，退院直後等により，頻回の訪問看護が必要と判断した場合に，訪問看護指示書とともに特別訪問看護指示書を交付する。特別訪問看護指示書だけを交付することはできない。指示書有効期間は，指示日から最長14日までである。月に1回交付可能である。ただし，次に挙げる者は月2回まで交付が可能である。

①気管カニューレを使用している状態にある者
②真皮を越える褥瘡の状態にある者
　a）NPUAP（the National Pressure Ulcer Advisory Panel）分類Ⅲ度またはⅣ度
　b）DESIGN分類（日本褥瘡学会）D3，D4またはD5

介護保険で訪問看護の提供を受けていた利用者は，特別訪問看護指示書の期間は医療保険で訪問看護の提供を受けることになる。

4 精神科特別訪問看護指示書（医療保険）（図4）[1]

利用者の診療を担う精神科医は，服薬中断等で急性増悪し，頻回の訪問看護が必要であると判断した利用者に対し，精神科訪問看護指示書とともに精神科特別訪問看護指示書を交付する。精神科特別訪問看護指示

（別紙様式１６）

訪 問 看 護 指 示 書
在宅患者訪問点滴注射指示書

※該当する指示書を○で囲むこと

訪問看護指示期間（平成　年　月　日　～　年　月　日）
点滴注射指示期間（平成　年　月　日　～　年　月　日）

患者氏名		生年月日　明・大・昭・平　年　月　日（　歳）
患者住所	電話（　）　－	
主たる傷病名	（１）　（２）　（３）	

現在の状況（該当項目に○等）	病状・治療状態		
	投与中の薬剤の用量・用法	１．　２． ３．　４． ５．　６．	
	日常生活自立度	寝たきり度	Ｊ１　Ｊ２　Ａ１　Ａ２　Ｂ１　Ｂ２　Ｃ１　Ｃ２
		認知症の状況	Ⅰ　Ⅱa　Ⅱb　Ⅲa　Ⅲb　Ⅳ　Ｍ
	要介護認定の状況		要支援（１　２）　要介護（１　２　３　４　５）
	褥瘡の深さ		ＤＥＳＩＧＮ分類　Ｄ３　Ｄ４　Ｄ５　ＮＰＵＡＰ分類　Ⅲ度　Ⅳ度
	装着・使用医療機器等	１．自動腹膜灌流装置　２．透析液供給装置　３．酸素療法（　ｌ／min） ４．吸引器　５．中心静脈栄養　６．輸液ポンプ ７．経管栄養（経鼻・胃瘻：サイズ　、　日に１回交換） ８．留置カテーテル（部位：　サイズ　、　日に１回交換） ９．人工呼吸器（陽圧式・陰圧式：設定　） 10．気管カニューレ（サイズ　） 11．人工肛門　12．人工膀胱　13．その他（　）	

留意事項及び指示事項
Ⅰ　療養生活指導上の留意事項

Ⅱ１．リハビリテーション
２．褥瘡の処置等
３．装着・使用医療機器等の操作援助・管理
４．その他

在宅患者訪問点滴注射に関する指示（投与薬剤・投与量・投与方法等）

緊急時の連絡先
不在時の対応法

特記すべき留意事項（注：薬の相互作用・副作用についての留意点、薬物アレルギーの既往、定期巡回・随時対応型訪問介護看護及び複合型サービス利用時の留意事項等があれば記載して下さい。）

他の訪問看護ステーションへの指示
（無　有：指定訪問看護ステーション名　）
たんの吸引等実施のための訪問介護事業所への指示
（無　有：訪問介護事業所名　）

上記のとおり、指示いたします。　平成　年　月　日

医療機関名
住　　所
電　　話
（ＦＡＸ）
医師氏名　印

事業所　殿

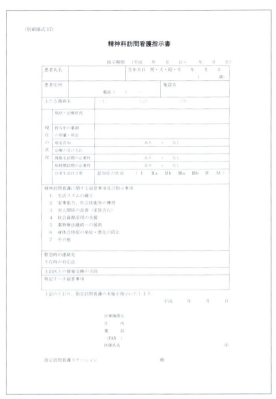

図1　訪問看護指示書・在宅患者訪問点滴注射指示書（文献1より引用）

（別紙様式17）

精神科訪問看護指示書

指示期間（平成　年　月　日～　年　月　日）

患者氏名		生年月日　明・大・昭・平　年　月　日（　歳）
患者住所	電話（　）　－	施設名
主たる傷病名	（１）　（２）　（３）	

現在の状況	病状・治療状況	
	投与中の薬剤の用量・用法	
	病名告知	あり　・　なし
	治療の受け入れ	
	複数名訪問の必要性	あり　・　なし
	短時間訪問の必要性	あり　・　なし
	日常生活自立度	認知症の状況　（Ⅰ　Ⅱa　Ⅱb　Ⅲa　Ⅲb　Ⅳ　Ｍ）

精神訪問看護に関する留意事項及び指示事項
1　生活リズムの確立
2　家事能力、社会技能等の獲得
3　対人関係の改善（家族含む）
4　社会資源活用の支援
5　薬物療法継続への援助
6　身体合併症の発症・悪化の防止
7　その他

緊急時の連絡先
不在時の対応法

主治医との情報交換の手段

特記すべき留意事項

上記のとおり、指定訪問看護の実施を指示いたします。
平成　年　月　日

医療機関名
住　　所
電　　話
（FAX　）
医師氏名　印

指定訪問看護ステーション　殿

図2　精神科訪問看護指示書（文献1より引用）

（別紙様式１８）

特 別 訪 問 看 護 指 示 書
在宅患者訪問点滴注射指示書

※該当する指示書を○で囲むこと

特別看護指示期間（平成　年　月　日　～　年　月　日）
点滴注射指示期間（平成　年　月　日　～　年　月　日）

患者氏名	生年月日　明・大・昭・平　年　月　日（　歳）

病状・主訴：

一時的に訪問看護が頻回に必要な理由：

留意事項及び指示事項（注：点滴注射薬の相互作用・副作用についての留意点があれば記載して下さい。）

点滴注射指示内容（投与薬剤・投与量・投与方法等）

緊急時の連絡先等

上記のとおり、指示いたします。
平成　年　月　日

医療機関名
電　　話
（ＦＡＸ）
医師氏名　印

事業所　殿

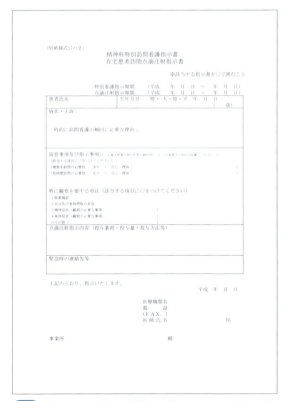

図3　特別訪問看護指示書・在宅患者訪問点滴注射指示書（文献1より引用）

（別紙様式17の２）

精神科特別訪問看護指示書
在宅患者訪問点滴注射指示書

※該当する指示書を○で囲むこと

特別看護指示期間（平成　年　月　日　～　年　月　日）
点滴注射指示期間（平成　年　月　日　～　年　月　日）

患者氏名	生年月日　明・大・昭・平　年　月　日（　歳）

病状・主訴：

一時的に訪問看護が頻回に必要な理由：

留意事項及び指示事項（注：点滴注射薬の相互作用・副作用についての留意点があれば記載して下さい。）
（該当する項目に○をつけてください）
（複数名訪問の必要性　あり　・　なし　理由：　）
（短時間訪問の必要性　あり　・　なし　理由：　）

特に観察を要する項目（該当する項目に○をつけてください）
１服薬確認
２水分及び食物摂取の状況
３精神症状（観察が必要な事項：　）
４身体症状（観察が必要な事項：　）
５その他（　）

点滴注射指示内容（投与薬剤・投与量・投与方法等）

緊急時の連絡先等

上記のとおり、指示いたします。
平成　年　月　日

医療機関名
電　　話
（ＦＡＸ．）
医師氏名　印

事業所　殿

図4　精神科特別訪問看護指示書・在宅患者訪問点滴注射指示書（文献1より引用）

書だけを交付することはできない。指示書有効期間は指示日から最長14日までである。月に1回交付可能である。

5 在宅患者訪問点滴注射指示書（共通）（図3）

週3日以上の点滴注射が必要と判断した場合に交付する。指示書有効期間は指示日から最長7日までである。

2 訪問看護指示書記載での注意点

1 主たる傷病名

在宅療養で重要な疾病から記載する。厚生労働大臣が定める疾病等により医療保険の対象となる疾病の場合は、その疾病から記載する。

2 病状・治療状態

在宅療養での注意内容や今後の治療方針や在宅療養に影響を及ぼす病状の状態を記載する。

3 投与中の薬剤の用量・用法

用量・用法まで、正確に記載する。薬剤や用量・用法の変更時には、理由などを含め記載する。

4 褥瘡の深さ

真皮を越える褥瘡がある場合は、DESIGN分類かNPUAP分類のどちらかの分類での深さを記載する。

5 装着・医療機器等

使用している医療機器があれば、該当番号に○印をつける。チューブのサイズや機器の設定内容も記載する。

6 留意事項及び指示事項

1）療養生活指導上の留意事項：できるだけ具体的な内容を記載する。

2）1～4の該当する番号に○を付け、方法、内容を詳細に記載する。

①リハビリテーション：禁忌動作や体位、心身への負荷量や中止する場合のバイタルサイン値を記載する。目標や生活機能の維持改善に関する具体策。

②褥瘡の処置等：処置方法、使用薬剤などを記載する。

③装着・使用医療機器等の操作援助・管理：装着器具使用上の注意点、管理トラブル発生時の対応方法、必要時は、安静時、労作時、入浴時など詳細の内容を記載する。5との重複は不要。

7 緊急時の連絡先：不在時の対応法

必ず連絡が取れるところを記載。

8 特記すべき事項

注記参照、ACPの内容もここに記載。

3 主治医が算定する診療報酬（訪問看護指示書関係）

- ・訪問看護指示料：300点（利用者1人につき、月1回）
- ・精神科訪問看護指示料：300点（利用者1人につき、月1回）
- ・特別訪問看護指示書を交付した場合：100点加算（利用者1人につき、月1回*）
- ・精神科特別訪問看護指示書を交付した場合：100点加算（利用者1人につき、月1回）
- ・在宅患者訪問点滴注射指示書：60点（利用者1人につき、週1回）

＊：別に厚生労働大臣が定める者については月2回

4 訪問看護事業所との連携

主治医が訪問看護指示書を訪問看護事業所（訪問看護ステーション）に交付する。訪問看護事業所は、療養者に連絡を取り、契約を行う。ケアマネジャーをはじめとする支援チームと療養者、家族でサービス担当者会議を行い、ケアプランの確認をする。訪問看護師は、主治医と密接かつ適切な連携を図り、訪問看護計画書と訪問看護報告書を提出する。

【文献】

1) 厚生労働省：精神科特別訪問看護指示書 在宅患者訪問点滴注射指示書.
[http://www.mhlw.go.jp/seisakunitsuite/bunya/kenkou_iryou/iryouhoken/iryouhoken15/dl/2-22-1.pdf]

髙砂裕子

Q288

訪問薬剤管理指導（居宅療養管理指導）の依頼書類の書き方は

訪問薬剤管理指導の依頼書類の書き方を教えて下さ

い。また，コツや注意点はありますか？

- ▶訪問薬剤管理指導をするためには，医師による指示が必要である。
- ▶問い合わせに対応してもらえれば，医師からの情報提供書は簡潔でかまわない。
- ▶当日訪問や薬剤処方が必要な場合は，時間的に余裕を持った指示が望ましい。

1 訪問薬剤管理指導とは

薬剤師が在宅訪問をするためには，医師による指示が必要である。薬剤師は，患者が介護認定されている場合（もしくは認定申請している場合）は，介護保険による薬剤師居宅療養管理指導で訪問し，認定されていない場合は，医療保険の調剤報酬による訪問薬剤管理指導で訪問することになる。いずれにしても医師による指示が必要であるが，文書により情報提供をするほうが，トラブル防止につながる。また，医師が薬剤師に情報提供を行うことにより，医療機関は以下のように情報提供が算定できる。

B009診療情報提供料（Ⅰ）250点：保険医療機関が，診療に基づき保険薬局による在宅患者訪問薬剤管理指導の必要を認め，在宅での療養を行っている患者であって通院が困難な者の同意を得て，当該保険薬局に対して，診療状況を示す文書を添えて，当該患者に係る在宅患者訪問薬剤管理指導に必要な情報を提供した場合に，患者1人につき月1回に限り算定する。

以下，堺市医師会医療・介護多職種連携マニュアルの例を示す（図）[1]。

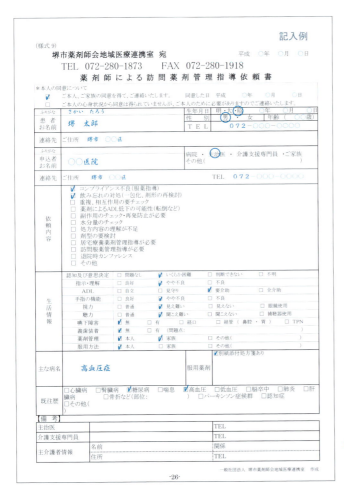

図 医療・介護多職種連携マニュアルの例（堺市医師会）

（文献1より引用）

2 情報提供書において有用な情報とは

情報提供書の基本内容は，患者氏名，生年月日，住所，連絡先，および介護保険の認定の有無，担当居宅介護支援事業所名ならびに介護支援専門員名等のフェイスシート情報，薬剤師訪問指導内容，病歴や疾患情報等であるが，患者の生活状況の情報もあると薬剤師は助かる。

しかし，実際は不明な点は薬剤師から医師に直接面談したり，電話等でやり取りするため，情報提供書は簡潔でかまわない。薬剤師側としては，診断名や検査情報等臨床データも見たいが，このあたりは医師と薬剤師のやり取りの中で行えばよいので，詳細は必ずしも必要ではない。ただし，薬剤師から問い合わせがあった場合は，対応してもらえれば非常に助かる。

また，情報提供のタイミングについては，訪問開始までに時間がある場合は余裕があるのでかまわないが，訪問指示の当日に訪問しなければならない場合や，オピオイド，輸液の処方が必要な場合は，金曜日夕方や土曜日・日曜日等は時間的に薬の入手が困難になる場合があるので，時間や日程に余裕を持って指示をしてもらえれば薬局は助かる。

【文献】
1) 堺市医師会：医療・介護多職種連携マニュアル．[http://www.sakai-med.jp/renkei/sheet.html]

萩田均司

Q289

訪問看護ステーションや他医療機関への訪問リハ依頼時の指示書の書き方は

訪問リハビリテーションを依頼する場合の指示書の書き方について，押さえるべき点，注意すべき点を教えて下さい。

point

▶在宅医療における訪問リハビリテーション（訪問リハ）は対象者の年齢が幅広く，注意すべき点が多いため，訪問リハ指示書の果たす役割は大きい。
▶訪問リハ指示書は，対象者の現段階の的確把握と明確な目的が設定されたものである必要があり，医療情報や介護情報の焦点が整理されていることが望ましい。
▶有用な情報を提供することで，機能的な施設間連携へと発展する。

1 訪問リハ指示書の現状

在宅医療（介護）における訪問リハビリテーション（訪問リハ）の対象者は，乳幼児〜高齢者と言われるように年齢の幅が広い。それゆえ求められるニーズも多様で，サービス提供にあたって注意すべき点も多い。

まず，かかりつけ医師や病院等の担当医師から訪問看護指示書を記載してもらう必要がある。指示書については，各機関において基本的なフォーマットが存在する一方で，指示書に記載し提供する医療情報や介護情報の範囲等，記載内容については指示医の判断に任されている。

訪問リハスタッフ（理学療法士や作業療法士等）が必要とする情報を表にまとめた。近年，利用者の疾病・障害の重篤化や重複化に伴い，複数の医療機関や診療科に通院したり，併診したりしているケースが多くなっている。訪問リハのサービス提供にあたって，必要とするすべての医療や介護の情報について指示医が指示書に記載することは不可能である。したがって，医療情報や介護情報は，各事業所が関連病院や他のサービスを提供する事業所などとの連携によって入手し，補完する。

表 訪問リハビリテーションに携わるスタッフが必要とする情報

1	原疾患の発症機転，治療状況，重症度，予後
2	前ステージ（各種病院や介護保険施設）退院・退所時の心身機能と運動負荷量
3	投薬の状況
4	対象者に関する特筆すべき点，家族状況などの付加情報
5	前ステージ（各種病院や介護保険施設）の担当スタッフ（理学療法士や作業療法士）の考えていたこと
6	その他

多くの医療機関や介護保険施設では，入院患者（入所利用者）情報は，診療記録や看護記録（電子カルテを含む）を閲覧することで簡単に入手できる。そして，担当者はその情報を用いて，サービスの提供内容の検討を行ったり，シミュレーションをすることができる。しかしながら，訪問リハの場合，特に単独型事業所では利用者の病状，治療法，予後等の医療情報は入手困難なことが多いため，事前情報に基づく準備やシミュレーションができにくい現状がある。したがって，訪問リハ指示書が果たす役割は大きい。

2 訪問リハ指示書の役割と留意点

訪問リハの業務は，排痰や呼吸介助のように対象者の生命に直結することから，住宅改修や介護方法の相談のように対象者や家族の生活の質に及ぶものまで，求められる内容は多種多様である。訪問リハは「リハビリテーション」という括りであるため，歩行練習や機能回復といった狭義のイメージでとらえられがちであるが，「全人間的復権」を背景とした幅広い業務を行っていることがわかる。特に，訪問スタッフは前者のような生命に直結するようなサービス提供については，リスクマネジメントの第一歩ととらえており，簡潔で有益な心身機能の情報を求めている。

したがって，訪問リハ指示書は，対象者の現段階の的確把握と明確な目的が設定されたものである必要があり，医療情報や介護情報の焦点が整理されていることが望ましい。少なくとも，情報が整理されていない（目標設定が希薄で漠然とした）訪問リハを依頼することは，スタッフの労力も増すため，指示医の注意が必要である。

3 連携システムや画像情報ツールの開発に期待

訪問リハスタッフの多くは，心身の障害の把握について画像診断学的（たとえばMRI画像による脳梗塞の範囲確認と臨床症状，X線写真での骨折線の確認等）に考察する経験値が高い。したがって，患者（利用者）の画像情報が得られれば，心身の障害を的確にとらえることにつながり，訪問リハの現場でのフィジカルアセスメントの大きな助けとなる。

しかし，現状では訪問リハ指示書とともに画像情報を確認したり，吟味したりすることは困難である。今後，関係機関相互の連携システムや画像情報ツールの開発に期待する。それにより訪問リハ指示書の科学性が増し，対象者へ貢献できることにつながる。

山野 薫

Q290
車椅子や補装具の申請手続きは

介護保険制度で車椅子は貸与となっているので，障害者支援制度を利用して購入したいと相談されました。申請書の手続きや制度について教えて下さい。

point

▶身体障害者手帳の交付を受けていれば，市区町村長に申請し，身体障害者更生相談所等の判定または意見に基づく市区町村長の決定を受けることによって，補装具費の支給を受けられる。

▶申請に関わる指定申請書を記載できるのは，身体障害者福祉法第15条に定められた医師，または障害者自立支援法第59条に基づく厚生医療を主として担当する医師である。

▶介護保険制度によって要介護認定を受けていると，車椅子の貸与を受けることができるので，支給か貸与かそれぞれの利点を慎重に検討して判断するとよい。

1 補装具支給制度の概要

補装具支給制度は，障害者が日常生活を送る上で必要な移動手段等の確保や，就労場面における能率の向上を図ること，および障害者が将来社会人として独立生活するための素地を育成助長することを目的としている。補装具とは，義肢，装具，坐位保持装置，盲人安全杖，義眼，眼鏡，補聴器，車椅子，電動車椅子，歩行器，歩行補助杖（T字状・棒状のものを除く），重度障害者用意思伝達装置のことを示す。さらに，重度障害児においては，坐位保持椅子，坐位保持具，頭部

保持具，排便補助具を示す。

費用負担については，補装具の購入または修理に要した費用の額（基準額）から利用者負担額（原則1割）を除した額を補装具費とし，国50：都道府県25：市町村25の割合で負担する。生活保護世帯，市町村民税非課税世帯での利用者負担は0円であり，一般にも上限月額（3万7200円）が設定されている。

2 対象者

身体障害者手帳を交付されており，日常生活を送る上で車椅子や補装具が必要である，または使用している車椅子や補装具の修理が必要であると認められた人が対象となる。

3 申請の手続き

住民票がある市区町村行政の障害福祉担当窓口に出向き，以下の申請書類をそろえて提出する。電話で相談できる場合もある。①身体障害者手帳，②車椅子または補助具製作業者による見積書，③補装具費交付（修理）申請書（担当窓口にて受け取り，記載可），④医師が記載する指定申請書[1]。

補装具費の指定申請書を書ける医師は，身体障害者福祉法第15条に定められた医師，または障害者自立支援法第59条に基づく厚生医療を主として担当する医師とされており誰でも記載できるわけではないが，申請することで指定を受けることもできる。

4 実際車椅子や補助具を申請する場合の流れ

指定を受けた医師は，車椅子や補装具に詳しい整形外科を専門としている者ばかりではなないので，先に体に合わせた車椅子や補装具の見積もりを業者に依頼し，その内容に合わせて意見書に記載するのが実際的であろう。体格や障害に適した車椅子や補装具とするためには，医師だけではなくリハビリテーション専門職や業者ともよく相談するとよい。

5 モジュールタイプの車椅子の貸与

介護保険制度で，車椅子など補装具の貸与を受けることができる。モジュールタイプの車椅子とは，体格や障害の程度に応じて様々な部品を組み合わせてつく

る，オーダーメイドに近い車椅子であり，障害が重度化しても体型が大きく変化しても部品を変えることで対応できる。介護認定を受けていれば，かなり複雑な仕様でも月々数百円程度の負担で利用できるので，補装具として申請するよりも手続きが簡便で合理的かもしれない。

介護保険制度で貸与される補装具は種類も豊富なので，支給を受けたほうが利点が多いか，リハビリテーション専門職やケアマネジャーの意見にも傾聴し，利用者の立場に十分に配慮して判断するとよい。

【文献】
1）埼玉県：身体障害者福祉法第15条第1項に規定する医師の指定申請書.
[https://www.pref.saitama.lg.jp/a0604/siteii/documents/522331.pdf]

太田秀樹

Q291

身体障害者手帳の申請書類の書き方は

身体障害者の認定条件，認定にあたっての診断書，意見書の記載などにおける留意点について教えて下さい。

A point

▶身体障害者手帳は，回復の見込みがなく，日常生活の永続的に困難であることが証明されれば，3歳未満でも交付可能。

▶診断書および意見書の交付においては，根拠となる機能障害が乖離せず，整合性が証明されることが重要。

▶記載のポイントは，正確性と妥当性。

1 身体障害者手帳とは

身体障害者手帳は，障害者基本法，身体障害者福祉法，発達障害者支援法，障害者の日常生活及び社会生活を総合的に支援するための法律・児童福祉法の理念に準拠し，身体障害者福祉法に定める身体上の障害が

ある者に対して，都道府県知事，指定都市市長または中核市市長が交付する手帳である。身体障害者福祉法が18歳以上の障害者を対象にしているのに対して，身体障害者手帳は児童福祉法で定める障害児も交付の対象となる。

歴史的に障害児は脳性麻痺を広く対象としていたため，その判定の主だった基準である「3歳」を1つの交付基準としていた経緯があるが，検査所見で回復が見込めないことを証明し，日常生活に永続的に困難が生じることを証明することで，3歳未満でも認定が交付されうる。

2 身体障害者手帳を交付できる医師は？

身体障害者手帳への記載を行う医師は，身体障害者福祉法第15条の指定医でなければならない。指定医の認定は，多くが審議会を経て都道府県知事，指定都市市長または中核市市長が行う。

3 身体障害者手帳の対象

身体障害者手帳の交付対象は，視覚障害，聴覚または平衡機能の障害・音声機能，言語機能または咀嚼機能の障害，肢体不自由，心臓，腎臓または呼吸器の機能の障害，膀胱または直腸の機能の障害，小腸の機能の障害，ヒト免疫不全ウイルスによる免疫の機能の障害，肝臓の機能の障害に広く及び，重度の側から1級から6級の等級が定められる。7級は2つ以上の等級が重なり6級以上相当と認められる場合に有効となる。

手帳の申請は医療福祉の経済的社会的助成の利用，すなわち医療費軽減，種々の助成，年金の申請，交通機関の利用，行政サービス，福祉サービスの利用の相談支援および助成，重度心身障害者医療の利用，補装具の作成，自立支援医療費の助成などを含み，多岐にわたる。また，権利擁護としての意義も近年，増多している。

4 診断書および意見書の交付で留意すべきこと

診断書および意見書と根拠となる神経学的所見を含む機能障害が乖離せず，整合性が明確に証明されることが肝要となる。すなわち診断書として，障害部位，疾病，傷病名，経過，現症，総合所見を記載する。意見書では等級意見を記載する。さらに，検査所見を含む障害の医学的根拠，等級意見の裏付け，および日常生活動作，活動の記載が，神経学的所見・関節可動域（range of motion：ROM），徒手筋力検査（manual muscle test：MMT）を含む機能障害の理学的所見と乖離がなく整合性があることを明確にしなければならない。この部分で乖離があると，しばしば不受理となりうる。

5 記載の実際

神経損傷（脳卒中・脳損傷・脊髄損傷を含む）による障害は，3カ月以上の固定した神経学的所見が「障害の固定」の1つの目安となる。

特定の手術の証明が認定の条件である場合，手術の日時の記載とともに申請ができることがある。早期に判定を求める場合は，障害が固定し回復の見込みがなく，日常生活に永続的に困難が生じることを，根拠となる画像および脳波などの検査所見を添付し証明する。たとえば疼痛などで申請する場合，疼痛が永続的に継続することを画像所見・血管造影所見などで医学的に証明する必要がある。

1 肢体不自由の場合の留意点

廃用性機能低下などの寝たきりを含む肢体不自由の場合は，筋萎縮や低緊張などの根拠となる四肢周囲径，四肢長，ROM，MMTを記載し，随意的な動きができない場合は推測される機能についても必ず記載する。体幹機能障害では，坐位保持・起立・立位保持・歩行可能距離を日常生活動作として無理なく安定して遂行可能な機能の程度を必ず記載する。

乳幼児期以前に発症した脳障害による肢体不自由に対して作成された脳原性運動機能障害診断書において，日常生活動作主体となっているが，乳幼児期の判定に困難な場合は，肢体不自由判定に準じた神経学的な機能障害の記載を行う。3歳未満の早期の申請をする場合，画像や脳波などで機能障害の根拠を証明することが望ましい。

日常生活動作での判定は，視覚認知障害・知的障害の要素を除き，あくまで機能障害に対して用い，指示が適切に解釈できる場合に可能であると考える。

2 機能障害はすべて記載する

機能障害をすべて記載する。脊髄損傷などで，体幹

機能障害のみで障害認定を取りながら下肢障害・上肢障害の記載がないと、対応する補装具の処方への給付に困難が生じることがある。

6 正確性と妥当性に留意

身体障害者認定はその後のケアマネジメントを大きく左右するため、障害者の権利擁護支援として正確かつ妥当性をもって記載するよう留意することが望ましい。

【参考】
- 樫本 修：Jpn J Rehabil Med. 2013；50(2)：130-5.
- 厚生労働省：身体障害者手帳．
  [http://www.mhlw.go.jp/stf/seisakunitsuite/bunya/hukushi_kaigo/shougaishahukushi/shougaishatechou/]

戸谷 剛

Q292

障害年金申請書類の書き方は

障害年金申請に必要となる書類はどのようなものでしょうか？　また書類作成時はどのような点に注意すればよいのでしょうか？

point
- ▶障害年金申請にあたって、初診日を確認する。
- ▶障害認定日を確認する。
- ▶初診と書類作成時にかかっている医療機関が異なる場合は、受診状況等証明書を初診医療機関に作成してもらう必要がある。

1 請求に必要な書類

以下が請求に必要な書類である（表1）。

2 診断書

1 診断書の種類

診断書は以下の8種類の様式にわかれている。主な傷病名の組み合わせは表2の通りである。

通常、1つの傷病の場合はいずれか1つの様式を使用することになるが、現れる障害は1つとは限らないため、1つの傷病で2つ以上の障害がある場合は、それぞれの障害の状態が的確に記載できる様式の診断書が必要となる。そのため、窓口担当者に障害の状態について説明できる必要がある。

たとえば、脳血管障害や頭部外傷により、肢体の障害と器質性精神障害が併存している場合は、様式第120号の3と第120号の4の診断書を使用することになる。なお、表2[1]の傷病名に当てはまる場合であっても、障害の状態での判断となるため、必ずしも障害年金が受給できるとは限らない。

2 いつの時点の診断書が必要か

障害年金を申請する時期によって、用意する診断書の必要数が変わる（表3）。

3 受診状況等証明書

転院等により、障害認定日および現在の診断書作成医療機関がいずれも初診時の医療機関と異なっている場合、初診医療機関が受診状況等証明書を作成する必要がある。

なおカルテ等の診療録が残っていない、医療機関の廃業等の理由で受診状況等証明書を作成できる医療機関がない場合は、請求者本人が「受診状況等証明書が添付できない申立書」を記入し、提出することとなる。

表1　障害年金申請に必要な書類

記入する人	書類の種類
医師	診断書 受診状況等証明書*
請求者	年金請求書 病歴就労状況等証明書 受診状況等証明書が添付できない申立書*

*：必要に応じて
　本人による請求が難しい場合は代理でも可

【文献】
1) 障害年金と診断書．年友企画，2017．

早坂由美子

表2 診断書の様式と主な傷病

様式	診断書	主な傷病
様式120号の1	眼	白内障，緑内障，ブドウ膜炎，眼球萎縮，癒着性角膜白斑，網膜脈絡膜萎縮，網膜色素変性症
様式120号の2	聴覚	メニエール病，感音性難聴，突発性難聴，頭部外傷または音響外傷による内耳障害，薬物中毒による内耳障害
	鼻腔機能	外傷性鼻科疾患
	咀嚼・嚥下機能，音声または言語機能	咽頭摘出術後後遺症，上下顎欠損
様式120号の3	肢体	上肢または下肢の離断または切断障害，上肢または下肢の外傷性運動障害，脳卒中，脳軟化症，重症筋無力症，関節リウマチ，ビュルガー病，脊髄損傷，進行性筋ジストロフィー
様式120号の4	精神	老年および初老期認知症，その他の老年性精神病，脳動脈硬化症に伴う精神病，アルコール精神病，頭蓋内感染に伴う精神病，統合失調症，躁うつ病，てんかん性精神病，その他詳細不明の精神病
様式120号の5	呼吸器疾患	肺結核，じん肺，気管支喘息，慢性気管支炎，膿胸，肺線維症
様式120号の6-(1)	心疾患	慢性心包炎，リウマチ性心包炎，慢性虚血性心疾患，冠状動脈硬化症，狭心症，僧帽弁閉鎖不全症，大動脈弁狭窄症，心筋梗塞
	高血圧	悪性高血圧，高血圧性心疾患，高血圧性腎疾患（ただし脳溢血による運動障害は除く）
様式120号の6-(2)	腎疾患	慢性腎炎，ネフローゼ症候群，慢性糸球体腎炎，慢性腎不全
	肝疾患	肝硬変，多発性肝膿瘍，肝癌
	糖尿病	糖尿病，糖尿病性と明示されたすべての合併症
様式120号の7	その他	悪性新生物など，およびその他の疾患

請求者が窓口で必要書類を受け取る際，請求者本人の障害の状態が一番的確に記載できる様式の診断書を受け取り，医師に作成してもらう必要がある

(文献1より引用)

表3 障害年金の請求時期と必要な診断書

請求時期	障害認定日の現症を記載した診断書	現在の症状を記載した診断書
障害認定日から1年以内の請求	○	×
障害認定日から1年経ってからの請求	○	○
事後重症	×	○
初めて2級以上による障害年金	×	○

障害認定日は初診日から1年6カ月目。それ以内に治った場合は治った日を指す
障害認定日の現症を記した診断書は「障害の状態」の現症年月日が障害認定日以降3カ月以内のもの，現在の症状を記載した診断書は請求日（申請窓口の受付年月日）以前3カ月以内のものを用意する
事後重症制度，初めて2級以上による障害年金の制度については 「Q14」参照

Q293
ケア会議へのコメントのコツは

ケア会議でコメントを求められました。いったいどのようなことを伝えればよいのでしょうか？

point

▶ ケアマネジャーがケアプランを作成する際には，ケア担当者会議を開催し，多職種の意見を汲んで立案することが大切とされている。
▶ 医学的視点だけでなく，生活障害に関して医師の立場で記載することが必要である。
▶ 多職種が参加する会議のため専門用語は避け，わかりやすく伝えるように心がける。

1 生活障害のとらえ方

介護保険制度は，極論すると麻痺と認知症への介護支援と考えてもよい。介護を必要とする原因が，いわゆるロコモティブシンドロームなど，筋骨格系の疾病による移動の障害では重度に認定されることは少ない。☞ Q285 の主治医意見書に記載する内容と一部重複するが，生活障害を念頭に置いたコメントを中心として，介護を必要とする疾病の特徴などを伝えるとよい。また，介護支援していく上での注意点や生命予後は非常に重要である。

生活障害を「い・ろ・は・に・す・飯」と覚えるとポイントがわかりやすい。移動の「い」，風呂の「ろ」，排泄の「は」，認知症の「に」，睡眠の「す」，そして食事である。中でも風呂，排泄，食事介助は三大介護と言われている（図）。

2 移動の課題

移動が不安定な場合は，老人カート，T字杖，ウォーカー，車椅子のうちいずれを利用しているのか，またはベッド上での暮らしかなどを伝え，療養をしていく上での諸注意を伝える。たとえば，スロープは車椅子には都合が良いが，杖歩行には危険を伴う。短時間でも立位が可能なら移乗介助は負担が少ない。原因疾患の病名よりも病態が重要で，腰部脊柱管狭窄症なら，何分間歩けるかという間欠性跛行の重症度を伝える。

3 入浴の課題

入浴を禁止するのではなく，どのようにしたら安全に入浴できるかという視点が重要である。誰かが見守ることが基本で，血圧や体温といった客観的な数字より活気がない，いつもと違うといった生活情報を重視すべきである。水分摂取量に気を配り，脱水への注意も必要である。

4 排泄の課題

排泄の課題を抱えていても，具体的にどのような問題があるか聴取しづらい。失敗を恐れて飲水量を自己調節していないかなど生活習慣が大切と言える。排便に関しては適切な薬物療法が奏効するが，服薬コンプライアンスが悪い場合には，その原因や理由に配慮し，投与経路や剤形などの工夫も大切である。

5 認知症の課題

治療可能な認知症もあるので，正確な診断は重要である。薬物療法への過度の依存がかえって病態を複雑化していることもあり，生活していく上での課題を具体的に知っておく必要がある。認知症の症状は百人百様であるが，生活支援の重要性を強調しておく。

```
い・ろ・は・に・す・飯
= 移動 風呂 排泄 認知機能 睡眠 食事
        └──三大介護──┘

A/B/C/D/E/S
= Ambulation/Bathing/Continence/Dementia/Eating/Sleeping
```

図 生活障害のとらえ方　　　（太田秀樹資料，和田忠志翻訳）

6 睡眠の課題

入眠障害，中途覚醒，早朝覚醒など，高齢者特有の睡眠の質の低下への配慮が重要である。REM（rapid eye movement）睡眠行動障害など十分認知されていない病態もある。比較的安易に投与されているベンゾジアゼピン系薬物の相互作用や，転倒リスクの増加などにおいても情報提供すべき事項は少なくない。

7 関わる職種への配慮

歯科医師やリハビリテーション職，薬剤師や管理栄養士らの協力があれば，それぞれの職能を発揮してもらうことができるが，医師がリーダーシップをとらねばならない場面も多い。できるだけ専門用語や外来語の使用を控えて，わかりやすく伝えることを心がける。

日常診療で多忙な場合は，文章でコメントするだけでも多職種との敷居を低くすることができ，より良好なコミュニケーションへの一助となる。

太田秀樹

第**9**章

在宅医療の
スキルアップ

Q294

全国で展開される研修会は

全国で様々な在宅医療の研修会が行われていますが、それぞれの組織はどのような目的で行っているのでしょうか？

point

▶今後需要が増加する在宅医療に対応するため、現在それに関わる人材の育成を目的とした研修が全国で行われている。

▶研修会は、主に①リーダーや講師人材育成、②在宅医療を行う人材の育成、③他職種の理解や顔の見える関係の構築を目的とする研修、④在宅医療と多職種との調整に関する教育の4系統に分類される。

▶現在の研修会は主に都道府県の基金を利用して行われているが、2018年度からは人材育成は県の基金、多職種連携は介護保険下に市町村主導のもとで行われる。

1 在宅医療関連研修会の類型化と内容

現在行われている在宅医療関連研修会は、以下に類型化される。

1 在宅医療を推進するリーダーの育成

在宅医療については、2012年度に厚生労働省「多職種協働による在宅チーム医療を担う人材育成事業都道府県リーダー研修事業」が開催され、全都道府県医師会、都道府県行政官、2012年度在宅医療連携拠点事業所から200人あまりが参加した。その後、この研修会で用いられたテキスト（プログラム）（図）[1]を用い、都道府県リーダーにより各都道府県で地域リーダー研修会や他職種研修会が行われ、2013年度には全国で約3万人が研修を受講している。2015年度からは、厚生労働省「在宅医療関連講師人材養成事業」「小児等在宅医療に係る講師人材養成事業」として、主に医師会医師を中心としたリーダー研修事業が行われている。

2 在宅医療のリソースとなる人材を育成する取り組み

これは、学生対象の教育のように基盤を構築するための人材育成と、すでに各専門職能や職業等の経験者に対し在宅医療に関する再教育を行う場合である。現在は、大学での在宅医療の系統講義を行っているところであるが、数は多くなく、在宅医療研修を進んで受ける卒後の研修生等も限られる状況にある。このため、在宅医療を行っていない診療所の医師の在宅医療参画に向けて、地区医師会を中心に同行研修を含めた研修が行われている。

3 他職種と協働をすることを目的に、在宅医療の理解を促す教育

これらは介護や福祉分野、急性期等の医療機関に属する関係者等を対象に行う人材育成である。2015年

プログラム骨子	プログラムメニュー
リーダー論	都道府県リーダー研修の目的と関係者の役割
	在宅医療の本質と理想の在宅リーダー像
チームマネジメント論	グループワークの進め方とファシリテーターの役割
	多職種ケアカンファレンス映像（DVD）視聴
アセスメント論	在宅療養を支える医療介護資源の最適化（医療・介護資源マップ作成）
	在宅療養を支える医療介護資源の視覚化、数量化
	各事業体の在宅医療連携の課題抽出の手法
	在宅医療に取り組むための、阻害要因の分析とその克服戦略
在宅医療の臨床技術論	"エンド・オブ・ライフ・ケア"の視点を有する在宅医療の重要性
	高齢者のニーズに応える在宅医療
	生活を支える在宅ならではの医療の実際
	かかりつけ医と在宅医療の推進
	同行研修記録映像（DVD）視聴

図 都道府県リーダー研修プログラム骨子とメニュー
（文献1より引用）

度からは，介護保険事業の地域支援事業により，医療職と介護職間の連携のための多職種研修会が各地で行われており，2018年度には全市町村が行うこととなっている。

4 在宅医療と多職種との調整に関する教育

職種に限定せず，広く在宅療養患者や地域医療全体が，地域の実情に応じて円滑に展開できるための調整能力を持つ人材を育成する。在宅医療推進は地域包括ケアシステム構築の全体の流れの中で行われており，行政職と医療・介護専門職間の連携をコーディネートする人材を育成する必要がある。現在，医師会や行政を中心にコーディネーター養成に取り組んでいる地域が増えている。

2 在宅医療および連携研修のこれから

現在の在宅医療関連研修会は主に都道府県の基金を利用して行われているが，2018年度から人材育成は県の地域医療介護総合確保基金で，多職種連携は介護保険の地域支援事業により，市町村主導のもとで行われる。市町村はこれまで在宅医療についてのノウハウの蓄積がないことが課題となっており，医師会等，医療・介護専門職が，これまで以上に行政に対して協力体制をとることが求められている。

【文献】
1) 厚生労働省：在宅医療の推進について．
   [http://www.mhlw.go.jp/stf/seisakunitsuite/bunya/0000061944.html]

三浦久幸

Q295
業界団体や職能団体への参加方法は

在宅医療に携わる上で，職能団体に所属する意義としてどのようなことが挙げられるのでしょうか？

point

▶ 2009年，全国在宅療養支援診療所連絡会の発足後，歯科医療や薬剤師等，実務に関わる実践者の会が次々に発足している。
▶ 在宅医療を実践する上で多職種との連携は必須であり，各職能がどのような役割を果たすのか，実践の中で相手を理解していくことが求められている。
▶ 自らの考えのみでは在宅医療はできない。職能者として各団体に入り，日常の在宅医療で気づいた問題点を共有することが必要である。

1 在宅医療に関わる職能団体

2015年3月，在宅医療を推進してきた18団体からなる日本在宅ケアアライアンスが設立された。18団体はそれぞれ特徴を持っている。在宅医療に関わる職能団体としては，2009年に発足した，在宅医療を実践する医師の会である全国在宅療養支援診療所連絡会があり，その後，歯科医療や薬剤師の実務に関わる実践者の会が次々と発足している。2015年に全国在宅療養支援診療所連絡会，全国薬剤師・在宅療養支援連絡会，全国在宅療養支援歯科診療所連絡会の3団体にて全国在宅医療医歯薬連合会が設立された。訪問看護の支援団体には日本訪問看護財団，全国訪問看護事業協会，日本看護協会の3団体があり，2008年5月に訪問看護推進連携会議が設置され，3団体で2009年3月に「訪問看護10カ年戦略」，2015年3月には「訪問看護アクションプラン2025」を発表し，訪問看護を推進する指針としている。

2 職能団体に所属する意義

紙面が限られているため他の職能団体については記載しないが，日本在宅ケアアライアンスの加盟団体は，在宅医療を誠実に実践し，その在り方について真摯に探究してきた専門家集団である。在宅医療を実践する上で多職種との連携は必須であり，各職能がどのような役割を果たすのか，実践の中で相手を理解していくことが求められている。

たとえば全国在宅療養支援診療所連絡会は，在宅医療を実践している在宅療養支援診療所を全国的につなぐ連絡会で組織され，わが国の在宅医療の普及，発展と質の向上，維持を図り，さらなる在宅医療の進展をめざすものである。在宅医療の実践者が，住み慣れた地域で療養したいとする国民の希望に応えることを基本理念としている。各職能団体は職能としての機能の

違いがあるが，目的は共有化されている。各団体が加盟することにより，実践者としてさらなる知識を学ぶことになる。

現在，各職能団体と業界団体は基本的に同一方向に向かって行動している。医師会，歯科医師会，薬剤師会に各人が所属し，さらにそれぞれの業界団体に所属している。1箇所ではなく複数の団体に登録している人も多い。業界団体は職能団体への加盟とは違い，登録して年会費を払えばよいためである。

2017年には第1回全国在宅医療医歯薬連合会全国大会が開催された。同一会場にはケアアライアンスのブースも設けられ，参加すれば各団体の取り組み，各団体の特徴が理解できる。毎年各団体の全国大会が開かれるが，企画されるテーマはその時代を反映している。自らの考えのみでは在宅医療はできない。職能者として各団体に入り，日常の在宅医療からの問題点を共有することが必要である。

3 医師会の役割

在宅医療に関わる保険として，医療保険，介護保険を理解する必要がある。保険制度については，郡市区等医師会，都道府県医師会で開かれる診療報酬改定説明会がある。

一方，医療内容の向上，維持については，質を担保するために各職能団体に所属し，在宅医療に関する様々な勉強会に参加することが求められている。近年は日本医師会を中心として，都道府県医師会がこれらの役割を果たすようになっている。現在は，医師会が直接あるいは共催として関わりを持つことが可能となっているのである。

〔新田國夫〕

Q296
日本在宅ケアアライアンスへの参加方法は

日本在宅ケアアライアンスへの参加方法について教えて下さい。

- ▶日本在宅ケアアライアンスは在宅医療を普及，推進させるための専門職団体のゆるやかな連合体である。
- ▶参加するには，在宅医療に積極的に関わっている団体であること，「在宅医療推進のための共同声明」に賛同していることが必須条件となる。
- ▶参加申し込みを行うと，日本在宅ケアアライアンスの審査委員会にて審査の上，全体会議で入会を承認する。

1 日本在宅ケアアライアンスの概要

2015年3月1日，在宅ケアを支える診療所・市民全国ネットワーク，全国国民健康保険診療施設協議会，全国在宅療養支援診療所連絡会，全国在宅療養支援歯科診療所連絡会，全国薬剤師・在宅療養支援連絡会，日本介護支援専門員協会，日本ケアマネジメント学会，日本在宅医学会，日本在宅医療学会，日本在宅ケア学会，日本在宅ホスピス協会，日本プライマリ・ケア連合学会，日本訪問看護財団，日本ホスピス緩和ケア協会，日本ホスピス・在宅ケア研究会という，在宅医療に深く関わる15団体からなる「日本在宅ケアアライアンス（Japan Home Health Care Alliance：JHHCA）」が設立された。その後，日本在宅栄養管理学会，全国国民健康保険診療施設協議会，日本訪問リハビリテーション協会の3団体が趣旨に賛同し，現在は18団体から組織されている。

JHHCAの構成団体は，委員を選出し，その委員の合議によって運営される。委員には，団体から推薦された委員のほか，在宅医療に関する見識の深い有識者委員が論議に加わる。また，在宅医療に関し，特に功績のある特別顧問がアドバイザーとして置かれている。事務局は，在宅医療助成勇美記念財団に置かれている。

JHHCAは，「在宅医療推進のための共同声明」に賛同し，わが国で在宅医療を普及推進させるための専門職団体による，ゆるやかな連合体と言える。

2 設立経過

2004年11月23日，公益財団法人在宅医療助成勇

表	在宅医療推進のための共同声明（2014年11月23日改定）

15団体
　一般社団法人　全国在宅歯科医療・口腔ケア連絡会
　一般社団法人　全国在宅療養支援診療所連絡会
　一般社団法人　全国薬剤師・在宅療養支援連絡会
　一般社団法人　日本介護支援専門員協会
　一般社団法人　日本ケアマネジメント学会
　一般社団法人　日本在宅医学会
　一般社団法人　日本プライマリ・ケア連合学会
　NPO法人　在宅ケアを支える診療所・市民全国ネットワーク
　NPO法人　日本ホスピス緩和ケア協会
　NPO法人　日本ホスピス・在宅ケア研究会
　公益社団法人　全国国民健康保険診療施設協議会
　公益財団法人　日本訪問看護財団
　日本在宅医療学会
　日本在宅ケア学会
　日本在宅ホスピス協会
　　　　　　　　　　　　　　　　　　　　（50音順）

本15団体は，在宅医療を誠実に実践し，そのあり方について真摯に探究してきた専門職集団である．この15団体が，このたび一堂に会し，これまでの実践的蓄積と討論をふまえ，次の声明を採択した

在宅医療推進のための共同声明　2014年11月23日
①市民とともに，地域に根ざしたコミュニティケアを実践する
②医療の原点を見据え，本来あるべき生活と人間の尊厳を大切にした医療をめざす
③保健・医療・介護・福祉専門職の協力と連携によるチームケアを追求する
④病院から在宅へ，切れ目のない医療提供体制を構築する
⑤療養者や家族の人生により添うことのできるスキルとマインドをもった，在宅医療を支える専門職を積極的に養成する
⑥日本に在宅医療を普及させるために協力する
⑦毎年11月23日を「在宅医療の日」とし，在宅医療をさらに推進するためのフォーラムを開催する

（文献1より引用）

美記念財団の主催で，第1回在宅医療推進フォーラムが行われた．これは同財団が主催する「在宅医療推進のための会」が母体となって発案されたものである．第1回在宅医療推進フォーラムでは，在宅医療に携わる専門職団体が一体となって在宅医療推進に注力することを確認し，「在宅医療推進のための共同声明」が採択された．この共同声明で，11月23日を「在宅医療の日」と定め，在宅医療推進のためのフォーラムを毎年開催することとした．

その後，在宅医療推進フォーラムは，回を重ねるごとにその参加団体が増え，「在宅医療推進のための共同

声明」も改定された（表）[1]．その間に，全国在宅療養支援診療所連絡会，全国在宅療養支援歯科診療所連絡会，全国薬剤師在宅療養支援連絡会などの実践者団体が設立され，在宅医療実践者の交流と研鑽が進められた．

このような活動蓄積のもとに，2015年3月1日に，在宅医療推進フォーラム参加団体を含めた「在宅医療推進のための共同声明」に賛同する団体がJHHCAを設立した．

3　参加方法

JHHCAに参加するには，在宅医療に積極的に関わっている団体であること，「在宅医療推進のための共同声明」に賛同していることが必須条件となる．団体が日本在宅ケアアライアンスに参加申し込みを行うと，日本在宅ケアアライアンスの審査委員会にて審査の上，全体会議で入会を承認する．

【文献】
1) 公益財団法人在宅医療助成勇美記念財団 ホームページ内 日本在宅ケアアライアンス
［http://www.zaitakuiryo-yuumizaidan.com/main/jhhca.html］

和田忠志

Q297

全国在宅療養支援診療所連絡会への参加方法は

全国在宅療養支援診療所連絡会への参加方法を教えて下さい．

point

▶全国在宅療養支援診療所連絡会は，わが国の在宅医療の普及・発展を図るために，わが国の良心的な在宅療養支援診療所の管理者・実践者が集い研鑽する会である．

▶在宅療養支援診療所の管理者およびそれに準じるものが正会員として加入でき，医師であれば誰でも特別会員になることができる．

▶全国在宅療養支援養診療所連絡会事務局および全国大会の会場で入会を受け付ける。

1 全国在宅療養支援診療所連絡会の概要

2006年4月，在宅医療推進のため，在宅療養支援診療所が診療報酬制度に盛り込まれた。そして，良心的な在宅療養支援診療所の管理者が集い研鑽する会として，2009年3月23日に，全国在宅療養支援診療所連絡会[Japan Network of Home Care Supporting Clinics[略称：Home Cares Net(HCN)]]が発足した。本会は，在宅医療を実践する医師の会である。

本会は，「在宅医療の普及および振興に努め，国民が在宅医療を享受し，望めば人生の最期まで安心して在宅で療養生活できるよう，これらを医療から支援できるシステム構築し，質の高い在宅医療の実践のため，在宅療養支援診療所の機能を高めることに寄与する。そのために必要な在宅医療に関する調査研究を含め，在宅療養支援診療所を運営する医師の育成や在宅医療に関わる相談など，在宅医療の普及推進のために必要な活動を行う」ことを目的としている。

定款に記された活動内容と会員区分は，表1，2[1]の通りである。

2 入会方法

在宅療養支援診療所の理事長，院長，部長などは正会員となれる。また，医師であれば特別会員になることができる。医師以外の人は賛助会員になることができる。入会申込先は下記の通りである。

全国在宅療養支援診療所連絡会事務局
〒102-0083 東京都千代田区麹町3-5-1 全共連ビル麹町館5階
TEL：03-5213-3766 FAX：0296-20-8667

また，年に1回全国大会を行っており，全国大会の会場でも入会可能である。次回の全国大会に関しては，全国在宅療養支援診療所連絡会ホームページに掲載されている[1]。

表1 活動内容

1. 在宅療養支援診療所に関する調査および研究活動
2. 在宅療養支援診療所に従事する医師の連携・交流活動
3. 在宅療養支援診療所における在宅医療を多職種協働で行うため他の職能団体との連携および交流活動
4. 在宅療養支援診療所に関する情報提供活動
5. 在宅療養支援診療所における在宅医療を推進するために必要な相談活動
6. 在宅療養支援診療所へ急性期病院から速やかに患者紹介を受けられるような地域ケアネットワークの構築活動
7. 在宅療養支援診療所における在宅医療を国民に紹介するための広報活動
8. 在宅療養支援診療所を運営するために必要な支援・援助・教育活動
9. 在宅療養支援診療所に関する学術集会・講演会の開催
10. その他本会の目的を達成するために必要な活動

（文献1より引用）

表2 会員区分

1. 正会員：在宅療養支援診療所の管理者またはそれに準じる者
2. 特別会員：本会の活動趣旨に賛同する医師で正会員以外の者
3. 賛助会員：本会の活動趣旨に賛同する医師以外の者

（文献1より引用）

【文献】
1) 全国在宅療養支援診療所連絡会．[http://www.zaitakuiryo.or.jp/index.html]

和田忠志

Q298

全国在宅療養支援歯科診療所連絡会への参加方法は

在宅療養支援歯科診療所になるには施設基準があるようですが，どのようなものでしょうか？ また，全国在宅療養支援歯科診療所連絡会への参加するために，資格が必要なのでしょうか？

図1 「全国在宅療養支援歯科診療所連絡会」組織図(2017年度時点)　　(文献1より引用)

A point

- 歯科訪問診療は歯科病院・診療所であれば行うことができるが，在宅療養支援歯科診療所は，保険請求可能項目が多く，また診療報酬上の加算もある。
- 施設基準は，訪問診療の実績がある，研修を受けている，歯科衛生士がいる，連携機関がある，実績報告をしている等で，その書類の提出が要求される。
- 全国在宅療養支援歯科診療所連絡会では，学術や研修の全国大会，e-ラーニング，メーリングリスト等で歯科訪問診療に必要なスキルの習得に便宜を図っている。当連絡会は広く門戸を開いている。在宅歯科医療の実践を志向していることが前提ではあるが，歯科医療関連の職種であれば誰でも入会可能である。

1 全国在宅療養支援歯科診療所連絡会の組織について

高齢化が急速に進むわが国においては，在宅医療・在宅ケアの充実が久しく叫ばれている。しかし，地域では，誤嚥性肺炎で入退院を繰り返す高齢リピーター患者が一向に減少しないという切実な声も届く。安心・安全な在宅療養を送るためには，栄養管理や摂食・嚥下リハビリテーションが重要な課題になってきた。さらには楽しい食事とそれに付随する豊かなコミュニケーションの醸成までもが求められる時代になっている。

全国在宅療養支援歯科診療所連絡会は，在宅歯科医療・口腔ケアの普及をめざして設立された。その組織図は図1[1)]の通りである。

2 当会の名称と参加者

全国在宅療養支援歯科診療所連絡会の名称は，Home Dental Care Net [HDCネット(旧名：全国在宅医療・口腔ケア連絡会)]と言い，診療所・病院歯科・大学教育・歯科衛生士・歯科技工士等，歯科診療に関わるすべての専門職種が参加している。

表　全国在宅療養支援歯科診療所連絡会の活動経緯

2009年 8月	在宅歯科医療・口腔ケア連絡会(HDCネット)メーリングリストの立ち上げ
2009年 11月5日 11月23日	任意団体として設立総会 「在宅医療推進フォーラム」に参加し，加盟団体となる
2010年 5月	一般社団法人となる
2011年 7月31日	第1回全国大会(日本歯科大学にて)
2013年 7月28日	第2回全国大会(日本歯科大学にて)
2014年 5月	医・歯・薬の連合会として，事務所を共有(全共連ビル麹町)
2015年 2月	名称の変更(旧名：在宅歯科医療・口腔ケア連絡会)
2015年 8月30日 10月4・11日	第3回全国大会(東京医科歯科大学にて) 東大モジュール地域講師育成事業(認定者170名)
2016年 8月28日	第4回全国大会(東京医科歯科大学にて)
2017年 5月27・28日	第5回全国大会(医歯薬連合会大会と同時開催)

入会の流れ

入会費・年会費をお支払い → **事務局へのお振込みのお知らせ**（メールでお知らせ下さい）

銀行または郵貯銀行から指定口座「郵貯銀行」下記詳細参照してください

ご入金確認後に登録ページへご案内します。
なお，ご登録される場合はメーリングリストの閲覧が難しい場合のある携帯電話は避けて，スマートフォンやPCから，お願いします

メール送信先：jimukyoku@e-shika.org ←CLICK

図2 全国在宅療養支援歯科診療所連絡会入会の流れ

3 当会の設立，活動の経緯

当会設立から今日までの活動は表の通りである。

4 当会への参加方法

当会への参加方法については，図2[1)]を参照して頂きたい。

5 入会特典

入会後の特典として以下のものがある。
①多職種参加のメーリングリストによる，在宅医療，在宅ケアの情報共有，コミュニケーション。
②掲示板機能等のインターネットコミュニケーションによる，専門学習，生涯学習。
③各種研修会，研究会のご案内。
④人的ネットワーク，顔の見える連携の構築。
⑤支援者・支援を目的としたサポート事業。

※当会ではGoogleのメーリングリストを利用し，会員間の意見交換をしている。入会登録・承認された人は，メーリングリストに招待するので，活用して頂きたい。

【文献】
1) 全国在宅療養支援歯科診療所連絡会．
　 [http://www.hdc-2017.com/]

原　龍馬

Q299
全国薬剤師・在宅療養支援連絡会（J-HOP）への参加方法は

薬剤師の在宅医療への取り組みを推進している団体等はありますか？　また，参加することはできますか？

A point
- 全国民の在宅医療に対する薬剤師による支援の充実が目的。
- 会員限定のメーリングリスト（mailing list：ML）を活用した情報交換が活発。
- 薬剤師はもちろん，他職種も準会員として入会可能。

1 全国薬剤師・在宅医療支援連絡会（J-HOP）の目的

2010年11月薬剤師の在宅業務への取り組み推進のために「全国薬剤師・在宅療養支援連絡会」（J-HOP）は設立された。この会は在宅療養を支援できる薬剤師の育成や，全国のそれぞれの地域における薬局薬剤師と病院薬剤師の連携（薬－薬連携）ならびに多職種連携の充実を図ることにより，全国民の在宅療養に対する薬剤師による支援の充実を目的としている。

さらに，薬剤師の在宅活動をより根拠のあるものとするため，大学・研究機関とも連携しながら，薬剤師が在宅医療に取り組むことのメリットを実証し，在宅医療を担う薬剤師の役割と職能を確立させていくことも活動の大きな柱のひとつとなっている。

2012年4月には一般社団法人格を取得し，現在の会員数は1462人（2017年11月30日現在）を数えるまでになった。J-HOPの組織は全国薬剤師・在宅医療支援連絡会のホームページ[1)]に掲載されている。

[図: J-HOPの4本の柱]
- 相互交流：疑問やノウハウの交換・ML, 懇親会
- 情報共有：各種研究会や学会の紹介・開催案内（緩和医療薬学会, HIP研究会, 医療薬学会, 褥瘡, 簡易懸濁法 など）
- 他職種研修紹介：他職種で集う会（プライマリケア学会, 在宅医学会, 緩和医療学会 など）
- 研究参画：大学の研究などへ参画・エビデンスづくり

2　J-HOPの活動内容

J-HOPの活動には大きく4つの柱がある（図）。

まず、1つ目の柱は会員限定のMLを活用した情報交換である。会員はいつでも、どんな内容でも、在宅業務等に関してわからないことを質問したり、相談したいことをMLに投稿することができる。質問に対しては、全国の仲間から素早いレスポンスで回答があり、入会する大きなメリットとなっている。また、「メールのやり取りを読んでいるだけでも、在宅業務に関する勉強になる」という声も多い。現在ではJ-HOPのホームページ[1]上に「あるあるシェアネット（略称：「あるシェア」）」という情報交換システムを構築し、MLでのやり取りも含めて、過去のやり取りを簡単に検索することができるようになっている。このシステムによって、新たに会員になった場合にも過去のMLでの情報を検索することができるようになった。

2つ目の柱は、薬剤師で組織されている在宅医療に関連する様々な研修会（Home Infusion Pharmacy：HIP研究会等）との連携である。

3つ目の柱は、在宅関連の薬剤師以外の多職種で組織された連絡会（医師や歯科医師の連絡会等）との連携である。

4つ目の柱は、薬科大学等と連携して、薬剤師の在宅医療への取り組みに関する様々な研究である。その他、2016年までは年に1回の全体研修会を6月に北里大学にて開催してきた。終了後には懇親会を行い、会員相互の交流を図っている。

今後は、全国を9つのブロックにわけ、それぞれの地域で同様の活動を行っていく予定であるほか、2017年5月には、医師の連絡会である全国在宅療養支援診療所連絡会、歯科医師の連絡会である全国在宅療養支援歯科診療所連絡会と合同での研修会を開催した。既に在宅に取り組まれている薬剤師はもちろん、これから取り組もうとする方もぜひご入会頂き、一緒に学んでいけたらと願っている。また、薬剤師に限らず、医師をはじめとする他職種も準会員という形で入会することも可能である。

【文献】
1) 全国薬剤師・在宅医療支援連絡会. [http://www.j-hop.jp/]

大澤光司

Q300
日本在宅医学会への参加方法は

「日本在宅医学会」とはどのような組織ですか？　また、参加する方法を教えて下さい。

- ▶日本在宅医学会は、1999年に多くの医師が在宅医療を学べる場を設けるために設立された組織である。
- ▶全国で研修プログラムが行われており、多くの医師が参加し、在宅医としての資質を磨いている。
- ▶在宅医療を真剣に考え取り組む者が集い、普遍的な在宅医療の真髄を追求する場である。

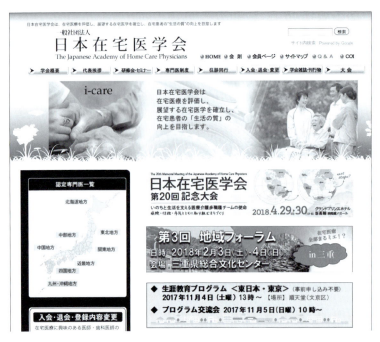

図 日本在宅医学会のホームページ画面

ホームページから入会できる。

1 日本在宅医学会設立の経緯と理念

1994年、「在宅医学を確立しよう」という佐藤 智初代会長の呼びかけに、全国で在宅医療を始めた医師たちが集い、日本在宅医学会（以下、当学会）（図）の前身となる「在宅医療を推進する医師の会」を発足した。1999年、在宅医療を「客観的根拠に基づく医療（evidence-based medicine）」とし、多くの医師が在宅医療を学べる場にするために、「在宅医療を推進する医師の会」を母体として当学会が設立された。

当学会の理念は、①在宅医療に関わる多くの人の理念・知識・経験を集積すること、②外来診療や病院等の施設内医療とは異なる「原理（principle）」を確立し、在宅医学を構築すること、③在宅医療のscienceとartを在宅医が集い研鑽すること、④在宅医療をinterestingでexcitingと感じる医師・医療者を育成すること、⑤在宅で療養する患者とその家族の「生活の質」の向上に寄与することである。

2 活動内容について

当学会は早くから在宅医の教育・研修システムづくりに取り組み、2002年に専門医制度を発足させた。2008年より研修プログラムの認定を開始、2009年に専門医用テキスト「在宅医学」を発刊した。2009年4月から全国の暫定指導医による研修プログラムを用い、在宅医療専門医研修を開始し、2010年より毎年認定専門医試験を実施している。現在、研修プログラムは北海道から沖縄まで計122プログラムとなり、240人の専門医を輩出している。

年1回開催される学術大会と地域フォーラム、生涯教育プログラムや往診同行プログラムや多職種連携研修へ参加することにより、在宅医としての資質を磨き、最新の知見を知り、全国の会員との情報交換を行うことができる。自らの在宅医療への取り組みの発表や臨床課題に関する研究や学際的研究は、学術大会での発表と日本在宅医学会誌への投稿で世に発信することが可能である。

当学会では、その活動を支える委員会が活発に運営されている。専門医制度委員会、教育研修委員会、編集委員会、研究委員会、大会運営委員会、あり方委員会、倫理委員会、診療報酬・介護報酬委員会、次世代委員会の9委員会は担当理事を中心に、一般会員も参加し運営されている。委員会に参加し、その活動を通じ在宅医学の発展とより良質の在宅医療の提供を行い、地域でリーダーシップを発揮することが可能である。

3 今後の展望

　現在，在宅医療に関わる学会や研究会が多数見受けられる。それぞれ志を持って活動しており，その活動に敬意を表するが，今は在宅医療に関わる力を集約し，同じ方向をめざした活動を行う必要がある。日本在宅医学会は学際的団体であり，政治や行政に左右されることはない。日本在宅医学会は在宅医療を真剣に考え取り組む者が集い，普遍的に在宅医療の真髄を追求する場である。

石垣泰則

Q301
介護支援専門員資格試験へのチャレンジ方法は

介護支援専門員になるにはどうすればよいですか？
資格試験などあるのでしょうか？

point

- ▶介護支援専門員は，介護保険法に基づき，要介護者などからの相談に応じて適切なサービスを利用できるよう支援する職種である。
- ▶その業務に従事するためには，介護支援専門員実務研修受講試験に合格後，実務研修を修了し，介護支援専門員証の交付を受けることが必要である。
- ▶介護支援専門員実務研修受講試験は，受講希望者に対して，介護保険制度などに関する必要な専門知識等を有していることを事前に確認するために実施される試験である。

1 介護支援専門員とは

　介護支援専門員は，介護保険法に基づき，要介護者や要支援者，家族などからの相談に応じて要介護者などが心身の状況に応じた適切なサービスを利用できるよう支援する職種である。サービス事業者などとの連絡調整を行い，要介護者等のケアプランを作成する業務を担う。なお，介護支援専門員の業務に従事するためには，後述の介護支援専門員実務研修受講試験に合格後，実務研修を修了し，各都道府県の介護支援専門員名簿に登録を行い，介護支援専門員証の交付を受けることが必要である。

2 介護支援専門員実務研修受講試験について

　介護支援専門員実務研修受講試験は，受講希望者に対して，研修を行うに際し，事前に介護保険制度などに関する必要な専門知識等を有していることを確認するために，例年10月に実施される試験である。

　本試験は，2015年2月に受験資格が改定され，2018年からは表の通りとなる。

　なお，経過措置として，2017年の介護支援専門員実務研修受講試験日までに前述の介護等業務に従事している人や相談業務に従事している人は，社会福祉主事任用資格者やホームヘルパー2級（2013年度から廃止）の資格を持っている人なら5年以上（900日），無資格で介護等業務に従事していた経験がある人ならば10年以上（1800日以上）の実務経験を満たせば，本試験を受験することができる（表）。

　介護支援専門員は，介護保険法の理念に則り，高齢者がより自立した生活をめざせるよう生活に寄り添

表　介護支援専門員実務研修受講試験受験資格

試験対象者となる法定資格等	従事期間
医師・歯科医師・薬剤師・助産師・看護師・准看護師・保健士・介護福祉士・社会福祉士・理学療法士・作業療法士・視能訓練士・義肢装具士・歯科衛生士・言語聴覚士・あん摩マッサージ指圧師・はり師・きゅう師・柔道整復師・栄養士（管理栄養士含む）・精神保健福祉士	保健・医療・福祉に関する資格に関わる実務に5年以上従事
生活相談員・支援相談員・相談支援専門員・主任相談支援員	特定の福祉施設・介護施設・障害者施設などで相談援助業務に5年以上従事

い，支援を行う。今後の高齢者像を理解して社会のニーズに合った支援，特に医療面で多くの問題を抱える人々にもしっかりと対応できるよう，2016年度から実務研修カリキュラム（87時間）も変更された。

介護保険制度は3年に一度見直されているので，介護保険制度の内容はもちろんのこと，改正された内容や政策の趣旨にも触れておく必要がある。なお，医療的な基礎知識や他の制度に関する知識など体系的に学ぶことが重要である。人口の減少による介護の人材不足が問われる中で，介護支援専門員は，対人援助職として高齢者やその家族ばかりではなく地域においてますます必要な存在となる。社会に貢献できるやりがいのある仕事である。今までの経験を生かしてチャレンジしてもらいたい。

鷲見よしみ

Q302
主任ケアマネジャーとは

主任ケアマネジャーとはどのような人のことを指し，一般のケアマネジャーとどのような違いがあるのでしょうか？

point

- ▶他の介護支援専門員への指導，人材育成，スムーズな連携を形成することが求められる。
- ▶医療保険福祉，制度，政策など幅広い分野の知識と，活用できる実践力が必要とされる。
- ▶実務を通じた地域包括ケアシステムの構築・推進に貢献することが期待される。

1 主任介護支援専門員とは

主任介護支援専門員（主任ケアマネジャー）は，主任介護支援専門員研修実施要項の基本的考え方では，適切なケアマネジメントを実践できていることを前提とし，他の介護支援専門員に適切な指導・助言，さらに事業所における人材育成および業務管理を行うことができ，また，地域包括ケアシステムを構築していくために必要な情報の収集・発信，事業所・職種間の調整を行うことにより地域課題を把握し，地域に必要な社会資源の開発やネットワークを構築するなど，個別支援を通じた地域づくりを行うことができる者とされている（図）[1]。

2 主任介護支援専門員に求められる働き

今後のニーズへの対応として，慢性疾患を抱える高齢者の生活立て直しの支援，高齢化した障害者，さらに家族への支援が必要なケースなど，分野をまたがるようなケースは，利用者・家族に対して疾病や現状の理解を促す関わり，生物，心理，社会的な要因への対応，社会保障制度で賄えないことなどへの支援が欠かせない。その中で，複雑で誰に聞けばよいかわからないことなどを整理し，適切な支援へ結び付ける役割が介護支援専門員には期待される。一方，まだ要介護状態になっていない人が要介護状態にならないよう，セルフケア・セルフマネジメントを促す視点も必要である。軽度者への生活援助が，今後地域支援事業に移行する案が検討されているため，利用する人たちのモニタリングを通して，事業評価も重要な役割となる。それには医療保険福祉，制度，政策など幅広い分野の知識と，活用できる実践力が必要とされる。

また，地域包括支援センターや市町村は地域の主任介護支援専門員に対し，地域ケア会議を効果的に活用していくために①地域ケア会議をデザインする，②ニーズを的確にキャッチする，③個別課題から政策形成までの展開をサポートする，の3点を求めている。つまり主任介護支援専門員は，地域ケア会議の意図や意義を理解し，利用者や地域の持つニーズを正確に把握し，たとえば個別課題の解決を地域ケア会議で行うのか，それともサービス担当者会議で行うのかといった割り振りや，個別課題の積み重ねを政策形成へと展開できるように，行政との連携を確実に実行しなければならない。たとえば，多職種との連携，特に医療との連携において，地域の実情に合わせた切れ目のない医療・介護の支援構築や，在宅医療の推進に対しての助言・指導，地域での活動等の実務を通じた地域包括ケアシステムの構築・推進が主任介護支援専門員に求められる。

ケアマネジャー	主任ケアマネジャー
目標	**目標**
・地域包括ケアシステムの中で，医療職をはじめとした多職種との連携・協働 ・利用者の尊厳を旨とした自立支援に資するケアマネジメントの実践	・地域や事業所内におけるケアマネジャーの人材育成（スーパーバイズ機能の強化） ・地域包括ケアシステムの構築に向けた地域づくりの実践

実務研修の見直し	専門研修の見直し	主任介護支援専門員研修の見直し
・自立支援に資するケアマネジメントを実践できるよう，「ケアマネジメントのプロセスの概観」，「サービス担当者会議」の科目を新設するなど，ケアマネジメントプロセスにかかる研修内容を充実 ・地域包括ケアシステムの構築をふまえ，「地域包括ケアと社会資源」「ケアマネジメントに必要な医療との連携及び多職種協働の意義」「介護支援専門員に求められるマネジメント（チームマネジメント）」の科目を新設 ・より実践的な研修内容とするため，「ケアマネジメントの展開」として演習時間を確保	・専門職として自己研鑽し，ケアマネジメントを実践していく上で必要となる専門的な知識・技術を修得するため，認知症・リハビリテーションなどの事例を活用した「ケアマネジメント演習」「ケアマネジメントに必要な医療との連携及び多職種協働の実践」「個人学習と相互学習」の科目を新設。（専門研修Ⅰ） ・ケアマネジメントは居宅でも施設でも共通であることをふまえ，居宅と施設に関わらず，自らの実践事例を活用することにより，居宅と施設相互のケアマネジメントにおける課題等を学ぶ事例研究の時間を大幅に拡充	・「人事・経営管理」の科目名を「人材育成と業務管理」に改め，事業所内や地域のケアマネジャーに対する人材育成の方法等に関する研修内容を充実 ・地域包括ケアシステムの構築に向けた地域づくりを実践するため，「コミュニティソーシャルワーク」の科目について，地域ケア会議等による地域課題の把握・解決などの内容を充実 ・地域づくりに必要なネットワークの構築を推進するため，「ケアマネジメントに必要な医療との連携及び多職種協働の構築」の科目を新設 ・主任ケアマネジャーの資質向上を図るため，継続的な研修として「主任介護支援専門員更新研修」を新たに創設 ・研修受講要件に，地域づくりへの参画などの実践経験を求める

図　介護支援専門員に関わる研修制度の見直し（2016年度〜）　　　　（文献1より引用）

保険者と地域包括支援センター，地域包括支援センターの主任介護支援専門員と地域の主任介護支援専門員が協同し「地域をマネジメントする」ことが重要である。

【文献】
1）厚生労働省：ケアマネジャーの研修制度について．
　〔http://www.mhlw.go.jp/file/05-Shingikai-12401000-Hokenkyoku-Soumuka/0000129402.pdf〕

鷲見よしみ

第10章

在宅ケアの社会学

Q303
医療者が知っておくべき生活保護制度の概要は

生活保護制度では，その設計上，在宅ケアを行うにあたって医療者が必要と考える条件が対象外であることがあると聞きますが，たとえばどういったことがありますか？

point
- ▶治療上，入院保証人や手術同意書の記入が必要になった場合，生活保護ケースワーカーは公務員であるため保証人や同意人になることはできない。
- ▶医療材料等，療養上必要だが自費対応の物品の中には，生活保護費で支給されないものがある。
- ▶「在宅での看取り」を考える場合で，特に患者が単身者の場合は，葬祭費や住居の後片付けを含め，生活保護ケースワーカーと事前の話し合いが必要。

1 生活保護制度の概要

生活保護制度は，資産や能力等すべてを活用してもなお生活に困窮する国民に対し，国が困窮の程度に応じて必要な保護を行い，健康で文化的な最低限度の生活(＝最低生活費)を保障し，その自立を助長する制度である(支給される保護費は，地域や世帯の状況によって異なる)。

表[1]のように，生活を営む上で必要な各種費用に対応して扶助が支給される。

最低生活費との関係については，厚生労働省「生活保護制度の概要等について」[1]の「最低生活費の体系」，各項目の具体的内容については同「各種扶助・加算の概要」を参照のこと。

在宅ケアとの関係での「生活扶助」「住宅扶助」「医療扶助」「介護扶助」「葬祭扶助」を理解しておく必要がある。

2 居宅生活可能かの判断

2011年度生活保護受給世帯の約半数を占める「高齢者世帯」の89％は単身世帯である。単身者の在宅ケアは，本人にとって必要なケアが社会資源でカバーできるかで可否が決まる。それゆえ「生活保護手帳(別冊問答集)」に以下の項目が設けられている。

問(第7の78) 局長通知第7の4の(1)のキの「居宅生活ができると認められる者」の判断方法を示されたい。
　答　居宅生活ができるか否かの判断は，居宅生活を営む上で必要となる基本的な項目(生活費の金銭管理，服薬等の健康管理，炊事・洗濯，人とのコミュニケーション等)を自己の能力でできるか否か，自己の能力のみではできない場合にあっては，利用しうる社会資源の活用を含めできるか否かについて十分な検討を行い，必要に応じて関係部局および保健所等関係機関から意見を聴取した上で，ケース診断会議等において総合的に判断すること。なお，当該判断にあたっては，要保護者，その扶養義務者等から要保護者の生活歴，過去の居住歴，現在の生活状況を聴取する等。

3 医療扶助の申請方法と決定過程

医療扶助は福祉事務所が指定医療機関等に生活保護受給者を委託し，そのかかった費用を直接医療機関に支払う「現物給付」の形をとっている。医療の必要性，内容および程度の判断には専門家の意見が必要なため，福祉事務所が指定医療機関の医師に求めるのが要否意見書である。要否意見書には以下の種類がある。

- ・医療要否意見書(医科・歯科)
- ・精神疾患入院要否意見書
- ・治療材料給付要否意見書
- ・施術(柔道整復，あん摩・マッサージ，はり・きゅう)
- ・訪問看護要否意見書
- ・移送給付要否意見書

医療扶助の決定は，要否意見書の記載事項を福祉事務所の嘱託医等が確認した上で行われ，いつから，どこで，どのような内容の医療を行うかが記載された決定通知書および医療券が受給者に交付される。

保険外診療や室料差額は対象にならない。また治療材料や施術，移送にも制限がある。そのため治療等を行う前に受給者を通して福祉事務所に確認することが必要である。

表 扶助の種類と支給内容

生活を営む上で生じる費用	扶助の種類	支給内容
日常生活に必要な費用（食費・被服費・光熱費等）	生活扶助	基準額は，①，②を合算して算出 ①食費等の個人的費用 ②光熱水費等の世帯共通費用 特定の世帯には加算がある（母子加算等）
アパート等の家賃	住宅扶助	定められた範囲内で実費を支給
義務教育を受けるために必要な学用品費	教育扶助	定められた基準額を支給
医療サービスの費用	医療扶助	費用は直接医療機関へ支払い（本人負担なし）
介護サービスの費用	介護扶助	費用は直接介護事業者へ支払い（本人負担なし）
出産費用	出産扶助	定められた範囲内で実費を支給
就労に必要な技能の修得等にかかる費用	生業扶助	定められた範囲内で実費を支給
葬祭費用	葬祭扶助	定められた範囲内で実費を支給

（文献1より引用）

4 葬祭扶助等の支給

　生活保護制度は申請主義が原則である。単身世帯の世帯主が死亡した場合，死者が自分の葬祭扶助を申請することはできないことから，親族の扶養義務が他法優先の原則から優先される。葬祭を執行する親族が最低生活費以下の生活レベルにあり，その親族が自身の世帯の保護申請を行い決定されることによって初めて葬祭扶助が支給される。親族がいない場合は，民生委員か家主の申請によって葬祭扶助が決定される。

　また，アパート等の引き払いの費用も，世帯主死亡後は支給が困難である。アパートの敷金がそれに充当されるべきという考えに制度が立っているゆえであるが，費用的に敷金を上回ることが多いため，家主と福祉事務所の間でトラブルになることも多い。

　以上のように，受給者が在宅死を望む場合は受給者が親族，担当ケースワーカー，家主，民生委員等と金銭管理の問題も含めて事前に話し合っておくことが必要である。

【文献】
1) 厚生労働省：生活保護制度の概要等について. 2016.
　[http://www.mhlw.go.jp/file/05-Shingikai-12601000-Seisakutoukatsukan-Sanjikanshitsu_Shakaihoshoutantou/kijun23_05.pdf]

早坂由美子

Q304
社会的フレイルとは

社会的フレイルを予防するためのポイントを教えて下さい。

point

▶運動や栄養の分野とは異なり，社会性や社会参加に対する介入はなかなか難しい。

▶従来の疾患ベースの対策のみでは限界があり，地域の住民も交えた全員で「時間をかけたまちづくり」としての新しい包括的アプローチが必要である。

▶ポイントとしては①身近：地域住民が歩いて通える範囲に，②住民主体：住民の自発的な取り組み意欲を引き出す，③継続的な支援・助成，等が挙げられる。

1 社会的フレイルとは？

　フレイルという概念には身体機能的な側面の衰えだけではなく，心理／認知的（メンタル／コグニティブ・フレイル），そして本稿が取り上げる社会的（ソーシャル・フレイル）な衰えなどを包括した多面性を持つ。このフレイルという概念のひとつのコンポーネントである社会的フレイルが，高齢者に，ひいてはすべての

	アウトカム	定義	初年度調査時の頻度	新規発症率	ハザード比（95%信頼区間）	P
社会性への侵害	社会的孤立	ルーベンソーシャルネットワークスコア：12点以下／30	22%	36%	1.89（1.46～2.45）	<0.001
	家族からの孤立	ルーベンソーシャルネットワーク家族スコア：6点以下／15	21%	37%	1.30（1.00～1.70）	<0.047
	友人からの孤立	ルーベンソーシャルネットワーク友人スコア：6点以下／15	23%	34%	1.71（1.28～2.29）	<0.001
	閉じこもり	外出頻度が週に1回未満	15%	21%	1.86（1.37～2.54）	<0.001
心身健康への侵害	抑うつ傾向	GDS-15得点：6点以上／15	16%	19%	1.39（0.97～1.99）	<0.070
	身体的フレイル	CHSインデックス：3以上／5	9.2%	7.9%	2.10（1.17～3.38）	<0.010
	サルコペニア	AWGSのクライテリア	6.1%	5.7%	1.51（1.10～2.69）	<0.014
	要支援・要介護	要支援・要介護認定	3.8%	6.8%	1.71（1.11～2.63）	<0.016
	死亡	すべての要因	0.0%	3.5%	1.14（0.73～2.06）	<0.476

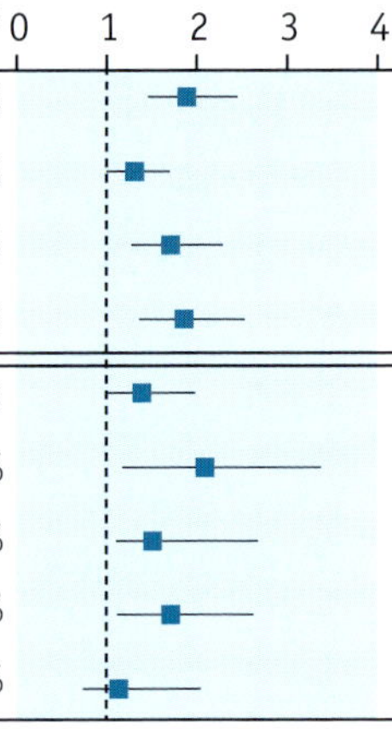

図1　社会的フレイルは社会的孤立や閉じこもりのリスクであり，心身健康をも侵害する

・ハザード比は以下の項目で調整された値：年齢，性別，BMI，認知機能（MMSE），基礎疾患，IADLタスクの有無，教育歴，低収入
・対象者数 n＝2044，最大追跡期間45カ月，アウトカムにより欠損値，追跡調査未完了者を除いて解析
GDS-15（geriatric depression scale-15），CHS（Cardiovascular Health Study），AWGS（Asian Working Group for Sarcopenia）

人間のライフステージにおいて，どのくらいの影響をもたらすのだろうか。

2　社会的フレイルにまつわるエビデンス

社会的フレイルは，生活環境や社会活動の変化から，社会的孤立や閉じこもりなどに対する脆弱性が増加した状態である。具体的には，「昨年と比べて外出頻度が減少してきた」「独りで暮らしており，1日中ほとんど誰とも会話をしない」「1日3食ともに独りで食事をしている（いわゆる孤食）」「信頼できる親族や友人があまりいない」などの，些細な社会性の欠如が重複している状態である。

近年，日本の地域高齢者4304人に対する調査において，「要介護認定リスクと関連する社会性の欠如の重複」を社会的フレイルと定義し，社会的フレイルが有意な要介護認定リスクであることが報告された[1]。また，スペイン在住の74歳以上の地域高齢者875人を対象に，身体的・精神心理的・社会的フレイルの死亡リスクを検討した結果，社会的フレイルは死亡リスクであった[2]。

では，社会的フレイルがいかにして要支援・要介護認定や死亡のリスクとなりうるのか，筆者らの研究結果を紹介する。我々の大規模高齢者縦断追跡コホート研究（柏スタディ）の対象者（2044人，平均年齢73歳，男女比1：1）を対象に，Makizakoらとほぼ同様

の定義を当てはめた場合に，社会的プレフレイル（1項目該当）は30%，社会的フレイル（2項目以上該当）は21%存在していた。これら社会参加の欠如や社会性の偏りが「重複」している状態である社会的フレイルは，将来的には閉じこもりや社会的孤立を促すと同時に，確実に身体的フレイル（サルコペニア含む）にもつながることがわかった（図1）。そして，身体的フレイルに社会的フレイルが重なった場合に，要支援・要介護リスクを高め，死亡へとつながることも証明した（図2）。

3　社会的フレイル対策のための地域づくり

現在，介護予防・日常生活支援総合事業が順次開始されている。幅広く解釈をすれば，通いの場も含めて，まさに住民主体を軸とした地域づくりそのものと言っても過言ではない。ポイントは①身近：地域住民が歩いて通える範囲に，②住民主体：住民の自発的な取り組み意欲を引き出す，③継続的な支援・助成，等であろう。高齢者の予備能力を最大限に引き出すための自立支援ケア型のサポートも強化されるべきである。そのためにも元気な高齢者にもっと担い手側になってもらいたい。

運動や栄養の分野とは異なり，社会性や社会参加に対する介入はなかなか難しい。しかし，真のフレイル

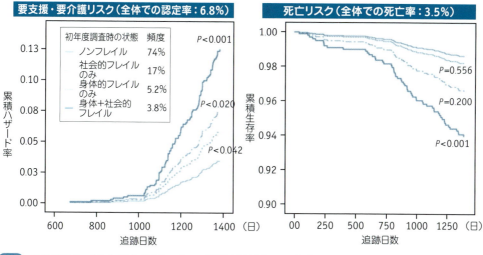

図2 身体的フレイルと社会的フレイルの重複が要支援・要介護リスクを高め、死亡リスクにすらつながる

・調整変数：年齢，性別，BMI，認知機能（mini-mental state examination：MMSE），基礎疾患，IADLタスクの有無，教育歴，低収入
・対象者数 $n=2044$，最大追跡期間45カ月，初年度調査時該当者，欠損値，追跡調査未完了者を除いて解析

対策は従来の疾患ベースのアプローチのみでは限界があり，医療従事者はもちろん，非医療者や行政をも巻き込んで，「時間をかけたまちづくり」として，新しい包括的アプローチによる介入を講じる必要がある。すなわち，フレイルをいかに未然に防ぐのか，あるいはフレイル高齢者をいかに早期段階で発見し，可逆性が残された部分にいかに適切な介入を施すのかを明確にすることがきわめて重要である。

【文献】
1) Garre-Olmo J, et al：Age Ageing. 2013；42(1)：46-51.
2) Makizako H, et al：J Am Med Dir Assoc. 2015；16(11)：1003, e7-11.

飯島勝矢

Q305
自助・互助とは

地域包括ケアの構築の中で，自助・互助が鍵と言われていますが，具体的にどのような活動を指しているのでしょうか？

point

▶自助は，自分で自らの生活を支えることであり，自らの暮らしを自分で行うあり方以外にも，市場サービスの購入によって，自らの生活を支える方法も含まれている。
▶互助は，家族や地域の支え合いなど，市場とは異なる生活空間の中で支え合う地域の機能である。
▶住民同士のつながりが希薄な地域において自助・互助を推進するためには，行政の働きかけが不可欠である。

1 地域包括ケアシステム構築における自助・互助とは

地域包括ケア研究会[1]は2012年度報告の中で，地域を支える負担を誰が担うのかという視点から，「自助・互助・共助・公助」の区分を提案し，地域包括ケアシステムは，それぞれの地域資源のバランスの中で構築される予測を示した。「自助は，自分で自らの生活を支えることであり，自らの暮らしを自分で行うあり方以外にも，市場サービスの購入によって，自らの生活を支える方法も含まれている。互助は，家族や地域の支え合いなど，市場とは異なる生活空間の中で支え合う地域の機能である」としている。

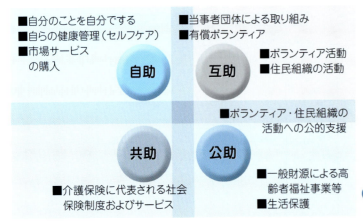

図 地域包括ケアの自助・互助・共助・公助 （文献2より引用）

「互助」は相互に支え合っているという意味において「共助」と共通点があるが、費用負担が制度的に裏付けられていない自発的なものである。具体的な内容概略は図[2]の形で示されており、自助は「自分のことは自分でする」「自らの健康管理（セルフケア）」「市場サービスの購入」、互助は「当事者団体による取り組み」「有償ボランティア」「ボランティア活動」「住民組織の活動」としている。

2 地域包括ケアシステムにおける「自助」

図のように自助には、要介護状態にならないよう、自らの健康に対して、具体的に行動し、健康・介護予防に対して自らが責任を持って管理する努力（セルフマネジメント）も含まれている。このセルフマネジメントにより、要介護状態にならないような予防や、重度化を予防できるケースも期待される。

健康に関する正しい知識を住民が確実に得て、積極的に実践することで、結果的に健康寿命の延伸や生活の質の向上につながることが期待される。同研究会が示している例として、高知県高知市の「いきいき百歳体操」等が示されており、セルフマネジメントに関して、行政が働きかけ、住民の自発的な体操教室が市内全域に展開した事例を好事例として取り上げている。上記のような体操教室を介して、インフォーマルな地域の助け合いが広がった面もあり、「自助」の活動を通じた「互助」への展開が期待されている。

3 地域包括ケアシステムにおける「互助」

高齢者といっても65〜69歳における要介護認定率はわずかに3％程度であり、要介護認定率が多くなる75歳以上とは心身の状態は同じではない。たとえば、互助と公助の狭間にあるような活動ではあるが、東京都稲城市や横浜市では、「介護支援ボランティアポイント」として、65歳以上の高齢者が介護施設等でボランティア活動をした場合にポイントを付与し、たまったポイントに応じて換金等を行うことにより、実質的に介護保険料の負担料を軽減することができる制度などがある。都市部などのつながりが希薄化している地域では、地域の中に潜在的に存在している自助・互助に対して、行政が中心となり、住民に対しての働きかけを進める工夫が不可欠である。

【文献】
1) 三菱UFJリサーチ＆コンサルティング：地域包括ケア研究会．[http://www.murc.jp/sp/1509/houkatsu/houkatsu_01.html]
2) 厚生労働省：地域包括ケアシステムの5つの構成要素と「自助・互助・共助・公助」．2013．[http://www.mhlw.go.jp/seisakunitsuite/bunya/hukushi_kaigo/kaigo_koureisha/chiiki-houkatsu/dl/link1-3.pdf]

三浦久幸

Q306
在宅医療が地域の文化を変えるとは

在宅医療は地域の文化を変えると聞きますが、どういうことでしょうか？

point

- ▶大部分の国民が病院で命を閉じる文化が醸成されているが，地域で最期まで暮らすことを目的に地域包括ケアシステム構築が推進されている。
- ▶実際には，地域で看取り率が30％を超える地域がある反面，数％のところもあり，地域間格差は歴然としている。
- ▶看取りまで支える在宅医療の推進は，地域の文化を変える力がある。

1 病院死はわが国の文化なのか

　病院死率と在宅死率が逆転したのは，約40年前である。その後，寿命で命を閉じる高齢者が，病院での積極的な延命的加療の結果，病院で命を閉じる文化が醸成されていった。2000年には，在宅療養を支援するために介護保険制度が施行されたが，在宅での看取りへの回帰は，国が思い描くほど進まなかった。いまだにグループホーム入所者や特別養護老人ホームの入所者に臨終期が近づくと，救急搬送による病院での死亡診断が常態化している地域もある。

　現在もなお平均すると80％近くが病院で看取られているが，これは世界のいかなる国と比べても異様な姿と言える。一方で国民の大多数は，住み慣れた自宅での安らかな死を望んでおり，ささやかな願いがかなえられない現実との乖離に様々な課題が潜んでいる。

　そこで，住み慣れた地域で最期まで暮らせるようにと市区町村ごとに地域包括ケアシステムの構築が始まっているが，その進展は地域間格差が大きく，地域で看取られる地域が存在する反面，病院や施設でしか命を閉じることができない地域も存在しているのである。

2 地域看取り率の格差

　平成27年度老人保健健康増進等事業（老人保健事業推進費等補助金）における，富士通総研の「在宅医療・介護連携の推進に際しての地域の看取りの状況について」によると，全国に1700以上存在する市区町村の看取り率が公開されている。地域包括ケアシステムは，住み慣れた地域に最期まで暮らすことで，自宅でなくとも，グループホームやサービス付き高齢者住宅などといった暮らしの場で看取られることもめざしている。したがって，報告書では「地域看取り率」という概念が明確化されている。

　人口規模が小さいほど，在宅での看取りが普及しやすい環境にあるが，人口規模が3万人未満の村町の区分では，岐阜県白川町56％，人口規模3万〜20万人未満の区分（図）[1]では，兵庫県豊岡市43.5％，人口規模20万人以上の区分では，神奈川県横須賀市35.4％が地域で看取られている。看取りまで支える在宅医療の推進により地域での看取りの文化が大きく変わったのである。

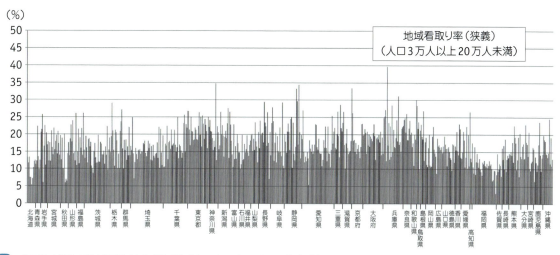

図 市区町村別の地域看取り率（狭義）（人口3万人〜20万人未満）

（文献1より改変）

3 町づくりとしての地域包括ケアシステム

地域包括ケアシステムを別の角度からとらえると、①個人の尊厳と暮らしを守るケアサービスの充実と②地域住民が支え合う街づくりという2つの課題が内包されている。自助、互助の重要性は、わが国の原風景とも言える「向こう三軒両隣」の絆と言い換えることができ、徘徊を散歩に変える街にするためには、地域全体のケア力は欠かせない。専門職によるケアサービスだけでなく、人と人の触れ合いがあって初めて「安心で安全な街」と言えるだろう。

フレイルの入り口には、社会との関係性の希薄化があると言われているが、たとえば孤食に基づく低栄養は、サルコペニアの原因であり、重大な要介護リスクとなる。しかし、フレイルは専門職でなくとも予防に関わることができる。また、孤立した状況で、ひっそりと命を閉じるいわゆる孤独死も地域の力で予防できるはずである。

在宅医療の普及推進を地域看取り率によって評価すると、地域看取り率の高い地域は、まさしく地域包括ケアシステムが構築されている地域とみなしてもよい。これが町づくりとしての地域包括ケアシステムと言われる所以なのである。町が変われば町の文化も変わっていく。

【文献】
1) 富士通総研：市区町村別の地域看取り率（狭義）(3万人〜20万人未満). 在宅医療・介護連携の推進に際しての地域の看取りの状況について. 2017.
[http://www.fujitsu.com/downloads/JP/group/fri/report/elderly-health/chiiki-mitori.pdf]

太田秀樹

Q307

地域を活性化する仕組みとは

近年、地域活性化が求められる背景にはどのようなことがあるのでしょうか？　また、どういった取り組みが行われていますか？

point

▶今後高齢社会を迎えるにあたり、地域で最後まで暮らし続けることができる社会をどのように築くのかが問われている。

▶自らの意思に基づいた、自立した質の高い生活を送れるように支援する取り組みが求められている。

▶新しい地域支援事業が推進され、各市区町村で取り組みが始まっている。

1 地域活性化の必要性

地域を活性化することが、現在なぜここまで問われるのか。

団塊の世代が75歳以上になるのは2025年頃であるが、それが完結した社会というわけではない。実際の課題と対応する社会は、それまでに課題が山積した社会であり、今後大都市圏に到来する。2040年の推定死亡率から見ると、85歳以上の死亡率は50%を示している。75歳以下の高齢者は比較的元気であり、「高齢者」の言葉も当てはまらなくなっている。前期高齢者の要支援、要介護認定者は約5%程度であり、就労している人も多い。要支援、要介護認定率で見ると75〜80歳までは14.2%であり、多くの80歳以下の人は元気である。しかし、80歳代になると認定率は倍となる（図）[1]。団塊の世代が85歳前後となるのは2035年頃であり、健康寿命と介護寿命の格差是正を解決することが求められる。あるいは年齢における虚弱、要介護が避けられないことも必至であるならば、地域で生まれて地域で最後まで暮らし続けることができる社会をどのように築くのかが問われている。

2 地域活性化の基本理念

高齢者介護をめぐる問題点として、要介護者の激増と介護期間の長期化により、最期を看取る介護から生活を支える介護へと質、量ともに変化し、個人、家族、社会のそれぞれの側面から深刻化しているという議論が1990年代から行われている。今後の高齢者介護の基本理念は、高齢者が自らの意思に基づき自立した質の高い生活を送れるように支援するものとなる。

従来の高齢者介護は、身体を清潔に保ち、食事や入

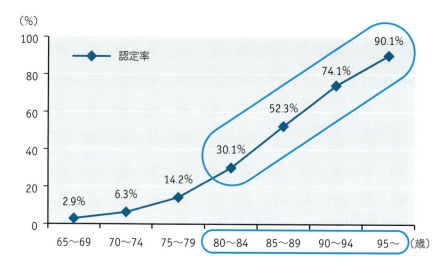

図 年齢層別要支援・要介護認定者の割合

80〜84歳では1/3が要支援・要介護状態に

（文献1より改変）

浴等の介助をする「お世話型」にとどまりがちであるが，「重度の障害を有する高齢者であっても，車椅子で外出し，好きな買い物ができ，友人と会い，地域社会の一員として様々な活動に参加するなど，自分の生活を楽しむことができる生活の実現を支援する」とした介護保険の基本理念が，今後の地域包括ケアシステム構築の中でよみがえるであろう。介護問題は高齢者個人にとっての不安要素であり，家族もまた同様である。現行の福祉，介護，医療制度では対応できないことも見えてきた。

3 新しい地域支援事業

地域支援事業には①介護予防事業，②包括支援事業，③任意事業がある。

新しい介護予防・日常生活支援総合事業は，足腰が弱くなってきた，長距離の歩行が難しい，痛みのために安静時間が増え体力が落ちてきた，買い物が大変であるといった人の地域での暮らしを具現するために，二次予防事業対象者から要介護2までの人を対象として，市民参加の中で失われた機能回復をめざすものである。

包括支援事業の中に，在宅医療，介護連携推進事業，認知症施策の推進，生活支援サービスの体制整備事業がある。在宅医療，介護連携推進事業には具体的に事業項目が設定され，2015年度から取り組みを開始し，2018年4月までにすべての市区町村で実施するとした。地域を活性化させることは基本理念の具現化であり，新しい地域支援事業の実現と各地域の実情に応じたさらなる創造である。

【文献】
1）三菱UFJリサーチ＆コンサルティング：老人保健健康増進等事業地域包括ケアシステム構築に向けた制度及びサービスのあり方に関する研究事業報告書．2017, p7.

新田國夫

Q308

尊厳の考え方は

「患者の尊厳を尊重せよ」とよく言われますが，「尊厳」とは具体的にはどういったことを指しているのでしょうか？

point

▶尊厳とは，「人格に備わる，何物にも優先し，他のもので取って代わることのできない絶対的な価値」である。

▶ケアの対象者をひとりの「人」として尊重し，快適な生活が送れるよう支援することが「尊厳」に配慮することになる。

▶尊厳に配慮したケアの例に「パーソンセンタードケア」がある。

パーソンセンタードケア＝倫理的に配慮したケア

すべての場面で認知症の人の人格（パーソン）を認めることを中核概念とする

【個性に配慮したケア】＋【尊厳に配慮したケア】
⇒自律（autonomy）と自立（independence）への配慮

パーソンセンタードケアは，**その人個人に焦点を当て，**（その人をコントロールするのではなく）**「自律」**と**「自立」を支援するケア**である

🖼 **パーソンセンタードケア**

（文献1より引用）

1 「尊厳」（dignity）という言葉の用いられ方

「尊厳」という言葉は，たとえば，患者の権利に関する「患者の権利に関するWMAリスボン宣言」（1995）では『患者は，人間的な終末期ケアを受ける権利を有し，またできる限り尊厳を保ち，かつ平穏に死を迎えるためのあらゆる可能な助力を与えられる権利を有する』，また介護保険制度の理念では「人間の尊厳の理念に立つ社会保障の体系として，高齢者の自立を支援し，人生の最期まで人間としての尊厳を全うできるよう支援すること」といった使われ方をしている。さらに身近な介護の場面では「身体拘束は尊厳に反する行為だ」「人前でおむつ交換をすることは，高齢者の羞恥心に配慮しない尊厳に反する行為である」などのように用いられている。

「人間の尊厳（dignity）」は，歴史的にも社会的にも深い含蓄がある難しい概念である。そして，この「尊厳」という言葉は，倫理が問題となる場面において，あまりに頻用されていながらも，その実，多くの意味合いを持ち，また，人によって異なる意味に用いられたり，さらには本当の倫理的意味を理解されずにいともたやすく用いられている場合がある。

たとえば，もし，理由も説明されずに「あなたの行為は尊厳に反するよ」と言われたらどうだろうか？「尊厳」という言葉には絶対的な意味があるため，その行為の善悪について適切な評価・検討をすることなく，他の主張や批判を受け入れず議論をストップさせてしまうことすらある。これをknock down argumentと言う。

2 尊厳の定義

1 尊厳は人格に備わる絶対的な価値である

「尊厳」は，「人格に備わる，何物にも優先し，他のもので取って代わることのできない絶対的な価値である」と言われている。モノは壊れてしまえば，新しいモノと交換することができるが，人間はかけがえのない存在であり，他のモノでとって替わることはできない。したがって「尊厳」は，歴史的にも，法的な意味での「人権」（自由権・平等権・生存権など）によって保障されている。

2 尊厳を持つ者は，常に目的として尊重される

カントによれば，人間が単なる手段や道具として扱われたとき（モノ扱いされたとき），「人間の尊厳」は侵害される。尊厳を持つ者は，常に目的として尊重される必要がある。極端な例だが，奴隷・同意のない人体実験などは，人間を手段として用いているために，尊厳に反し，倫理的に許容されない。

また，身近な例では，忙しい日常ケアの現場においても，高齢者を介護業務の客体とみなすのではなく，ひとりの「人」として尊重し，快適な生活が送れるよう支援することが「尊厳」に配慮することになる。

3 尊厳に配慮したケア──パーソンセンタードケア

認知症ケアであるパーソンセンタードケアは，倫理的によく配慮されたケアであると言われており，すべての場面で認知症の人の人格を認めることを中核概念としている（図）[1]。「パーソンセンタードケア」＝「個別性に配慮したケア」＋「尊厳に配慮したケア」であり，「尊厳に配慮したケア」とは，自立（independence）

と自律（autonomy）への配慮を意味している。

具体的には①人格は，失われるのではなくしだいに隠されていくとみなすこと，②すべての場面で人格を認めること，③shared decision making（共有された意思決定）を実践する[可能な限り自律（autonomy）を尊重する]，④社会との関係性を重視することが「尊厳」への配慮となる。

【文献】
1) 箕岡真子：認知症ケアの倫理．ワールドプランニング，2010，p86.

箕岡真子

Q309

人権の考え方は

医療の現場では，常に「患者の人権尊重」が課題となっていますが，私たちの社会において人権とはどのようなものであり，どのように保障されているのでしょうか？

point

▶私たちの人権は，日本国憲法の人権規定により保障されている。

▶人権の最も重要な概念は「個人の尊厳」であり，人権はこの概念を具体化する役割を持っている。

▶人権の中で最も重要なものは，精神活動に伴う人権であり，特に表現の自由は私たちの自己実現に不可欠の人権である。

1 人権の体系的な理解

1 個人の尊厳と自由権

人権とは，私たちの思い描いた人生を実現する（自己実現）手段である。人権の中核概念は，「個人の尊厳」である。「個人の尊厳」とは，1人ひとりの自己実現を社会の中で最大限尊重することである。日本国憲法第13条では，「すべて国民は，個人として尊重される」と規定され，私たちの社会全体を指導する原理と

表 日本国憲法が保障する人権一覧

自由権	精神的自由	思想・良心の自由（第19条） 信教の自由（第20条） 表現の自由（第21条） 学問の自由（第23条）
	経済的自由	居住・移転・職業選択の自由（第22条） 財産権の保障（第29条）
	人身の自由	奴隷的拘束・苦役からの自由（第18条） 法定手続の保障（第31条） 逮捕に対する保障（第33条） 抑留・拘禁に対する保障（第34条） 住居侵入・捜索・押収に対する保障（第35条） 拷問・残虐な刑罰の禁止（第36条） 刑事被告人の諸権利保障（第37条） 不利益な供述の強要禁止の保障（第38条） 遡及処罰の禁止・二重処罰の禁止（第39条）
平等権		法の下の平等（第14条） 両性の本質的平等（第24条） 教育の機会均等（第26条） 議員・選挙人資格の平等（第44条）
社会権		生存権（第25条） 教育を受ける権利（第26条） 勤労の権利（第27条） 労働三権（労働者の団結権・団体交渉権・争議権）の保障（第28条）
参政権		選挙権・被選挙権（第15・44・93条） 公務員の選定・罷免権（第15条） 最高裁判所裁判官の国民審査権（第79条） 地方特別法の住民投票権（第95条） 憲法改正の国民投票権（第96条）
受益権（国務請求権）		請願権（第16条） 国および地方公共団体に対する賠償請求権（第17条） 裁判を受ける権利（第32条） 刑事補償請求権（第40条）

なっている。

ところで，私たちの自己実現は，誰にも介入されず，干渉されずに実現されるのが理想である。これを自由権と言い，欧米の近代市民革命を契機に18世紀に形成された。自由権は，講学上精神活動の自由，経済活動の自由，人身の自由に大別される（表）。

この中で，精神的自由に分類される表現の自由（第21条）は，私たちの思いを実現する手段として，あ

るいは，民主主義を実現する手段として不可欠かつ重要な人権とされ，制約する場合には必要最小限の制約が求められる（厳格な基準）。医療現場において，表現の自由はインフォームドコンセント，医療情報の公開，患者の自己決定の尊重，説明責任などで問題となる。

2 社会権と新しい人権

(1) 社会権

自由権は，人権体系上，最も重要な人権であるが，自由権の保障だけでは，社会的弱者は生存の危機に瀕することになる。それゆえに，社会的弱者の個人の尊厳を保障するには，国が国民生活に介入して「健康で文化的な最低限度の生活」を実現する必要がある。この人権を社会権という。社会権の中で，指導的な役割を果たす人権が生存権（第25条）である。この人権は，19世紀後半に資本主義の矛盾が表面化したことが背景となり，20世紀にドイツのワイマール憲法により保障されるに至った。わが国の社会保障制度（社会保険，公的扶助，社会福祉，公衆衛生・医療）は，生存権（第25条）を具体化したものである。

(2) 新しい人権

日本国憲法には規定がないが，社会の変化の中で新しく必要になってきた人権を「新しい人権」と言う。プライバシー権はその代表的な人権である。この人権は，日本国憲法第13条に規定する「幸福追求権」を根拠にしている。

〈山本克司〉

Q310

自己決定の考え方は

治療法や予後などを患者自身が決める権利は法的に保障されているのでしょうか？　もし患者に決定能力がない場合に気をつけるべきことは何でしょうか？

point

▶自己決定権は，倫理原則（自律尊重原則）によって保障されている。
▶インフォームドコンセントとは，患者と話し合いをし，患者から同意を得る「プロセスそのもの」である。
▶本人に意思決定能力がない場合，家族などによって代理判断が行われる際には，「患者本人による自己決定」と「家族による自己決定」とを明確に区別することが重要。

1 医療に関する自己決定の保障

医療に関する意思決定は，本人に意思決定能力があれば，自分で決定することができる。この自己決定権は，倫理原則（自律尊重原則）によって保障されている。また，法的には，判例の積み重ねによりインフォームドコンセントの法理という形で裏付けられている。

1 インフォームドコンセント

(1) 言葉の定義

患者は，自分の受ける医療に関して，十分な情報開示を受け（知る権利），自身の価値観・治療目標に合わせて自分で決定する権利（選択する権利）を持っている。

しばしば，「患者の同意をとりつける」という言葉が用いられるが，そこには，とりもなおさず「専門家である医師が勧める治療に，患者は同意するはずだ」という先入観が根底にある。これは必ずしも，インフォームドコンセントという概念の真意を表していない。正確にはインフォームドチョイス・インフォームドデシジョンメイキング（informed choice/decision making）であり，患者は，インフォームドコンセント（informed consent：医療同意）することも，インフォームドリフューザル（informed refusal：医療拒否）することもありうる。いみじくもEncyclopedia of Bioethicsに記載されている通り，インフォームドコンセントとは，患者と話し合いをし，患者から同意を得るプロセスそのものである（"Informed consent is a process of discussion with and obtaining permission from the patient."）。

実際の医療現場においては，患者自ら治療方針の決定に参加することにより，患者の自己管理意識と治療への意欲を向上させることに役立っている。

(2) インフォームドコンセントの構成要素

インフォームドコンセントは①情報の公開，②理

解，③自発性，④意思決定能力，⑤同意の5つの要素から成り立っている。それは，「医師と患者が意思決定過程を共有すること」であり，医師は，十分な情報提供を行い，繰り返し話し合い，患者の意見を聞き，また，患者に選択肢について教育したり，さらなる熟考を促したり，説得したりする。そして，患者は，自分の価値観や目標に応じて，自身の身体・健康に関する自己決定をする。また，自発性については，強要・嘘・不当な影響下にないことが必要である。

2 倫理原則「自律尊重原則」

倫理原則は「ベルモントレポート」〔「人を対象とする研究における被験者保護のための倫理原則とガイドライン」（1979）〕において示された（表）。

自律尊重原則は，「意思決定能力のある個人は，自己決定をすることができる」「他人は，その自己決定を尊重しなければならない」ということを意味している。それはすなわち，個人は自律的な主体として扱われるべきであり，本人が熟慮した判断を尊重すること，本人が考えた上での判断に基づいた行動の自由を認めること，考えて判断するための情報を提供することである。そして，さらには，「自律の弱くなっている個人は保護を受けるべきである」ということも含んでいる。

2 意思決定能力

1 意思決定能力の構成要素

自己決定するための「意思決定能力がある」と言うためには，①選択の表明，②情報の理解，③状況の認識，④論理的思考ができることが必要である。

2 意思決定能力の評価

意思決定能力は，程度の問題であり，その能力の有無を決める客観的合格ラインが存在するわけではな

い。また「特定の課題ごと」「経時的に」「選択の結果の重大性に応じて」変化する。したがって，自己決定を尊重する臨床倫理の視点からは，認知症だからといって，意思決定能力を固定的に判断したり，総合的に無能力としてはならない。

3 医療に関する意思決定能力と生活に関する事理弁識能力

生活に関する判断能力である事理弁識能力と，「医療に関する意思決定能力」は異なることがある。

生活・療養看護・財産管理に関する事理弁識能力が低下している場合には，診療契約や介護保険契約の締結，その報酬の支払いなどを後見人が代わって行うことができる成年後見制度を利用できる。

医療に関する意思決定能力とは，自分自身が受ける医療について，説明を受けた上で，自ら判断を下すことができる能力を指す。したがって必ずしも事理弁識能力とは一致しない場合がある。たとえば，医療についての判断が可能な人が，生活や金銭の管理ができないということがありうるし，また逆のことも起こりうる。

3 「本人が決めること」と「家族が決めること」の倫理的な違い

1 「患者本人による自己決定」と「家族による自己決定」を区別することの重要性

本人に意思決定能力がない場合には，家族などによる代理判断が行われる。その際には，「患者本人による自己決定」と「家族による自己決定」とを明確に区別することが，倫理的にだけでなく，法的にも重要である。

また，家族が代理判断する場合には，「患者のかつての願望」「患者の価値観に基づいて推測された願望」「患者の最善の利益」と，「家族自身の願望」について，適切に区別できるように支援する必要がある。

2 家族との面談の際の問いかけ方

医療やケアの場面で，医療ケア専門家は，患者本人が意思表明できない場合には，「ご家族の方，どうされますか？」「ご家族はどう思われますか？」「ご家族で決めて下さい」などと，しばしば言うことがある。しかし，これは厳密に言うと，上記の倫理的・法的視点から必ずしも正しいことではない。

家族との面談の真の意義は，家族を「通じて」，本

表　倫理4原則

①	autonomy（自律尊重原則）：自律・自己決定の尊重
②	beneficence〔恩恵原則（善行）〕：患者の目標に照らし，善をもたらせ（責務）
③	non-maleficence（無危害原則）：少なくとも，害を為すな，害を避けよ
④	justice〔公正（公平・平等・正義）〕原則：すべての人を公平に扱え

人の真意や考え方を知ることである。もちろん，家族の治療やケアへの協力は，本人にとって役立つことなので，家族の意向・願望・都合をできるだけ尊重するのは良いことであるが，それが最優先ではないということである。

本人が意思表明できないときには，家族が決めることは，必ずしも悪いことではないし，実際，家族が決めなければ，臨床現場は立ちいかない。しかし，その際には，まず，「こんなとき，ご本人だったら，どうされるのでしょうか？　どう考えるでしょうか？」という問いを，家族に対して投げかける必要がある（家族の代理の意思決定については☞「Q263」参照）。

箕岡真子

索引

数字

24時間対応 **215**

──連携体制加算 **6**

欧文

A

advance care planning：ACP **214**, **366**

advance directive：AD **366**

amyotrophic lateral sclerosis：ALS **304**

B

behavioral and psychological symptoms of dementia：BPSD **73**, **214**

C

cell-free and concentrated ascites reinfusion therapy：ART **142**

chronic obstructive pulmonary disease：COPD **298**, **369**

comprehensive geriatric assessment：CGA **297**

E

electronic health record：EHR **203**

end-of-life：EOL **368**

F

financial abuse/exploitation **405**

G

Geriatric Depression Scale：GDS **258**

H

Hasegawa dementia rating scale-revised：HDS-R **400**

high frequency chest wall oscillation：HFCWO **141**

home oxygen therapy：HOT **134**

I

information and communication technology：ICT **118**, **148**, **317**

informed choice/decision making **460**

informed consent **460**

informed refusal **460**

international classification of functioning, disability and health：ICF **181**

inter-professional education：IPE **213**

inter-professional work：IPW **213**

intrapulmonary percussive ventilation：IPV **140**

M

medical social worker：MSW **320**

mechanical insufflation exsufflation：MI-E **140**

Mini Mental State Examination：MMSE **258**

moist wound healing **347**

N

neglect **405**

non-invasive positive pressure ventilation：N（I）PPV **140**, **339**, **369**

Numerical Rating Scale：NRS **323**

nursing and healthcare associated pneumonia：NHCAP **270**

nutrition support team：NST **174**

O

occupational therapist：OT **186**

over-the-counter：OTC **156**

P

Palliative Prognostic Index：PPI **321**

Palliative Prognostic Score：PaPScore **321**

patient-controlled analgesia：PCA **207**, **332**

PCAポンプ **137**

PDCAサイクル **52**

percutaneous endoscopic gastrostomy：PEG **344**

percutaneous trans-esophageal gastro-tubing：PTEG **345**

peripherally inserted central catheter：PICC **292**

personal health record：PHR **204**

physical abuse **404**

physical therapist：PT **186**

Prognosis in Palliative care Study predictor models：PiPS models **322**

psychological abuse **404**

R

rapid eye movement：REM **434**

S

secure sockets layer：SSL **204**

self-neglect **405**

sexual abuse **404**

463

SHARE **322**

shared decision making **387**

social network service：SNS
　203

speech therapist：ST **186**

T

tracheostomy positive pressure
　ventilation：T（I）PPV **140**,
　339

W

WHO緩和ケア **317**

WHO方式がん疼痛治療法 **323**,
　325

wound bed preparation **347**

X

X線撮影 **243**

和文

あ

アクシデント **218**

預かりサービス **397**

アセスメント **146**

アドバンス・ケア・プランニング **214**

アナフィラキシー **272**

　——ショック **219**

い

医行為 **299**

　——の定義 **311**

意思決定支援 **151**, **353**, **366**, **387**

意思決定能力 **461**

意思伝達装置 **293**

医師法 **301**

維持輸液 **159**

異状死体 **350**

　——届出義務 **350**

一般用医薬品 **156**

医原性サルコペニア **252**

違法性の阻却 **311**

医療・介護関連肺炎 **270**

医療介護総合確保推進法 **17**, **66**

医療・介護の統合・融合化 **75**

医療ソーシャルワーカー **320**

医療的ケア児 **372**

医療的行為 **302**

医療と宗教者の連携 **364**

医療のハブ機能 **217**

医療扶助 **20**, **450**

医療用麻薬 **323**

　——の保管・管理 **329**

胃瘻 **316**

　——カテーテル **242**, **245**, **316**,
　344

インシデント **218**

インスリン自己注射管理 **306**

インスリン注射 **313**

インスリン導入 **306**

インフォームドコンセント **460**

インフォームドチョイス・インフォーム
　ドデシジョンメイキング **460**

インフォームドリフューザル **460**

インフルエンザ **268**

う

植木鉢モデル **41**

え

栄養サポートチーム **174**

栄養食事指導 **178**

エピネフリン **219**

嚥下機能 **170**

嚥下体操 **172**

エンド・オブ・ライフケア **155**

エンパワメント **122**

延命治療 **357**

お

往診 **216**

　——鞄 **116**

　——車両 **113**

オーラルフレイル **166**

オピオイド **158**, **326**

　——注入PCAポンプ **332**

おむつ皮膚炎 **261**

か

介護医療院 **106**, **383**

介護給付 **71**

介護支援専門員（ケアマネジャー）
　5, **9**

　——資格試験 **445**

介護者への支援 **395**

介護等放棄 **403**, **405**

介護福祉士 **305**

介護扶助 **20**, **450**

介護保険 **8**, **25**

　——サービス **32**

　——サービスの調整 **125**

介護保険法 **378**

介護ミス **225**

介護力 **413**

　——の評価方法 **205**

介護老人福祉施設 **381**

外傷 **283**

疥癬 **268**

外来設備 **110**

過活動膀胱 **277**

かかりつけ医 **56**

　——機能 **5**, **56**

かかりつけ薬剤師 **156**

覚醒リズム **256**

下肢静止不能症候群（むずむず脚
　症候群） **259**

家族介護者の疲弊 **401**

家族介護力 **205**

家族支援 **72**

家族のとき **362**

カテーテル感染 **335**

カプノグラフィー **246**

かゆみ **260**

簡易懸濁法 **309**

患者が望まない入院 **411**

患者自己管理鎮痛法 207

患者紹介業者 390

患者紹介ビジネス 390

がん性創傷 327

がん性疼痛 320

感染性胃腸炎 268

がん対策基本法 16

がん対策推進協議会 16

管理栄養士 176

緩和ケア病棟 318, 414

き

キーパーソン 154

飢餓関連低栄養 298

気管カニューレ 341

気管切開 341

気管切開下陽圧換気療法（TPPV） 339

義歯の作製や調整 170

機能強化型在宅療養支援病院 64

虐待 351

キュア 125

吸引器 135, 312

急性期疾患関連低栄養 298

急性便秘 263

経胃瘻内視鏡 245

経皮内視鏡的胃瘻造設術 344

経皮経食道胃管挿入術（PTEG） 345

経管栄養管理 301

経管栄養ポンプ 141

経腸栄養療法 141

居住系サービス 403

　　──事業所 158

居宅介護支援専門員（ケアマネジャー） 126

居宅サービス 383

居宅療養管理指導 87, 156

筋萎縮性側索硬化症（ALS） 304, 370

緊急時の連絡 128

く

クラウド・コンピューティング 119

グリーフケア 358, 374

グリーフワーク 374

グループホーム 92

クロストリジウム・ディフィシル抗原検査 241

け

ケア担当者会議 433

ケアチーム 117

　　──の調整 122

ケアプラン 31

ケアマネジメント 197

経済的虐待 405

痙攣性便秘 263

血液曝露事故 231

血糖コントロール 286

下痢 263

言語聴覚士 185, 186

検死 350

倦怠感 267

こ

構音障害 293

抗がん剤治療 288

口腔機能評価 172

口腔ケア 164, 168

口腔体操 172

高血糖 286, 314

交通事故 221

　　──対応マニュアル 222

高齢者住まい法 378

高齢者総合的機能評価 297

誤嚥・誤飲 224

誤嚥性肺炎 164, 270

国際生活機能分類（ICF） 181, 183

孤食 296

骨折 274

コミュニケーションスキル 146

さ

サービス担当者会議 191, 193

サービス付き高齢者向け住宅 68, 87, 102, 378, 384

細菌尿 234

細菌培養検査 237

採血検査 235

財産的虐待（第三者による搾取） 408

在宅医 61

在宅医療・介護連携推進事業 40

在宅医療関連研修会 436

在宅医療情報共有システム 209

在宅医療推計値 67

在宅医療専門クリニック 77

在宅医療での目標設定 127

在宅医療の諸相 206

在宅医療への移行 206

在宅医療問題解決モデル 52

在宅患者訪問薬剤管理指導 156

在宅酸素療法（HOT） 134

在宅死率 455

在宅特化型診療所 108

在宅訪問栄養食事指導 178

在宅ホスピス 355

在宅療養後方支援病院 64

在宅療養支援コーディネーター 117

在宅療養支援診療所・病院（在支診・病） 78

在宅療養支援病院 64

在宅療養手帳 50

細胞診検査 238

詐欺 408

作業療法士 185, 186

サルコペニア 3, 248

　　──肥満 251

三段階徐痛ラダー 325

し

支援者選択 391

歯科訪問診療 165
弛緩性便秘 263
自己決定権 460
自己調節鎮痛法 332
事故報告 218
自助・互助 453
事前医療・ケア計画 366
自然死 356
事前指示書 366
死体検案書 363, 418
自宅看取り率 48
市町村特別給付 71
失禁 286
シックデイ 314
湿潤療法 347
死に至るプロセス（過程） 359
死亡時刻 363, 418
死亡診断 363
死亡診断書 350, 363, 418
死亡場所 418
社会関係資本 149
社会的介護力 205
社会的処方 149
社会的フレイル 451
社会福祉士 201
周期性四肢運動障害 259
住宅扶助 450
周辺症状（BPSD） 73, 214
終末期の段階（臨床経過） 360
受援力 395
主治医意見書 419
主治医選択 388
主治医変更 388
手段的日常生活動作（IADL） 183
主任介護支援専門員（主任ケアマネ
　　ジャー） 201, 446
障害基礎年金 22
障害厚生年金 22
障害支援区分 13

障害者自立支援法 11, 394
障害者総合支援法 370
障害手当金 22
障害年金 22
　　——申請 431
小規模多機能型居宅介護 100
小規模多機能事業所 87
小外科処置 283
小児難病 371
情報共有ツール 202
情報通信技術（ICT） 119, 148,
　　317
ショートステイ 73, 401
食支援 167
食思不振 257
褥瘡 265, 347
　　——処置 347
職能団体 199
自立支援 37
シリンジポンプ 137
真菌検査 237
神経因性膀胱 278
神経筋難病 369
人権 459
人工呼吸器 139, 339
人生最終段階 368
迅速検査 239
身体障害者 429
　　——手帳 429
身体的虐待 404
心理的虐待 404
診療機材 111
診療所開業資金 109
診療の補助 309
腎瘻・膀胱瘻 343

す

睡眠行動障害 434
睡眠時無呼吸症候群 259
睡眠薬 259

スカイブルー法 242
スキンケア 260
スキンテア 265
ストーマ（人工肛門） 342
スピリチュアルペイン 320

せ

生活支援 411
生活扶助 450
生活保護 20
　　——制度 450
精神科特別訪問看護指示書 423
精神科訪問看護指示書 423
精神障害 393
性的虐待 404
成年後見制度 19
生命予後説明 321
切開 283
摂食嚥下機能 172
摂食嚥下スクリーニングテスト 172
摂食嚥下リハビリテーション 164
セルフ・ネグレクト 405
全人的苦痛 320
せん妄 256
前立腺癌 281
前立腺肥大症 276

そ

総合相談支援事業 37
葬祭扶助 450
創床環境調整 347
ソーシャル・キャピタル 148
ソーシャル・プリスクライビング 149
咀嚼機能 170
咀嚼障害 170
尊厳 457

た

退院支援アセスメント 196
退院時カンファレンス 195
　　——シート 196
体外式カテーテル 292

大血管障害　286
体重減少　258
多職種協働　147, 213
多職種連携　41, 75
立ち上げ運転資金　109
脱水　253
痰MGIT法　237
痰吸引　301, 312
男性介護者　395

ち
地域医療構想　44
地域医療連携室　129
地域活性化　456
地域基盤型ケア　39
地域共生社会　36
地域ケア会議　192
地域ケア推進会議　193
地域支援事業　29, 457
地域包括ケアシステム　2, 38, 453
地域包括ケア病棟　65
地域包括支援センター　37, 199
地域看取り率　455
地域連携　147
チーム医療　75
駐車禁止除外指定　114
中心静脈栄養　291

つ
通所介護（デイサービス）　89
通所ケア　89
通所リハビリテーション（デイケア）
　32, 89
爪処置　283

て
低栄養　298
定期処方　158
定期訪問　131
低血糖　286, 314
デイサービス　73, 401
デスカンファレンス　373

電子カルテシステム　202
転倒　222, 274
転落　223

と
統合型ケア　39
疼痛の評価シート　323
糖尿病　286
トータルペイン　320
特定行為　299
特別訪問看護指示書（医療保険）
　423
独居者支援　391

な
ナラティブ・セラピー　374
ナラティブ・ベイスト・メディスン
　128

に
ニコイチ会議　52
日医かかりつけ医機能研修制度　58,
　200
日常生活動作（ADL）　183
尿検査　234
任意後見制度　19
認知機能低下　284
認知症グループホーム　87
認知症高齢者の暴言・暴力　400
認知症対応型通所介護　32
認認介護　392

ね
ネグレクト　387, 403
熱中症　253

の
ノーマライゼーション　2, 181

は
パーキンソン病（Parkinson's
　disease：PD）　370
パーソンセンタードケア　458
肺炎　270
徘徊　286

廃棄物　315
バイタルサイン　256
排尿障害　276
排便障害　262
排便日誌　263
長谷川式簡易知能評価スケール改
　訂版（HDS-R）　400
発熱　255
針刺し事故　230

ひ
皮下埋め込み式ポート　292, 335
皮下輸液　289
ひきこもり　393
皮脂欠乏性湿疹　261
非侵襲的陽圧換気　339, 369
泌尿器癌　280
皮膚瘙痒症　261
ヒヤリ・ハット報告　218
病院死率　455

ふ
フーバー針　335
腹部膨満　266
服薬介助　308
服薬カレンダー　162
服薬支援ツール　163
服薬指導　160
不審死　350
フットケア　265
ブリストル排便スケール　263
フレイル　3, 248
　——ドミノ　250

へ
平穏死　356
　——の法的解釈　357
ヘパリン生理食塩液　335
便こね（ろう便）　286
偏食　295
便秘　262

索引

467

ほ

膀胱癌 **281**

法定後見制度 **19**

訪問栄養指導 **63**

訪問介護 **386**

　——サービスの手順書 **226**

訪問看護 **26, 150**

　——事業所 **425**

　——指示書 **422, 423**

　——ステーション **86, 153, 425**

　——における暴力 **226**

訪問歯科診療 **165**

訪問診療に必要な機材 **115**

訪問診療の範囲 **133**

訪問のエチケット **123**

訪問服薬指導 **63**

訪問薬剤管理指導 **160, 426**

訪問リハ指示書 **428**

訪問リハビリテーション（訪問リハ）

　26, 63, 182, 427

暴力 **226**

ポータブルエコー **244**

ポート感染 **335**

ホームヘルパー **222, 386**

保健師助産師看護師法 **301**

補充輸液 **159**

補装具 **429**

　——支給制度 **428**

ま

末梢挿入型中心静脈カテーテル

　292

麻薬 **323**

　——処方せん **330**

み

慢性呼吸不全 **368**

慢性疾患関連低栄養 **298**

慢性疼痛 **325**

慢性閉塞性肺疾患 **298, 369**

見える化 **220**

看取り **354**

　——難民 **68**

　——の手順 **362**

　——率 **46**

む

むくみ **254**

無症候性細菌尿 **234**

も

モーズ軟膏 **328**

目標設定のための5基準

　（SMART） **127**

や

夜間・緊急時の対応 **216**

夜間多尿 **279**

夜間頻尿 **279**

薬物ロック **413**

病の軌跡（illness trajectory）

　334

ゆ

輸液 **159, 289**

輸血 **337**

よ

要介護状態 **27**

要介護認定 **33**

養護者支援 **404**

要支援状態 **27**

腰痛 **228, 274**

り

予防対策 **228**

予防給付 **71**

理学療法士 **185, 186**

リスク管理 **218**

リスクマネジメント **220**

リテラシー **208**

リハ専門職 **187**

リハビリテーション栄養 **252**

リハビリテーションプログラム **184**

療養環境 **403**

　——整備 **150**

療養上の世話 **309**

療養通所介護 **32**

臨時往診 **216**

臨時（緊急）訪問 **132**

臨床宗教師 **365**

リンパ浮腫 **255**

れ

レスキュードーズ **328**

レスパイトケア **205, 395, 397**

レスパイト支援 **72**

レビー小体型認知症 **400**

ろ

老人介護施設 **378**

老人性乾皮症 **261**

老人福祉法 **378**

老衰 **356**

老老介護 **131, 197, 392**

わ

ワクチン接種 **272**

監修者紹介

太田秀樹 *Hideki Oota*
医療法人アスムス理事長

1979年3月　日本大学医学部卒業
自治医科大学大学院修了　自治医科大学専任講師を経て
1992年4月　小山市(栃木県)におやま城北クリニック開設
在宅医療に力を入れ，地域包括ケアシステム構築に尽力
医学博士，日本整形外科学会認定専門医，介護支援専門員

和田忠志 *Tadashi Wada*
いらはら診療所在宅医療部部長

1990年3月　東京医科歯科大学卒業
1999年6月　松戸市に「あおぞら診療所」開設
松戸市高齢者虐待防止ネットワーク会長等を歴任
2012年10月より現職
日本在宅医学会認定専門医，認知症サポート医
日本プライマリ・ケア学会認定医

疾病管理・運営・法的問題まですべてわかる

在宅医療マネジメント**Q&A**【電子版付】

定価 (本体6,200円＋税)
2018年 5月15日　第1版

監修者　太田秀樹　和田忠志
発行者　梅澤俊彦
発行所　日本医事新報社　www.jmedj.co.jp
　　　　〒101-8718　東京都千代田区神田駿河台2-9
　　　　電話 (販売) 03-3292-1555　(編集) 03-3292-1553
　　　　振替口座　00100-3-25171
印　刷　ラン印刷社

© 太田秀樹　和田忠志 2018 Printed in Japan
ISBN978-4-7849-4766-9　C3047　¥6200E

・本書の複製権・翻訳権・上映権・譲渡権・公衆送信権(送信可能化権を含む)は
　(株)日本医事新報社が保有します。

JCOPY　〈(社)出版者著作権管理機構 委託出版物〉

本書の無断複写は著作権法上での例外を除き禁じられています。複写される場合は，
そのつど事前に，(社)出版者著作権管理機構(電話 03-3513-6969，FAX 03-3513-6979，
e-mail:info@jcopy.or.jp)の許諾を得てください。

電子版のご利用方法

巻末の袋とじに記載されたシリアルナンバーで，本書の電子版を利用することができます。

手順①：日本医事新報社Webサイトにて会員登録（無料）をお願い致します。
（既に会員登録をしている方は手順②へ）

日本医事新報社Webサイトの「Web医事新報かんたん登録ガイド」でより詳細な手順をご覧頂けます。
www.jmedj.co.jp/files/news/20170221%20guide.pdf

手順②：登録後「マイページ」に移動してください。
www.jmedj.co.jp/mypage/

「マイページ」

マイページ下部の「会員情報」をクリック

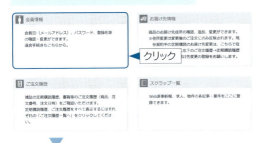

「会員情報」ページ上部の「変更する」ボタンをクリック

「会員情報変更」ページ下部の「会員限定コンテンツ」欄にシリアルナンバーを入力

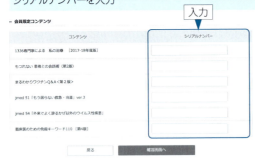

「確認画面へ」をクリック

「変更する」をクリック

会員登録（無料）の手順

1 日本医事新報社Webサイト（www.jmedj.co.jp）右上の「会員登録」をクリックしてください。

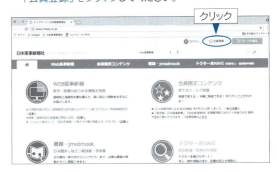

2 サイト利用規約をご確認の上（1）「同意する」にチェックを入れ，（2）「会員登録する」をクリックしてください。

3 （1）ご登録用のメールアドレスを入力し，（2）「送信」をクリックしてください。登録したメールアドレスに確認メールが届きます。

4 確認メールに示されたURL（Webサイトのアドレス）をクリックしてください。

5 会員本登録の画面が開きますので，新規の方は一番下の「会員登録」をクリックしてください。

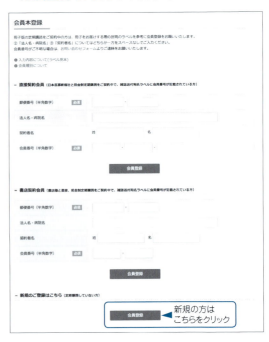

6 会員情報入力の画面が開きますので，（1）必要事項を入力し（2）「（サイト利用規約に）同意する」にチェックを入れ，（3）「確認画面へ」をクリックしてください。

7 会員情報確認の画面で入力した情報に誤りがないかご確認の上，「登録する」をクリックしてください。